D1702022

Impressum

Dr. med. Matthias Hofer, MPH, MME (Univ. Bern)
Arzt für Diagnostische Radiologie
Leiter der AG Medizindidaktik
Uniklinikum Düsseldorf (UKD) an der
Heinrich-Heine-Universität (HHU)
Postfach 10 10 07
D - 40001 Düsseldorf

Bibliografische Informationen der Deutschen Nationalbibliothek

Die Deutsche Nationalbibliothek verzeichnet diese Publikation in der Deutschen Nationalbibliografie; detaillierte bibliografische Daten sind im Internet über http://dnb.d-nb.de abrufbar.

Geschützte Warennamen (Warenzeichen) werden **nicht** besonders kenntlich gemacht. Aus dem Fehlen eines solchen Hinweises kann also nicht geschlossen werden, dass es sich um einen freien Warennamen handelt.
Das Werk, einschließlich aller seiner Teile, ist urheberrechtlich geschützt. Jede Verwertung außerhalb der engen Grenzen des Urheberrechtsgesetzes ist ohne Zustimmung des Verlags unzulässig und strafbar. Das gilt insbesondere für Vervielfältigungen, Übersetzungen, Mikroverfilmungen und die Einspeicherung und Verarbeitung in digitalen / elektronischen Systemen.

1. Auflage 2008
2. Auflage 2009
3. Auflage 2010

© 2010 Didamed Verlag GmbH
Robert-Mayer-Weg 18
D - 40591 Düsseldorf
Tel. +49 - (0)211 - 750655
Fax +49 - (0)211 - 750633
E-Mail: info@didamed.de
Homepage: http://www.didamed.de

Printed in Germany
Fotos: Dr. Matthias Hofer, MPH, MME
Gestaltung, Illustration und Produktion:
Dipl. Designerin Inger Wollziefer, Bonn, www.designinger.de
Druck: Druckerei Steinmeier, Deiningen

ISBN 978-3-938103-32-6

Wichtiger Hinweis: wie jede Wissenschaft ist die Medizin ständigen Entwicklungen unterworfen. Forschung und klinische Erfahrung erweitern unsere Erkenntnisse, insbesondere in Bezug auf die allgemeine und medikamentöse Therapie. Soweit in diesem Werk eine Dosierung oder eine Applikation erwähnt wird, darf der Leser zwar darauf vertrauen, dass Autoren, Herausgeber und Verlag große Sorgfalt darauf verwandt haben, dass diese Angaben dem **Wissensstand bei Fertigstellung des Werkes** entsprechen.
Für Angaben über Dosierungsanweisungen und Applikationsformen kann vom Verlag jedoch keine Gewähr übernommen werden. **Jeder Benutzer ist angehalten**, durch sorgfältige Prüfung der Beipackzettel der verwendeten Präparate und gegebenenfalls Konsultation eines Spezialisten festzustellen, ob die dort angegebene Empfehlung für Dosierungen oder die Beachtung von Kontraindikationen gegenüber der Angabe in diesem Buch abweicht. Eine solche Prüfung ist besonders bei selten angewendeten oder neu auf den Markt gebrachten Präparaten wichtig. **Jede Dosierung oder Applikation erfolgt daher auf eigene Gefahr des Benutzers**. Autoren und Verlag appellieren an jeden Benutzer, ihm etwa auffallende Ungenauigkeiten dem Verlag mitzuteilen.

Inhalt

Sterilität im Arbeitsalltag
Kapitel 01 — Chirurg. Händedesinfektion, Handschuhe & Kittel anziehen ..... S. 4-10

Technische Geräte
Kapitel 02 — 3-Wege-Hähne, Infusionen, Infusomaten, Perfusoren .... S. 11-21
Kapitel 03 — Kontrastmittelinjektoren .... S. 22-27

Messtechniken
Kapitel 04 — Blutdruckmessung .... S. 28-31
Kapitel 05 — ZVD-Messung .... S. 32-35
Kapitel 06 — EKG-Ableitung .... S. 36-38
Kapitel 07 — Bedside-Test vor Bluttransfusionen .... S. 39-42
Kapitel 08 — Otoskopie .... S. 43-46

Punktionstechniken
Kapitel 09 — Blutzucker-Bestimmung .... S. 47-52
Kapitel 10 — Blutgasanalyse (BGA) .... S. 53-57
Kapitel 11 — Venöse Blutabnahme .... S. 59-66
Kapitel 12 — Venenverweilkanülen (am Arm / Kopf) .... S. 67-75
Kapitel 13 — Subcutane (s.c.) / intramuskuläre (i.m.) Injektion .... S. 77-84
Kapitel 14 — Pleurapunktion .... S. 85-88
Kapitel 15 — Lumbale Liquorpunktion .... S. 89-94
Kapitel 16 — Lokalanästhesie, Nahttechniken .... S. 95-103

Sonden, Katheter & Drainagen
Kapitel 17 — ZVK-Anlage über die V. jugularis interna S.105-110
Kapitel 18 — ZVK-Anlage über die V. subclavia S.111-114
Kapitel 19 — Arterielle Verweilkanüle in die A. radialis S.115-120
Kapitel 20 — Umgang mit Hickman- / Broviac- / Port-Kathetern S.121-128
Kapitel 21 — Nasale Anlage von Magensonden S.129-132
Kapitel 22 — Internistische / Chirurgische Thoraxdrainage S.133-142
Kapitel 23 — Harnblasenkatheter S.143-148

Komplexere Techniken
Kapitel 24 — Endotracheale Intubation S.149-158
Kapitel 25 — Dilatationstracheotomie S.159-164
Kapitel 26 — Koniotomie S.165-168
Kapitel 27 — Knochenmarkspunktion S.169-175
Kapitel 28 — Reanimation S.177-187
Kapitel 29 — Chirurgische Knotentechnik S.188-191
Kapitel 30 — Coloskopie S.192-210
Kapitel 31 — Gastroskopie S.211-220
Kapitel 32 — Wedge-Druckmessung (Pulmonalis-Katheter) S.221-222
Kapitel 33 — Exkurs: Krawatte binden S.223-227

Stichwortverzeichnis S.228-230
Literaturverzeichnis .... S. 231
Danksagung und Abkürzungsverzeichnis .... S. 232

01 Sterilität im Arbeitsalltag

Dieses Anfangskapitel ist in erster Linie für Einsteiger gedacht, die eine sterile Händedesinfektion, das Anziehen steriler Kittel und Handschuhe und das sterile Anreichen von Material erlernen möchten. Erfahrene Kliniker können es natürlich überschlagen und gezielt diejenigen Kapitel aufsuchen, die gerade im Fokus ihres Interesses stehen.

Indikationen
Die sterile Händedesinfektion und die Einkleidung in sterile Handschuhe und Schutzkleidung sind in der Vorbereitung vieler invasiver oder operativer Eingriffe unerlässlich. Auch bei sorgfältiger Händedesinfektion beginnt spätestens nach 30 Minuten eine Wiederbesiedlung der Haut, da zwar oberflächliche Keime reduziert werden, tiefere Besiedlungen an Haarfollikeln oder Schweißdrüsen jedoch nicht beseitigt werden können.

Vorbereitungen
Denken Sie vor Betreten des Waschraums oder des OP-Vorbereitungsraums daran, noch einmal auf die Toilette zu gehen – Operationen dauern gelegentlich länger als geplant (Abb. 4.1). Legen Sie am besten noch im Umkleideraum ihre Brieftasche, allen Schmuck, Ringe und Armbanduhren ab und schließen Sie diese Dinge dort ein (Abb. 4.2). Falls Sie einen Pieper tragen, können Sie diesen dem OP- oder Anästhesiepersonal geben, damit die Kollegen eingehende Anrufe beantworten können. Den Waschraum betritt man im Allgemeinen nur in OP-Schuhen, in OP-Kleidung sowie mit angelegter Kopfbedeckung und Mundschutz (Abb. 4.3).

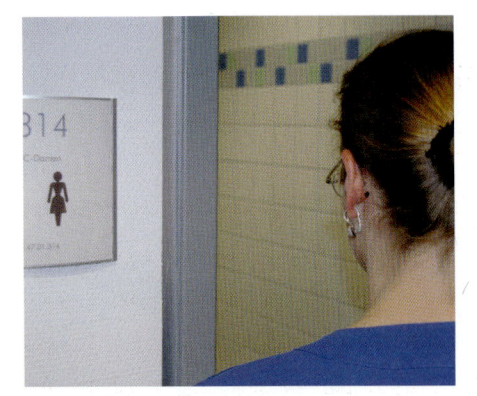

Abb. 4.1 WC aufgesucht?   **Abb. 4.2** Uhr und Schmuck 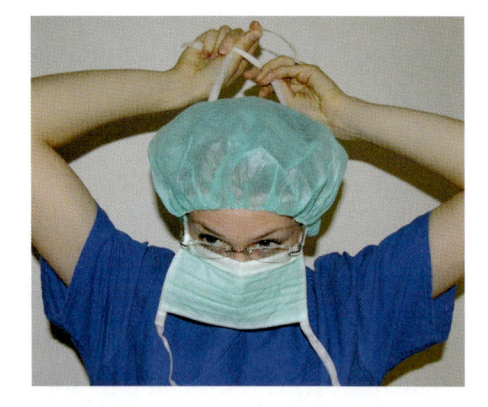   **Abb. 4.3** Mundschutz + Haube

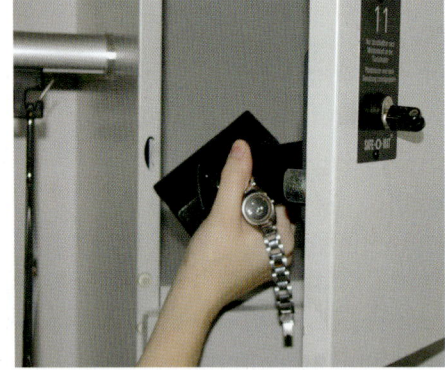

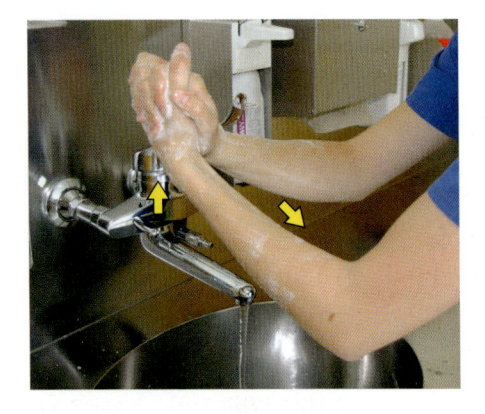

Abb. 4.4 Waschen mit Seife 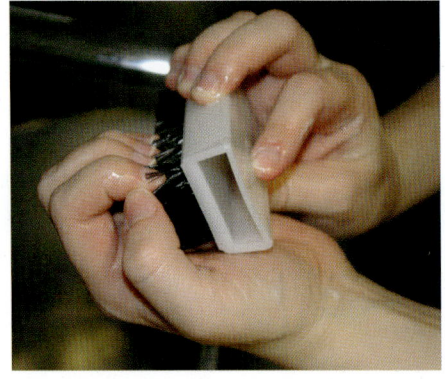   **Abb. 4.5** sterile Bürste ⇨ Fingernägel 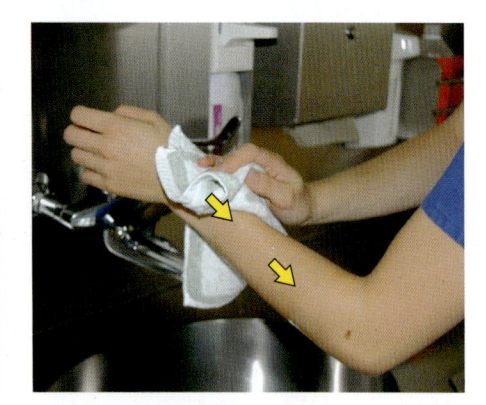   **Abb. 4.6** Abtrocknen

Dann können Sie mit einer einfachen Wäsche Ihrer Hände und Unterarme mit Seife beginnen (Abb. 4.4): Dabei lassen Sie das Wasser immer Richtung Ellenbogen abfließen (↘) und halten dafür die Hände (↑) leicht angehoben. Reinigen Sie Ihre Fingernägel bei Bedarf mit einer sterilen Bürste (Abb. 4.5). Die Hände und Arme müssen nicht abgebürstet werden, die Haut würde dadurch auch zu sehr gereizt. Jetzt trocknen Sie jeden Arm mit einem eigenen (sterilen, falls vorhanden) Handtuch einmal von den Händen zum Ellenbogen hin ab (↘ ↘) und nicht mehr in umgekehrter Richtung von proximal nach distal (Abb. 4.6). Nur wenn Ihre Hände und Arme trocken sind, beginnen Sie mit der eigentlichen Händedesinfektion, weil ansonsten das Desinfektionsmittel in einer wässrigen Lösung zu stark verdünnt würde.

Sterilität im Arbeitsalltag 01

Versuche haben gezeigt, dass besonders die in **Abb. 5.1** markierten Regionen häufiger nicht ausreichend mit Desinfektionsmittel benetzt werden. Daraus leiten sich die nachfolgenden Empfehlungen [1.2] ab: Am besten bedienen Sie den Spender des Desinfektionsmittels mehrfach mit Ihrem Ellenbogen **(Abb. 5.2)** und reiben zunächst die Unterarme von proximal bis zu den Händen (⟷) zwei Minuten lang ein **(Abb. 5.3)**. Anschließend dasselbe noch einmal, jedoch nur die distalen Unterarme und die Handgelenke **(Abb. 5.4)**. Dann reiben sie die Handflächen aufeinander **(Abb. 5.5)** sowie die rechte Handfläche über dem linken Handrücken **(Abb. 5.6)** und umgekehrt. Zwischendurch benötigen Sie nochmals zusätzliches Desinfektionsmittel **(Abb. 5.7)**.

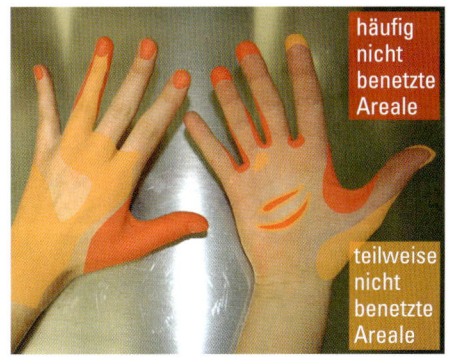

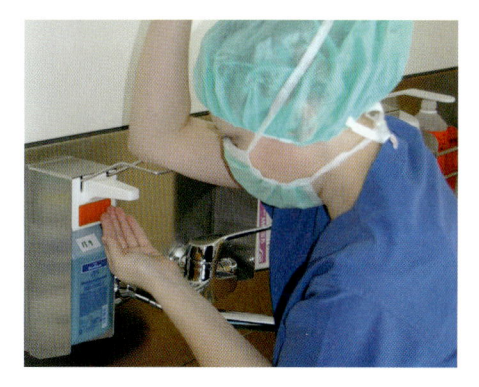

Abb. 5.1 typische Benetzungslücken

Abb. 5.2 Hebel mit Ellenbogen

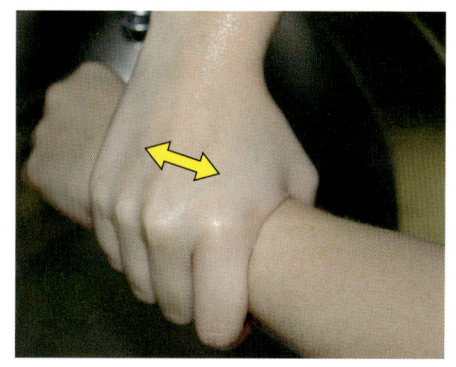

Abb. 5.3 Unterarme 2 Min. einreiben

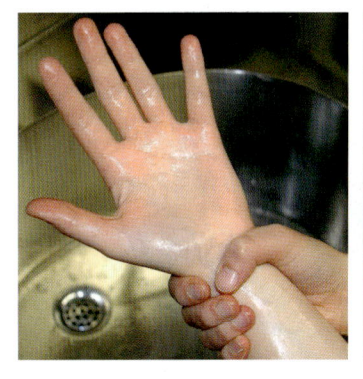

Abb. 5.4 Handgelenke

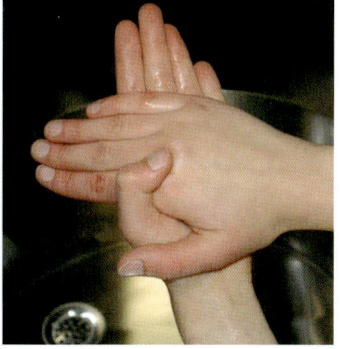

Abb. 5.5 Handinnenflächen

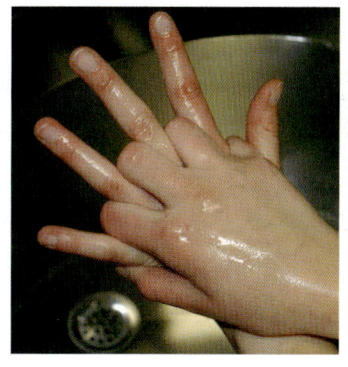

Abb. 5.6 Handrücken

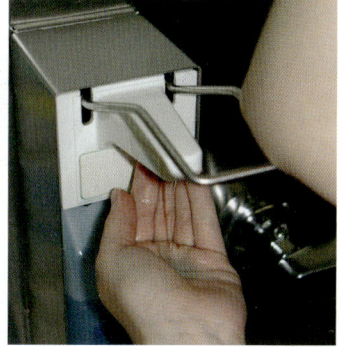

Abb. 5.7 Nachladen

Dann folgt das Einreiben zwischen den Fingern **(Abb. 5.8)**. Im nächsten Schritt desinfizieren Sie mit verschränkten Fingern deren Außenseiten auf den gegenüberliegenden Handflächen **(Abb. 5.9)**. Reiben Sie dann beide Daumen kreisend (⇅) in der jeweilig gegenüberliegenden Handfläche **(Abb. 5.10)** und zum Abschluss Ihre Fingerkuppen in einem Desinfektionsmittel-reservoir der jeweils anderen Handfläche **(Abb. 5.11)**.
Danach halten Sie die Hände ohne jegliche Berührung leicht erhoben vor Ihren Oberkörper, bis das sterile Ankleiden erfolgt (vgl. S. 6-7). Wenn Sie versehentlich doch etwas berühren, bleibt Ihnen nichts anderes übrig, als noch einmal von vorn zu beginnen. Zum Verlassen des Waschraums dient oft ein Fußschalter, der automatisch die Tür öffnet.

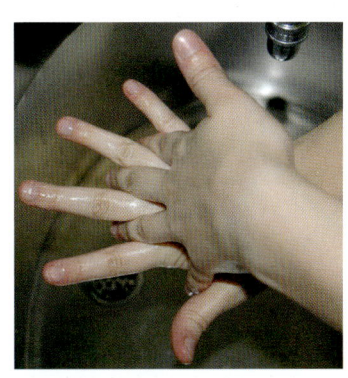

Abb. 5.8 Zw. den Fingern

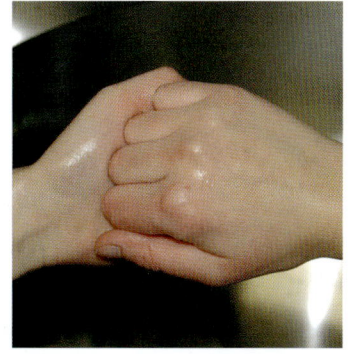

Abb. 5.9 Fingerrückseiten

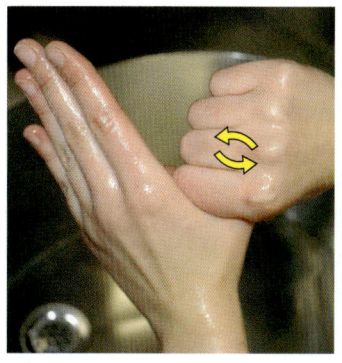

Abb. 5.10 Daumen

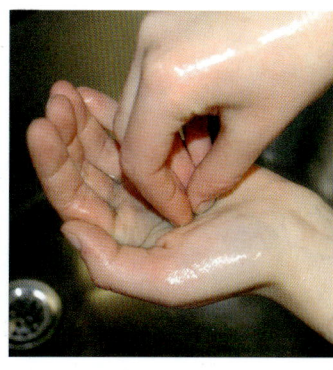

Abb. 5.11 Fingerkuppen

01 Sterilität im Arbeitsalltag

Kittel selbst anziehen

Wenn Sie z.B. außerhalb des OP-Raums auf einer Station ein Procedere (ZVK-Anlage, Dilatationstracheotomie, vgl. Kap. 18, 25) durchführen, das steriles Arbeiten erfordert, steht Ihnen oft keine Hilfsperson zur Verfügung, die bereits steril eingekleidet ist. In diesen Fällen wird Ihnen der sterile Kittel angereicht, und Sie nehmen die Innenverpackung vorsichtig heraus **(Abb. 6.1)** und legen sie auf einem steril abgedeckten Arbeitstisch ab. Dann nehmen Sie den herausschauenden Zipfel in eine Hand **(Abb. 6.2)**, beugen Ihren Oberkörper vor, damit Ihr Bauch nichts berührt und klappen die Innenverpackung nach oben (⬆) auf **(Abb. 6.3)**.

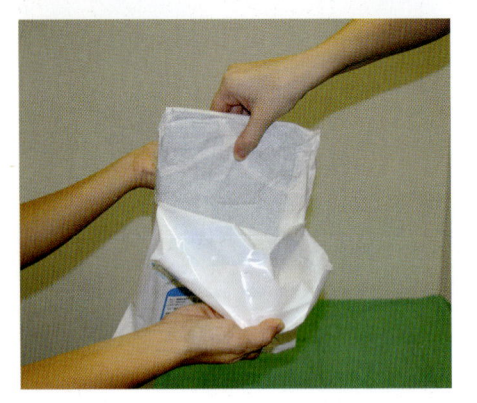

Abb. 6.1 Kittel herausnehmen

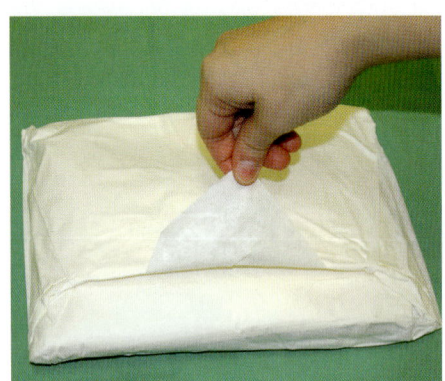

Abb. 6.2 am Zipfel anfassen ...

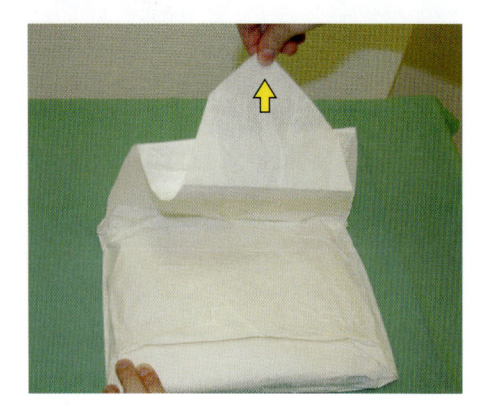

Abb. 6.3 ... und aufklappen

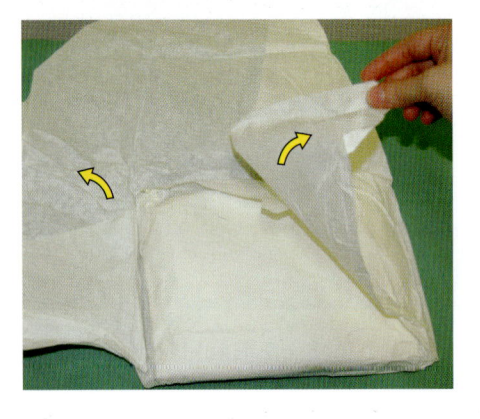

Abb. 6.4 Ränder zur Seite

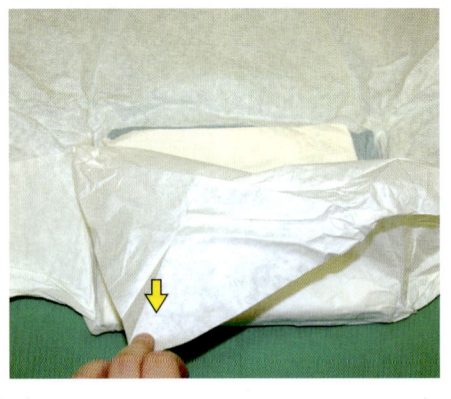

Abb. 6.5 komplett öffnen

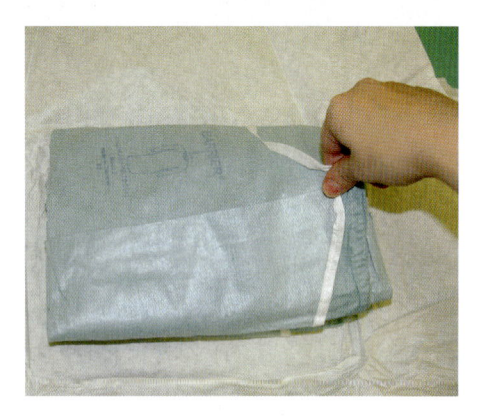

Abb. 6.6 am Kragen anfassen

Dann klappen Sie die beide Ränder zur Seite (↶ ↷) weg **(Abb. 6.4)** und öffnen den letzten Teil nach unten (⬇ in **Abb. 6.5**), so dass der Kittel komplett frei liegt. Nun fassen Sie ihn am Kragenring an **(Abb. 6.6)**, ziehen ihn hoch **(Abb. 6.7)** und lassen ihn mit ausgestecktem Arm herunterhängen, damit er sich entfaltet **(Abb. 6.8)**. Halten Sie ihn dann so, dass Sie von der Innenseite hineinschlüpfen (↙) können **(Abb. 6.9)**, ohne die Außenseite zu berühren.

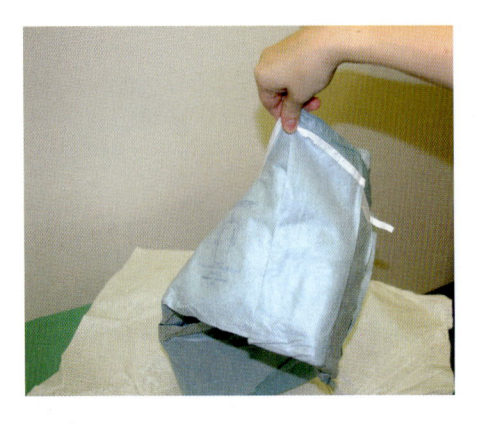

Abb. 6.7 am Kragen hochziehen ...

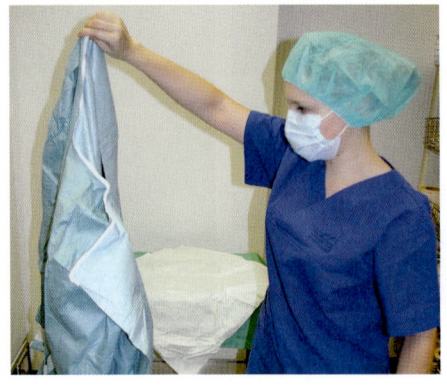

Abb. 6.8 ... und entfalten

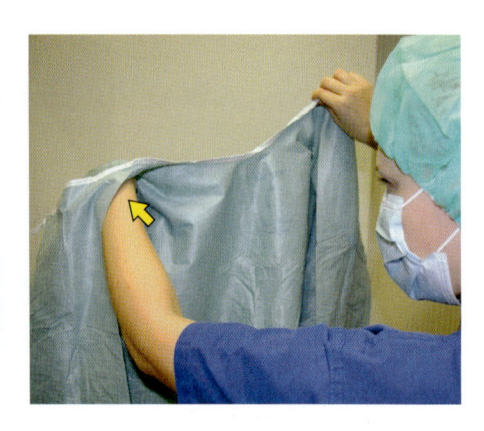

Abb. 6.9 hineinschlüpfen

Sterilität im Arbeitsalltag

Dann strecken Sie beide Arme nach oben, um Ihre Hände mit gestreckten Fingern von innen durch die elastischen Bündchen des Kittels hindurch zu schieben (Abb. 7.1). Am besten hilft Ihnen dabei eine Hilfsperson und zieht (↘) von hinten jeweils das letzte Stück (Abb. 7.2), bevor am Nacken der Klettverschluss verschlossen wird (Abb. 7.3). Der Innenknoten des Kittels in Hüfthöhe wird ebenfalls von einer Hilfsperson geschlossen (hier nicht gezeigt).

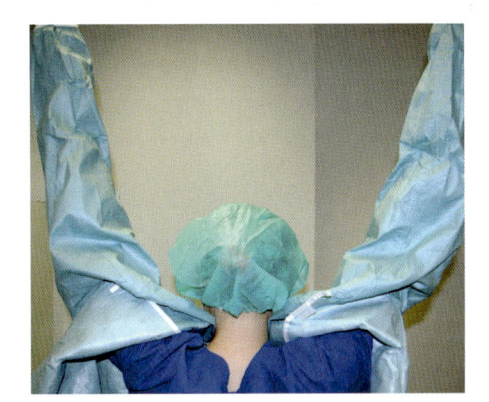

Abb. 7.1 Arme hoch strecken

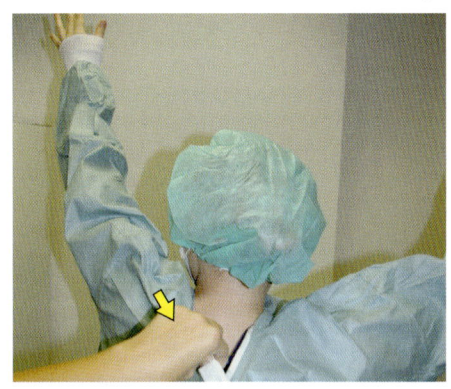

Abb. 7.2 Zug durch Hilfsperson

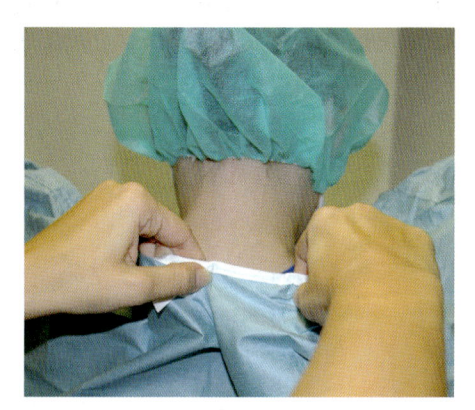

Abb. 7.3 Nacken schließen

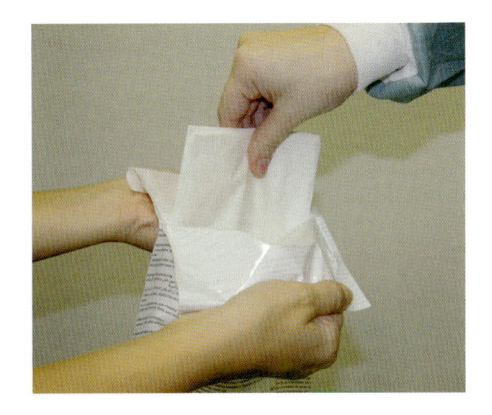

Abb. 7.4 Handschuhe annehmen

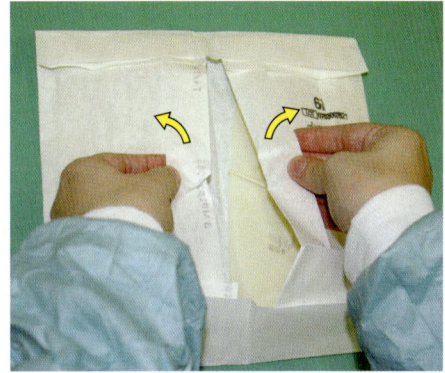

Abb. 7.5 Innenhülle auffalten

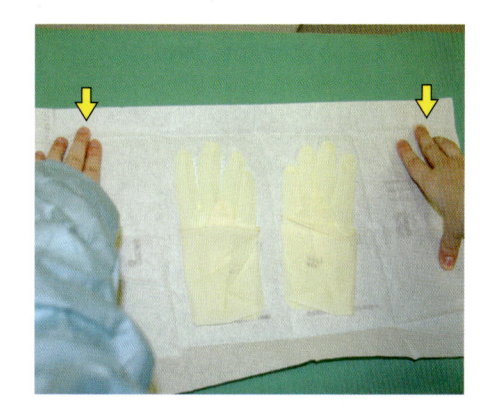

Abb. 7.6 Knickfalz drücken

Nennen Sie Ihrer Hilfsperson Ihre Handschuhgröße, damit Ihnen die richtige Größe angegeben wird (Abb. 7.4). Deren Innenverpackung legen Sie wieder auf einem steril abgedeckten Tisch ab und falten (↙ ↗) sie auf (Abb. 7.5). Dabei hat sich bewährt, die Knickfalz kurz aufzudrücken (↓ ↓), damit sich die Ränder nicht störend zurückfalten (Abb. 7.6).
Sterile Handschuhe werden so verpackt, dass ihr proximales Drittel umgeknickt (←) eingelegt wird, damit Sie mit der linken Hand die Innenseite leicht anheben (↖) können, um mit der rechten Hand hinein zu schlüpfen (↑), ohne die Außenseite des Handschuhs berühren zu müssen (Abb. 7.7). Nun ziehen Sie den Handschuh an dieser umgeklappten Innenseite nach proximal (↗), jedoch ohne ihn schon jetzt umklappen zu wollen – das folgt erst später (Abb. 7.8). Greifen Sie zuvor mit der rechten Hand von distal her in den linken Handschuh hinein (↓) und halten ihn auf, um mit der linken Hand hineinschlüpfen (↙) zu können (Abb. 7.9).

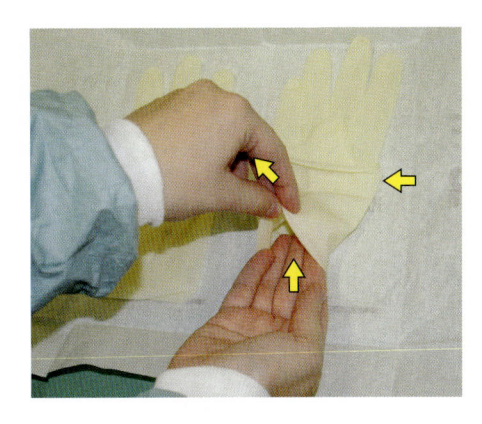

Abb. 7.7 zuerst in den rechten

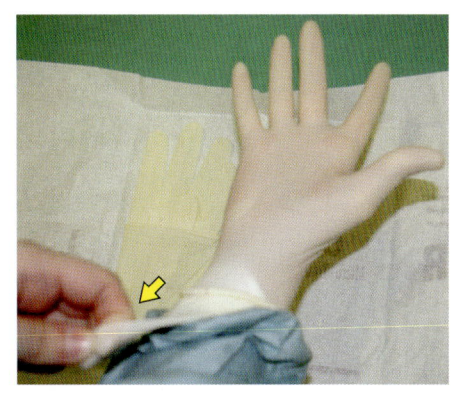

Abb. 7.8 nur an Innenseite ziehen

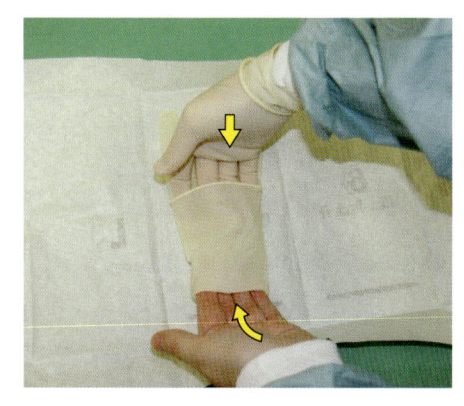

Abb. 7.9 links einschlüpfen

01 Sterilität im Arbeitsalltag

Anschließend ziehen Sie den linken Handschuh mit der rechten Hand nach proximal ( ), ohne dabei die linke Hand oder den linken Unterarm zu berühren (Abb. 8.1). Das Ziel ist, den Handschuh auch über den Kittelärmel zu ziehen ( ) und dabei den Handschuh nur auf seiner Außenseite zu berühren (Abb. 8.2). Nun ist die linke Hand fertig.

Wenn Sie nun den rechten Handschuh noch über den Kittelärmel ziehen, achten Sie darauf, ihn nicht an seiner umgeklappten Innenseite anzufassen (in Abb. 8.3), sondern wieder in die „Tasche" zu schlüpfen (in Abb. 8.4) und ihn dann hochzuziehen (Abb. 8.5). Falls nötig, glätten Sie abschließend noch die Finger (Abb. 8.6).

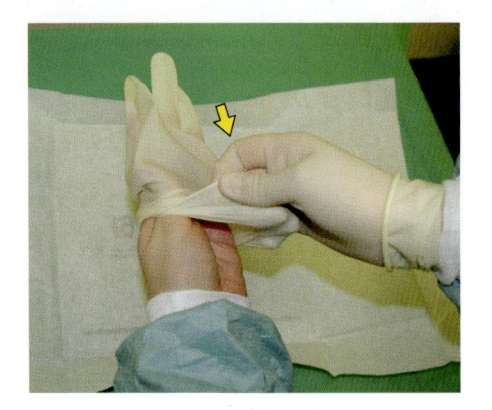

Abb. 8.1 Zug nach proximal

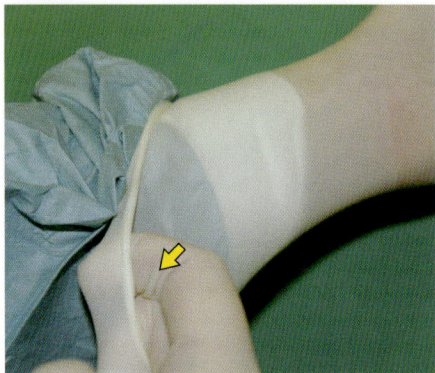

Abb. 8.2 … über den Kittelärmel

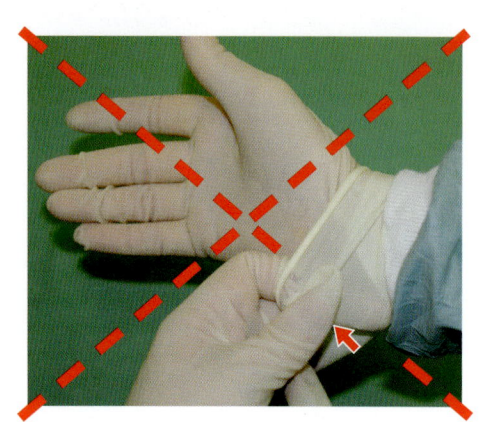

Abb. 8.3 nicht innen anfassen !

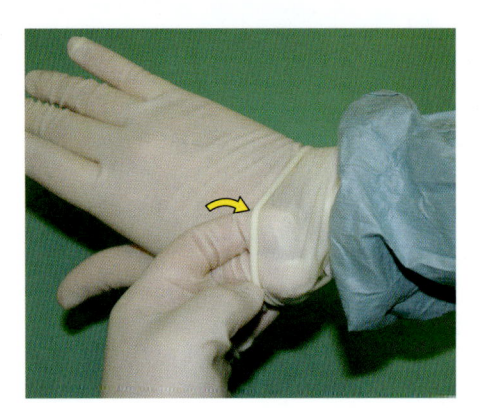

Abb. 8.4 … äußere „Tasche"

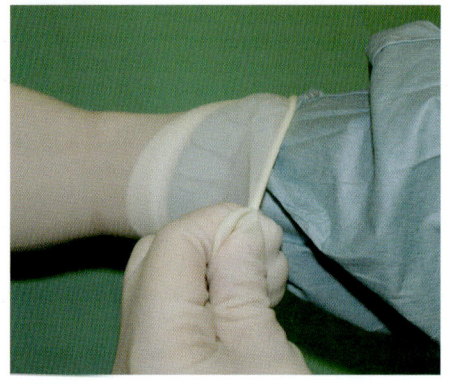

Abb. 8.5 Zug nach proximal

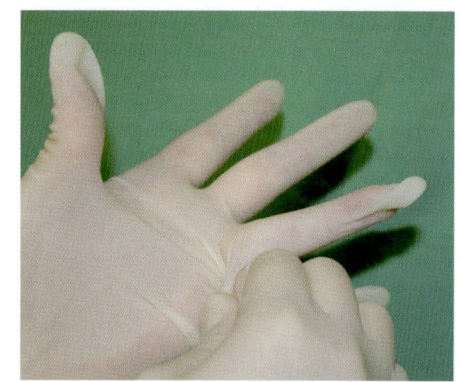

Abb. 8.6 Finger glätten

Jetzt können Sie den Gürtel vorsichtig auseinander ziehen (in Abb. 8.7) und das Papier einer Hilfsperson übergeben (Abb. 8.8), die dieses festhält, während Sie selbst eine Rechtsdrehung ( ) ausführen (Abb. 8.9).

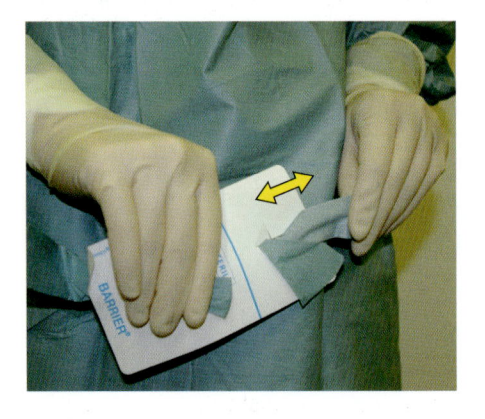

Abb. 8.7 Öffnung des Gürtels

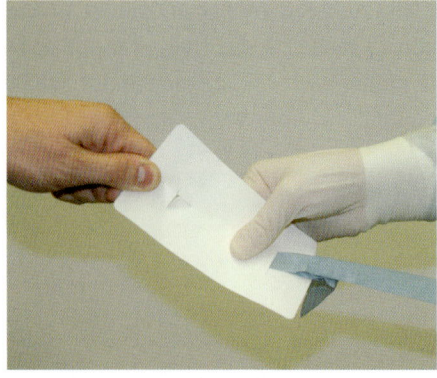

Abb. 8.8 Haltepapier übergeben

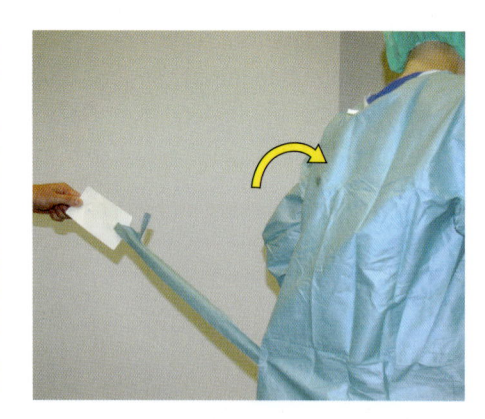

Abb. 8.9 Rechtsdrehung

Sterilität im Arbeitsalltag

Nachdem Sie sich einmal um Ihre eigene Achse gedreht haben, nehmen Sie den Gürtel wieder an und ziehen ihn vom Haltepapier ab (Abb. 9.1). Binden Sie den Gürtel vor Ihrem Bauch oder allenfalls seitlich fest (Abb. 9.2), nicht jedoch auf dem Rücken: Als goldene Regel gilt, dass Ihr Rücken als unsteril gilt.

Das Procedere ist deutlich einfacher, wenn Sie sich nicht alleine steril anziehen müssen, sondern z.B. im OP jemand zur Verfügung steht, der bereits steril angekleidet ist:

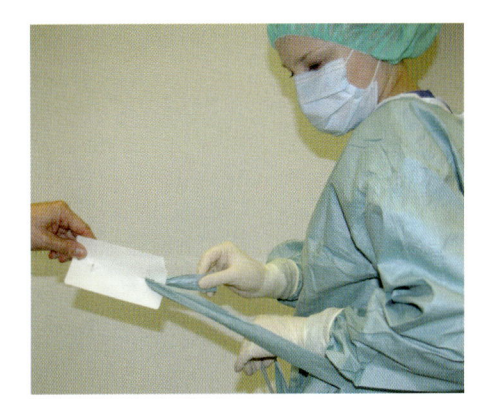

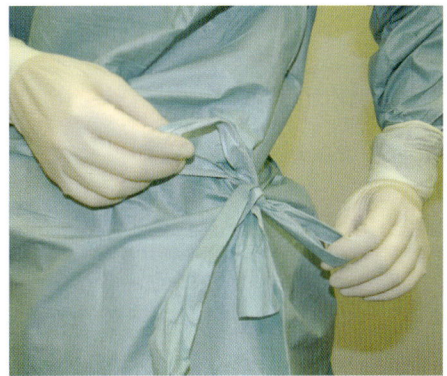

Abb. 9.1 Gürtel abziehen

Abb. 9.2 vorne / seitl. festbinden

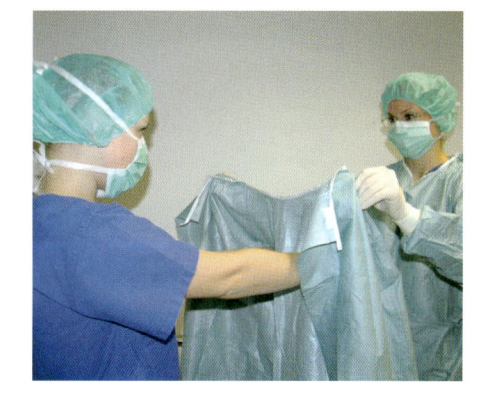

Abb. 9.3 hinein schlüpfen

Verhalten im OP

Hier kann Ihnen die/der Kollege/-in den Kittel so aufhalten, dass Sie mit gestreckten Fingern und Armen hineinschlüpfen können (Abb. 9.3). Nennen Sie Ihre Handschuhgröße und vereinbaren sie gemeinsam, welcher Handschuh Ihnen zuerst aufgehalten wird. Dieser (hier der rechte) wird Ihnen dann so angereicht, dass Sie den rechten Handschuh mit einem Finger der linken Hand auf der Innenseite aufziehen (⇐) und dann von oben mit der rechten Hand hineingleiten (⇓) können (Abb. 9.4). Mit dem anderen Handschuh verfahren Sie ähnlich, nur greifen Sie dabei nicht in die Innenseite des Handschuhs, sondern in die umgeschlagene Außenseite, da Sie dann bereits einen sterilen Handschuh tragen.

Nun übergeben Sie ein Gürtelende bzw. das Übergabepapier an Ihre/n Kollegin/en (Abb. 9.5), drehen sich einmal um sich selbst, nehmen den Gürtel zurück (vgl. Abb. 9.1) und knoten den Gürtel an Ihrer Seite oder vor Ihrem Bauch fest (Abb. 9.6), aber greifen Sie dabei nicht zu weit nach hinten (↖)!

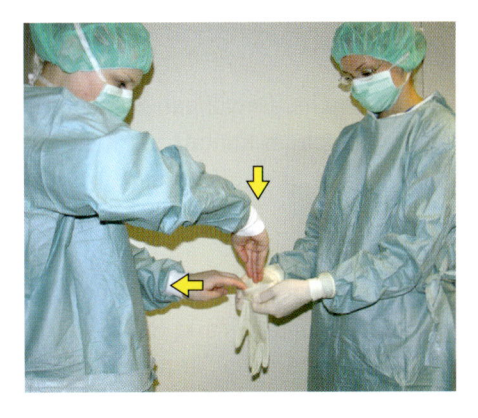

Abb. 9.4 aufhalten + hinein

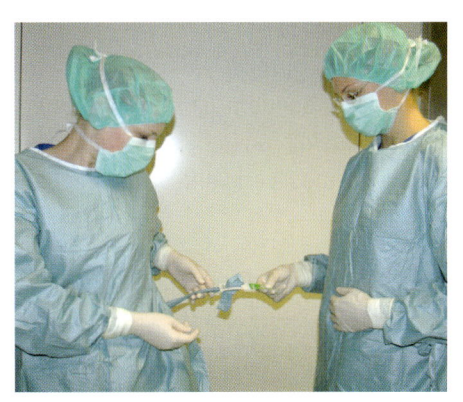

Abb. 9.5 Gürtelende übergeben

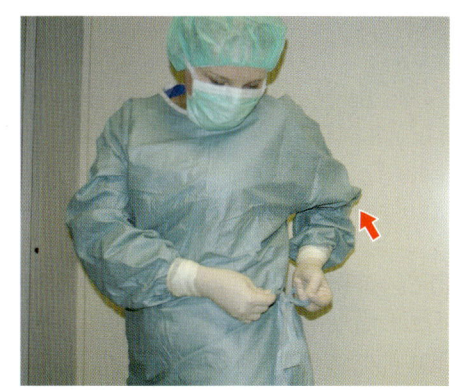

Abb. 9.6 Vorsicht beim Knoten

Wenn Sie fertig eingekleidet sind, können Sie entweder die sterile Ruhigstellung einnehmen (Arme und Hände vor dem Oberbauch oder der Brust verschränkt, vgl. Abb. 5.6) oder bei der arterilen Abdeckung helfen. Lassen Sie sich jedoch anfangs einweisen, damit Sie sich nicht versehentlich unsteril machen: Häufige Fehler sind z.B. ein Griff zum (unsterilen) Lampengriff, das Berühren unsteriler Infusionsständer, eines Kollegenrückens oder das Absinken der Arme unterhalb Ihrer Gürtellinie (==Arme nicht hängen lassen== – Rücken und alles unterhalb der Gürtellinie gelten als unsteril).

Sterilität im Arbeitsalltag

Steriles Angeben von Material

Wenn Sie bei einem Eingriff assistieren und Stöpsel, Nadeln oder andere Dinge angeben möchten, achten Sie darauf, diese nicht unnötig mit den Keimen Ihrer eigenen Hautflora zu kontaminieren: Drücken Sie bitte die anzugebenden Dinge nicht durch Ihre Verpackung heraus **(Abb. 10.1 - 4)**, sondern öffnen Sie die Verpackungen behutsam so (↖ ↗), dass der Inhalt steril entnommen werden kann wie in den **Abb. 10.5 - 8**. In der oberen Bildreihe wird deutlich, dass der Inhalt ansonsten durch die Außenseite der Verpackung oder durch Ihre Fingerkuppen kontaminiert (↘ ↓ ↙) werden könnte.

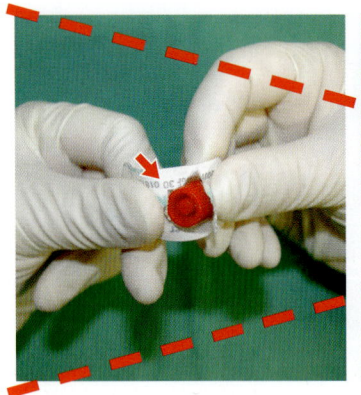

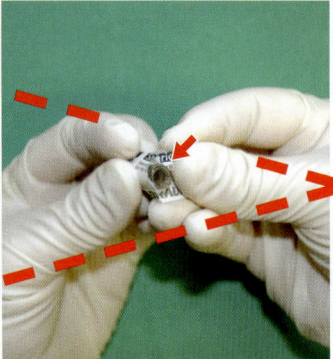

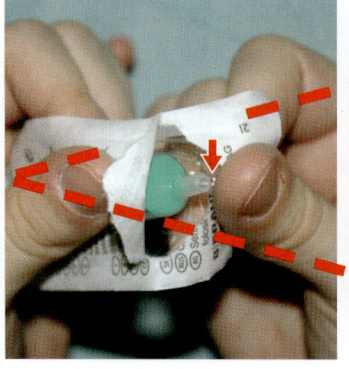

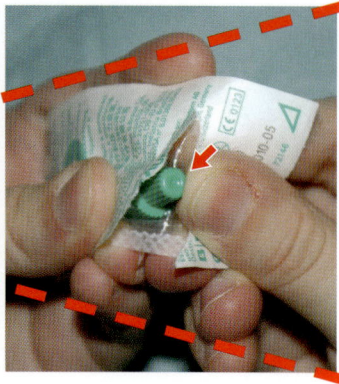

Abb. 10.1 falsch!

Abb. 10.2 so auch nicht!

Abb. 10.3 nicht berühren

Abb. 10.4 auch falsch

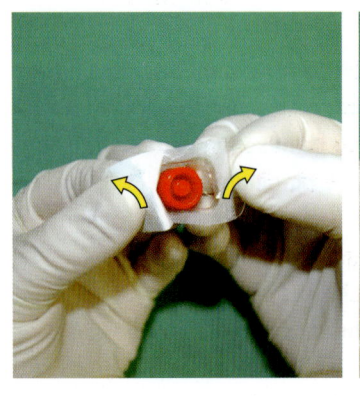

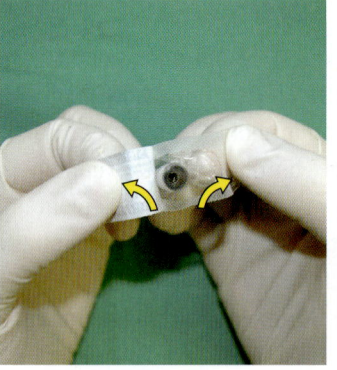

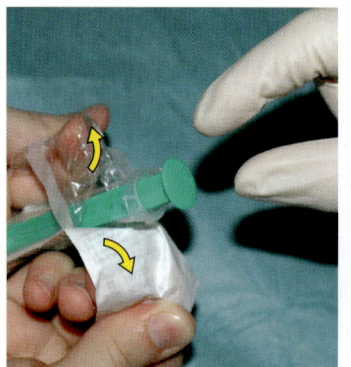

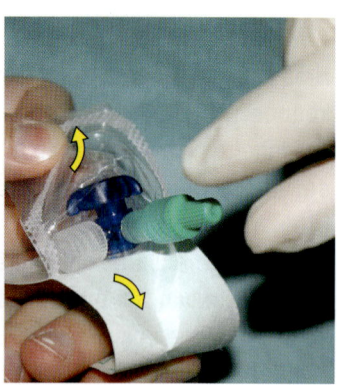

Abb. 10.5 richtig

Abb. 10.6 aufklappen

Abb. 10.7 sterile Übergabe

Abb. 10.8 korrekt

Diese Sorgfalt bereitet keinen zusätzlichen Aufwand, sondern ist lediglich eine Gewohnheitssache. Gewöhnen Sie sich es auf jeden Fall an, im versehentlichen Kontaminationsfall (sowohl sich selbst gegenüber, als auch im Kontakt mit Kollegen oder Patienten) ehrlich zu sein, und nicht wegen eines vermeintlich peinlichen Versehens eine unsterile Arbeitsweise in Kauf zu nehmen.

Dies gilt natürlich auch dann, wenn Sie aus Versehen z.B. einen teuren mehrlumigen ZVK unsteril gemacht haben, oder das Ersatzmaterial mit Zeitverlust aus einem anderen Raum besorgt werden muss. Wenn es ein Kollege bemerkt hat, wird die Situation wesentlich peinlicher. Rechnen Sie damit, am Anfang einige Fehler zu machen. Diese gehören leider dazu, werden mit zunehmender Routine aber seltener.

Technische Geräte: Dreiwegehähne   02

Dreiwegehähne
An dieser Stelle folgt eine kurze Vorbereitung auf die nachfolgenden Geräte und Kapitel: Dreiwegehähne erlauben es, den Durchfluss von Medikamenten oder Infusionen gezielt umzulenken oder vollständig zu blockieren. Im Zentrum der Dreiwegehähne sind drei mit (hier: blauen) Griffen markierten Seiten für einen Durchfluss offen. Die Seite ohne Griff ist dagegen blockiert (|). Dadurch ergibt sich das Durchflussbild (⇔) der **Abb. 11.1**. Bei 45°-Schrägstellung sind alle Wege verschlossen, hier sehen Sie auch die Lochbohrung (↗) auf der Seite eines blauen Griffs, während auf der Seite ohne Griff (⇐) keine solche Bohrung vorliegt **(Abb. 11.2)**.

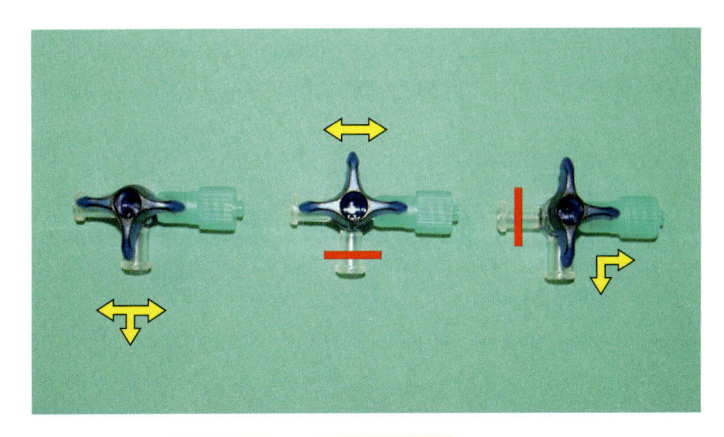

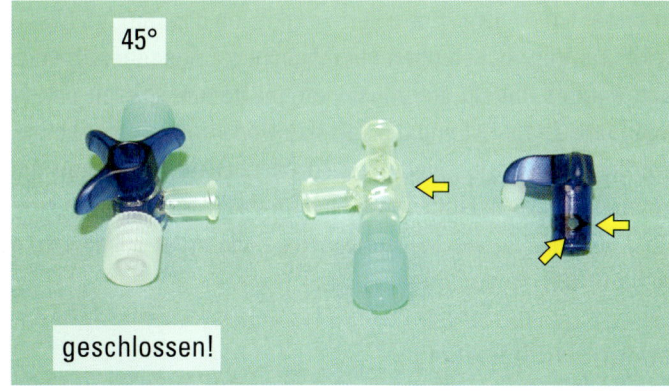

Abb. 11.1 Flusswege und Blockaden

Abb. 11.2 45°-Blockade   demontierter Hahn

Jetzt haben handelsübliche Dreiwegehähne noch unterschiedliche Anschlussmöglichkeiten: Eine Schraubmutter (↓ , hier in blassgrüner Farbe) ist für den Anschluss an einen ZVK-Schenkel (↗) oder z.B. an eine Venenverweilkanüle (↘) über einen 10cm-Verlängerungsschlauch gedacht **(Abb. 11.3)**. Die anderen beiden Schenkel des Dreiwegehahns sind durch milchglasartige Kappen (⇒) verschlossen, die man abdrehen muss, um z.B. Infusionsschläuche (↑) oder Heidelberger Verlängerungen anzuschließen.
Die **Abb. 11.4** zeigt die konnektierte (angeschlossene) Variante, links offen für den Durchfluss vom Infusionsschlauch zur Verweilkanüle (↵), rechts in 45°-Stellung verschlossen, so dass kein Fluss zum ZVK-Schenkel hin möglich ist.

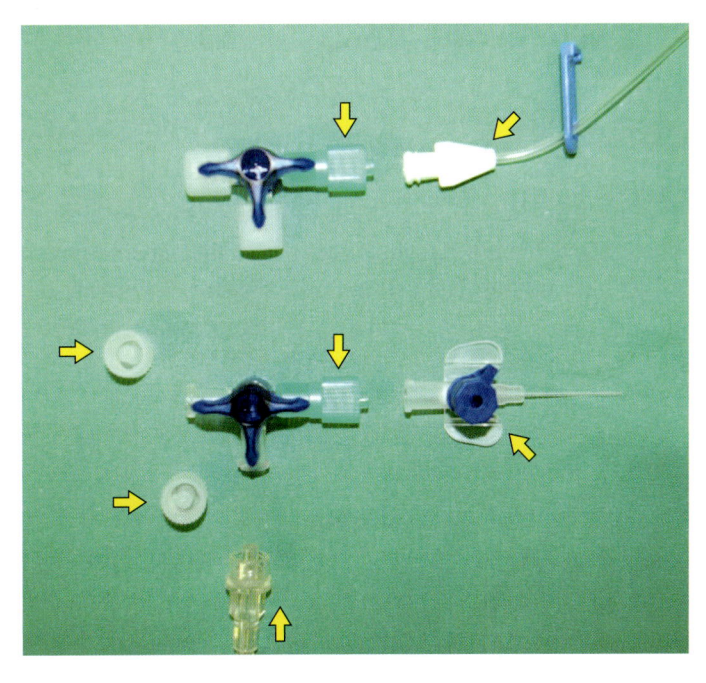

Abb. 11.3 Anschlussmöglichkeiten

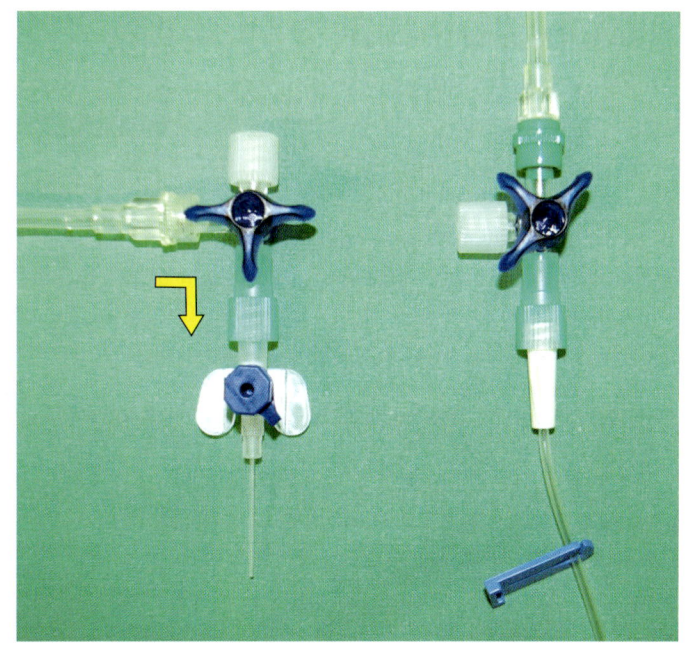

Abb. 11.4 offene versus verschlossene Position

02 Technische Geräte: Infusionen

Indikationen
Intravenöse Infusionen dienen der schnellen, aber dennoch kontrollierten Zufuhr von Flüssigkeit, Medikamenten oder Nahrung, meistens mit Hilfe eines peripher-venösen Zugangs (vgl. Kap. 12). Eine parenterale Ernährung wird meistens separat von Medikamenten appliziert, z.B. über verschiedene Schenkel eines mehrlumigen zentral-venösen Zugangs („ZVK", vgl. Kap. 18, 19). Außerdem unterscheidet man Kurz- von Dauerinfusionen, die unter Umständen für den Bedarfsfall durch die Gabe physiologischer Kochsalzlösung offen gehalten werden.

Mögliche Komplikationen
In erster Linie muss kontrolliert werden, ob das richtige Medikament / die richtige Infusion dem richtigen Patienten verabreicht wird, um Verwechslungen mit möglichen Folgeschäden vorzubeugen. Dem kann schon in der Vorbereitung Rechnung getragen werden, indem die Infusionen mit Datum, Uhrzeit und Namen des Patienten beschriftet werden. Dann spielen noch der adäquate Zeitpunkt und die korrekte Dosierung eine wichtige Rolle, so dass eventuell Infusomaten oder Perfusoren eingesetzt werden müssen. Schließlich sind paravasale Infusionen oder Infektionen bei unsteriler Vorgehensweise denkbar. Seltener können relevante Luftmengen in eine Vene geraten und eine Lungenembolie verursachen: Dies geschieht eher bei Infusionen über einen ZVK als bei peripheren Zugängen – kleinere, singuläre Luftblasen können problemlos resorbiert werden und richten i.d.R. keinen Schaden an.

Materialvorbereitung
Folgende Dinge werden bereitgelegt (Abb. 12.1):

- (A) ggfs. Flaschenhalter
- (B) Infusionsanschluss-Set mit:
  - ↓ Einstichdorn mit Schutzkappe
  - ↗ Reservoir / Tropfenkammer
  - ↖ Flussratenregler
  - ← Anschlussstück zum Pat.
- (C) Infusionsflasche / -beutel
- (D) Klebeband zur Fixierung
- (E) Filzstift für Beschriftungen
- (F) Verschluss-Stöpsel

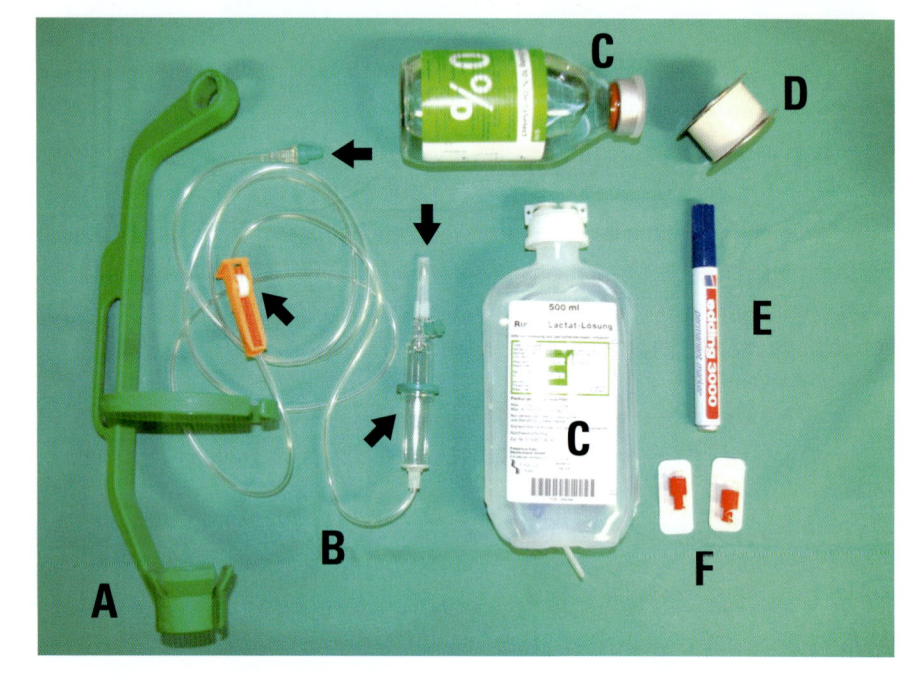

Abb. 12.1 Materialvorbereitung

Werden Glasflaschen verwendet, sind noch Flaschenhalter (↗) notwendig, um die Flaschen über das Niveau des Patienten aufhängen zu können. Plastikflaschen haben dagegen eine Öse (↗) am oberen Ende (Abb. 12.2). Denken Sie daran, die Flasche mit den Patientendaten und dem Datum zu beschriften (Abb. 12.3) und entnehmen Sie das Infusionsset seiner Verpackung (Abb. 12.4).

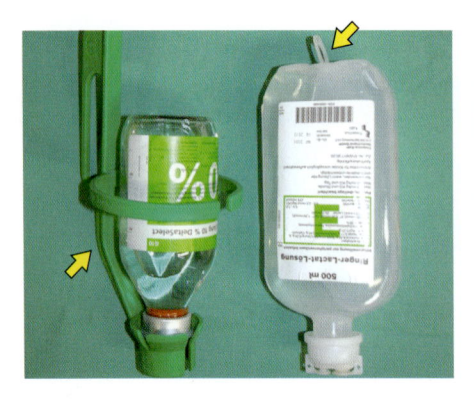

Abb. 12.2 Glas? Flaschenhalter

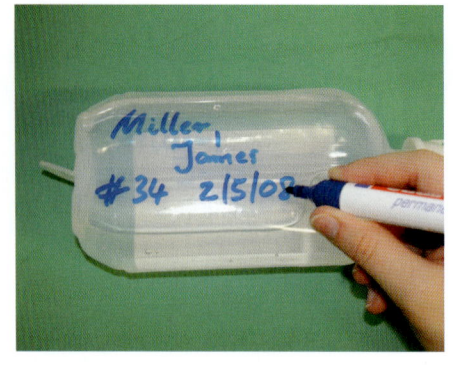

Abb. 12.3 Beschriftung

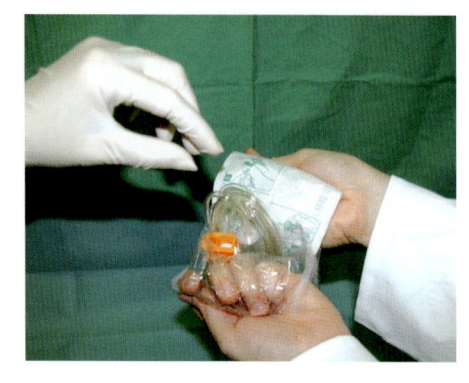

Abb. 12.4 Infusionsset entnehmen

Technische Geräte: Infusionen 02

Drehen Sie das Rädchen am Infusionsset ganz nach unten (↓), um den Infusionsschlauch zu verschließen (**Abb. 13.1**). Beim Öffnen ( ) der Schutzkappe achten Sie jedoch darauf, dass das darunter liegende Gummi ( ) steril bleibt (**Abb. 13.2**): Hier wird die Spitze des Sets später eingestochen. Am Punktionssystem ziehen Sie am Dornende (←) die Schutzkappe ab (in **Abb. 13.3**) und stechen den Dorn (↑) in die sterile Gummifläche der Infusionsflasche ein (**Abb. 13.4**). Dann komprimieren Sie mit zwei Fingern das Reservoir (→←), damit Flüssigkeit aus der Infusionsflasche angezogen wird (**Abb. 13.5**), bis ein Flüssigkeitsspiegel (→) etwa in $^2/_3$-Höhe der unteren Tropfenkammer entsteht (**Abb. 13.6**).

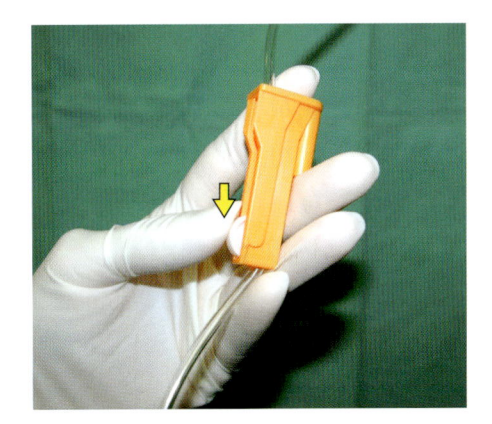

Abb. 13.1 Rädchen verschließen

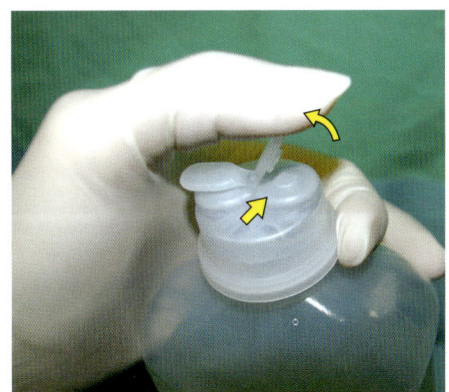

Abb. 13.2 Kappe öffnen

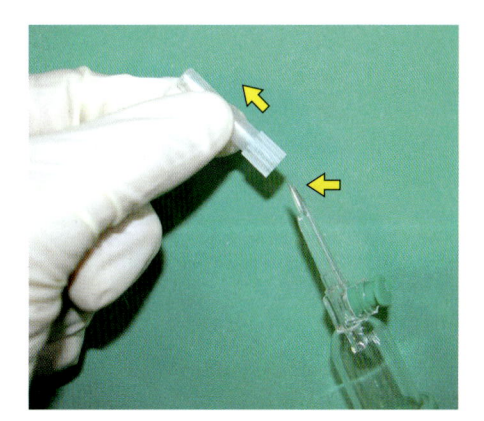

Abb. 13.3 Schutzkappe ab

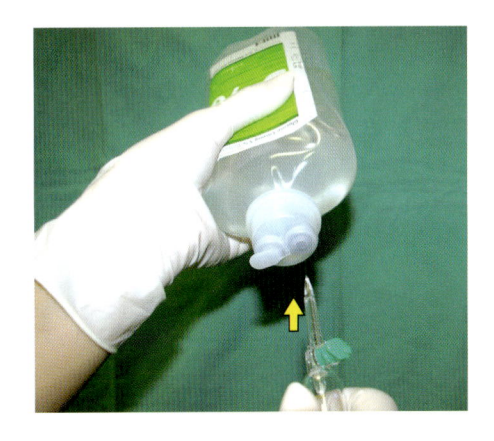

Abb. 13.4 Dorn einstechen

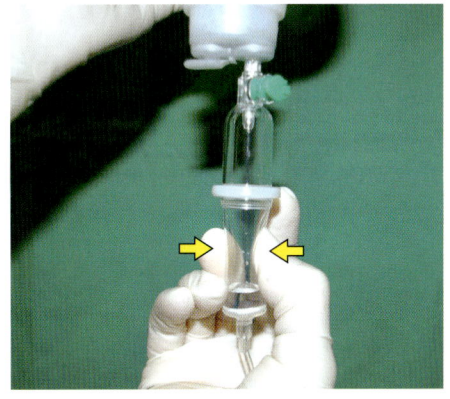

Abb. 13.5 3 x Kompression

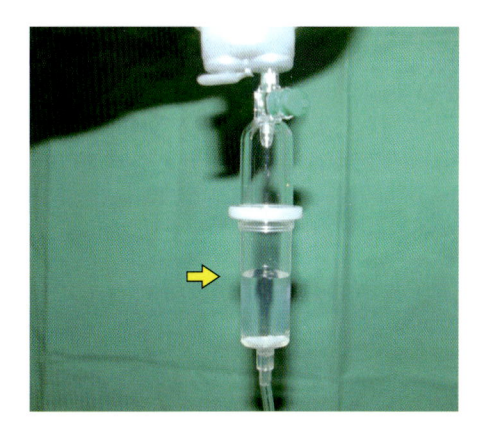

Abb. 13.6 $^1/_2$ - $^2/_3$ - füllen

Bei Glasflaschen ist es zweckmäßig, das Ventil direkt zu öffnen ( ), damit später kein zu starker Unterdruck in der Flasche entsteht und den Nachfluss stoppt (**Abb. 13.7**). Entlüften Sie dann möglichst blasenfrei den gesamten Infusionsschlauch durch Aufdrehen des Rädchens (in **Abb. 13.8**), bis am Anschlussstück der erste Tropfen ( ) erscheint. Es ist jedoch nicht nötig, dafür die Kappe abzunehmen (**Abb. 13.9a**) – am besten lassen Sie die Kappe darauf, da die Luft auch so entweichen kann und das Verbindungsstück so bis zum Anschluss steril bleibt (**Abb. 13.9b**).

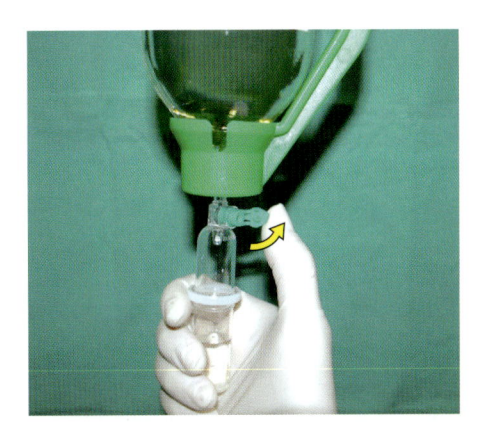

Abb. 13.7 Glas? Ventil öffnen

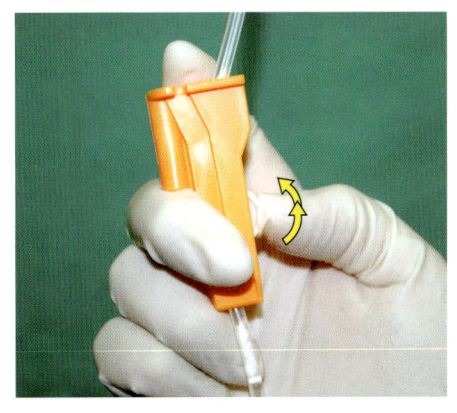

Abb. 13.8 Schlauch entlüften

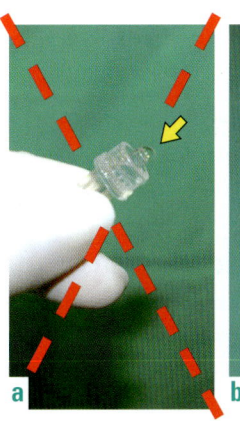

Abb. 13.9 bis zum Ende!

Technische Geräte: Infusionen

Nun ertasten Sie das proximale Schlauchende seiner Verweilkanüle unter der Haut und drücken diese mit einem Finger ihrer linken Hand ab (↓), um einen Blutrückfluss zu vermeiden. Dann drehen Sie mit der rechten Hand den alten Infusionsschlauch bzw. den Stöpsel gegen den Uhrzeigersinn ab (↺ in **Abb. 14.1**). Nun nehmen Sie die Schutzkappe ab (↖ in **Abb. 14.2**) und schließen das Anschlussstück des neuen Infusionsschlauchs durch Drehung im Uhrzeigersinn (↻) an **(Abb. 14.3)**. Abschließend stellen Sie die gewünschte Flussrate ein **(Abb. 14.4)**: Die Tropfenzahl pro Minute mal drei entspricht den in einer Stunde infundierten Millilitern (Trpf/Min x 3 = ml/h).

$$\frac{ml/h}{3} = \frac{Trpf.}{Min.}$$

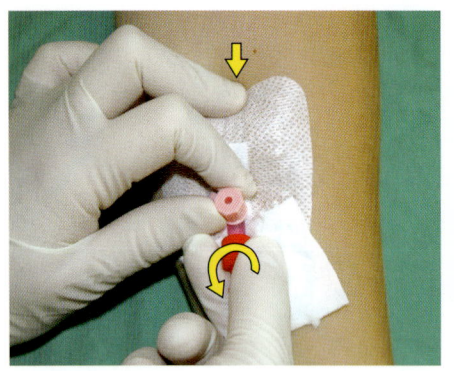

Abb. 14.1 Stöpsel ab 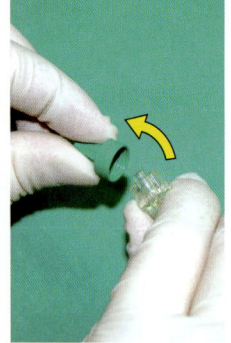   **Abb. 14.2** Kappe ab 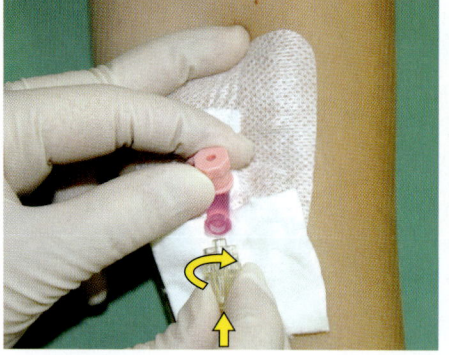   **Abb. 14.3** Schlauchanschluss 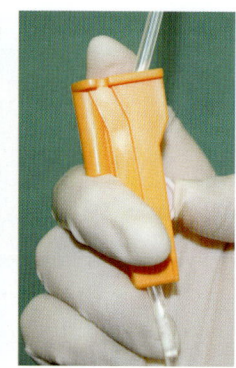   **Abb. 14.4** Flussrate

Sollte die Infusion nicht sofort frei einlaufen, hilft es manchmal, die Verweilkanüle leicht nach distal zu ziehen (→), falls sie sich lediglich an einer Venengabelung an die Innenwand angelegt hat **(Abb. 14.5)**. Wenn Sie eine Infusion lediglich abstöpseln wollen, spülen Sie die Verweilkanüle (←) am besten mit isotoner Kochsalzlösung oder mit einer verdünnten Heparinlösung **(Abb. 14.6)**, komprimieren wieder die Vene am proximalen Kanülenende (↓), damit kein Blut zurück fließt, und schrauben einen Stöpsel auf (↻ in **Abb. 14.7**). Um sicher zu gehen, dass sich kein Thrombus im Schlauch bildet, kann die Braunüle mit wenigen ml steriler NaCl-Lösung über das Zuspritzventil (↘) gespült werden – oder Sie führen alternativ einen Mandrin ein (vgl. **Abb. 71.5**).

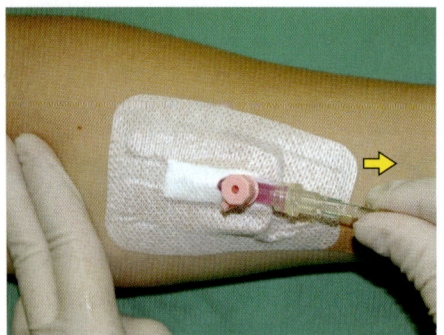

Abb. 14.5 evtl. Zug nach distal 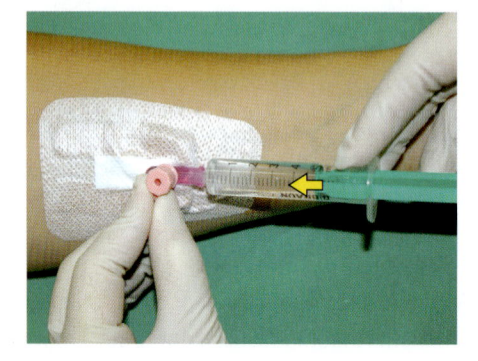   **Abb. 14.6** Spülung 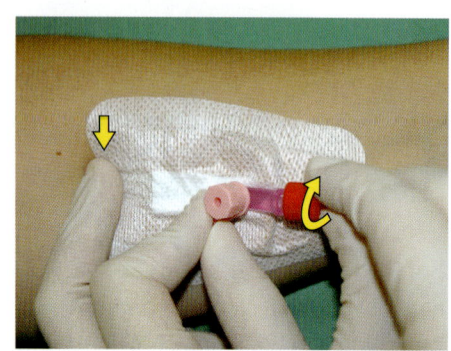   **Abb. 14.7** steril verschließen

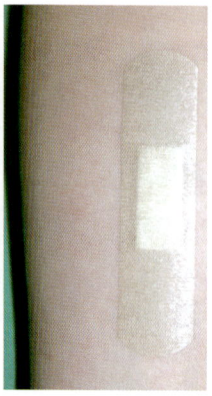

Am besten unterpolstern Sie den Stöpsel mit einem Tupfer (↘) und fixieren ihn an der Haut **(Abb. 14.8)**, damit der Patient beim Kleiderwechsel o.ä. nicht daran hängen bleibt oder unbeabsichtigt die Verweilkanüle herauszieht.
Falls die Injektionsstelle gerötet ist, entfernen Sie die Verweilkanüle (vgl. S. 71 und legen kurzzeitig einen leichten Kompressionsverband oder ein Pflaster an **(Abb. 14.9)**.

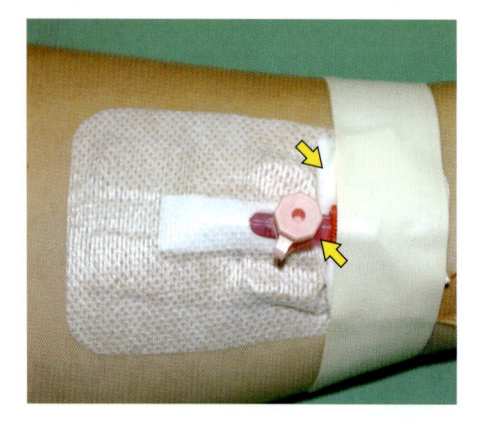

Abb. 14.8 Polster + Pflaster 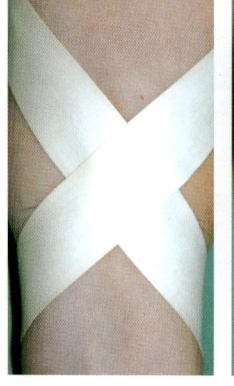   **Abb. 14.9** entfernen / Verband

Technische Geräte: Infusomaten

Wenn diese grobe Justierung der Flussrate nicht ausreicht und eine exaktere Überwachung der Infusionsgeschwindigkeit erforderlich ist, werden insbesondere auf Intensivstationen gerne Infusomaten (Abb. 15.1) eingesetzt. Für diese Geräte werden besondere Infusionssets verwendet, die über einen weicheren Schlauchabschnitt (⌣) verfügen, der oft ein schwarzes (↗) und ein helles (↘) Ansatzstück hat (Abb. 15.2). Wenn Sie den Infusomaten an seiner rechten Seite (bei diesem Typ) aufklappen, schauen Sie direkt auf eine Skizze, die erklärt, wie dieses weichere Schlauchstück über dem dunkelgrauen Pumpenfeld eingespannt werden muss (Abb. 15.3a). Achten Sie beim Einspannen darauf, dass sich keine Luftblasen (⇒) mehr in diesem Schlauchabschnitt befinden (Abb. 15.3b).

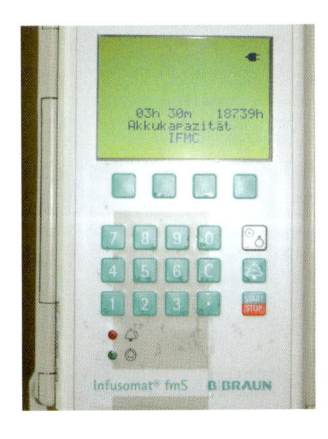

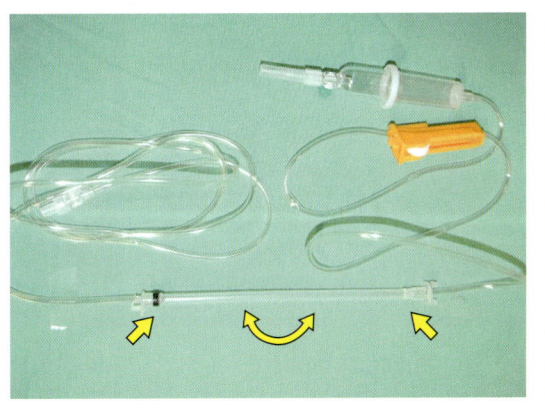

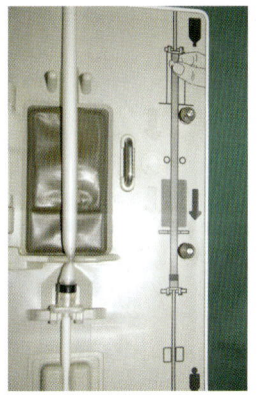

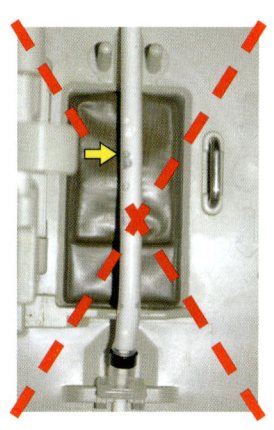

Abb. 15.1 Infusomat

Abb. 15.2 bes. Infusionsset

Abb. 15.3a Skizze

Abb. 15.3b Luftblasen?

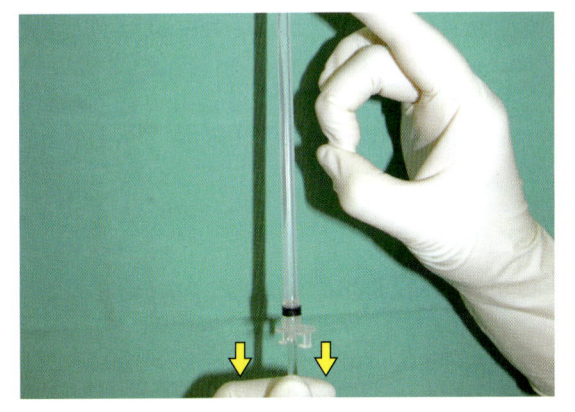

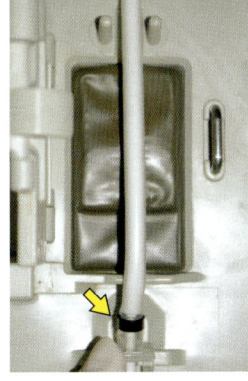

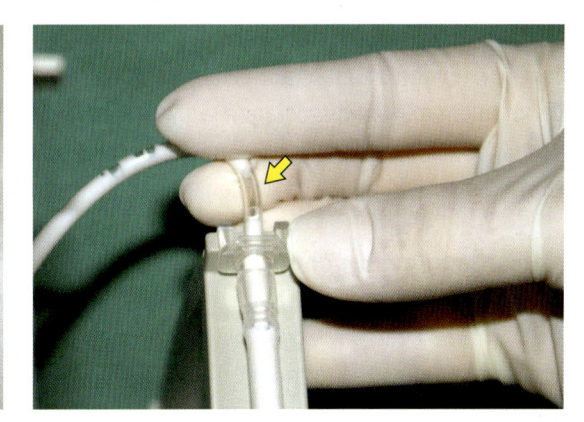

Abb. 15.4 Beklopfen

Abb. 15.5 einspannen unten …

Abb. 15.6 … und oben

Falls dies doch der Fall sein sollte, hilft mehrfaches Beklopfen unter leichtem Zug nach unten (⇩⇩) in senkrechter Schlauchposition (Abb. 15.4). Das blasenfreie Schlauchstück spannen Sie dann am unteren Ende mit der schwarzen Markierung (↘) ein (Abb. 15.5) und haken dann das obere Ende mit dem transparenten Ansatzstück ein (Abb. 15.6). Wenn sich dort zu viel Luft (↗) im Schlauch befindet, könnte diese später ebenfalls in das Pumpfeld geraten und den Transport durch die dortige Andruckrolle beeinträchtigen.

Die meisten Infusomaten sind daher mit einer Lichtschranke (s. Abb. 16.1) ausgerüstet, die überwacht, ob in regelmäßigen Zeitabständen Tropfen durch den lufthaltigen Teil des Reservoirs nach unten fallen und dadurch die Lichtschranke durchbrechen. Falls die Infusionsflasche leer ist oder an der Pumpe ein Problem auftritt, löst das Gerät einen akustischen Alarm aus.

Hochgespritzte Tropfen, die von innen an der Wand des Reservoirs im Weg der Lichtschranke hängen, können daher zu einem „falschen Alarm" führen. Wenn also ein Infusomat alarmiert, schließen Sie neben anderen Ursachen (abgeknickter Schlauch, leere Flasche etc.) auch diese Ursache aus und entfernen Sie ggfs. den Tropfen durch leichtes Beklopfen oder durch vorsichtiges Umwenden der Tropfenkammer.

Technische Geräte: Infusomaten

Daher bringen Sie die Lichtschranke an dem Reservoir an (Abb. 16.1) und achten darauf, dass die Luftfalle nicht zu hoch mit Flüssigkeit gefüllt ist (vgl. Abb. 13.6). Ansonsten würde die Lichtschranke ständig falschen Alarm auslösen. Dann klappen Sie den Infusomaten zu (↗), so dass das Gehäuse komplett eingerastet ist (Abb. 16.2). Abschließend stellen Sie die gewünschte Förderrate ein und starten (↑) den Infusomaten (Abb. 16.3). Stellen Sie sicher, dass etwaige Klemmen von den Infusionsschläuchen entfernt und etwaige Dreiwegehähne in der richtigen Stellung geöffnet sind (vgl. S. 11).

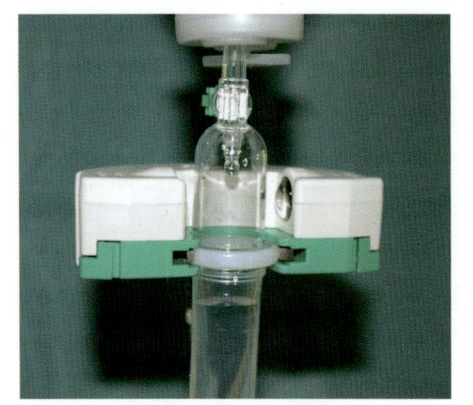

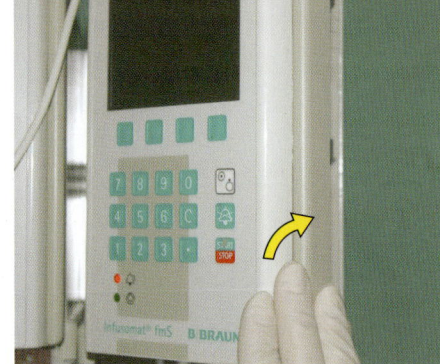

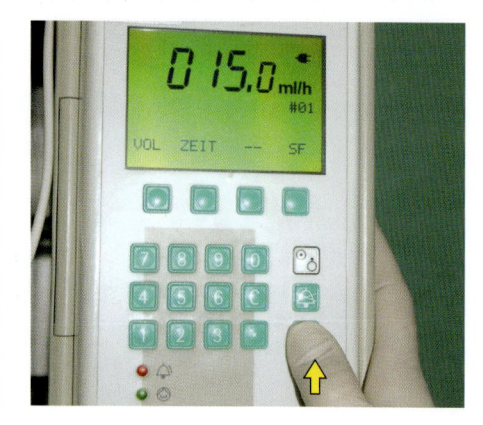

Abb. 16.1 Lichtschranke

Abb. 16.2 Gehäuse zuklappen

Abb. 16.3 Förderrate & Start

Häufige Fehlerquellen

Hängt das Reservoir zu schräg, fallen die Tropfen am Detektor vorbei und es resultiert ein Alarm. Gelegentlich wurde die Leitung nicht richtig eingelegt oder die Tür des Gerätes nicht komplett zugeklappt – dann kann die Pumpe nicht adäquat fördern. Eventuell haben Sie lediglich vergessen, die Rollenklemme am Infusionsschlauch wieder zu öffnen oder die Tropfenkammer ist beschlagen (vgl. S. 15). Schließlich kann der Infusionsschlauch im Verlauf zum Patienten abgeknickt sein oder der venöse Zugang ist verschlossen, z.B. bei thrombosierter Verweilkanüle, oder er wurde im Fall eines ZVK-Lumens durch einen 3-Wegehahn versehentlich blockiert.

Entsorgung gebrauchter Infusionen

Die meisten denken zwar noch an eine separate Entsorgung des Glasmülls in geeigneten Behältern, um Kollegen bei Glasbruch vor Scherben zu schützen. Einige vergessen jedoch die Infusionssysteme:
Nachdem Sie den Dorn mit der Tropfenkammer aus der Infusionsflasche herausgezogen haben (↓ in Abb. 16.4), schneiden Sie entweder beides vom Infusionsschlauch ab und verwerfen es in einen entsprechenden Abwurfbehälter (Abb. 16.5) oder Sie stecken den Dorn in die dafür vorgesehene Dornschutzhülse (↘) an der Rollenklemme (Abb. 16.6), damit er später im Müllbeutel niemanden gefährdet (Abb. 16.7). Perfekt macht man dies, indem man danach den Schlauch straff zieht und dann mit der Rollenklemme fixiert.

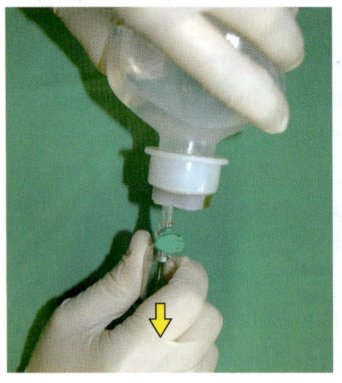

Abb. 16.4 Dorn heraus

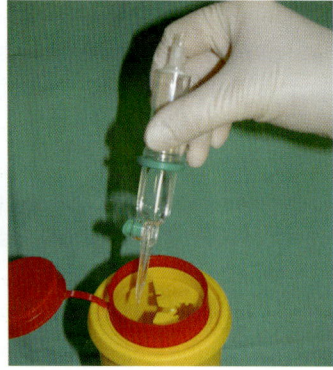

Abb. 16.5 Abwurf

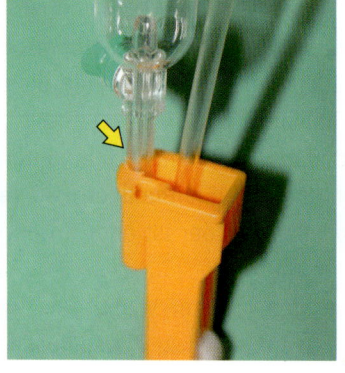

Abb. 16.6 Dorn in den Dornschutz stecken

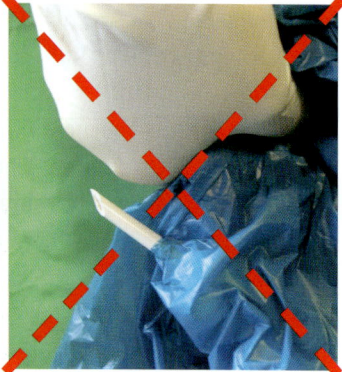

Abb. 16.7 Vorsicht!

Technische Geräte: Perfusoren   02

Indikationen
Perfusoren dienen der kontrollierten Zufuhr gelöster Medikamente über einen peripher-venösen Zugang (vgl. Kap. 12) oder über einen zentral-venösen Zugang („ZVK", vgl. Kap. 18, 19). Auf Intensivstationen erhalten die Patienten z.B. häufig Kaliumchlorid zur Prophylaxe gegen elektrolytinduzierte Herzrhythmusstörungen. Falls bei Kreislaufinstabilität Katecholamine gegeben werden müssen, achtet man darauf, dass diese Perfusorleitung möglichst separat am proximalen Schenkel eines mehrlumigen ZVK angeschlossen wird. Dann kann im Bedarfsfall schnell und effektiv auf Druckschwankungen reagiert werden, ohne dass der Durchfluss anderer Medikamente die Katecholamingabe beeinflusst (s. u).

Materialvorbereitung
Meistens werden die Medikamente auf 50 ml isotone NaCl-Lösung in hausüblicher Dosierung verdünnt, jeweils in eine separate Perfusorspritze aufgezogen und nicht miteinander vermischt. Für die Markierung des Inhalts stehen von den Herstellern entsprechende Aufkleber mit Signalfarben zur Verfügung. Bei einigen Medikamenten, die lichtinstabil sind (z.B. Hydrocortison, Vitaminzusätze, u.a.), werden schwarze Perfusorspritzen und -leitungen verwendet. Alle Perfusorleitungen sind englumiger, wandstärker und damit druckresistenter als die üblichen Infusionsleitungen, damit frühzeitig ein Druckalarm ausgelöst wird, falls Abflusshindernisse bestehen.
Folgende Dinge werden bereitgelegt (Abb. 17.1):

- (A) Perfusorspritzen mit jew. Medikament (Spritze und Schlauchende markiert)
- (B) bei instabilen Medik. mit Lichtschutz
- (C) 3-Wegehahn-Bank mit
- (D) Anschlussleitung und proximalen 3-Wegehähnen für z.B. Katecholamine
- (E) Klemme zum Lösen schwergängiger Leitungen

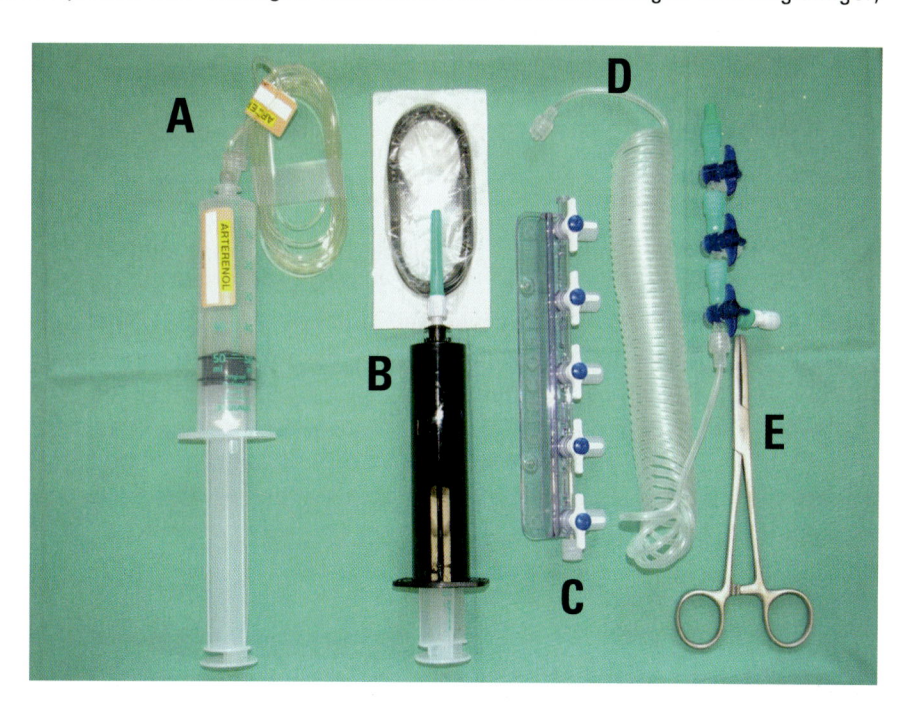

Abb. 17.1 Materialvorbereitung

Mögliche Komplikationen
In erster Linie muss das richtige Medikament in der richtigen Dosierung aufgezogen werden. Farblich hervorstechende und mit dem Medikamentennamen beschriftete Aufkleber beugen folgenschweren Verwechslungen vor. Wichtig ist, dass die Dosierung zumindest hausintern standardisiert wird, damit man sich stets auf die Konzentration pro ml verlassen kann.

Überdosierung nach Beseitigung von Abknickungen
Bei Intensivpatienten kommt es häufiger durch Eigenbewegungen des Patienten oder bei Umlagerungen zu unbeabsichtigten Kompressionen oder Abknickungen von einer der oft zahlreichen Leitungen. Wenn ein solches Abflusshindernis einige Zeit besteht, baut sich in den Leitungen trotz fester Wandung ein gewisser Druck auf und führt zu einem Druckalarm des Perfusors. Reagiert man nur durch einfache Beseitigung des Knicks / der Kompression, führt der höhere Druck zu einer ungewollten, plötzlichen Bolusgabe, die eventuell unerwünschte Folgen haben kann. Daher empfiehlt es sich in diesen Fällen, die Leitung nah am Patienten zunächst mit einer armierten Klemme oder mit Hilfe eines 3-Wegehahns zu verschließen und den erhöhten Druck nach außen abzulassen und erst danach wieder normale Verhältnisse herzustellen.
Schließlich können Infektionen bei unsteriler Vorgehensweise vorkommen. Seltener könnten bei einem Systemwechsel relevante Luftmengen in eine Vene geraten und eine Lungenembolie verursachen: Dies geschieht eher bei Infusionen über einen ZVK als bei peripheren Zugängen, so dass beim täglichen Systemwechsel stets auf einen adäquaten Verschluss des Systems zum Patienten hin geachtet werden muss.

02 Technische Geräte: Perfusoren

Wechsel von Spritze mit Leitung

Zur Infektionsprophylaxe werden alle Perfusorspritzen und Leitungen einmal täglich gewechselt. Auch wenn in einem Perfusor ein anderes Medikament laufen soll, wird die Perfusorspritze komplett mit ihrer dazugehörigen Leitung ausgetauscht. Zunächst drücken Sie diejenige Taste, die Ihnen das bisher infundierte Volumen zur Bilanzerstellung anzeigt (bei dem hier gezeigten Modell die rechte Taste, **Abb. 18.1**). Verschließen Sie zur Sicherheit den Abfluss vorübergehend für die Dauer des Wechsels mit einer Klemme oder durch Zudrehen eines Dreiwegehahns. Dann entriegeln Sie den Hebel ( ), indem Sie ihn zu sich heranziehen (**Abb. 18.2**) und drehen ihn gegen den Uhrzeigersinn (in **Abb. 18.3**).

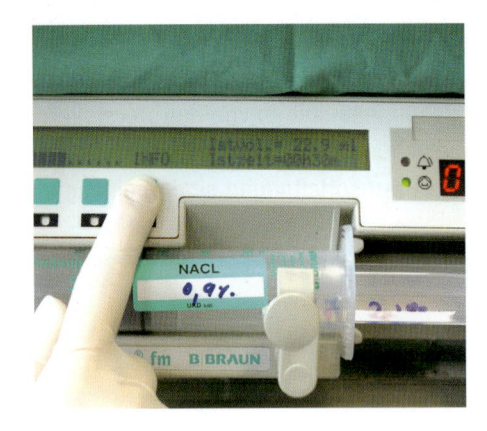

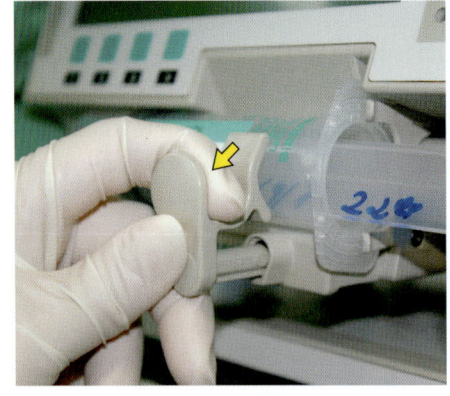

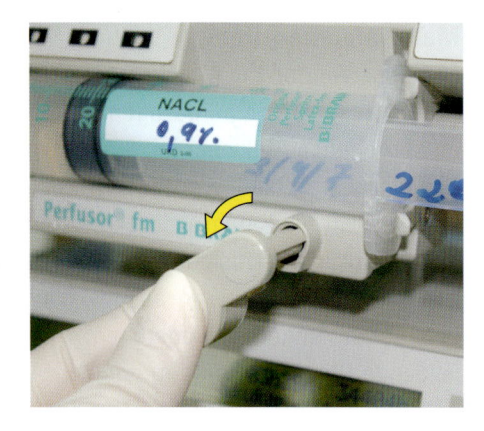

Abb. 18.1 Bilanzinfo: Σ ml ?

Abb. 18.2 Hebel anziehen …

Abb. 18.3 … und aufdrehen

Wenn Sie nun die Taste „Spritzenwechsel" drücken (**Abb. 18.4**), fährt der Druckkolben des Perfusors zurück ( ) und entriegelt die Spritze (**Abb. 18.5**). Nun können Sie die alte Spritze herausnehmen (**Abb. 18.6**) und die neue Spritze mit entlüfteter Leitung in die Halterung drücken (in **Abb. 18.7**). Dann drehen Sie im Uhrzeigersinn ( ) den Hebel zurück (**Abb. 18.8**) und drücken mit Ihrem Daumen ( ), bis er einrastet (**Abb. 18.9**).

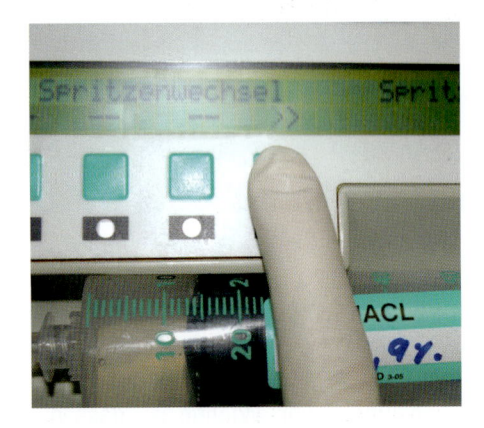

Abb. 18.4 „Spritzenwechsel"

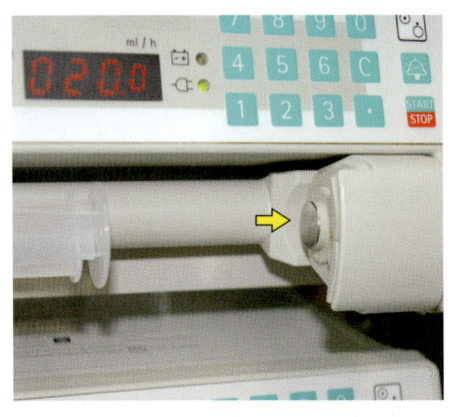

Abb. 18.5 Druckkolben fährt zurück

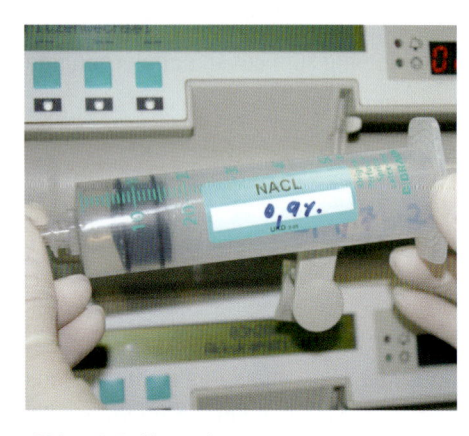

Abb. 18.6 Entnahme

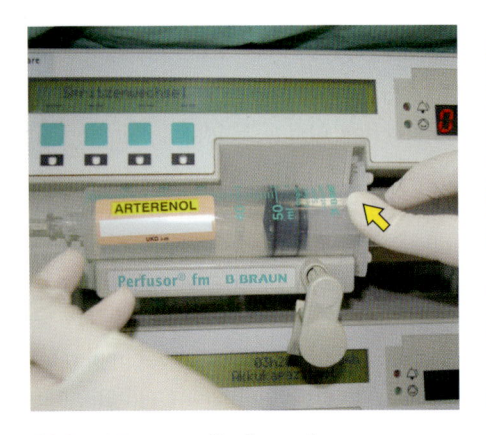

Abb. 18.7 neue Spritze einsetzen

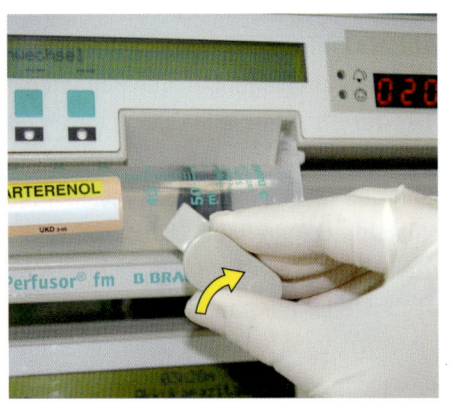

Abb. 18.8 Hebel zurückdrehen

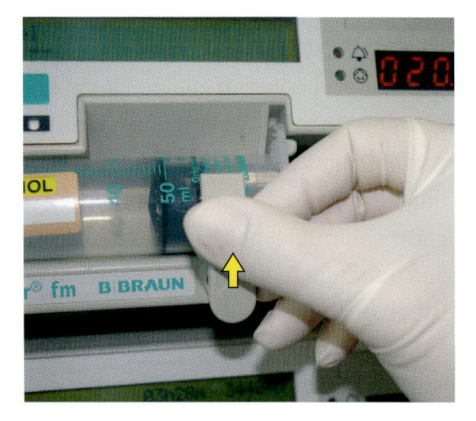

Abb. 18.9 Eindrücken

Technische Geräte: Perfusoren 02

Nachdem Sie die Taste zum Einspannen gedrückt haben (Abb. 19.1), fährt der Druckkolben wieder an den Stempel zurück (⬅ in Abb. 19.2) und arretiert (↻) dessen Ende (Abb. 19.3). Nun geben Sie die gewünschte Förderrate (hier 2.0 ml/h) ein (Abb. 19.4) und starten den Perfusor (Abb. 19.5). Vergessen Sie nicht, etwaige Klemmen auf dem Perfusorschlauch wieder zu entfernen bzw. geschlossene Dreiwegehähne wieder zu öffnen.

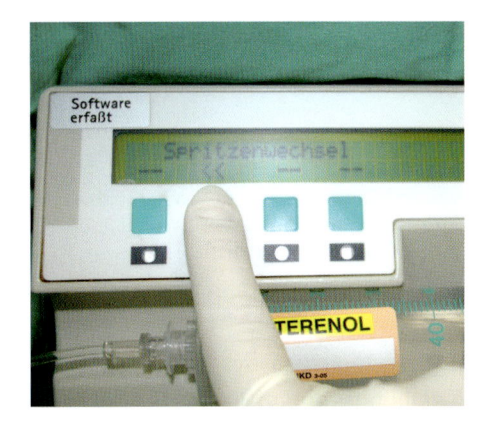

Abb. 19.1 Taste „Spritzenwechsel"

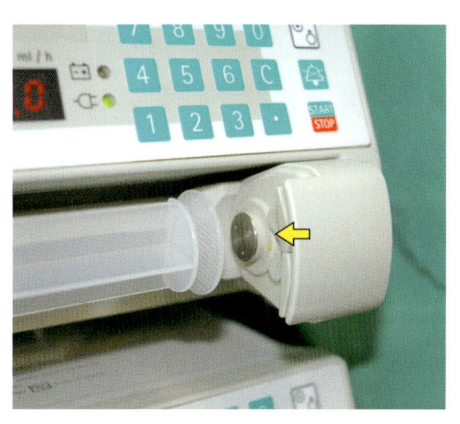

Abb. 19.2 Einspannen

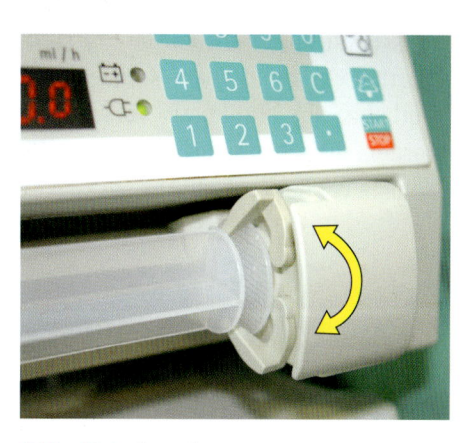

Abb. 19.3 Arretierung

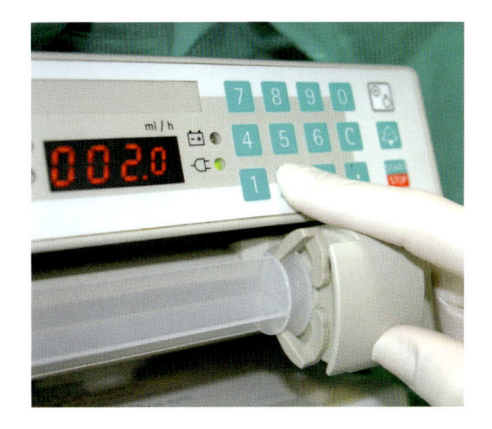

Abb. 19.4 Förderrate

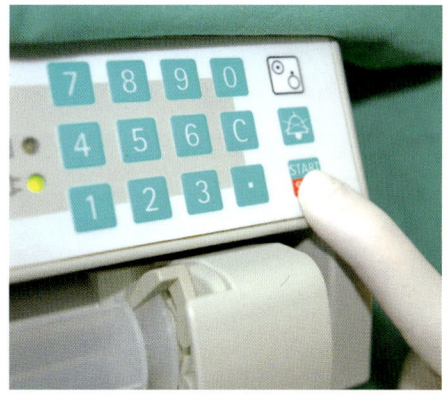

Abb. 19.5 Starten

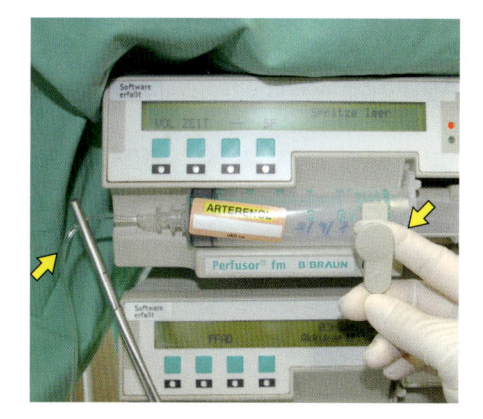

Abb. 19.6 abklemmen

Spritzenwechsel ohne Leitungswechsel

Soll jedoch nur eine leere Spritze gegen eine volle ausgetauscht werden, klemmen Sie die Perfusorleitung mit einer Klemme (↗) direkt an der Perfusorspritze ab und öffnen (↙) wieder den Verschlusshebel (Abb. 19.6). Dann können Sie die alte Spritze entnehmen, abschrauben (Abb. 19.7) und die neue Spritze (mit identischem Medikament) einsetzen (Abb. 19.8). Jetzt starten Sie zunächst (⬆) den Perfusor (Abb. 19.9) und schließen erst …

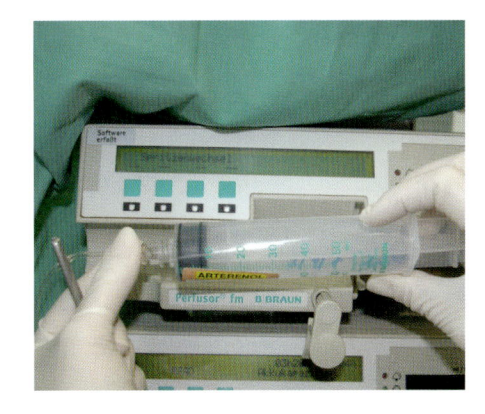

Abb. 19.7 leere Spritze abdrehen

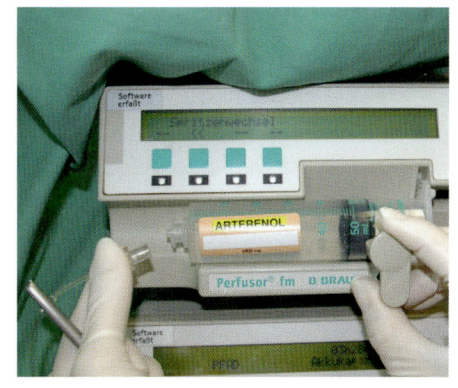

Abb. 19.8 Neue einsetzen …

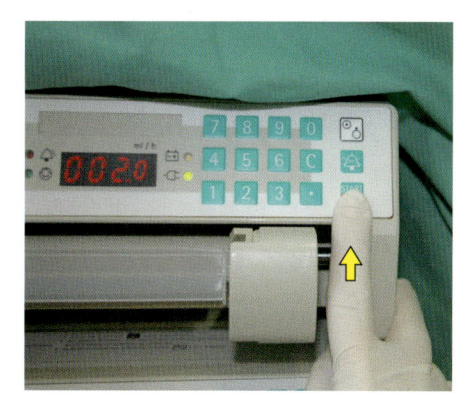

Abb. 19.9 … erst starten …

Technische Geräte: Perfusoren

... danach die zuvor abgeklemmte Leitung an (**Abb. 20.1**), damit keine Luftblase in das Verbindungsstück gerät. Achten Sie hier bitte darauf, die offenen Leitungsverbindungen keinesfalls zu berühren und streng steril zu arbeiten, damit keine Keime in die Blutbahn des Patienten verschleppt werden. Abschließend öffnen Sie die Klemme wieder (⟶ in **Abb. 20.2**).

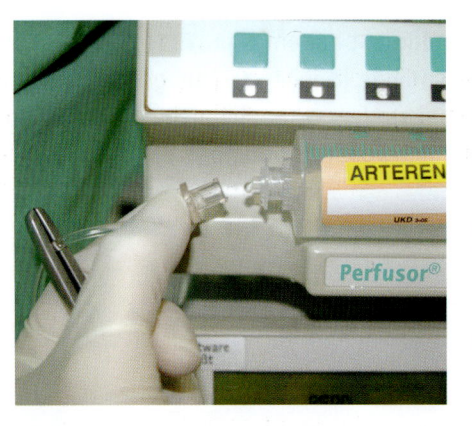

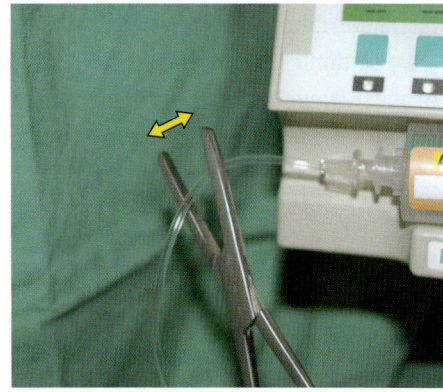

Abb. 20.1 ... dann anschließen

Abb. 20.2 Klemme öffnen

Kompletter Systemwechsel

Wenn Sie jedoch nicht nur eine leere Perfusorspritze austauschen möchten, sondern den täglichen Systemwechsel vornehmen, müssen alle Anteile des Infusionssystems zunächst mit steriler Kochsalzlösung entlüftet werden. So pressen Sie (⟵) die NaCl-Lösung nicht nur durch den geraden Kanal der Dreiwegehahnbank, sondern stellen die Dreiwegehähne nacheinander so ein, dass Sie zunächst das erste Ansatzstück entlüften (⬆) und dabei den Verschlussstöpsel gegen den Uhrzeigersinn kurz aufdrehen (↺ in **Abb. 20.3**) und wieder verschließen. Nachdem Sie den ersten Hahn wieder um 90° zurückgedreht haben (vgl. S. 11), verfahren Sie genauso mit dem zweiten Hahn (**Abb. 20.4**), dem dritten (**Abb. 20.5**) und so weiter, bis alle Anteile der 3-Wegehahnbank entlüftet sind.

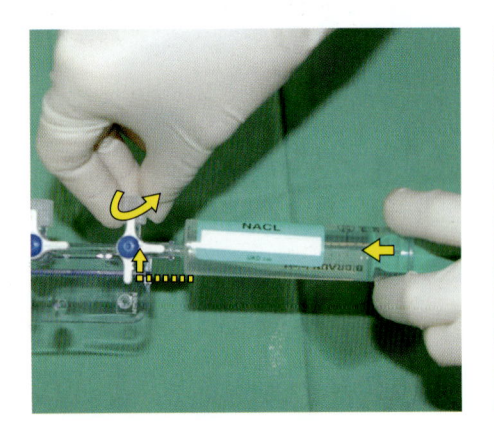

Abb. 20.3 1. Hahn entlüften

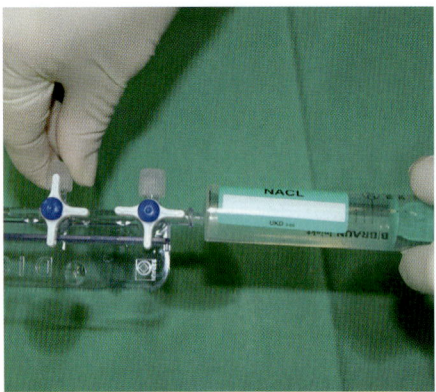

Abb. 20.4 2. Hahn ...

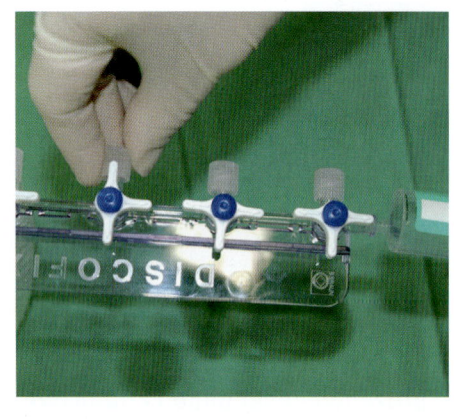

Abb. 20.5 3. Hahn usw.

Anschließend entlüften Sie alle Perfusorleitungen mit dem jeweils aufgezogenen Medikament, damit es nicht zu lange dauert, bis z.B. bei einer niedrigen Flussrate von nur 1-2 ml pro Minute überhaupt der Patient erreicht wird. Daher sollten kreislaufwirksame Medikamente (Nitroverbindungen oder Katecholamine) auch direkt patientennah und nicht über eine 3-Wegehahnbank angeschlossen werden. Als Trägerlösung kann z.B. eine Infusion mit einer schnelleren Flussrate an das dem Patienten abgewandte Ende der 3-Wegehahnbank angeschlossen werden, die für einen schnelleren Weitertransport durch den Spiralschlauch bis zum Patienten sorgt.

Technische Geräte: Perfusoren

Auch der Infusionsschlauch zur 3-Wegehahnbank und der Spiralschlauch zwischen der Bank und dem ZVK des Patienten werden natürlich entlüftet, bis am proximalen Ende Flüssigkeit ( ) austritt **(Abb. 21.1)**. Achten Sie auch hier auf eine sterile Arbeitsweise, berühren Sie die Ansatzstücke nicht und tragen Sie am besten einen Mundschutz bei dieser Tätigkeit.

Um einer Lungenembolie beim nachfolgenden Systemwechsel am ZVK vorzubeugen, schließen ( ) Sie die Schutzklemme (hier rot) am jeweiligen ZVK-Schenkel **(Abb. 21.2)**. Dann drehen Sie den letzten 3-Wegehahn vor dem Patienten um 45° in Schrägstellung ( ) und verschließen ihn damit in alle Richtungen **(Abb. 21.3)**.

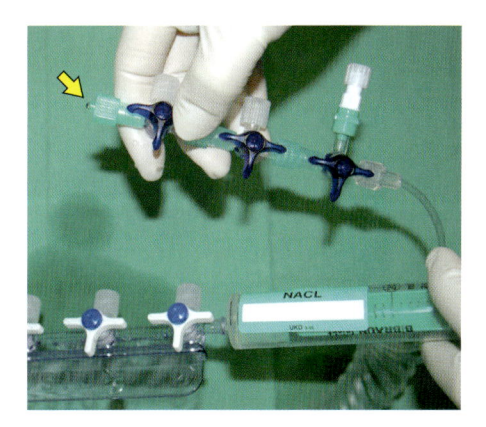

Abb. 21.1 Spiralschlauch entlüften

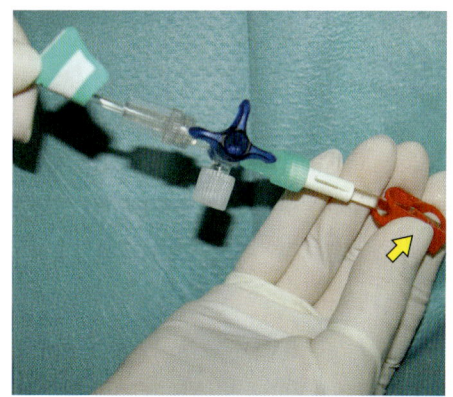

Abb. 21.2 Klemme zu

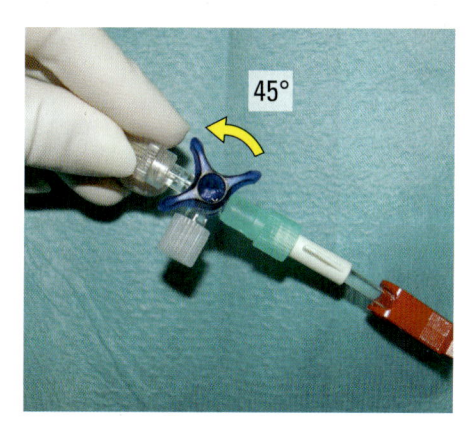

Abb. 21.3 3-Wegehahn zu !

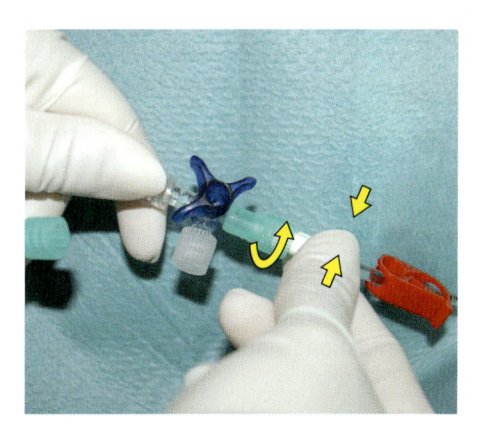

Abb. 21.4 abdrehen und ...

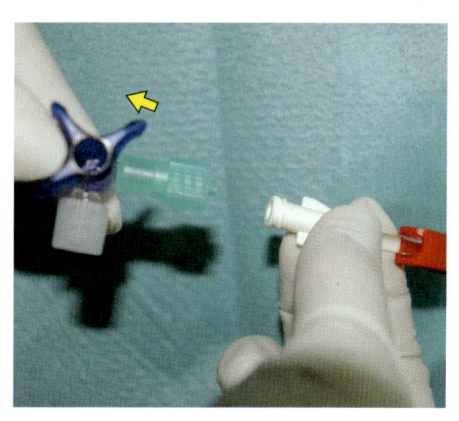

Abb. 21.5 ... abziehen

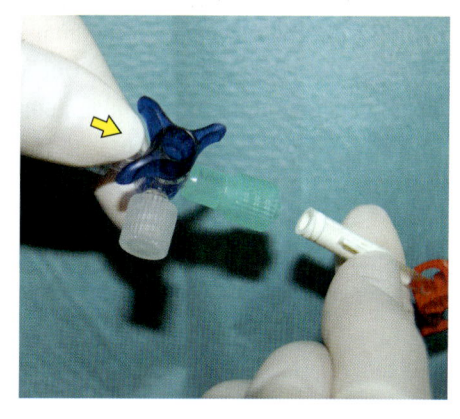

Abb. 21.6 aufstecken

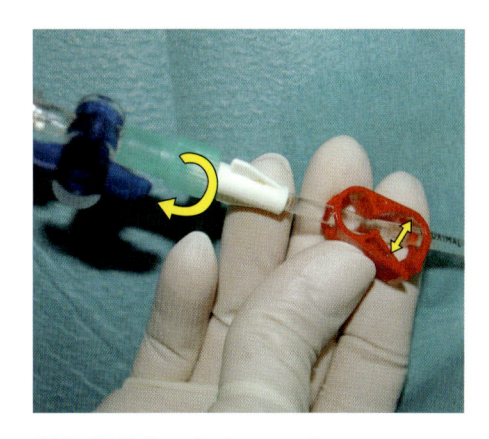

Abb. 21.7 festdrehen und Klemme öffnen

Nun fixieren Sie das Ende (hier weiß) des ZVK-Schenkels zwischen zwei Fingern Ihrer rechten Hand ( ) und drehen das Infusionssystem gegen den Uhrzeigersinn ( ) ab **(Abb. 21.4)**. Nachdem Sie das alte System abgezogen ( ) haben **(Abb. 21.5)**, können Sie nun das vorbereitete neue System aufstecken (in **Abb. 21.6**) und es im Uhrzeigersinn festdrehen (in **Abb. 21.7**).

Vergessen Sie nicht, die Verschlussklemme und den 3-Wegehahn wieder zu öffnen ( ), die Infusion(en) und Perfusoren zu starten und den freien Abfluss zu überprüfen. Jetzt haben Sie es geschafft!

03 Technische Geräte: Kontrastmittelinjektoren

Indikation

Für eine optimale Kontrastierung der Gefäße und Organe wird in der CT- und MR-Diagnostik eine möglichst homogene, intravasale Verteilung des Kontrastmittels (KM) über die Dauer der KM-Applikation angestrebt. Diese wird mit Hilfe einer maschinellen Injektion wesentlich besser erreicht als mit manuellen Injektionstechniken. Außerdem entfällt die Streustrahlenbelastung für die Hilfsperson, weil die Pumpen mit Hilfe von Fernbedienungen aus dem Nachbarraum gestartet und bei Bedarf auch wieder gestoppt werden können. Inzwischen haben sich Doppelkolbensysteme (Abb. 22.1) durchgesetzt, die es erlauben, nach der Injektion des KM-Bolus den Injektionsschlauch und die zuführenden Armvenen des Patienten mit isotoner Kochsalzlösung nachzuspülen, um die insgesamt benötigte Kontrastmittelmenge zu reduzieren und somit nicht nur die Kosten, sondern auch den potenziell nephrotoxischen Effekt mancher Kontrastmittel für die Patienten zu verringern.

Kontraindikationen

Besteht eine bekannte Kontrastmittelunverträglichkeit aus der Vorgeschichte des Patienten, ist eine erneute Kontrastmittelinjektion nur unter strenger Abwägung des individuellen Nutzen-Risiko-Verhältnisses und nach vorheriger i.v.-Prämedikation von H_1-, H_2-Blockern und Glucokortikoiden vertretbar. Hierfür muss ggfs. abgeklärt (und dokumentiert!) werden, dass bei dem Patienten weder ein Engwinkelglaukom noch eine Prostatahypertrophie vorliegt (Nebenwirkungen der Prämedikation) und sichergestellt sein, dass ambulante Patienten nicht im Anschluss an die Untersuchung aktiv am Straßenverkehr teilnehmen (Reaktionszeitverlängerung).

Mögliche Komplikationen

Am besten stellen Sie durch eine Probeinjektion mit isotoner NaCl-Lösung sicher, dass der für die Injektion verwendete, periphere Venenzugang korrekt intravasal liegt und die beabsichtigte Flussvolumenrate auch abtransportieren kann (vgl. Abb. 26.3). Ansonsten könnte eine paravasale KM-Injektion mit Schmerzen, lokalen Druckproblemen bis hin zu Nekrosen in der Umgebung der Injektionsstelle resultieren.

Reagiert ein Patient dagegen erstmals mit einer mäßiggradigen Unverträglichkeitsreaktion oder anaphylaktischem Schock, können plötzliche Niesattacken, Übelkeit oder Urtikaria bis hin zu Erbrechen, Kreislaufkollaps oder Bewusstlosigkeit die Symptome sein und erfordern dann eine sofortige, spezifische Therapie. Vor jedem Injektionsstart muss das gesamte System sorgfältig entlüftet werden, um eine Luftembolie zu vermeiden.

Materialvorbereitung

Für die einmalige Verwendung werden entsprechende Sets im Handel angeboten, die alle notwendigen Verbrauchsmaterialien (Druckkolben, Schlauchsysteme mit Ansatzstücken, Ventilen etc. in druckstabiler Ausführung enthalten (Abb. 22.2). Alternativ wurden in letzter Zeit auch Verbindungssysteme mit Rückschlagventilen entwickelt, die für einen mehrfachen Gebrauch zugelassen sind und bei denen nur diejenigen Schlauchteile zum Schutz vor Infektionen ausgetauscht werden müssen, die jeweils dem Patienten zugewandt sind (Abb. 22.3, vgl. Abb. 26.6).

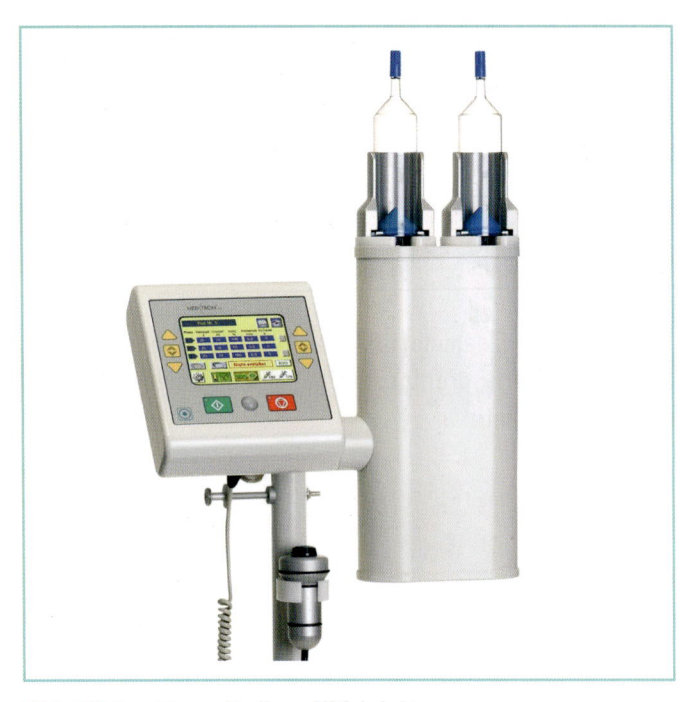

Abb. 22.1 Doppelkolben-KM-Injektor

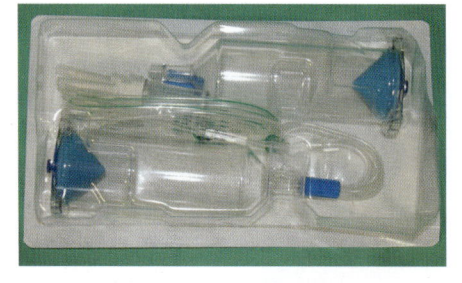

Abb. 22.2 Einmalartikel-Set

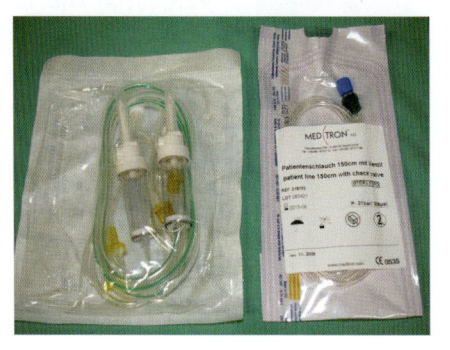

Abb. 22.3 Mehrfachsysteme mit Rückschlagventilen

Technische Geräte: Kontrastmittelinjektoren 03

Wenn Sie die Schlauchsysteme zwischen der KM-Pumpe und dem Patienten auspacken und anschließen, müssen Sie auf eine sterile Vorgehensweise achten und entweder Handschuhe tragen oder die Hände zuvor desinfizieren (Abb. 23.1). Achten Sie jedoch darauf, nicht mit Alkoholnassen Händen die Verbindungsstücke anzufassen, weil deren Kunststoff nach Alkoholkontakt spröde werden und evtl. Risse bekommen kann (Abb. 23.2). Wenn Sie die Hände nach der Desinfektion kurz trocknen lassen, kann dies nicht passieren. Nehmen Sie dann die beiden Spritzenkolben aus ihrer Packung und schieben (↑) diese mit dem Gussansatzpunkt (★, schwächster Punkt des Materials) nach hinten in die Halterung (↙ in Abb. 23.3).

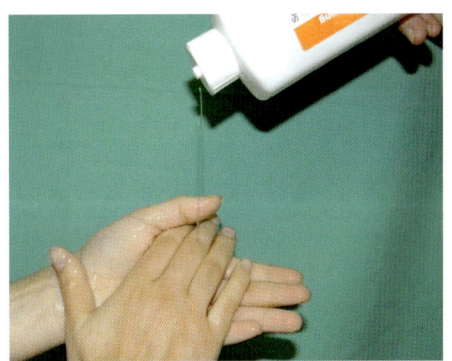

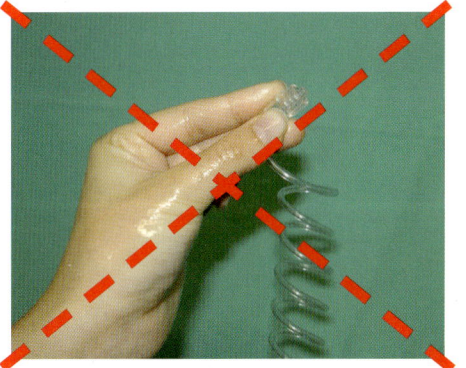

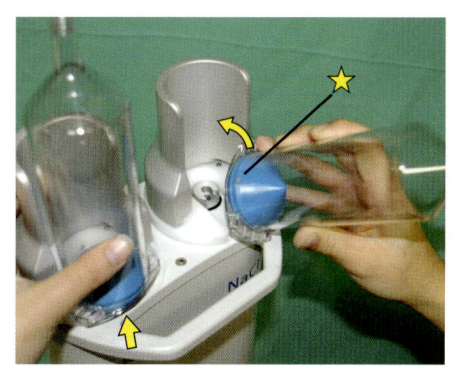

Abb. 23.1 Händedesinfektion

Abb. 23.2 Cave: nicht mit nassen Händen

Abb. 23.3 Kolben einsetzen

Stellen Sie den Injektor in eine senkrechte Position (Abb. 23.4). Dann geben Sie den aktuell eingesetzten Spritzentyp (↙) ein (Abb. 23.5) und achten darauf, dass die Aufziehgeschwindigkeit für die KM-Spritze in der Regel nicht schneller als 3 ml/s (⇐) eingestellt ist, damit sich beim Aufziehen des viskösen KM kein Schaum bildet, der später das Entlüften des Systems erschwert (Abb. 23.6).

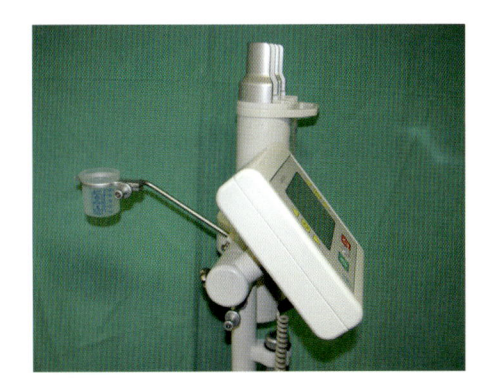

Abb. 23.4 senkrecht stellen

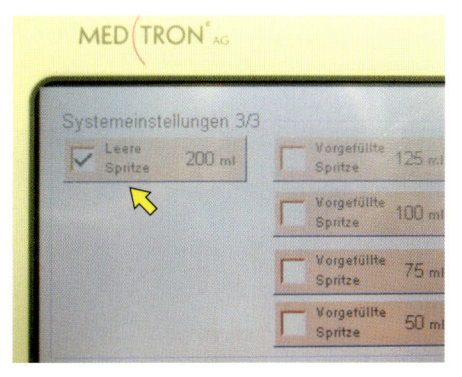

Abb. 23.5 Spritzentyp eingeben

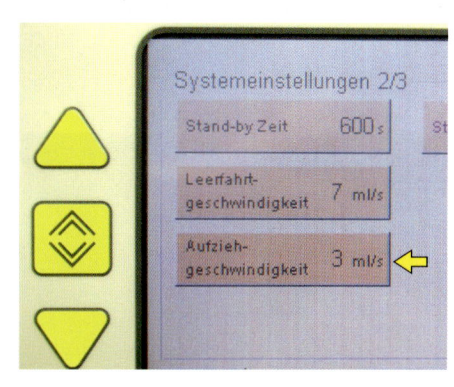

Abb. 23.6 Aufziehen ≤ 3 ml/s

Für den Vorschub der (hier: blauen) Stempel nach oben drücken Sie auf die Taste für die „Leerfahrt" (Abb. 23.7) und bestätigen, dass der Patient noch nicht angeschlossen ist (Schutz vor Luftembolie, Abb. 23.8). Nutzen Sie die Zeit, um das Schlauchsystem aus dem Set zu nehmen und anzuschließen.

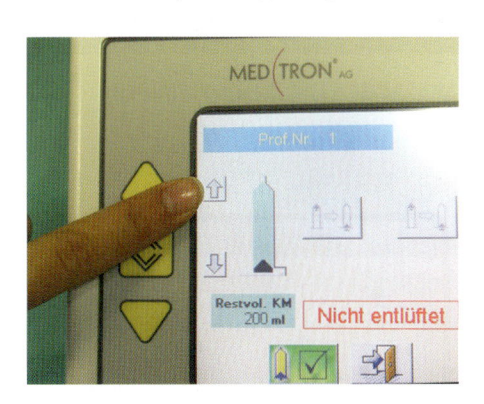

Abb. 23.7 Vorschubtaste „Leerfahrt"

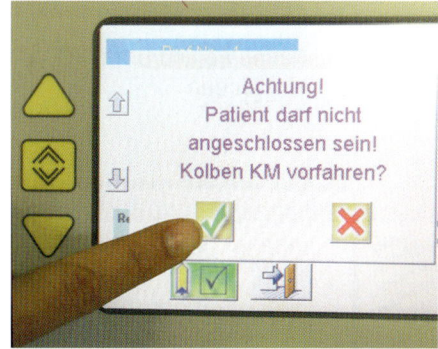

Abb. 23.8 Bestätigen, dass noch kein Patient angeschlossen ist

03 Technische Geräte: Kontrastmittelinjektoren

Während die Stempel nach oben fahren, schließen Sie mit einer 180°-Drehung (↻) im Uhrzeigersinn die beiden Schläuche mit den eingebauten (hier: grünen) Ventilen an (**Abb. 24.1**). Es ist nicht notwendig, die Schläuche stärker festzudrehen: Sie könnten ansonsten später recht schwer zu lösen sein, da das KM eine etwas zähflüssigere und bei Luftkontakt auch klebrige Konsistenz aufweist. Schließen Sie den grün markierten Schlauch auf der linken Seite für das KM an und den weiß markierten Druckschlauch auf der rechten NaCl-Seite. Das Ergebnis sollte so aussehen wie in der **Abb. 24.2**. Die eingebauten Ventile lassen nur einen Fluss von der angeschlossenen Flasche Richtung Spritzenkolben (⋀) zu oder im anderen Schenkel von der Spritze in Richtung des Patienten (⇧⇧ in **Abb. 24.3**). Bewegen sich die Stempel noch während des Anschließens, kann der Luftstrom durch die Ventile pfeifende Geräusche verursachen, die normal sind und Sie nicht beunruhigen sollten.

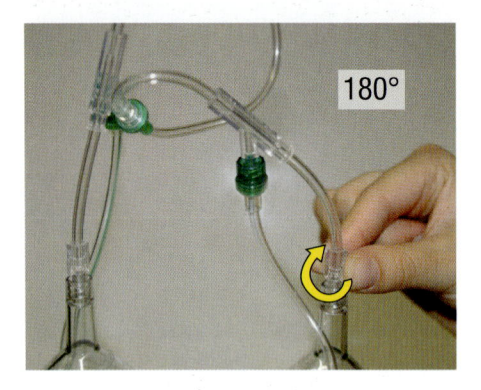

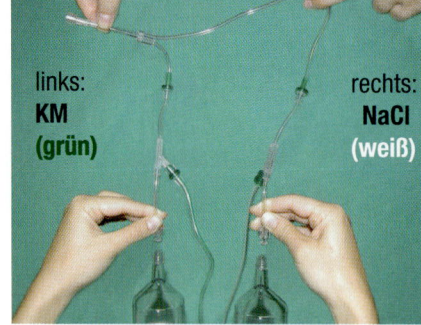

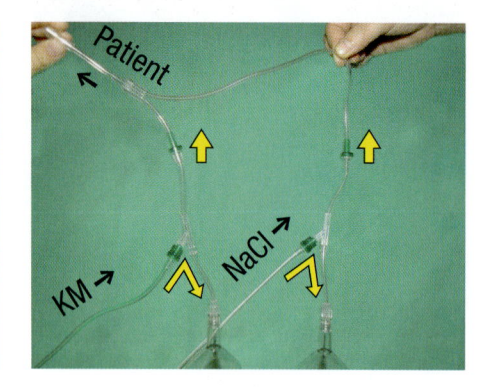

Abb. 24.1 Schläuche andrehen

Abb. 24.2 Schlauchverbindungen

Abb. 24.3 mögliche Flussrichtungen

Nun schließen Sie den grün markierten Schlauch an die Kontrastmittelflasche an, indem Sie zunächst die Schutzkappe abnehmen (↻), den Dorn einstechen (⇧ in **Abb. 24.4**), die Belüftungsklappe öffnen (↶ in **Abb. 24.5**) und durch 2-3malige Kompression (⇨⇦) die Luftfalle etwa 1/3 bis 1/2 auffüllen (**Abb. 24.6**). Dasselbe wiederholen Sie auf der anderen Seite mit der NaCl-Flasche. Danach drücken Sie auf die Taste für das Aufziehen des KM (**Abb. 24.7**), geben die gewünschte Füllmenge ein und aktivieren den Rückzug des Spritzenstempels (**Abb. 24.8**). Dies wiederholen Sie auch auf der rechten Seite für den Aufzug des NaCl (**Abb. 24.9**).

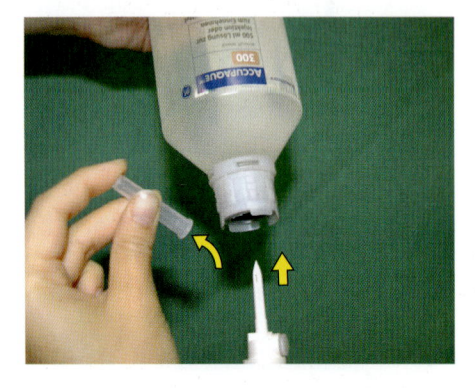

Abb. 24.4 Kappe ab und Dorn einstechen

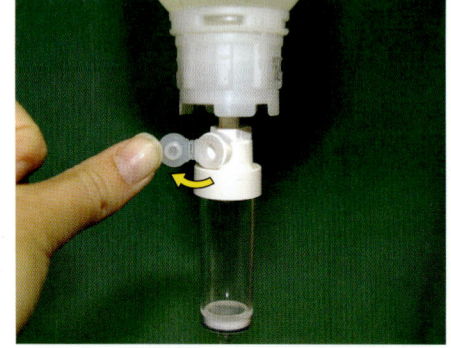

Abb. 24.5 Belüftungsklappe auf

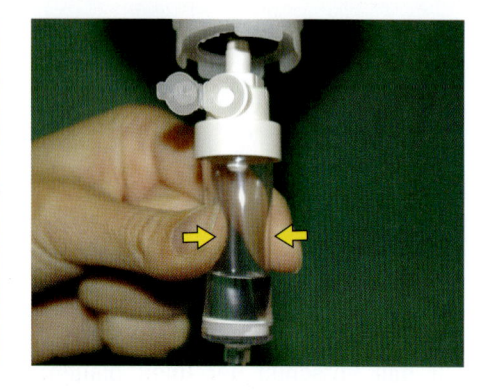

Abb. 24.6 Luftfalle 1/2 füllen

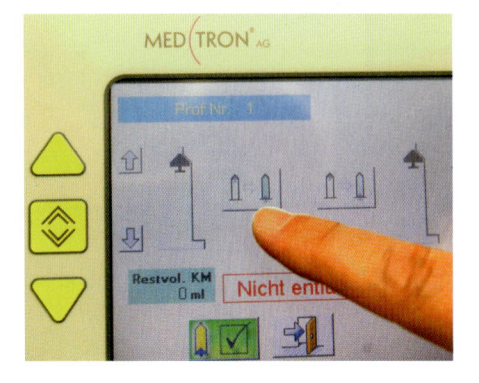

Abb. 24.7 Feld für KM-Aufzug

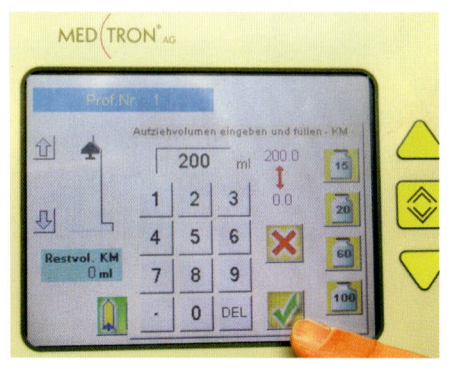

Abb. 24.8 Wunschmenge eingeben

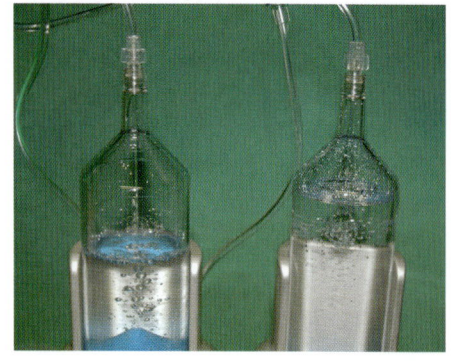

Abb. 24.9 Aufziehen von KM/NaCl

Technische Geräte: Kontrastmittelinjektoren 03

Nun schließen Sie den (geraden oder spiralförmigen) Patientenschlauch an **(Abb. 25.1)**, um das gesamte System komplett entlüften zu können. Jetzt kann in senkrechter Position des Injektors die gelbe Entlüftungstaste gedrückt werden, um die Luft aus dem KM-Schenkel zu entfernen, bevor der Patient angeschlossen wird: Diese Taste (🔑) aktiviert einen sehr langsamen Vorwärtsfluss, der bei Bedarf durch die quadratische, gelbe Taste (⇐) stufenweise beschleunigt werden kann **(Abb. 25.2)**. Halten Sie dabei das Ende des Schlauches über einen Auffangbehälter, bis eine vollständige Entlüftung erfolgt ist **(Abb. 25.3)**. Genauso verfahren Sie dann mit der rechten NaCl-Seite des Systems **(Abb. 25.4/5)** und hängen das Ende steril an die dafür vorgesehene Halterung **(Abb. 25.6)**, ohne es zu berühren.

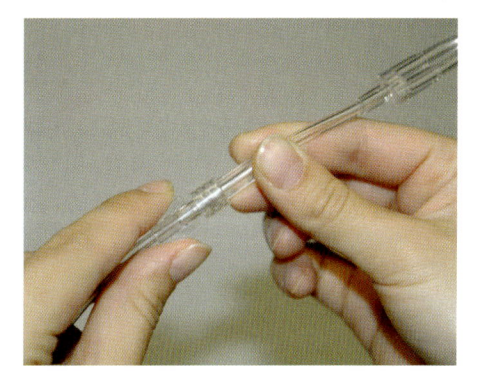

Abb. 25.1 Pat.-Schlauch anschließen

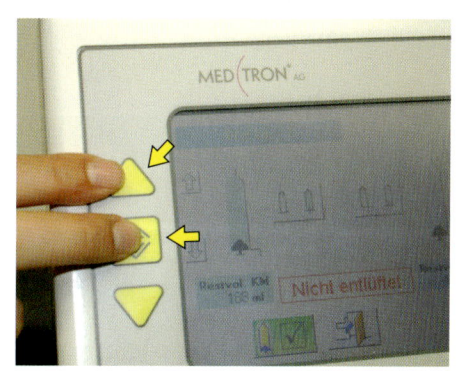

Abb. 25.2 Entlüftung der KM-Seite

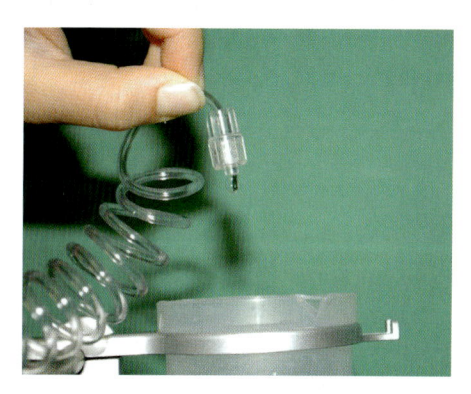

Abb. 25.3 Auffangbehälter

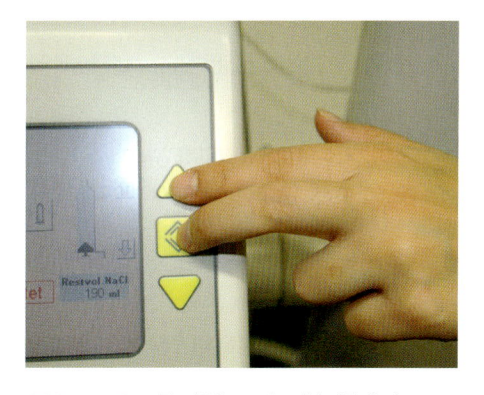

Abb. 25.4 Entlüften der NaCl-Seite

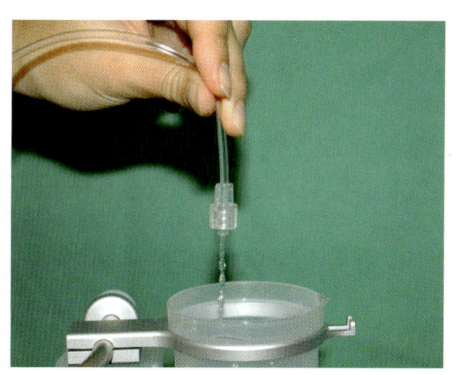

Abb. 25.5 komplett entlüften …

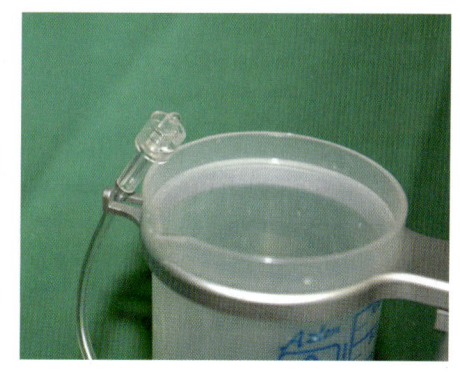

Abb. 25.6 … und steril (!) einhängen

Wegen der besonderen Relevanz zur Vermeidung unbeabsichtigter Luftinjektionen in das venöse Gefäßsystem des Patienten (Gefahr einer Luftembolie!) muss die vollständige Entlüftung des Systems zweimal am Gerät bestätigt werden **(Abb. 25.7 + 8)**. Dann kippen Sie den Injektor (🔑) aus der senkrechten Füllposition nach unten in die Injektionsstellung **(Abb. 25.9)** und achten darauf, dass sich seine Spitze in der Höhe des liegenden Patienten befindet (möglichst kein Höhenunterschied).

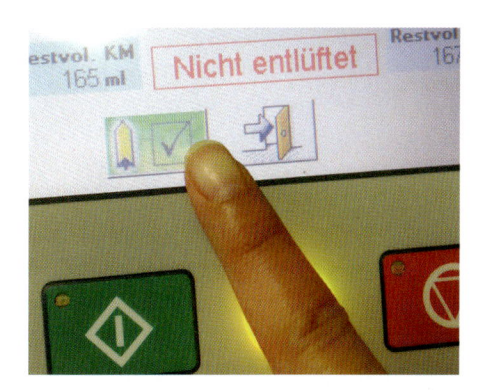

Abb. 25.7 Eingabe der Entlüftung

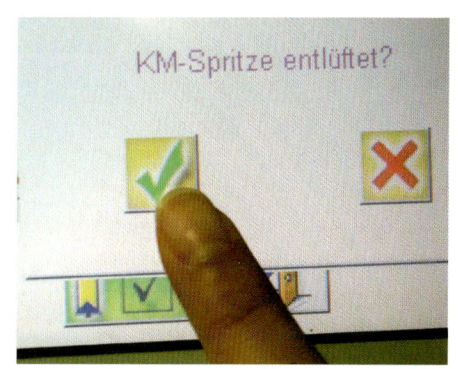

Abb. 25.8 nochmalige Bestätigung

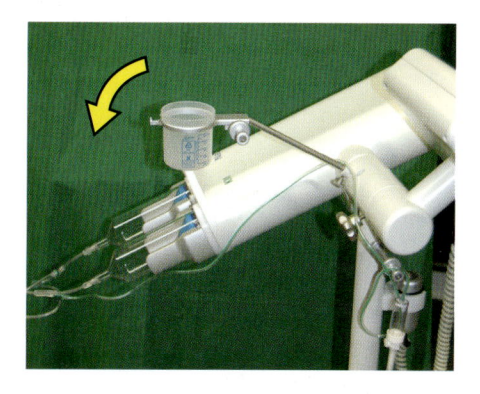

Abb. 25.9 Injektor kippen

03 Technische Geräte: Kontrastmittelinjektoren

Bevor Sie den Hochdruckschlauch an die Venenverweilkanüle des Patienten anschließen, ist eine Überprüfung empfehlenswert, ob diese Braunüle (Viggo o.ä.) korrekt intravasal liegt und die beabsichtigte Volumenflussrate auch abtransportieren kann. Dafür bereiten viele radiologische Abteilungen entsprechende Nierenschalen vor, in denen neben den entlüfteten Hochdruckschläuchen auch eine 5 ml- oder 10 ml-Spritze mit steriler, isotoner Kochsalzlösung liegt (Abb. 26.1). Injizieren Sie diesen Testbolus zügig (⬆) in die Verweilkanüle (Abb. 26.2) und beobachten Sie dabei sorgfältig, ob das NaCl widerstandsfrei abfließt, oder ob sich bei paravasaler Lage der Kanüle ein subcutanes Polster (✏) bildet (Abb. 26.3). Im letzten Fall müsste die Kanüle entfernt (⮕) und ein neuer i.v.-Zugang gelegt werden.

Daher kann die Verwendung der Testbolusfunktion mancher Injektionssysteme auch problematisch sein, wenn diese vom Nebenraum her gestartet wird, ohne dass jemand direkt an der Einstichstelle beobachten kann, ob Anzeichen für ein Paravasat vorliegen.

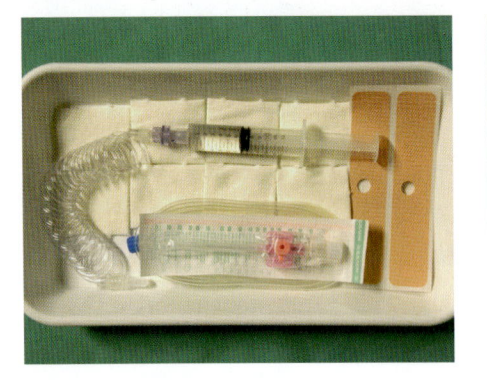

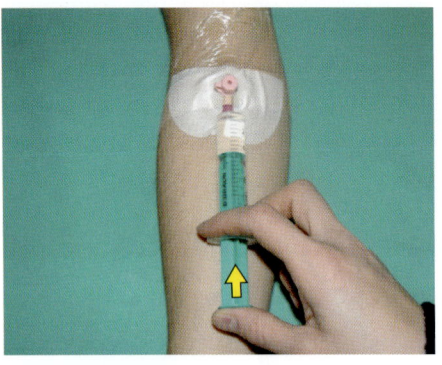

Abb. 26.1 NaCl-Testbolus

Abb. 26.2 Testinjektion: Abfluss ok?

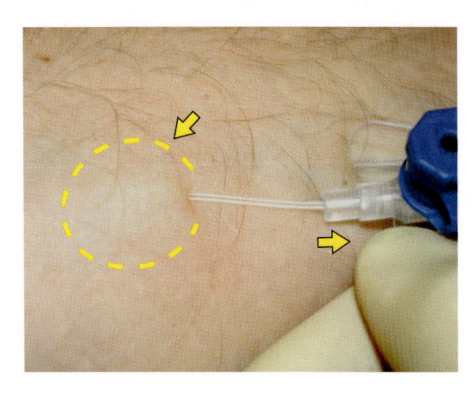

Abb. 26.3 Paravasat? Neue Viggo!

Alternativ zum geraden Anschlussschlauch zum Patienten können auch spiralförmige Druckschläuche verwendet werden (Abb. 25.3, 26.4), die den Vorteil haben, sich z.B. bei Bewegungen des CT-Patiententisches nicht so schnell zwischen den zueinander verschieblichen Bauteilen des CTs einzuklemmen.

Verwenden Sie jedoch keinesfalls einfache „Heidelberger"-Verlängerungsschläuche, da diese nicht die notwendige Druckstabilität aufweisen (dünnere, weichere Wand) und somit während der Injektion mitunter platzen können (Abb. 26.5): Wenn Sie einmal Ihren CT- oder MRT-Raum vom klebrigen Kontrastmittel haben säubern müssen, das sich in diesem Fall durch den Druck der Pumpe im ganzen Raum verteilt, vergessen Sie dies so schnell nicht wieder.

Aktuell wurden auch Schlauchsysteme zur Mehrfachverwendung (Abb. 26.6) zugelassen, die für eine normale Schichtdauer im Praxis-/Krankenhausbetrieb (8 Stunden) ausgelegt sind: Diese Schlauchsysteme haben ebenfalls Rückschlagventile (hier: gelb), werden jedoch mit Patientenschläuchen kombiniert, die ebenfalls eigene Rückschlagventile aufweisen und nach jedem Patienten ausgetauscht werden können (vgl. Abb. 22.3).

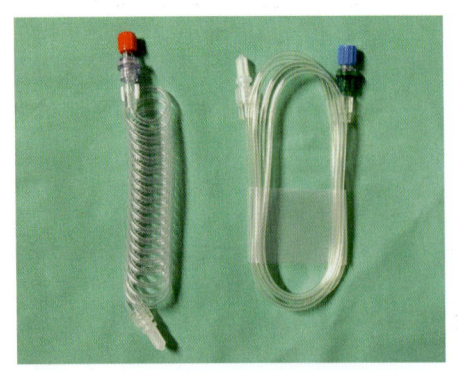

Abb. 26.4 Druckschlaucharten

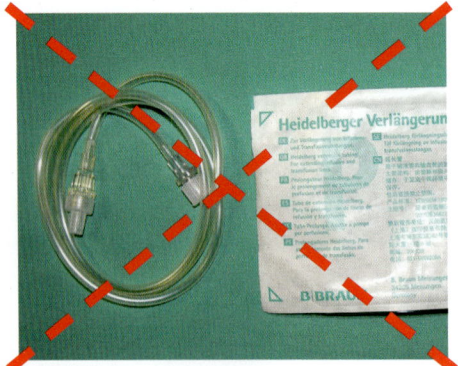

Abb. 26.5 keine „Heidelberger"!

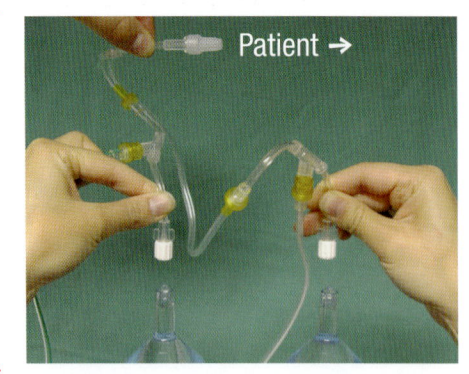

Abb. 26.6 neu: Mehrfachsysteme

Technische Geräte: Kontrastmittelinjektoren 03

Start und Anwenderoptionen

Besonders nützlich für den Anwender ist die Möglichkeit, je nach klinischer Fragestellung und untersuchter Körperregion verschiedene KM-Applikationsprofile vorab speichern und im Bedarfsfall schnell abrufen zu können: Besonders bei mehrphasigen KM-Protokollen, z.B. eine kurze Injektionsphase mit höherem Flow, eine zweite Phase mit geringerem Flow und eine dritte NaCl-Nachspülphase (Abb. 27.1), erspart diese Speicheroption die wiederholte Eingabe aller notwendigen Parameter (Menge, Konzentration, Flussrate, Verzögerungsoptionen etc). Das Monitorbild an der Bedienungskonsole sieht ähnlich aus (Abb. 27.2).

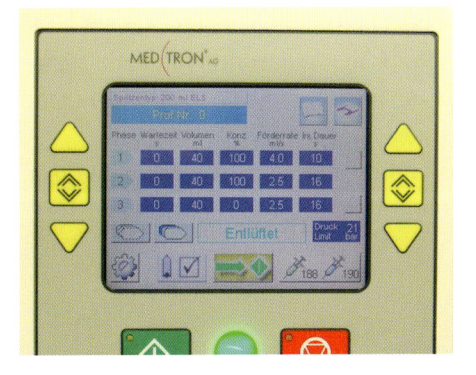

Abb. 27.1 Bsp. für Mehrphasenprotokoll

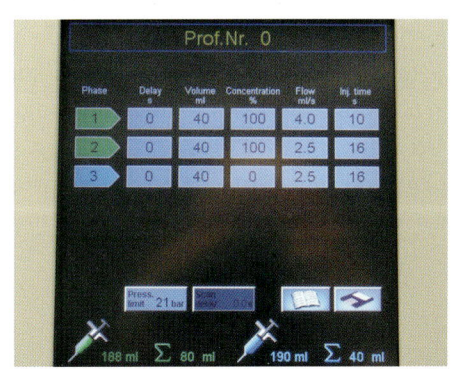

Abb. 27.2 Bedienungsmaske außen

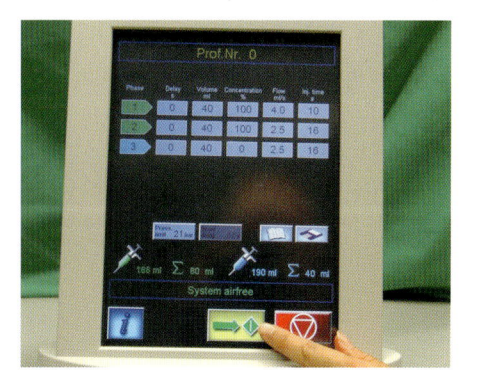

Abb. 27.3 Startvorbereitung

Nachdem Sie das für Ihren aktuellen Patienten relevante Profil aufgerufen und ggfs. modifiziert haben, gehen Sie nun zur Startmaske über (Abb. 27.3) und starten dann die automatische Kontrastmittelinjektion (Abb. 27.4). Falls Sie kein „Bolustracking" für den automatischen Start der Datenakquisition verwenden, vergessen Sie nicht, nach angemessener Wartezeit auch den Scanvorgang zu starten. Natürlich können Sie den Ablauf der einzelnen Injektionen am Monitor verfolgen (Abb. 27.5) und jederzeit bei Problemen (dekonnektierter Patientenschlauch, Unwohlsein des Patienten etc.) die Injektion stoppen (Abb. 27.6).

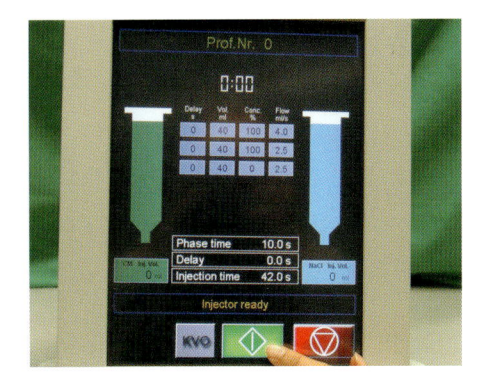

Abb. 27.4 Start der KM-Injektion

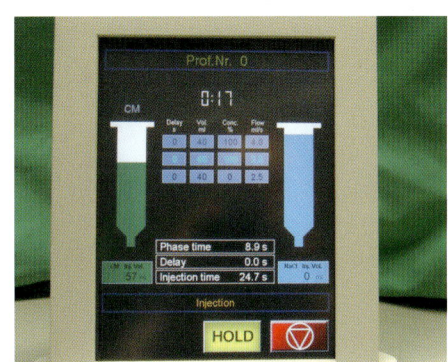

Abb. 27.5 Kontrolle des Phasenablaufs

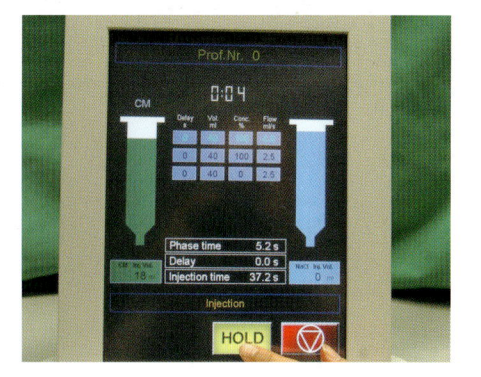

Abb. 27.6 Stopp / Ende

Interessant für länger dauernde Eingriffe, z.B. für CT-gesteuerte Punktionen, ist die Option, mit der Funktion KVO (=„keep vein open") den intravenösen Zugang automatisch alle zwei Minuten mit 0.5 ml NaCl zu spülen, um diesen offen zu halten für spätere KM-Injektionen oder für andere, spätere Verwendungen. Für spezielle Fragestellungen kann auch die Konzentration des aufgezogenen Kontrastmittels in einer Injektionsphase vermindert werden durch automatische Zumischung der isotonen Kochsalzlösung – diese Option vermeidet die Notwendigkeit, das Kontrast-mittel bei solchen Fragestellungen neu aufziehen zu müssen.

Blutdruck-Messung

Indikation

Die arterielle Hypertonie ist einer der wichtigsten und vor allem ein vergleichsweise gut beeinflussbarer Risikofaktor für die Krankheitsbilder des Herzinfarktes, des Schlaganfalls, der Herzinsuffizienz und der peripheren arteriellen Verschlusskrankheit (pAVK). Dabei ist eine möglichst exakte Bestimmung des diastolischen bzw. systolischen Blutdrucks in 2 mm Hg-Schritten essentiell: Für die Bevölkerung der USA würde z.B. ein systematischer Messfehler von nur 5 mm Hg nach unten dazu führen, dass bei ca. 21 Millionen Patienten ein behandlungsbedürftiger Hypertonus (95 mm anstelle von 90 mm Hg diastolisch) übersehen würde. Kalkulatorisch könnten jeweils ca. 4000 tödliche Herzinfarkte und Schlaganfälle bei rechtzeitiger und korrekter Behandlung pro Jahr vermieden werden [4.1]. Eine frühzeitige Senkung des Blutdrucks um nur 5 bis 6 mm Hg kann bei Hypertonikern das absolute Risiko für einen ischämischen Insult um ca. 4 % senken [4.2] und ist damit deutlich wirksamer als z.B. eine deutliche Absenkung des Cholesterinspiegels (Risikoreduktion nur knapp 2 % [4.3]). Umgekehrt würde ein systematischer Messfehler von nur 5 mm Hg nach oben zu ungerechtfertigten Behandlungen von mehreren Millionen Patienten mit unnötigen Kosten von mehreren Milliarden US-$ führen.

Auch in der Diagnose und Überwachung akuter Kreislaufstörungen spielt die korrekte Blutdruckmessung eine wichtige Rolle, um z.B. bei hypotonen Kreislaufstörungen die Wirkung von Katecholaminen schnell überprüfen und ihre Dosierung entsprechend anpassen zu können.

Vorbereitung

Hier wird die nicht-invasive, unblutige Messmethode nach Riva-Rocci beschrieben: Die Messung sollte erst nach mindestens 3 bis 5 Minuten körperlicher Ruhe in sitzender Position mit dem Oberarm auf Herzhöhe erfolgen [4.4]. Bei der Auswahl der Manschettengröße (Abb. 28.1) je nach Umfang des Patientenoberarms beziehen sich die Manschettengrößen nur auf den aufblasbaren Teil der gesamten Manschette (Tab. 28.2).

Es sollte jederzeit ein Maßband griffbereit liegen, um schnell die adäquate Manschettengröße bestimmen zu können (Abb. 28.3). Der Messarm darf nicht von Kleidungsstücken bedeckt sein, damit keine Einschnürungen z.B. hochgekrempelter Ärmel zu funktionellen Stenosen bzw. Fehlbestimmungen führen.

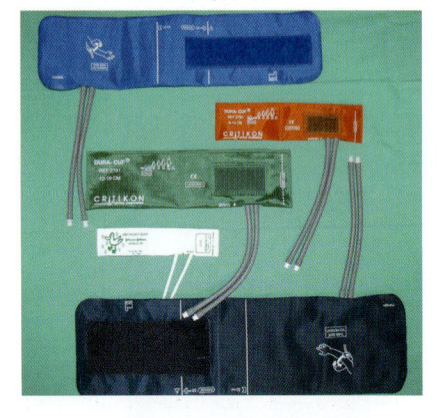

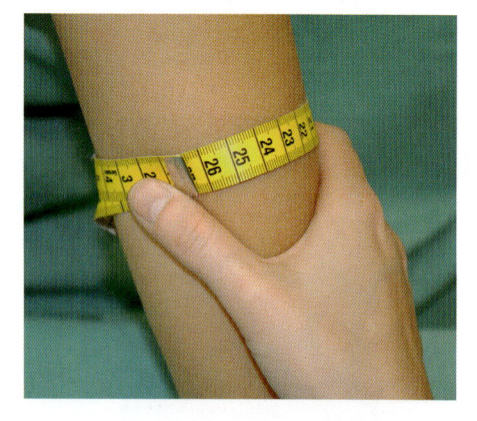

Abb. 28.1 Manschettengrößen

Oberarm-umfang	Manschetten-größe
< 24 cm	10 x 18 cm
24 - 32 cm	12 x 24 cm
33 - 41 cm	15 x 30 cm
> 42 cm	18 x 36 cm

Tab. 28.2 Auswahl der Größe

Abb. 28.3 Oberarm-Umfang messen

Die Referenzbereiche der Blutdruckwerte sowie die Grenzen der Hypertoniestufen sind in Tab. 28.4 aufgeführt. Eine Umrechnungstabelle von mmHg auf KPa finden Sie auf der Seite 31.

Komplikationen

Im Allgemeinen sind keine wesentlichen Komplikationen während einer Blutdruckmessung zu erwarten. Ein zu starkes oder zu langes Aufpumpen des Manschettendrucks Aufrechterhalten des Druckes können natürlich staubedingte Schmerzen verursachen. Lediglich bei Dialysepatienten ist nach Anlage eines arteriovenösen Shunts am entsprechenden Arm Vorsicht geboten (vgl. S. 31).

Bereich	Diastole	Systole
Optimal	< 80	< 120
Normal	80 - 84	120 - 129
Hoch-normal	85 - 89	130 - 139
Hypertoniestufen (Schweregrade)		
Stufe 1 (leichte H.)	90 - 99	140 - 159
Stufe 2 (mittlere H.)	100 - 109	160 - 179
Stufe 3 (schwere H.)	$\geq$ 110	$\geq$ 180
isolierte systol. H.	< 90	> 140

Tab. 28.4 Blutdruck-Normwerte in mm Hg

Blutdruck-Messung 04

Messung nach Riva-Rocci

Zumindest bei der Erstbestimmung sollte der Blutdruck an beiden Armen bestimmt werden, um etwaige Seitenunterschiede z.B. bei einer Stenose der A. subclavia zu erfassen. Legen Sie die Druckmanschette faltenfrei am Oberarm mit einem Abstand von ca. 2,5 cm zur Ellenbeuge fest an **(Abb. 29.1)**. Falls Ihre Manschette über eine Markierung der Soll-Position der Arterien ( ) verfügt, richten Sie diese auf deren Position aus **(Abb. 29.2)**. Nun schließen Sie das Ventil am Handgriff, indem Sie das Rädchen in der Regel mit Ihrem Daumen im Uhrzeigersinn ( ) zudrehen **(Abb. 29.3)**. Jetzt positionieren Sie die Membran Ihres Stethoskopes auf die Fossa cubitalis **(Abb. 29.4)**.

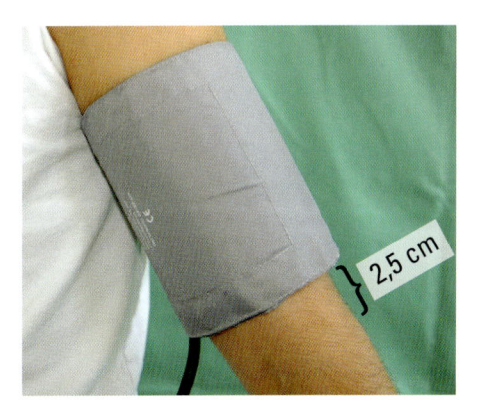

Abb. 29.1 Manschettengröße
Abb. 29.2 korrekte Position? 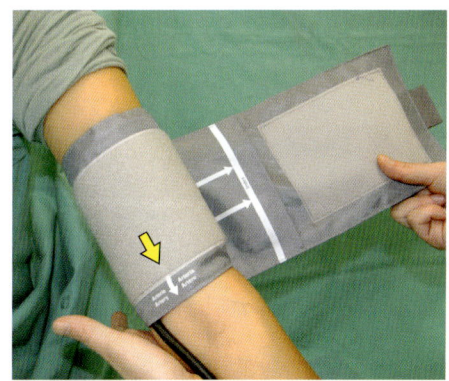
Abb. 29.3 Ventil schließen 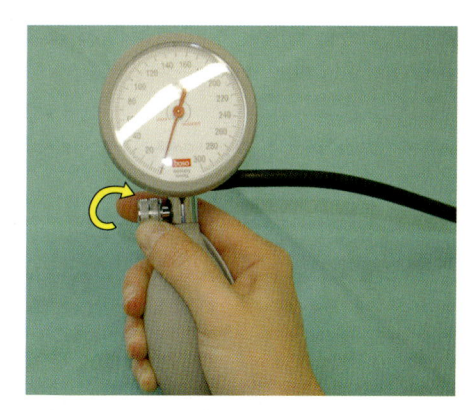
Abb. 29.4 Membran aufsetzen 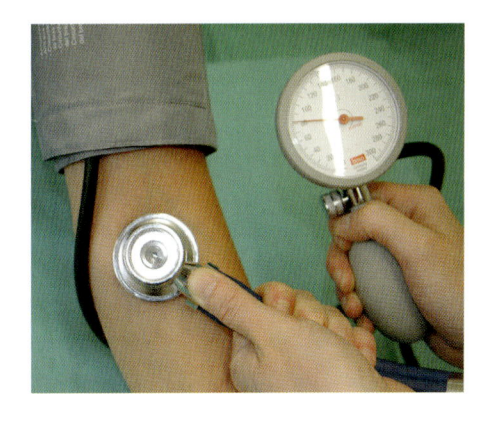
Abb. 29.5 Test-Beklopfen 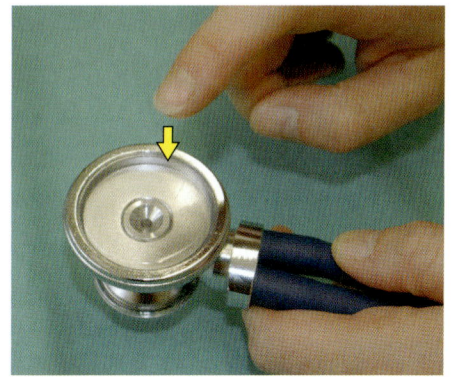
Abb. 29.6 Druck aufbauen 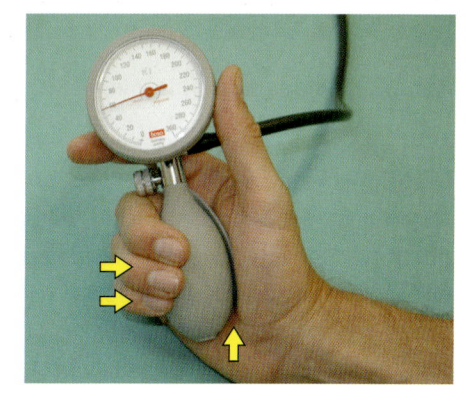

Sollten Sie ein Stethoskop mit zwei Membranen verwenden, testen Sie durch kurzes Beklopfen ( ), in welcher Drehstellung sich Ihr Stethoskop befindet **(Abb. 29.5)**. Nun pumpen Sie mit Ihren 3.-5. Finger ( ) zügig den Druck auf und verwenden Ihre Handfläche bzw. die Metallhalbschale ( ) als Widerlager **(Abb. 29.6)**. Wenn Sie dabei mit der linken Hand den Puls der A. radialis ( ) tasten **(Abb. 29.7)**, können Sie spüren, wann deren Puls nicht mehr palpabel ist: Jetzt haben Sie den systolischen Spitzenwert überschritten. Überprüfen Sie mit Hilfe des Manometers, dass Sie einen Druck erreicht haben, der ca. 20-30 mm Hg oberhalb dieses Spitzendruckes liegt (in **Abb. 29.8**), damit durch das nachfolgende Ablassen der systolische Spitzenwert korrekt bestimmt werden kann. Eine darüber hinaus gehende Druckerhöhung erübrigt sich, um dem Patienten keine unnötigen, Druck-assoziierten Schmerzen zu bereiten.

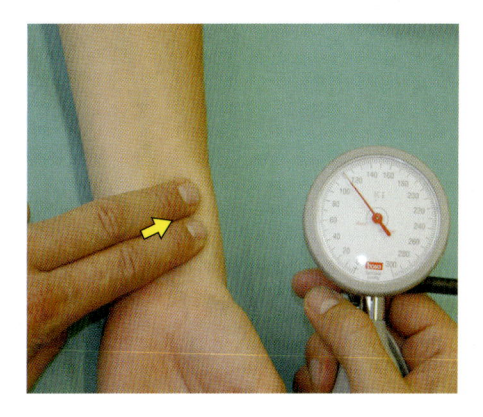

Abb. 29.7 Puls der A. radialis
Abb. 29.8 Zieldruck erreicht?

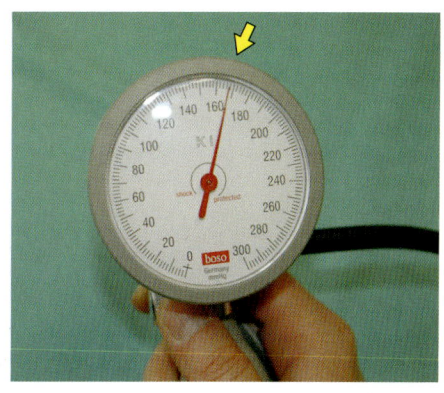

04 Blutdruck-Messung

Nun drehen Sie das Ventil gegen den Uhrzeigersinn vorsichtig auf (↺) und lassen den Druck so langsam ab, dass er pro Herzschlag bzw. pro Sekunde nur 2-3 mm Hg abfällt (Abb. 30.1). Der systolische Blutdruck (Abb. 30.2) entspricht dem Wert (↓), bei dem erstmalig die pulssynchronen Korotkoff-Strömungsgeräusche auftreten. Ein falsch zu schnelles Ablassen bedingt demnach ein falsch zu spätes Bemerken dieser Geräusche und somit falsch zu niedrige Spitzenwerte.

Als diastolischer Blutdruck gilt der Wert (↘), bei dem die Strömungsgeräusche verschwinden. Nur dann, wenn die pulssynchronen Geräusche bis nahe 0 mm Hg wahrnehmbar sind, soll die plötzliche Abnahme der Geräusche, die oft mit einer Änderung des Klangcharakters verbunden ist, als diastolischer Wert (Abb. 30.3) interpretiert werden. Dokumentiert wird zuerst der systolische Wert und anschließend der diastolische Wert, z.B. 136 / 82 mm Hg (gesprochen: „136 zu 82 Millimeter Quecksilbersäule").

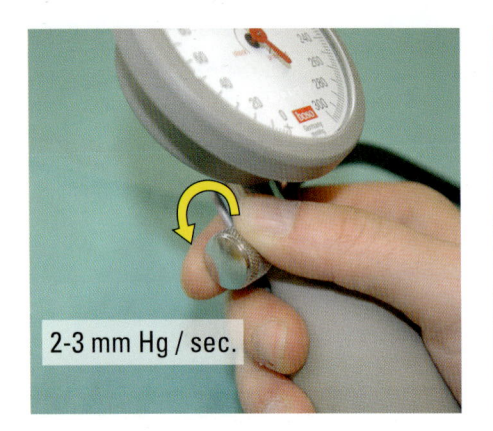

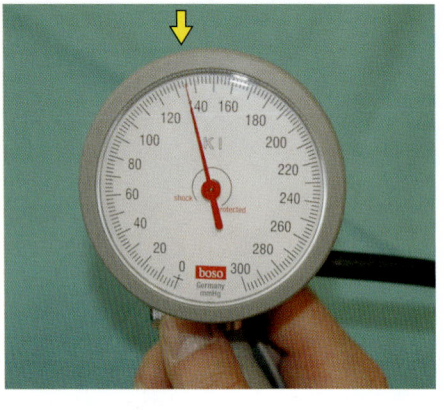

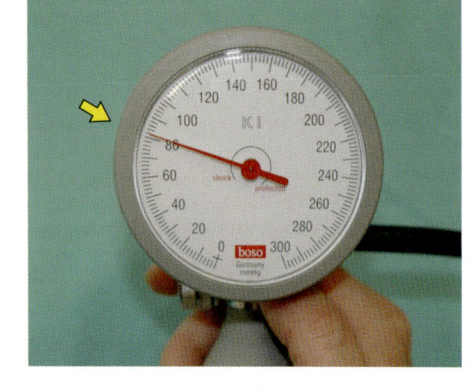

Abb. 30.1 langsam (!) ablassen

Abb. 30.2 1. Geräusch = Systole

Abb. 30.3 Diastole

Mögliche Fehlerquellen

Durch den zunehmenden Kosten- und Zeitdruck im Gesundheitswesen besteht die allgemeine Tendenz, den Manschettendruck zu schnell abzulassen: In älteren Studien befolgten nur ca. 20-25 % der Ärzte, Krankenschwestern und Hebammen die Leitlinien [4.5, 4.6], nach denen der Druck maximal 2-3 mm Hg pro Sekunde bzw. pro Herzschlag abgelassen werden sollte. Die richtige Manschettengröße wählten sogar nur 3-32 % des medizinischen Personals [4.7, 4.8]. Allein diese Sorgfaltsverletzungen können Fehlbestimmungen bis zu 10 mm Hg verursachen. Das zu hohe Messtempo bedingt zudem eine Rundungstendenz auf glatte Null- oder Zehnerwerte, die durch eine genauere Dokumentation in 2 mm Hg-Schritten ersetzt werden sollte [4.5, 4.6].

Nachdem Sie die Manschette abgenommen (↗) haben (Abb. 30.4), tragen Sie daher die Messwerte in das Messprotokoll des Patienten ein (Abb. 30.5) und runden dabei nicht auf glatte 5er- oder 10er Werte auf oder ab (Abb. 30.6).

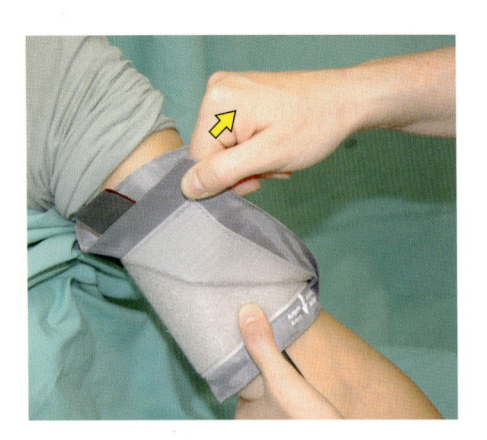

Abb. 30.4 Manschette ab

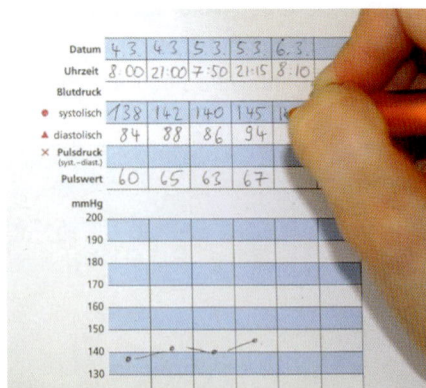

Abb. 30.5 korrektes Messprotokoll

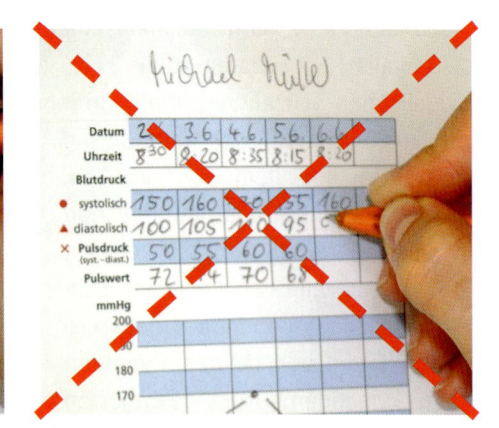

Abb. 30.6 falsches Protokoll

Blutdruck-Messung 04

Weitere Fehlerquellen

Bei der Dokumentation mehrtägiger Beobachtungsprotokolle ist es zweckmäßig, die Messung nach Möglichkeit stets zu denselben Uhrzeiten durchzuführen und darauf zu achten, dass die Patienten nicht unmittelbar vorher körperliche Anstrengungen (z.B. Treppensteigen) unternommen haben. Denken Sie daran, bei der Erstbestimmung auch am gegenüberliegenden Arm zu messen (Abb. 31.1). Achten Sie auch darauf, dass die Messmanschette nicht fehlrotiert angelegt ist, die Markierung „Arterie" ( ) nicht zu weit lateral liegt (vgl. Abb. 29.2), der Patient sitzt (und nicht steht) und dass das Stethoskop nicht nur locker eingeklemmt ist ( ) wie in Abb. 31.2. Bitte verwenden Sie keine zu große „Standardmanschette" bei schlanken Oberarmen, die dann kaum noch mit ausreichendem Abstand zum Ellenbogengelenk ( ) angelegt werden können (Abb. 31.3). Überlegen Sie bitte einmal, welchen Messfehler dies qualitativ zur Folge hätte und warum? Die Antwort finden Sie unten auf dieser Seite.

Behindern zu laute Außengeräusche z.B. am Unfallort oder im Krankenwagen die Auskultation, erheben Sie am besten nur den systolischen Wert durch Palpation der A. radialis („pulsoszillatorische Messung", vgl. Abb. 29.7). Schließlich sind auch die Messgeräte störanfällig, so dass sie alle 6 bis 12 Monate gewartet und geeicht werden müssen. Selbst wenn diese optimalen Bedingungen gegeben sind, verbleibt ein systematischer Messfehler in der Größenordnung von ca. 5 mm Hg [4.1, 4.7, 4.8].
Bei Dialysepatienten, die einen arteriovenösen Shunt am Arm haben, sollte die Blutdruckmessung eher am anderen Arm erfolgen, um kein unnötiges Perfusionshindernis für den Shunt zu erzeugen. Bei Apoplex-Patienten mit Hemiplegie sollte ebenfalls nicht am gelähmten, sondern am anderen Arm gemessen werden.

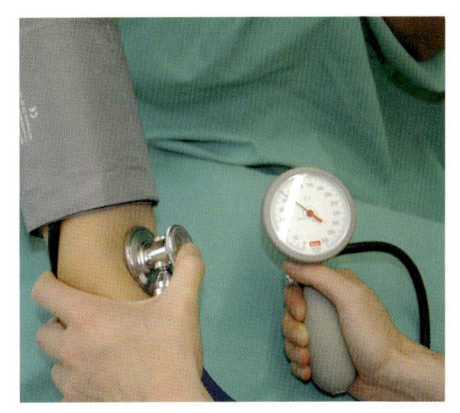

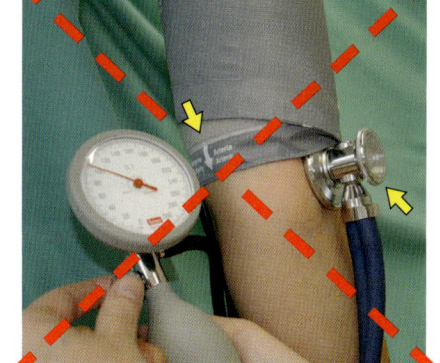

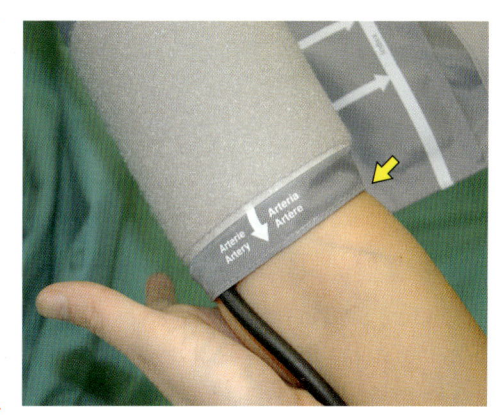

Abb. 31.1 anderer Arm

Abb. 31.2 technische Messfehler

Abb. 31.3 keine „Standardmanschette"!

Allgemein empfiehlt es sich wegen der oben beschriebenen Fehlermöglichkeiten, die Blutdruckmessung mehrfach durchzuführen und anschließend nur den Mittelwert zu dokumentieren. Bei Dosierungsfragen einer antihypertensiven Therapie werden zunehmend auch 24-h-Messprofile ermittelt, die dann automatisiert alle 10-15 Minuten (tagsüber) bzw. alle 30 Minuten (nachts) Einzelwerte liefern. Dabei werden von den Patienten die Zeitpunkte körperlicher Belastungen dokumentiert, um deren Auswirkungen auf den Blutdruck interpretieren zu können.

Folge zu großer Staumanschetten:

Die A. brachialis würde bei zu großer Manschette falsch zu stark komprimiert. Dadurch würde sich der systolische Blutdruck erst bei falsch zu niedrigen Drücken gegen die Kompression von außen durchsetzen können – die Pulsgeräusche wären zu spät hörbar. Der systolische Spitzendruck würde daher falsch zu niedrig bestimmt und eine eventuell bestehende Hypertonie könnte ggfs. übersehen werden. Von welcher anderen Fehlerursache kennen Sie dieses Phänomen bereits? Umgekehrt würde eine falsch zu kleine Manschette zu falsch positiven, vermeintlichen Hypertonie-Diagnosen führen, da die Geräusche zu früh hörbar wären.

mm Hg	kPa	mm Hg	kPa	mm Hg	kPa
65	8,7	105	14	145	19
70	9.3	110	15	150	20
75	10	115	15	155	21
80	11	120	16	160	21
85	11	125	17	165	22
90	12	130	17	170	23
95	13	135	18	175	23
100	13	140	19	180	24

Tab. 31.4 Umrechnung von mm Hg-Werten in kPa

05 ZVD-Messung

Indikation
Unter dem zentralvenösen Druck (ZVD) versteht man im Allgemeinen den Druck in der Vena cava superior an ihrer Einmündungsstelle in den rechten Vorhof. Liegt keine Stenose der Trikuspidalklappe vor, entspricht der rechts-atriale Druck in flacher Rückenlage wiederum dem (end)diastolischen Druck im rechten Ventrikel. Nur unter diesen idealen Bedingungen ist der ZVD also ein Indikator für den Füllungszustand des rechten Ventrikels (sog. „Vorlast"). Dies ist für alle Patienten relevant, die z.B. eine Volumenersatztherapie bekommen oder eine therapiebedürftige, akute Pumpschwäche des Herzens (Herzinsuffizienz) aufweisen.

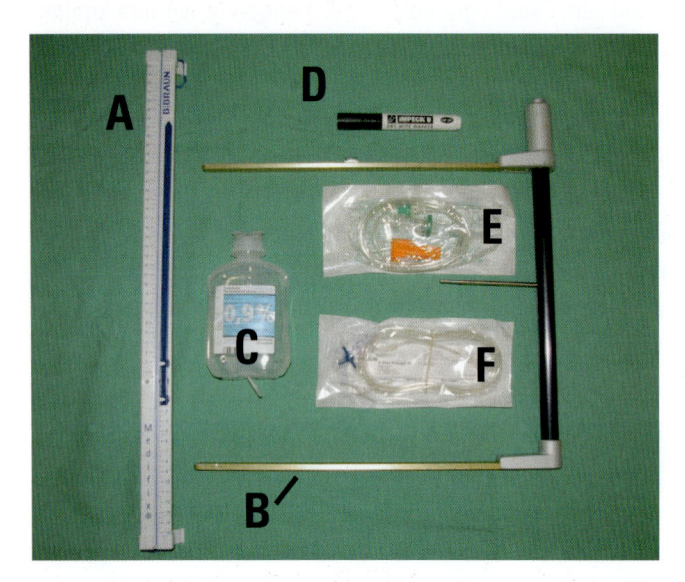

Abb. 32.1 Materialvorbereitung

Vorbereitung
Je nachdem, ob Sie den ZVD eines Patienten auf einer Normalstation oder auf einer Intensivstation bestimmen möchten, resultieren unterschiedliche Szenarien: Der Patient muss in beiden Fällen einen ZVK gelegt bekommen haben, dessen Spitze sich regelgerecht in der V. cava superior befindet (ggfs. Röntgenkontrolle, vgl. Kap. 17, 18). Folgende Dinge werden bereit gelegt (Abb. 32.1):

- (A) Messskala (später am Infusionsständer befestigen)
- (B) Thorax-Schublehre mit Anzeige des 2 / 5-Punktes
- (C) isotone NaCl-Lösung
- (D) Filzstift zur Markierung
- (E) Infusionsschlauch
- (F) Schlauchsystem mit drei Schenkeln und Dreiwegehahn

Nachdem Sie ein Infusionssystem in eine Flasche mit steriler, isotoner NaCl-Lösung gestochen haben (Abb. 32.2), öffnen (⬆) Sie das Stellrad (Abb. 32.3) und füllen den Schlauch auf (⬅), den Sie zuvor in die Messskala eingedrückt haben (Abb. 32.4). An seinem oberen Ende (↙) befindet sich meistens ein bakteriendichter Luftfilter, der beim Befüllen nicht nass werden darf – drehen Sie daher bitte rechtzeitig zu.

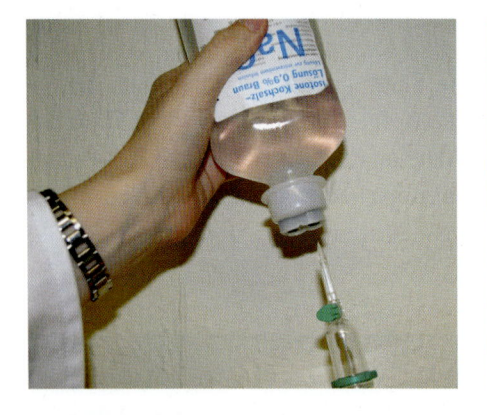

Abb. 32.2 Dorn einstechen

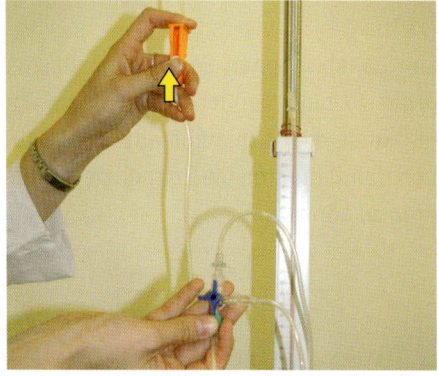

Abb. 32.3 Stellrad öffnen

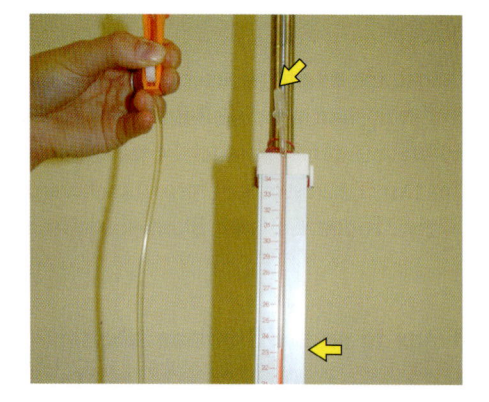

Abb. 32.4 Messschenkel entlüften

Komplikationen
Im Lumen der V. cava superior bzw. im ZVK-Lumen kann bei Inspiration ein Unterdruck entstehen, der über den ZVK von außen Luft anzieht. Wird die Wassersäule nun am ZVK angeschlossen, könnte daher unter Umständen eine Luftembolie resultieren. Daher wird der (i.d.R. distale) ZVK-Schenkel zunächst durch eine Klemme verschlossen. Noch häufiger ist die Gefahr von Fehlinterpretationen einzelner Messungen: Achten Sie daher darauf, dass sich der Nullpunkt der Messskala bzw. der Druckwandler (Intensivstation) möglichst genau auf Herzhöhe befindet. Bedeutsamer als einzelne ZVD-Werte ist der zeitliche Verlauf – aber auch ein solcher Trend wird nur unter Berücksichtigung anderer Parameter (arterieller Druck, Körperlage, Spontanatmung versus PEEP-Beatmung etc.) interpretiert (vgl. S. 35).

ZVD-Messung

Messung auf Normalstationen
Dann drehen Sie den Dreiwegehahn um 90° (↗) und entlüften auch den Schenkel, der zum Patienten führen soll **(Abb. 33.1)**. Achten Sie beim Anschluss am ZVK darauf, dass entweder die Klemme geschlossen ist (↑) oder ein Dreiwegehahn schräg (↗) gestellt ist **(Abb. 33.2)**. Nun stecken Sie den zuvor entlüfteten Verbindungsschlauch auf den ZVK (⇒), drehen ihn fest und öffnen wieder die Klemme und / oder den Dreiwegehahn **(Abb. 33.3)**.

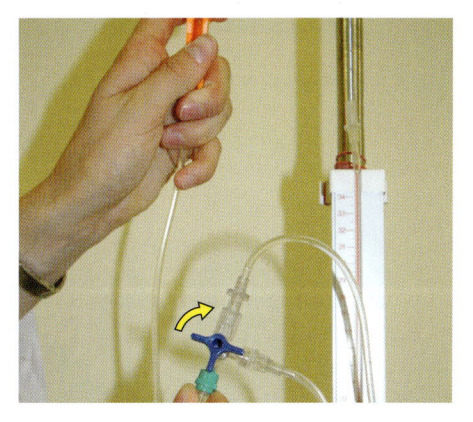

Abb. 33.1 Schlauch entlüften
Abb. 33.2 ZVK anschließen 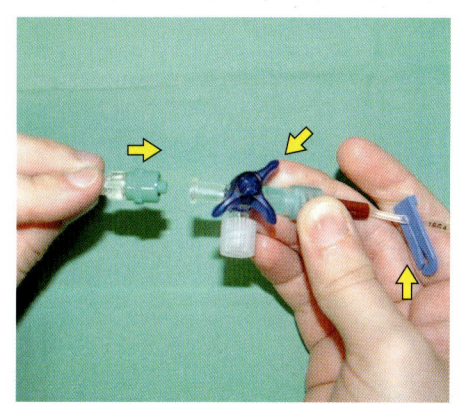
Abb. 33.3 Klemme / 3WH öffnen 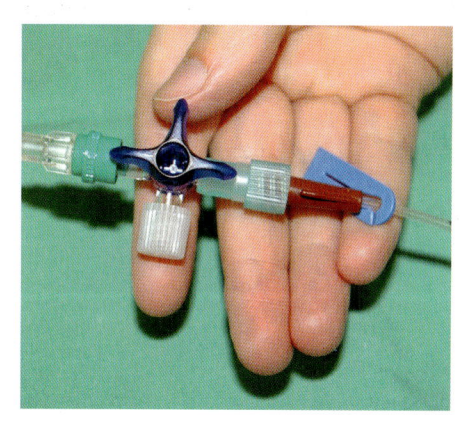

Anschließend stellen Sie das Kopfende flach und richten den Nullpunktzeiger auf die Markierung (**X**) am Thorax des Patienten aus, die dem vorderen 2/5-Punkt des Sagittaldurchmessers entsprechen soll **(Abb. 33.4)**. Bei aufgerichtetem Oberkörper nimmt man eher den ventralen 2/3-Punkt und in flacher Seitenlage die Thoraxmitte für den Nullpunkt der ZVD-Messung. Hat der Patient noch keine derartige Markierung, können Sie diesen Messpunkt mit einer Thoraxschublehre bestimmen **(Abb. 33.5)** oder manuell ausmessen. Die kleine Wasserwaage (↘) hilft Ihnen dabei, tatsächlich waagerecht zu messen. Hierfür drücken (↓) Sie das oberes Lineal leicht auf das Sternum – der Nullpunkt (↘) ergibt sich automatisch mit Hilfe des elastischen gesteuerten Zeigers **(Abb. 33.6)**.

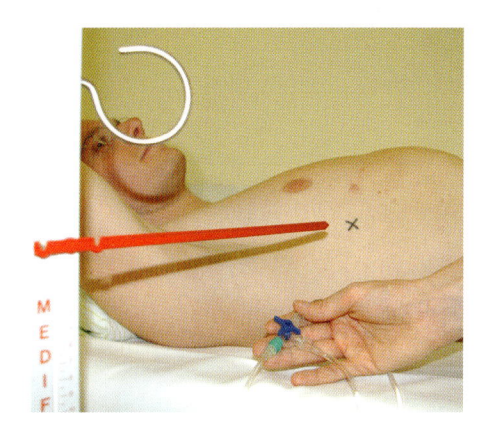

Abb. 33.4 Nullpunkt ausrichten
Abb. 33.5 Thoraxschublehre 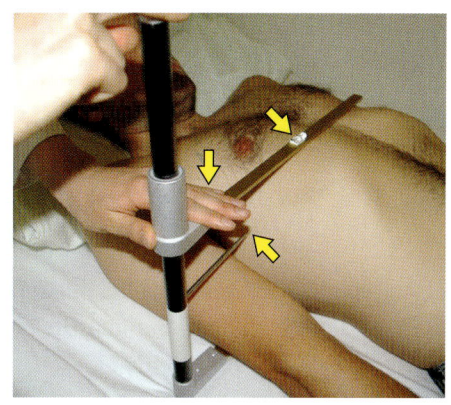
Abb. 33.6 vorderer 2/5-Punkt 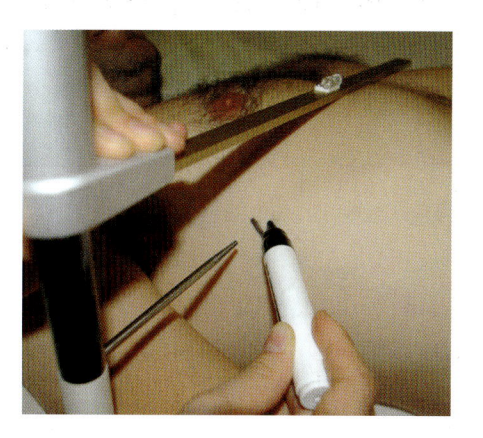

Nun drehen Sie den Dreiwegehahn am Messsystem so, dass der ZVK des Patienten mit der zuvor aufgefüllten Messsäule verbunden ist (vgl. S. 11), jedoch nicht mit den Zuflüssen laufender Infusionen, da ansonsten der Druck dieser Infusionen anstelle des ZVD gemessen würde. Warten Sie einige Augenblicke, bis sich der mittlere ZVD (⇐) nach mehreren Atemzügen eingependelt hat **(Abb. 33.7)**.

Vergessen Sie nicht, das System nach Abschluss der Messung wieder vom ZVK zu entfernen und diesen steril mit einem Stöpsel zu verschließen. Am Ende stellen Sie das Kopfende des Bettes wieder in eine für den Patienten angenehme Schrägposition.

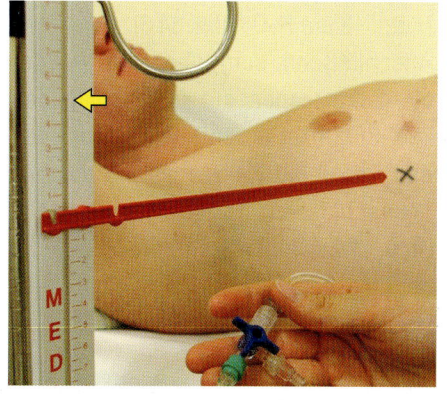

Abb. 33.7 ZVD-Wert ablesen

05 ZVD-Messung

ZVD-Messung auf Intensivstationen

Wurde bereits ein mehrlumiger ZVK angelegt, ist oft bereits ein Druckwandler angeschlossen, meistens am distalen Schenkel, damit z.B. Katecholamine unbeeinflusst über den proximalen Schenkel gegeben werden können. Auch hier stellen Sie das Bett waagerecht (Abb. 34.1) und öffnen den Dreiwegehahn am distalen Schenkel (Abb. 34.2), so dass eine Verbindung (⟷) zwischen der V. cava superior und dem Druckwandler entsteht. Überprüfen Sie genau, ob sich der Dreiwegehahn am Druckwandler (↘) auf Herzhöhe des Patienten befindet (Abb. 34.3) und stellen Sie bei Bedarf die Betthöhe entsprechend ein.

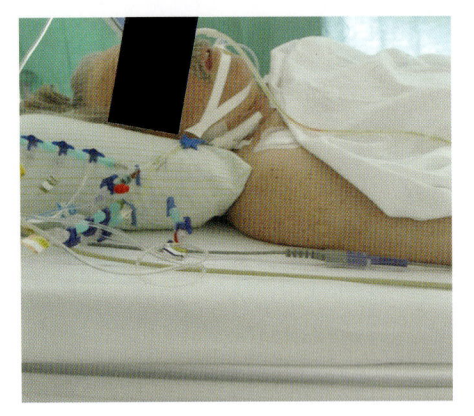

Abb. 34.1 Bett flach stellen

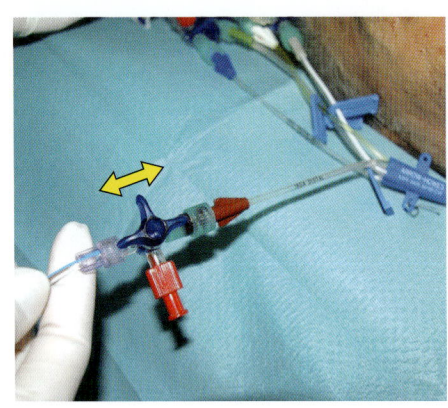

Abb. 34.2 Dreiwegehahn öffnen

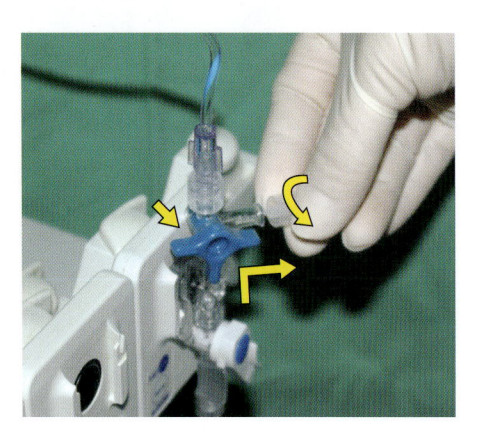

Abb. 34.3 Höhe des Druckwandlers?

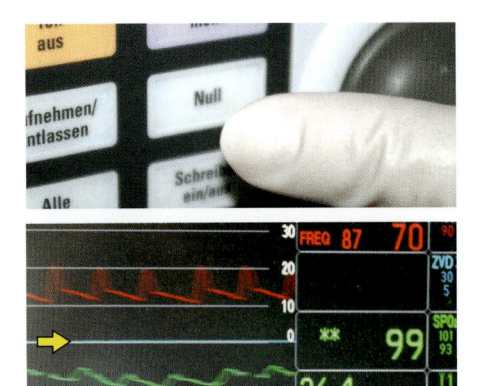

Abb. 34.4 Nulllinie eichen

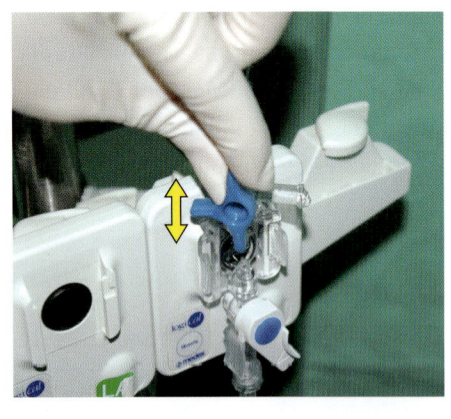

Abb. 34.5 Verbindung herstellen

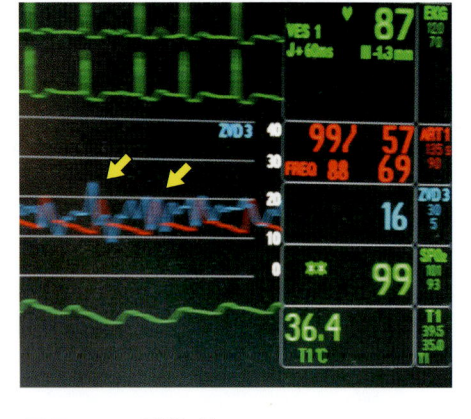

Abb. 34.6 ZVD-Kurve

Dann verbinden Sie den Drucksensor mit der Außenluft (⇨), schrauben dafür kurz die Schutzkappe auf (↙ in Abb. 34.3) und führen eine Null-Eichung (⇨) durch (Abb. 34.4). Dann verbinden Sie den Drucksensor mit dem Verbindungsschlauch zum Patienten (↕ in Abb. 34.5) und leiten die ZVD-Kurve (↙↙) ab (Abb. 34.6).

In diesem Beispiel betrug der ZVD im Mittel 16 cm H_2O (Abb. 34.6).
Anschließend schrauben Sie wieder die Schutzkappe auf und spülen den ZVK-Schenkel durch kurzen Druck auf das Spülventil (↙), falls ein solches angeschlossen ist (Abb. 34.7).
Zum Abschluss stellen Sie die gewünschte Position des Kopfendes wieder her (↗ in Abb. 34.8).

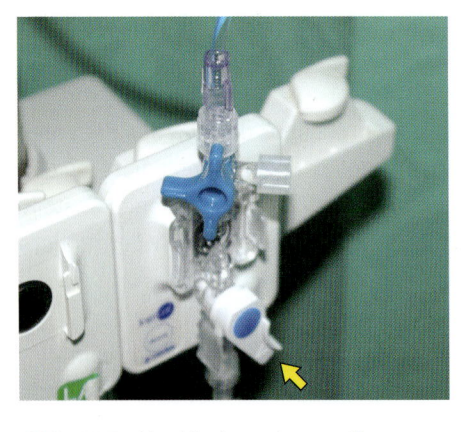

Abb. 34.7 Verbindung herstellen

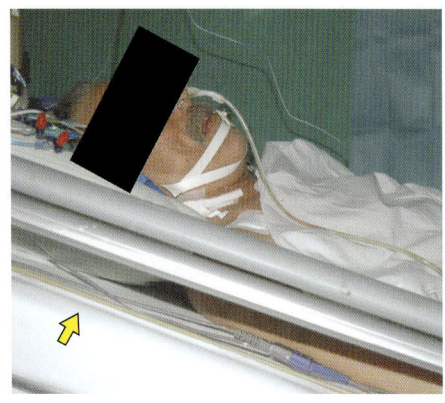

Abb. 34.8 schräg stellen

ZVD-Messung 05

Interpretation von ZVD-Messungen

Mit dem ZVD wird nur der intravasale Druck gemessen. Dieser sagt über das intravasale Volumen eigentlich noch nichts aus, da ein hoher Druck von außen (Druck im Interpleuralspalt) zwar einen hohen ZVD - Messwert ergibt, jedoch durchaus nur eine geringe Gefäßfüllung vorliegen kann. Dies bewirkt einen ZVD-Anstieg nach Intubation und Beatmung:
Der ZVD „steigt" regelmäßig an, wenn ein zuvor spontan atmender Patient intubiert und beatmet wird: Es hat lediglich der Umgebungsdruck auf die V. cava zugenommen, ohne dass das intravasale Volumen tatsächlich zugenommen hat. Dieser Effekt verstärkt sich, wenn eine PEEP-Beatmung (positive endexspiratory pressure) durchgeführt wird, die z.B. minderbelüftete Lungenanteile wieder entfalten soll. Streng genommen müsste daher für die Bestimmung eines „echten" transmuralen Füllungsdrucks der Umgebungsdruck im Interpleuralspalt vom ZVD abgezogen werden. Da dies nicht praktikabel umsetzbar ist, wird der ZVD am besten endexspiratorisch bestimmt, da hier der Messwert der Realität noch am nächsten liegt.
Als Normalwerte in flacher Rückenlage und bei entspannter Spontanatmung gelten 3-6 mm Hg bzw. 4-8 cm H_2O. Für die Umrechnung der Maßangaben dient diese Formel:

$$1 \text{ mm Hg} = 1.36 \text{ cm } H_2O \quad \text{bzw.} \quad 1 \text{ cm } H_2O = 0.74 \text{ mm Hg}$$

Eine typische ZVD-Kurve im Monitoring zeigt im Normalfall die Charakteristika der Abb. 35.1:

a-Welle: Kontraktion re. Vorhof

c-Welle: Beginn Ventrikelkontraktion Vorwölben der Trikusidalklappe in den rechten Vorhof

x-Welle: Ventrikelaustreibungsphase Trikuspidalklappe tritt nach unten

v-Welle: Vorhoffüllung bei geschlossener Trikuspidalklappe

y-Welle: Einstrom in den rechten Ventrikel Öffnung der Trikuspidalklappe

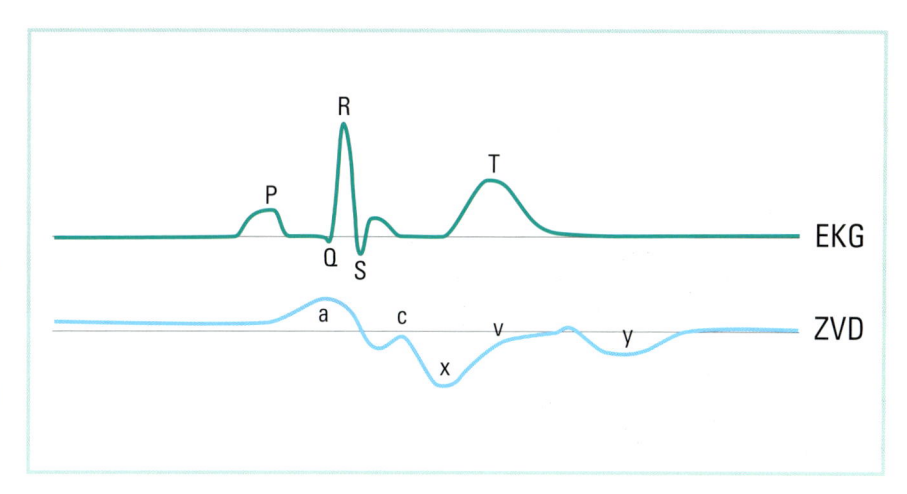

Abb. 35.1 Typische ZVD-Kurve

Einflussfaktoren

Ein erniedrigter ZVD kann entweder auf einer falschen Messhöhe (Messlatte oder Druckwandler zu hoch im Vergleich zur Herzhöhe des Patienten) oder auf einem echten Volumenmangel, einer relativen oder absoluten „Hypovolämie" beruhen.
Ein erhöhter ZVD-Wert hat dagegen eine breitere Differenzialdiagnose: Neben Messfehlern (Messlatte oder Druckwandler zu niedrig angebracht oder das Bett wurde zwischenzeitlich höher gestellt) kommen vor allem höhere Beatmungsdrücke oder eine PEEP-Beatmung (s.o.) als häufige Ursachen in Frage. Weitere Ursachen können Sie der Tab. 35.2 entnehmen.

- Messfehler (z.B. Messlatte zu niedrig)
- Beatmung (PEEP)
- Hypervolämie
- Lungenembolie / pulmonale Hypertonie
- Rechtsherzinsuffizienz
- Linksherzdekompensation
- Perikardtamponade
- (Spannungs-) Pneumothorax
- Abdominelle Druckerhöhung (massiver Aszites)
- Obstruktionen proximal des Messorts, z.B. Trikuspidalstenose, Vorhoftumor, Cavastenose

Tab. 35.2 Mögliche Ursachen für ZVD-Erhöhung

06 EKG-Ableitung

Indikation
Bei allen Patienten mit klinischen Symptomen der Herzinsuffizienz (Ödeme, Luftnot, Brustschmerzen etc.) sowie bei Synkopen oder Bewusstseinsstörungen unklarer Genese wird ein EKG abgeleitet, um Herzrhythmusstörungen (HRST) bzw. Ischämie-/Infarktzeichen oder Hinweise auf eine Links- oder Rechtsherzbelastung zu entdecken. Auch zur Verlaufs-/Therapiekontrolle bei bekannten HRST oder Myokardinfarkt ist das EKG unverzichtbar. Schließlich wird das EKG nicht nur bei jeder internistischen Aufnahme, sondern auch präoperativ als Screening-Methode angewendet.

Allgemeine Vorbereitung
Besonders auf Intensiv- oder Überwachungsstationen werden meistens Klebeelektroden verwendet, die auf ihrer der Haut zugewandten Seite einen feuchten Gallertkern (⇨) tragen, der für eine gute elektrische Ankopplung an der Haut sorgt (Abb. 36.1). Für die Reihenfolge der Positionierung können Sie sich die „Ampelregel" merken und im Uhrzeigersinn mit der roten Elektrode am Patienten rechts schulternah ( ) beginnen, gefolgt von der gelben Elektrode an der linken Schulter ( ) und der grünen Elektrode am linken thorako-abdominellen Übergang (in Abb. 36.2). Die weiße Elektrode wird dann caudal der Herzspitze ( ) und die schwarze am rechts-caudalen Thoraxrand ( ) befestigt. Bei Männern mit sehr starker Brustbehaarung kann es notwendig sein, die beabsichtigten Elektrodenpositionen vorher zu rasieren, damit ein ausreichender Hautkontakt gewährleistet ist (Abb. 36.3).

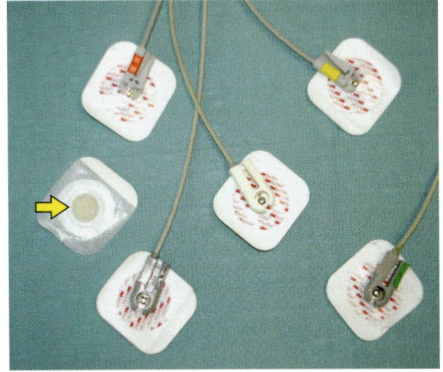

Abb. 36.1 Klebeelektroden

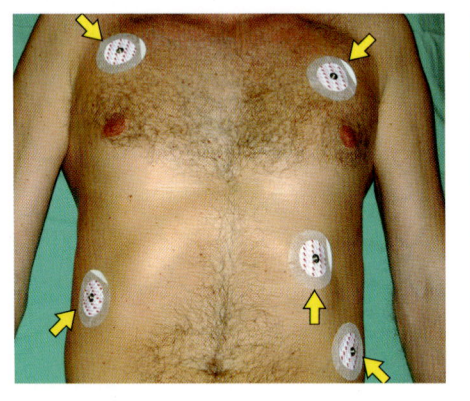

Abb. 36.2 Positionierung

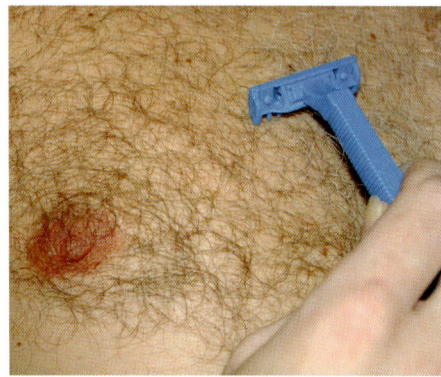

Abb. 36.3 Rasur, falls nötig

Bei Verwendung von Vakuumsystemen wird zusätzlich ein Kontaktspray, Elektroden-Gel oder angefeuchtetes Papier benötigt, um die elektrische Ankopplung der Elektroden zu gewährleisten. Für die bipolaren Extremitäten-Ableitungen I-III nach Einthoven und die unipolaren Extremitäten-Ableitungen aVR, aVL und aVF nach Goldberger stehen vier Elektroden für die Extremitäten und für die unipolaren Brustwandableitungen V_1-V_6 nach Wilson sechs weitere Elektroden zur Verfügung (Abb. 36.4).
Der Patient wird in bequemer Rückenlage positioniert (Abb. 36.5): Falls die Möglichkeit besteht, wird das Niveau der Untersuchungsliege etwas erhöht ( ), um Rückenbeschwerden des Untersuchers vorzubeugen (kein häufiges Bücken notwendig). Für die Anbringung der Brustwandelektroden V_1-V_6 wird zunächst der 4. **I**nter**c**ostal**r**aum (**ICR**) beidseits palpiert (Abb. 36.6): Da die mediale Clavicula den 1. ICR überdeckt, entspricht dabei der erste, tastbare ICR dem Zwischenraum zwischen der 2. und der 3. Rippe, demnach dem 2. ICR.

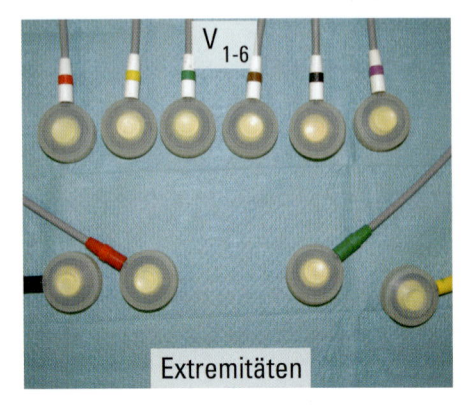

Abb. 36.4 Saugelektroden

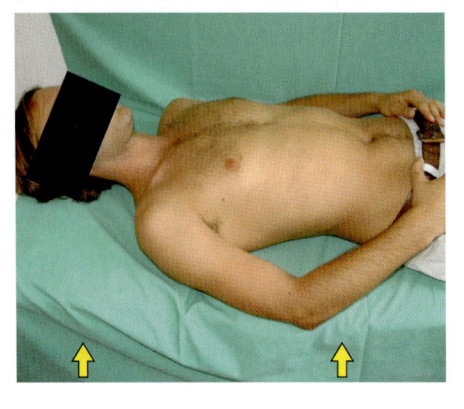

Abb. 36.5 bequeme Lagerung

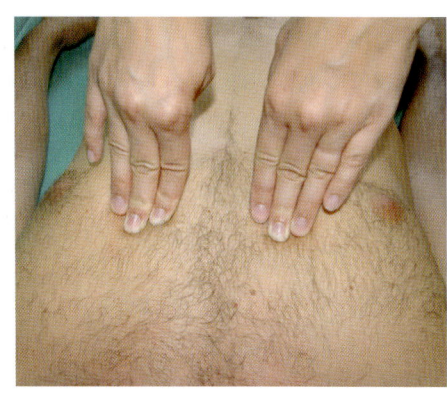

Abb. 36.6 Palpation 4. ICR

EKG-Ableitung 06

Dann sorgen Sie mit Hilfe von Kontaktspray ( ) oder Gel für einen guten Hautkontakt der ersten Elektrode V$_1$ (rot), die parasternal rechts im 4. ICR angebracht wird (Abb. 37.1): Bei Vakuum-fixierten Systemen drücken Sie ( ) die Elektrode fest an (Abb. 37.2). Die zweite Brustwandelektrode V$_2$ (gelb) wird parasternal auf der Gegenseite im 4. ICR rechts angebracht. Dann fixieren Sie am besten zuerst die vierte Elektrode V$_4$ (braun) im 5. ICR in der linken Medioclavicularlinie (MCL, Abb. 37.3), bevor Sie dazwischen die dritte Elektrode V$_3$ (grün) auf der 5. Rippe anbringen (Abb. 37.4). Als Merkhilfe für V1-V3 hilft hier wieder die Ampelregel.

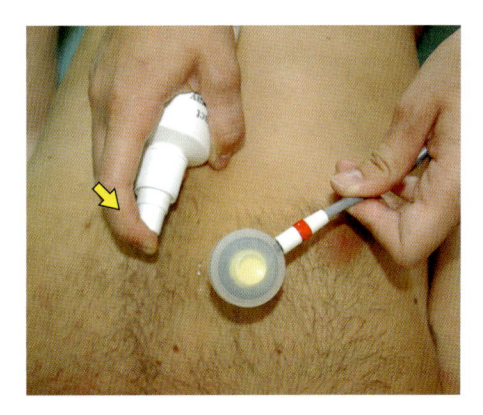

Abb. 37.1 V$_1$: 4.ICR re. parasternal

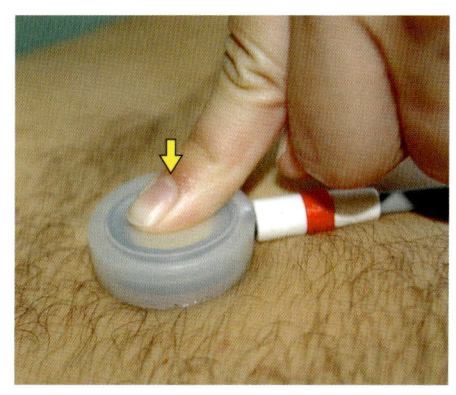

Abb. 37.2 andrücken

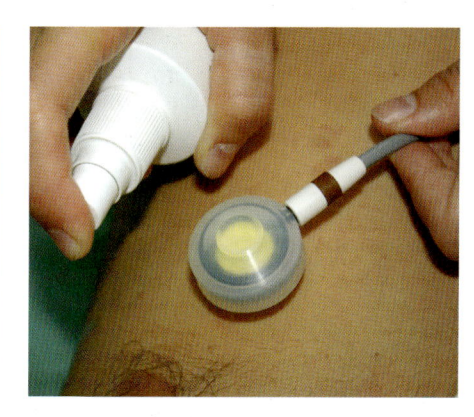

Abb. 37.3 V$_4$: 5.ICR in li. MCL

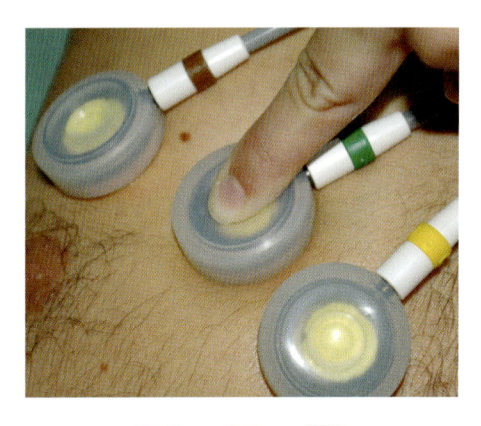

Abb. 37.4 V$_3$: zw. V$_2$ und V$_4$

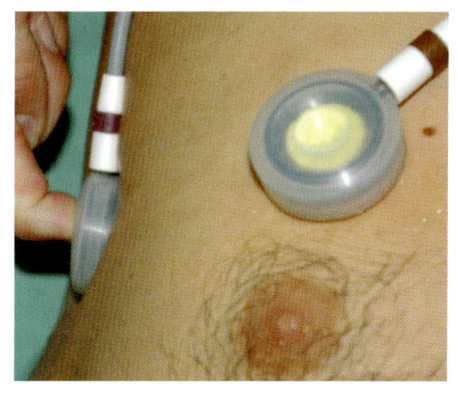

Abb. 37.5 V$_6$: MAL links

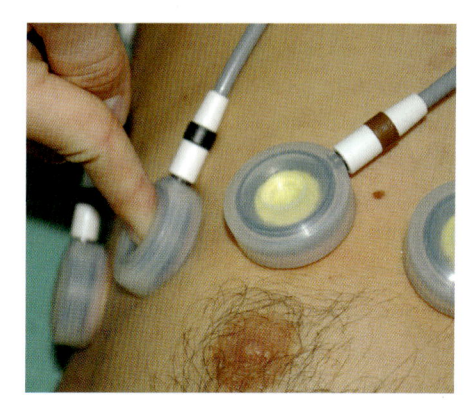

Abb. 37.6 V$_5$: VAL links

Die sechste Elektrode V$_6$ (lila) wird in gleicher Höhe, jedoch weiter lateral in der mittleren Axillarlinie (MAL) angebracht (Abb. 37.5). Dazwischen kommt die fünfte Elektrode V$_5$ (schwarz) in der linken VAL (Abb. 37.6). Dann werden die Extremitäten angeschlossen, wieder nach der Ampelregel im Uhrzeigersinn: Rot am rechten Arm, Gelb am linken Arm und Grün am linken Bein – die Null-Elektrode (schwarz) am rechten Bein (Abb. 37.7).

Um Verzerrungen der EKG-Kurve und andere Artefakte zu vermeiden, überprüfen Sie noch einmal den korrekten Hautkontakt der Elektroden. In Europa wird meistens eine Schreibgeschwindigkeit von 50 mm / Sekunde vorgewählt, eventuell ergänzt durch einen „Rhythmus-Streifen" von 25 mm / Sekunde.
In der Regel werden die bipolaren Extremitäten-Ableitungen I-III nach Einthoven, die unipolaren Extremitäten-Ableitungen aVR, aVL und aVF nach Goldberger und die unipolaren Brustwandableitungen V$_1$-V$_6$ nach Wilson für jeweils 15 Sekunden Dauer abgeleitet. Bei V.a. Hinterwandischämien können zusätzlich die Ableitungen V$_7$-V$_9$ relevant werden (hier nicht beschrieben).

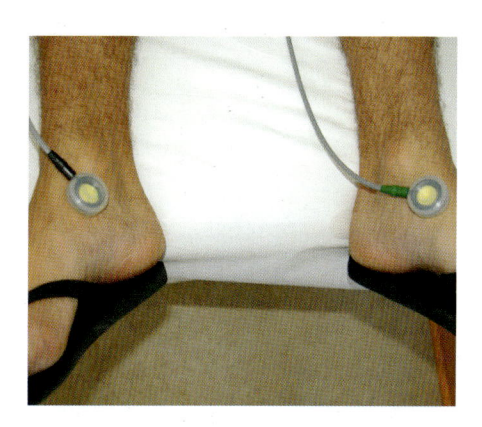

Abb. 37.7 Grün und Schwarz

06 EKG-Ableitung

Wenn dann alle Elektroden guten Hautkontakt haben und der Patient ruhig liegt (Abb. 38.1), beginnen Sie mit der Ableitung. Die meisten EKG-Geräte generieren inzwischen selbst eine sogenannte „Eichzacke", die 1 mV angibt. Falls Sie noch ein Gerät verwenden, das dies nicht automatisch übernimmt, führen Sie dies manuell selbst durch.

Beschriften Sie möglichst sofort den EKG-Ausdruck leserlich mit dem Namen des Patienten, seinem Geburtsdatum und dem Datum / der Uhrzeit der Ableitung, damit spätere Verwechslungen ausgeschlossen sind (Abb. 38.2). Alternativ können Sie natürlich auch einen Patientenaufkleber verwenden und das Datum per Hand ergänzen. Haben Sie ein EKG-System mit Vakuum-Elektroden verwendet, lösen Sie das Vakuum (⇐), bevor Sie die Elektroden abnehmen – das ist weniger schmerzhaft und die Elektroden lösen sich dann automatisch von der Haut (Abb. 38.3).

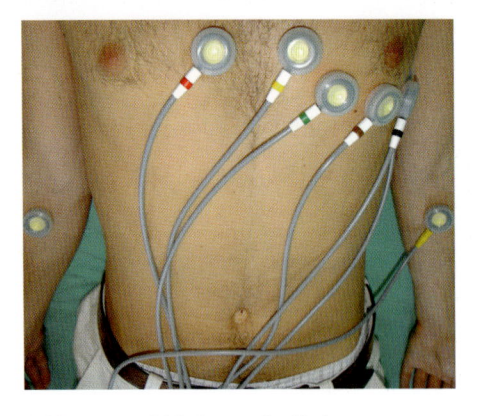

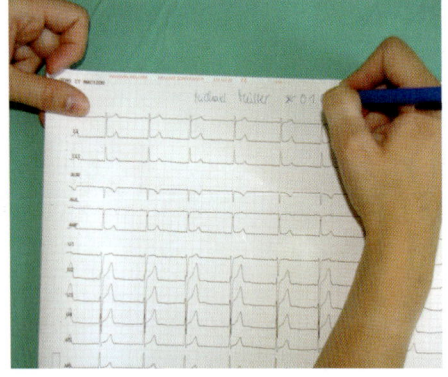

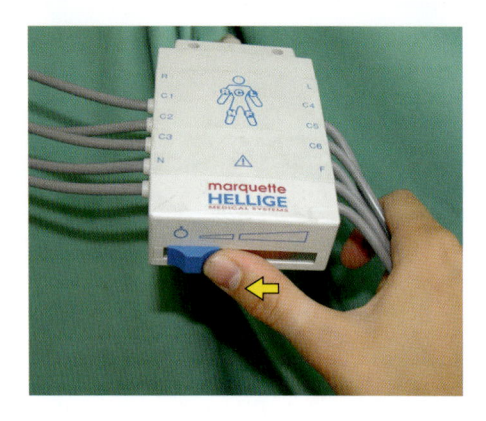

Abb. 38.1 Ableitung in Ruhe   **Abb. 38.2** Beschriftung!   **Abb. 38.3** ggf. Vakuum lösen

Folgen vertauschter Kabel

Wenn versehentlich die Elektrodenkabel der beiden Arme vertauscht worden sind, führt dies in der Regel zu negativen Kammerkomplexen in den Ableitungen I und aVF. Dieses Phänomen könnte dann als Situs inversus oder als anteroseptaler Herzinfarkt fehlinterpretiert werden. Wurden bei den Brustwandableitungen die Kabel zu V_2 und V_3 verwechselt, kann die resultierende EKG-Kurve einen umschriebenen Infarkt (anteroseptal) vortäuschen.

Repräsentierte Herzregionen

Welche Ableitung jeweils welche Herzregion repräsentiert, entnehmen Sie bitte der Tab. 38.4:

Ableitung	Elektrodenposition	Herzregion
Einthoven (bipolar)		
I	re. Arm ⇔ li. Arm, (rot)	anterolaterale Vorderwand
II	re. Arm ⇔ li. Bein, (gelb)	Vorder- / Hinterwand
III	li. Arm ⇔ li. Bein, (grün)	posterolaterale Hinterwand
Null	re. Bein (schwarz)	
Goldberger (unipolar)		
aVR	re. Arm (rot)	
aVL	li. Arm (gelb)	anterolaterale Vorderwand
aVF	li. Bein (grün)	posterolaterale Hinterwand
Wilson (unipolar)		
V1	4. ICR, re. parasternal (rot)	(Vorderwand)
V2	4. ICR, li. parasternal (gelb)	anteroseptale Vorderwand
V3	über 5. Rippe, zwischen V2+V4 (grün)	anteroseptale / apikale Vorderwand
V4	5. ICR in li. MCL (braun)	apikale Vorderwand
V5	in Höhe von V4, li. VAL (schwarz)	antero- / posterolat. Vorderwand
V6	in Höhe von V4/5, li. MAL (lila)	antero- / posterolateral

Tab. 38.4

Bedside-Test 07

Indikationen

Bei akuten Blutverlusten steht zunächst die Volumenersatztherapie im Vordergrund. Erst wenn die Sauerstoff-Transportkapazität kritisch absinkt, müssen Erythrozyten als Sauerstoffträger substituiert werden. Diese Grenze ist individuell sehr verschieden, wird jedoch frühestens bei Hämoglobinwerten unterhalb von 8-10 g / 100 ml bzw. einem Hämatokrit kleiner als 25-30% erreicht. Bei chronischen Blutverlusten kann diese Grenze wegen Adaptations- und Kompensationsmechanismen noch niedriger liegen. Muss also im Einzelfall tatsächlich eine Blutübertragung erfolgen, ist die Überprüfung der Empfängermerkmale für die Blutgruppen AB0 zwingend vorgeschrieben, während die Rhesusidentitätstestung zumindest in Deutschland nur fakultativ abgeklärt werden muss [7.1-7.3], aber empfohlen wird.

Nur im Rahmen von Notfalltransfusionen kann bei unbekannter Blutgruppe des Empfängers auf den Bedside-Test verzichtet werden, wenn rhesusnegative Erythrozytenkonzentrate der Blutgruppe 0 (ccddee, Kell neg) zur Verfügung stehen. Diese Konstellation ist jedoch die einzige Ausnahme.

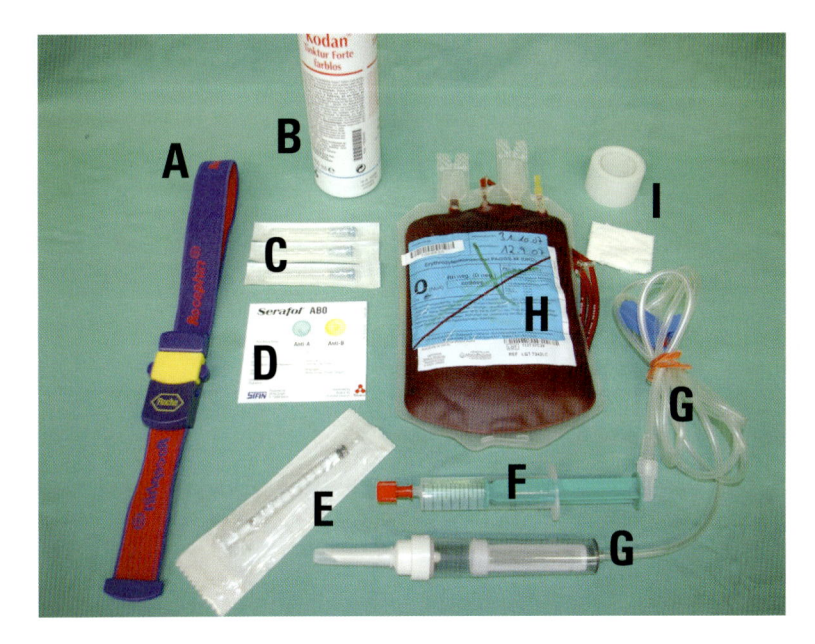

Materialvorbereitung

Folgende Dinge werden für die Blutabnahme und den Test bereitgelegt (Abb. 39.1):

(A) Stauschlauch
(B) Sprühdesinfektionsmittel
(C) 3-4 Injektionsnadeln
(D) Bedside-Testkarte und Spritze
(E) Spritze zur Blutabnahme
(F) ggfs. Spritze mit NaCl-Lösung
(G) Transfusionssystem mit speziellem Filter
(H) Erythrozytenkonzentrat
(I) Tupfer und Pflasterrolle

Abb. 39.1 Materialvorbereitung

Mögliche Komplikationen

Bei jeder Bluttransfusion kann eine akute Unverträglichkeitsreaktion und eine Hämolyse auftreten, wenn Spender und Empfängerblut nicht kompatibel sind. Daher liegen die Durchführung und Überwachung einer Transfusion in der Verantwortung des transfundierenden Arztes. Bei narkotisierten Patienten können die in Tab. 39.2 aufgeführten Anfangssymptome eventuell zunächst klinisch nicht direkt so auffallen wie bei bewusstseinsklaren Patienten, so dass hier eine besonders sorgfältige Beobachtung erfolgen muss.

Symptome einer hämolytischen Transfusionsreaktion	
allgemein	**bei zunehmendem Schweregrad**
Übelkeit Dyspnoe, thorakales Engegefühl Kalter Schweiß, Blässe Hitzegefühl, Schüttelfrost Juckreiz	Erbrechen Bronchospasmus Schocksymptome: Blutdruckabfall + Tachykardie Urtikaria (Exantheme) akutes Nierenversagen disseminierte intravasale Gerinnung (DIC)

Tab. 39.2

Verwendet werden unterschiedliche Sets und Testseren mit Anti-A Antikörpern (AK) gegen Erythrozyten der Blutgruppe A, Anti-B-AK gegen die Blutgruppe B und Anti-D-AK gegen die Rhesus-Eigenschaft des Blutes.

07 Bedside-Test

Handelsüblich sind sowohl Fläschchen mit in Flüssigkeit gelösten AK (Abb. 40.1), die gekühlt aufbewahrt werden müssen, als auch Testkarten: Entweder bestehen diese aus kleinen Kammern mit bereits gelösten AK oder die darauf aufgebrachten Testseren müssen erst mit ein bis zwei Tropfen Wasser oder NaCl-Lösung aufgelöst werden (Abb. 40.2).
Lassen Sie die Tropfen (nicht zu viele) separat in jedes Testfeld fallen, damit sich die Testseren nicht mischen (Abb. 40.3). Nach der Blutabnahme beim Empfänger tropfen Sie zunächst einen Tropfen Empfängerblut auf ein Testfeld (hier Anti-B, Abb. 40.4), bevor Sie separat auch in den anderen Feldern jeweils nur einen Tropfen aufbringen (Abb. 40.5). Wenn Sie auch ein Rhesustestfeld mit Anti-D-AK zur Verfügung haben, bringen Sie hier natürlich auch einen Tropfen auf oder Sie mischen auf dem leeren Feld Spender- und Empfängerblut (Abb. 40.6).

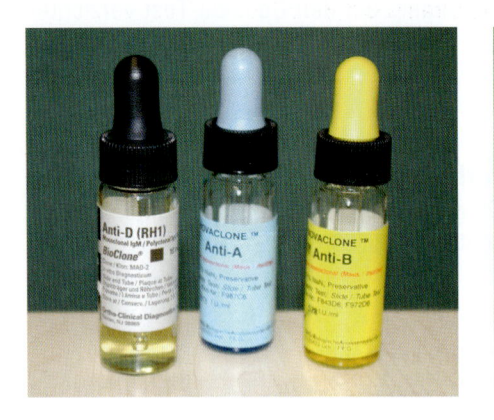

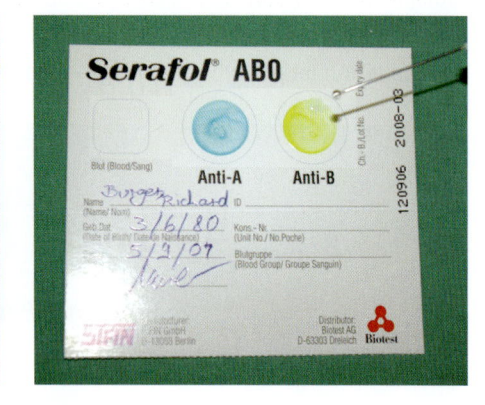

Abb. 40.1 Fläschchen mit gelösten AK

Abb. 40.2 „trockene" Testkarte

Abb. 40.3 NaCl 0,9 %

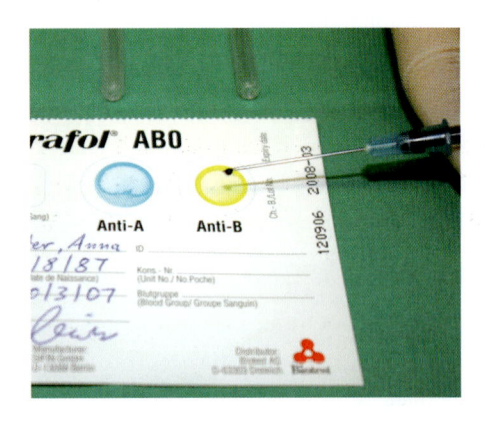

Abb. 40.4 1 Tropfen auf Anti-B

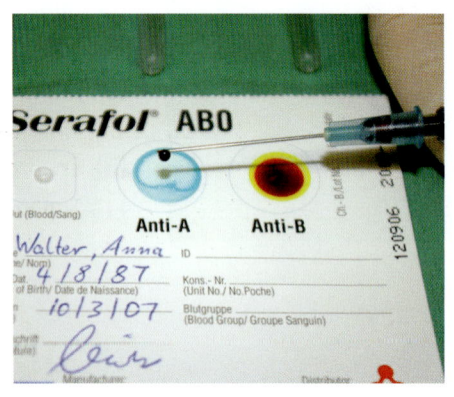

Abb. 40.5 1 Tropfen auf Anti-A

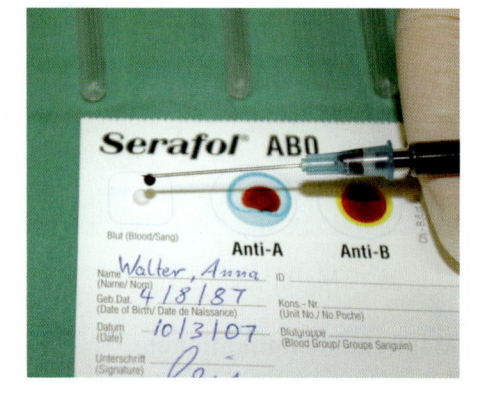

Abb. 40.6 Vergleichsfeld

Dann mischen Sie mindestens 30 Sekunden lang das Blut mit den Testseren mit jeweils separaten (!) Kanülenkappen in kreisenden Bewegungen (↺ in Abb. 40.7-8), damit Sie keine AK von einem in das andere Testfeld übertragen. Danach schwenken Sie die Karte vorsichtig hin und her (↶), damit deutlicher wird, ob es in einem der Testfelder zu einer Agglutination (Verklumpung) gekommen ist (Abb. 40.9).

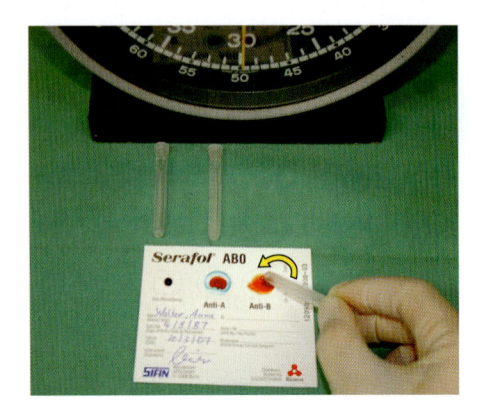

Abb. 40.7 kreisend mischen

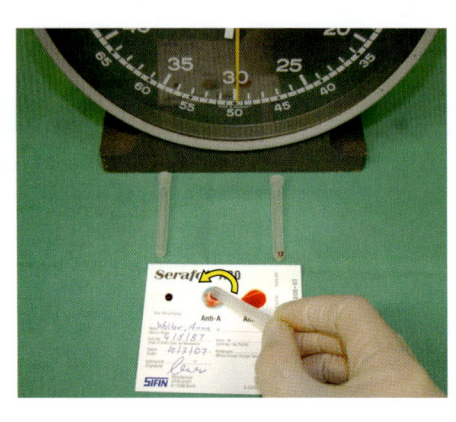

Abb. 40.8 mindestens jew. 30 Sek.

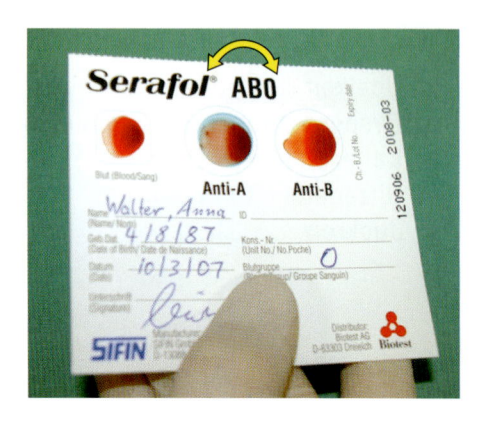

Abb. 40.9 vorsichtig schwenken

Bedside-Test 07

Jetzt zahlt es sich aus, wenn Sie nicht zuviel Blut aufgetropft haben: Etwaige Agglutinationen sind dann viel leichter zu erkennen. Übertreiben Sie es nicht beim Schwenken: Gerade bei zuviel Blut kommt es dann leicht zu einer ungewollten Vermischung (<=>), die dann keine Differenzierung mehr erlaubt (Abb. 41.1).

Bei der Blutgruppe A entstehen nach einiger Wartezeit durch die Agglutination mit den Anti-A-AK zahlreiche Klümpchen nur im Testfeld Anti-A (Abb. 41.2), bei der Gruppe B entstünden dagegen nur welche im Testfeld Anti-B (hier nicht abgebildet). Die Blutgruppe AB führt zur Agglutination (↙↘) in beiden Testfeldern (Abb. 41.3), die Blutgruppe 0 dagegen in keinem der beiden Testfelder (vgl. Abb. 40.9). Es sind demnach vier verschiedene Testergebnisse im ABO-System denkbar.

Auf dieselbe Art funktioniert die Bestimmung der Rhesus-Eigenschaft mit Hilfe von Anti-D-AK, auch wenn hier nur die Unterscheidung zwischen zwei Möglichkeiten Rhesus positiv und rhesus negativ getroffen werden muss.

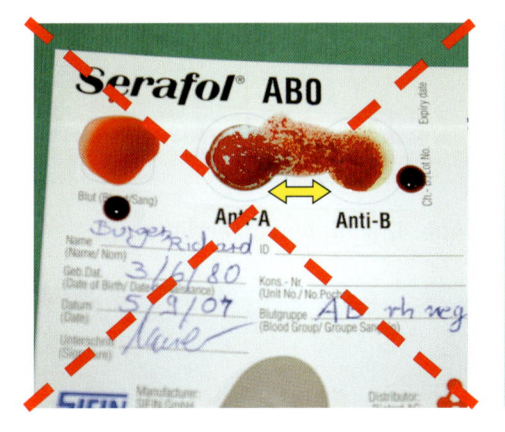

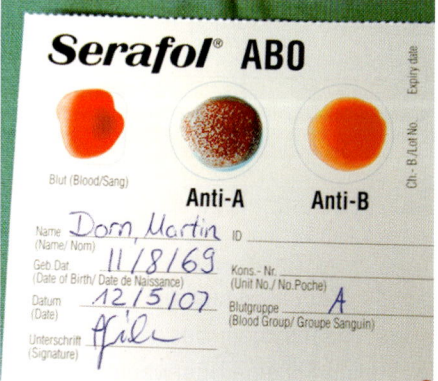

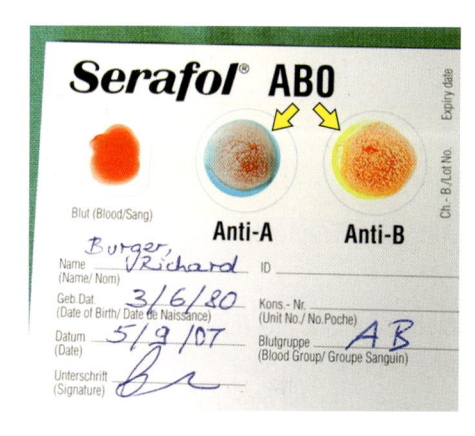

Abb. 41.1 nicht zu stark schwenken!

Abb. 41.2 Blutgruppe A

Abb. 41.3 Blutgruppe AB

Nachdem Sie das Ergebnis mit der Aufschrift auf dem Beutel der Blutkonserve verglichen haben, können Sie noch einmal vorsichtig den Beutel durchmischen (Abb. 41.4), damit eine eventuelle „Geldrollenbildung" (aneinander gelegte Erythrozyten) reduziert wird. Anschließend öffnen (⌒) Sie die Schutzhülle (Abb. 41.5). Dann stechen (↙) Sie den Dorn des Transfusionssystems ein (Abb. 41.6) und schieben ihn unter drehenden Bewegungen noch etwas vor.

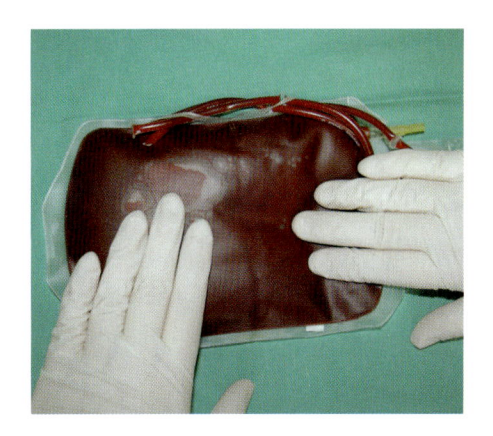

Abb. 41.4 leicht durchmischen

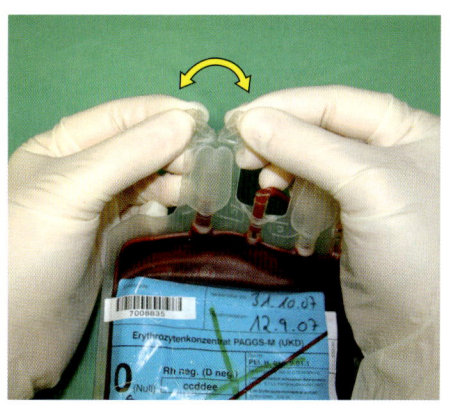

Abb. 41.5 Schutzhülle öffnen

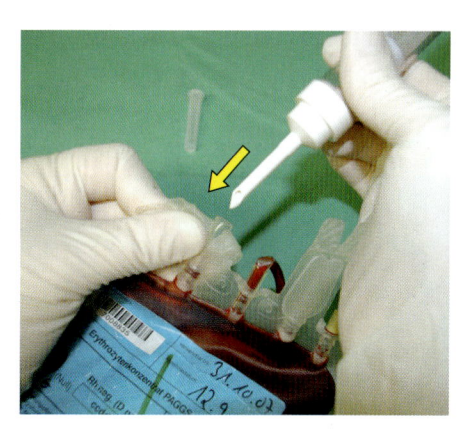

Abb. 41.6 Dorn einstechen

07 Bedside-Test

Nun drücken Sie die Tropfenkammer mit dem Filter vorsichtig einige Male zusammen (➡️⬅️ in **Abb. 42.1**), bis sie sich zu etwa 2/3 gefüllt hat **(Abb. 42.2)**. Entlüften Sie dann den gesamten Transfusionsschlauch **(Abb. 42.3)**, drehen die Rollklemme zu und schließen Sie den Schlauch an der Venenverweilkanüle des Patienten an (⬅️ in **Abb. 42.4**).

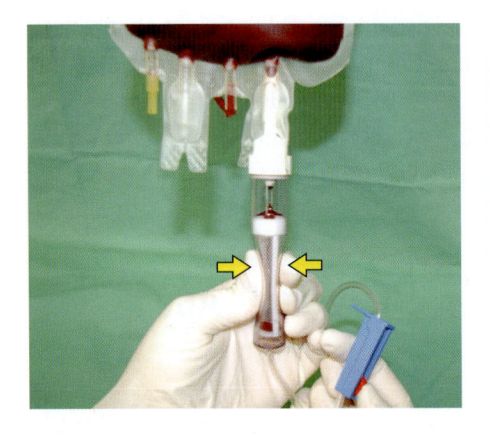

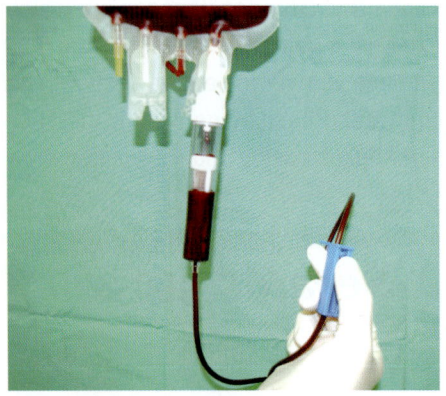

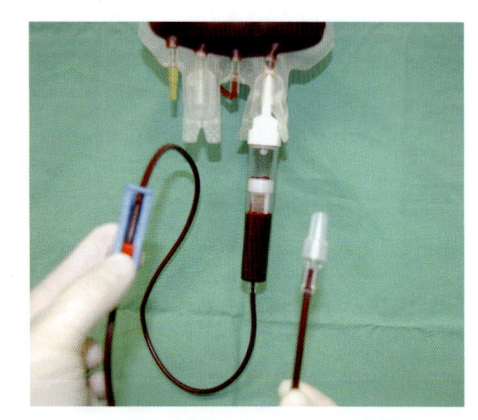

Abb. 42.1 Tropfenkammer komprimieren   **Abb. 42.2** und bis zu 2/3 auffüllen   **Abb. 42.3** Schlauch entlüften

Nachdem Sie die Rollklemme am Transfusionsschlauch wieder geöffnet haben, überprüfen Sie bitte den freien Abfluss in das Venensystem des Patienten und behalten Sie ihn einige Zeit lang im Auge bzw. stellen Sie eine Überwachung durch das Pflegepersonal sicher.

Wussten Sie eigentlich, dass weltweit die Häufigkeiten der einzelnen Blutgruppen regional beachtlichen Schwankungen unterworfen sind? Während in Westeuropa die Blutgruppe **A** mit ca. 41-45 % knapp vor der Blutgruppe **0** (37-42 %) liegt, ist die Blutgruppe **B** in einigen Gebieten Asiens am meisten verbreitet (in Europa und Nordamerika dagegen nur 8-12 %). Die Blutgruppe **AB** haben weltweit dagegen lediglich nur ca. 4% der Menschen. Rhesus positiv sind ca. 85% der Weltbevölkerung und nur etwa 7 % gehören zu den idealen Blutspendern der Blutgruppe 0, rhesus-negativ [7.4].

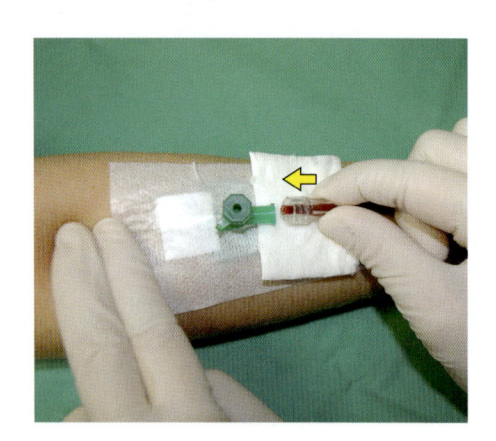

Abb. 42.4 Anschluss

Blut-gruppe	Anti-A	Anti-B	Anti-D	Rhesus-faktor
	agglutiniert		voll	
		voll	agglutiniert	
	voll	agglutiniert	agglutiniert	
	voll	voll	voll	

Abb. 42.5 Diagnoseübung: Welche Blutgruppe liegt vor?

Selbsttest:
Tragen Sie zur Erfolgskontrolle noch einmal die richtigen Blutgruppen und Rhesuseigenschaften in die nachfolgende **Tab. 42.5** ein, damit keine diesbezügliche Restunsicherheit mehr besteht.

Auflösung der Quiztabelle:

In der linken Spalte unter „Blutgruppe" sollten Sie von oben nach unten AB, A, B und 0 eingetragen haben. In der rechten Spalte unter „Rhesus-Faktor" von oben nach unten rh neg, Rh pos., Rh pos. und rh neg.

Otoskopie

08

Indikation
Eine Spiegelung des äußeren Gehörgangs ist häufig bei Verdacht auf eine akute Otitis media oder externa indiziert: Bei akuten und chronischen Entzündungen können mit Hilfe der Otoskopie Abstriche zur Erregerbestimmung gewonnen werden. Auch zur Fremdkörperentfernung (Insekten, Oropax- oder Q-Tip-Anteile etc.) und beim Auftreten jeglicher Ohrenschmerzen, Ohrengeräuschen, einer Hörminderung oder z.B. eines Drehschwindels ist eine Otoskopie notwendig. Zusätzlich können bei Unfallpatienten (Barotrauma, V.a. Schädelbasis- bzw. Felsenbeinfraktur), z.B. eine Trommelfellperforation oder ein Hämatotympanon gesichert bzw. ausgeschlossen werden.

Mögliche Komplikationen
Vorsicht ist geboten bei Patienten mit Fremdkörpern oder Cerumen: Hierbei besteht die Gefahr, dass der Cerumenpfropf oder Fremdkörper mit einem Q-Tip oder einem Wattetriller noch tiefer in den Gehörgang hinein geschoben wird, falls keine geeigneten Instrumente (Kürette oder Häkchen) zur Verfügung stehen. Weiterhin ist bei unsachgemäßer Handhabung eine Verletzung der Wand des Gehörgangs mit eventueller Entzündungsfolge oder gar eine Verletzung des Trommelfells möglich.

Materialvorbereitung
Auf den Instrumententisch werden folgende Dinge vorbereitet (Abb. 43.1):

(A) Otoskop (sind die Batterien aufgeladen?)
(B) Einmaltrichter unterschiedlicher Größe

Fakultativ:
(C) Häkchen zur Fremdkörperentfernung
(D) Kürette mit stumpfer Öse
(E) Q-Tip mit langem Stiel (nur mit Einschränkung verwendbar)
(F) alternativ: Wattetriller

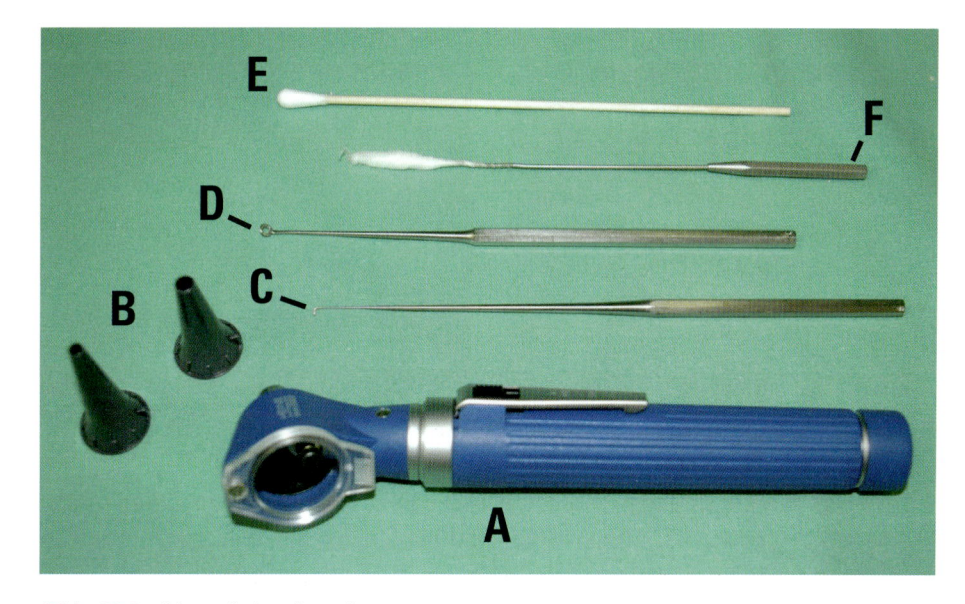

Abb. 43.1 Materialvorbereitung

Betrachtet man die Enden der gebräuchlichsten Instrumente in der Vergrößerung, fällt auf, dass die Öse am Ende der Kürette ( ) ein wenig zur Seite abgewinkelt ist, damit sie leichter an einem Fremdkörper / am Cerumen seitlich vorbei geschoben werden kann (Abb. 43.2). Aus demselben Grund ist auch das Häkchen ( ) abgewinkelt. Wenn im Fall von Entzündungen ein Abstrich entnommen werden soll, bereiten Sie das sterile Abstrichset (Abb. 43.3) vor, hier bereits aus seiner Hülle ( ) entnommen. Schalten Sie vor Beginn die Lampe ein ( ), um die Batterien zu testen (Abb. 43.4).

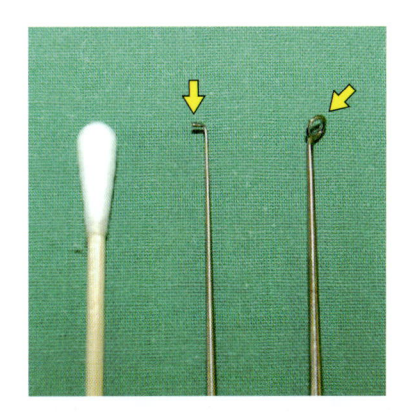

Abb. 43.2 Instrumente 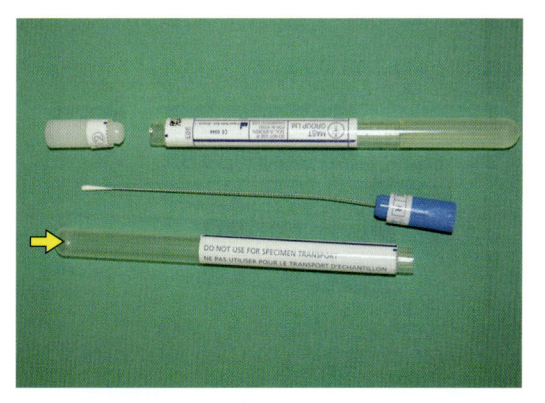   Abb. 43.3 Abstrichset 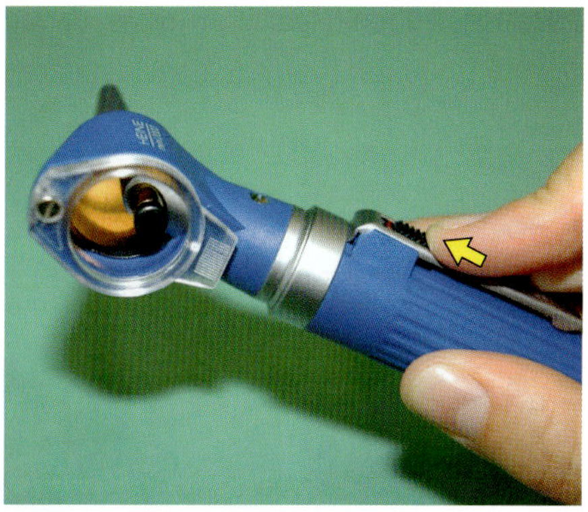   Abb. 43.4 Lichttest

08 Otoskopie

Nun drehen (↻) bzw. stecken Sie den Einmaltrichter auf **(Abb. 44.1)** und nehmen als Rechtshänder(in) das Otoskop wie einen Füllfederhalter in die linke Hand **(Abb. 44.2)**. Damit Ihnen später auch eine feinfühlige Winkelkorrektur gelingen kann, „packen" Sie das Otoskop <u>nicht</u> wie einen Steuerknüppel mit der Faust **(Abb. 44.3)**.

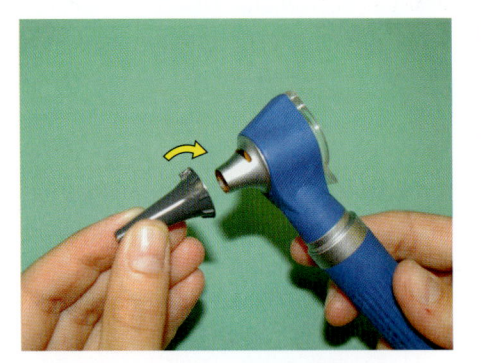

Abb. 44.1 Trichter aufdrehen

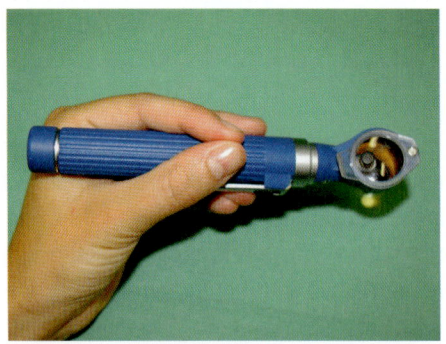

Abb. 44.2 Handhaltung

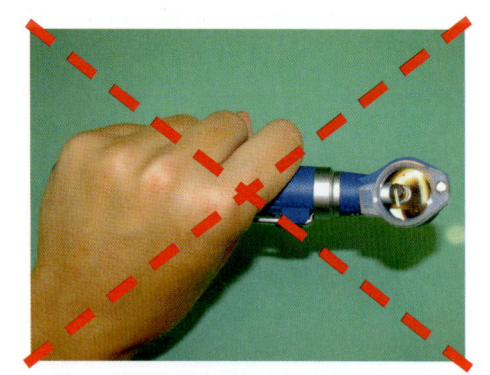

Abb. 44.3 keine Grobmotorik!

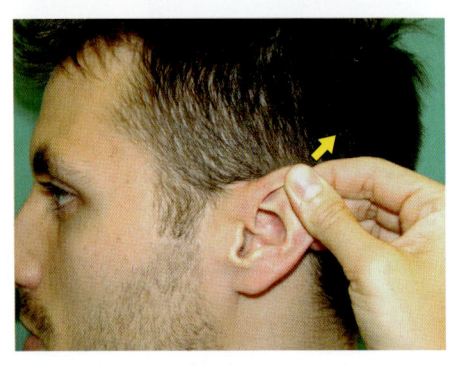

Abb. 44.4 Zug am Ohr

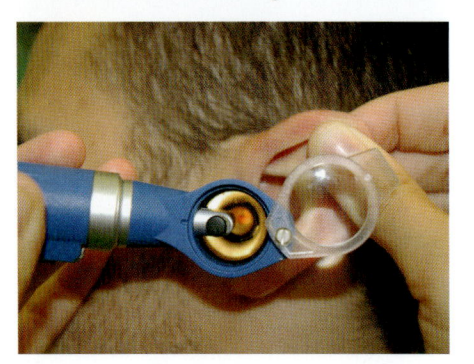

Abb. 44.5 einführen

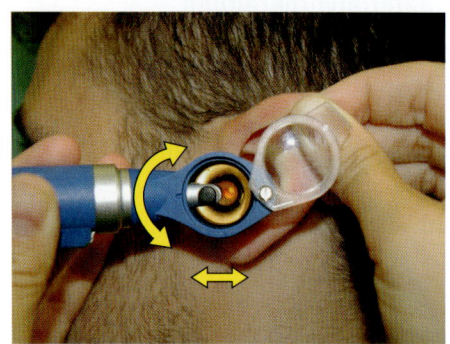

Abb. 44.6 Winkelkorrektur

Nun ziehen Sie die Ohrmuschel nach dorsal-oben (↗), um die natürliche Biegung des Gehörgangs für die Untersuchung zu begradigen **(Abb. 44.4)**. Dann führen Sie bei eingeschaltetem Licht den Trichter in den Gehörgang ein **(Abb. 44.5)** und inspizieren zunächst die Wände des Gehörgangs. Dann schieben Sie weiter vor und korrigieren den Winkel (↔ , ↻), bis der Blick auf das Trommelfell frei wird **(Abb. 44.6)** und Sie auch alle Anteile des Trommelfells haben einsehen können. Es reicht also nicht aus, nur auf einen Teil des Trommelfells „einen Blick erhascht" zu haben.

Bei der Handhabung eines Trichters empfiehlt es sich, diesen mit der linken Hand zu halten, damit die rechte Hand für Instrumente etc. frei bleibt. Beim rechten Ohr **(Abb. 44.7a)** können Sie durch Zug an der Ohrmuschel (↖) mit Ihrem linken Mittel- und Ringfinger den Hörgang begradigen, während Sie beim linken Ohr **(Abb. 44.7b)** die Ohrmuschel mit dem gestreckten Mittelfinger dafür nach hinten drücken (⇒).

Falls Cerumen den Blick auf das Trommelfell versperrt, verwendet man nicht einen Q-Tip **(Abb. 44.8)**, sondern eine Kürette mit abgeschrägter Öse (↙), um das Hindernis zunächst vorsichtig am Rand zu passieren und dann aus dem Gehörgang herauszuziehen **(Abb. 44.9)**, ohne diesen dabei zu verletzen! Gerade bei diesem Manöver muss bei oft schlechter Einsehbarkeit darauf geachtet werden, das Trommelfell nicht zu verletzen.

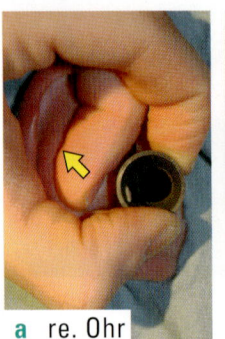

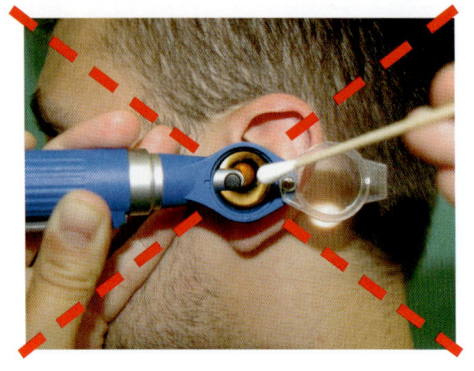

a re. Ohr **b** li. Ohr

Abb. 44.7

Abb. 44.8 cave: nicht mit Q-Tip!

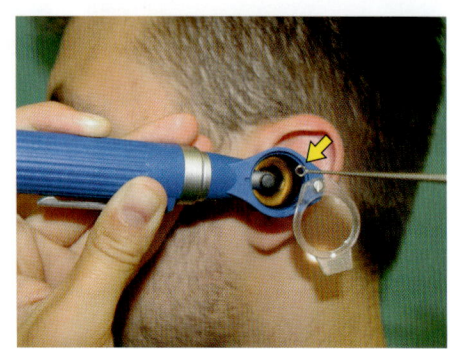

Abb. 44.9 Alternative: Kürette

Otoskopie

08

Typische und häufige Befunde

Im Normalfall (Abb. 45.1) sollte das Trommelfell perlmuttfarben imponieren und typischer Weise von einem Randwall (Limbus) umgeben sein. Vorne oben sieht man den Hammergriff (↘), der in der Trommelfellmitte als „Umbo" (⇐) endet. Vorne unten (hier bei 07.00 bis 08:00 Uhr) spiegelt sich ein Lichtreflex (↗), der in der Regel strichförmig bis dreieckig auf den Umbo zuläuft. Hinten oben kann der lange Ambossschenkel (↓) und der Steigbügel (↙) durchschimmern (Abb. 45.1).

Bei akuter Entzündung (Otitis media akuta) ist das Trommelfell gerötet und zeigt eine vermehrte Gefäßinjektion (Abb. 45.2). Nach rezidivierenden Mittelohrentzündungen können Kalkplaques (★) entstehen, die hellgelb bis weißlich imponieren (hier akutes Entzündungsrezidiv) (Abb. 45.2). Einen chronischen Paukenerguss erkennt man oft an seiner Bernsteinfarbe, die durch das Trommelfell hindurchschimmert.

Besonders bei Kindern kann eine chronische Reizung der Mittelohrschleimhaut zur Metaplasie mit vermehrter Aktivität der Becherzellen führen, so dass anstelle eines klaren, dünnflüssigen Sekrets ein muköses Sekret von höherer Viskosität gebildet wird (chronisch-sekretorische Otitis media). Die Folge ist eine Schallleitungsschwerhörigkeit („Leimohr"). Die Therapie besteht u.a. in einer Parazentese (↑) des Trommelfells (Abb. 45.3), um das Sekret entfernen zu können bzw. einen Abfluss zu ermöglichen (weltweit häufigster Eingriff der HNO-Heilkunde).

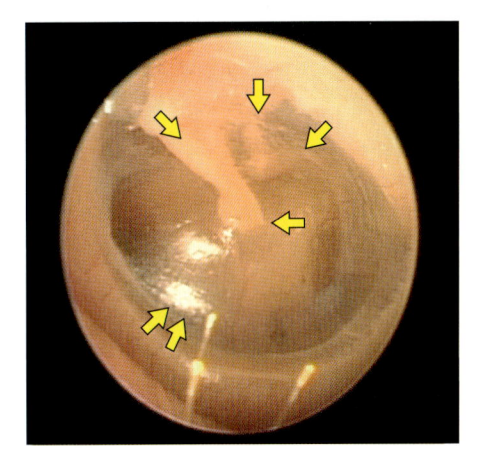

Abb. 45.1 Normalbefund 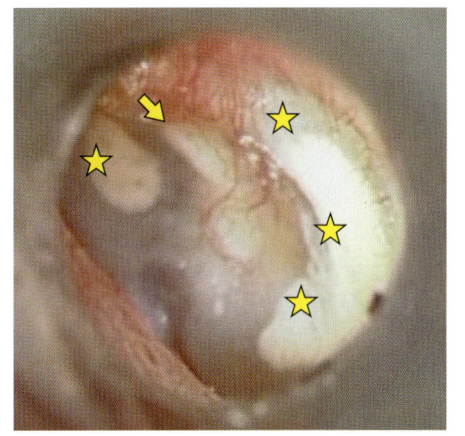   **Abb. 45.2** chron. Otitis media 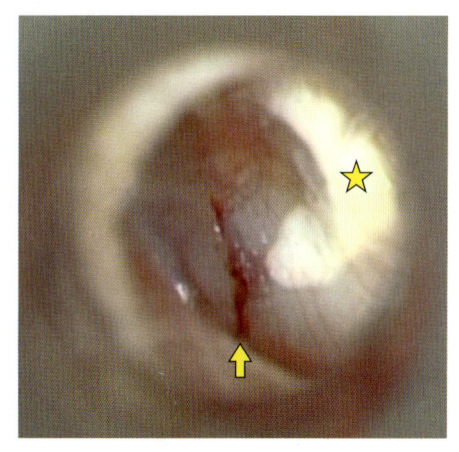   **Abb. 45.3** Parazentese

Häufig werden danach kleine Röhrchen (⇒) eingesetzt, die eine Belüftung des Mittelohrs und den Sekretabfluss sicherstellen sollen (Abb. 45.4). Diese werden meistens im Laufe von 6 bis 12 Monaten abgestoßen und fallen später von selbst heraus. In der Regel erfolgt danach ein Spontanverschluss des Trommelfells.

Wegen der hohen Praxisrelevanz der Otoskopie werden in vielen Skillslabs Arbeitsplätze (Abb. 45.5) vorgehalten, die das Einüben der entsprechenden Technik ermöglichen und mit typischen Befunden vertraut machen: Die Trainingsmodelle können mit Hilfe eines Schiebers (⇔) verschiedene Befunde demonstrieren und sind daher auch gut für Selbstkontrollen oder Prüfungen einsetzbar (Abb. 45.6).

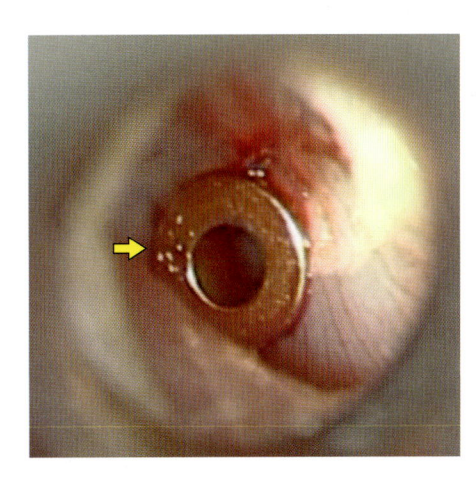

Abb. 45.4 Drainageröhrchen 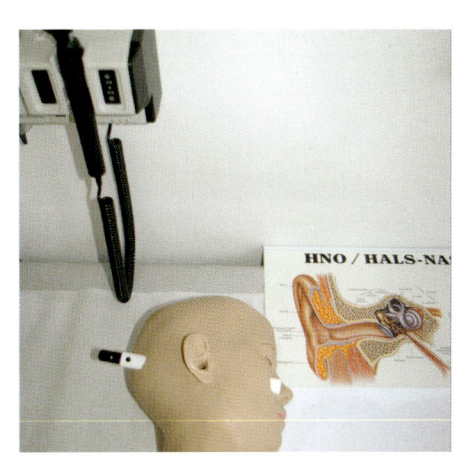   **Abb. 45.5** Otoskopie-Arbeitsplatz 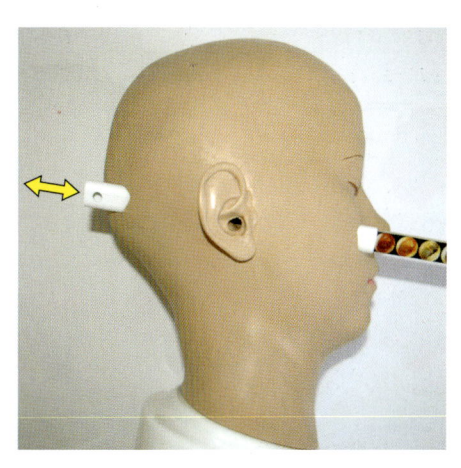   **Abb. 45.6** Übungsmodell

45

Accutron HP-D

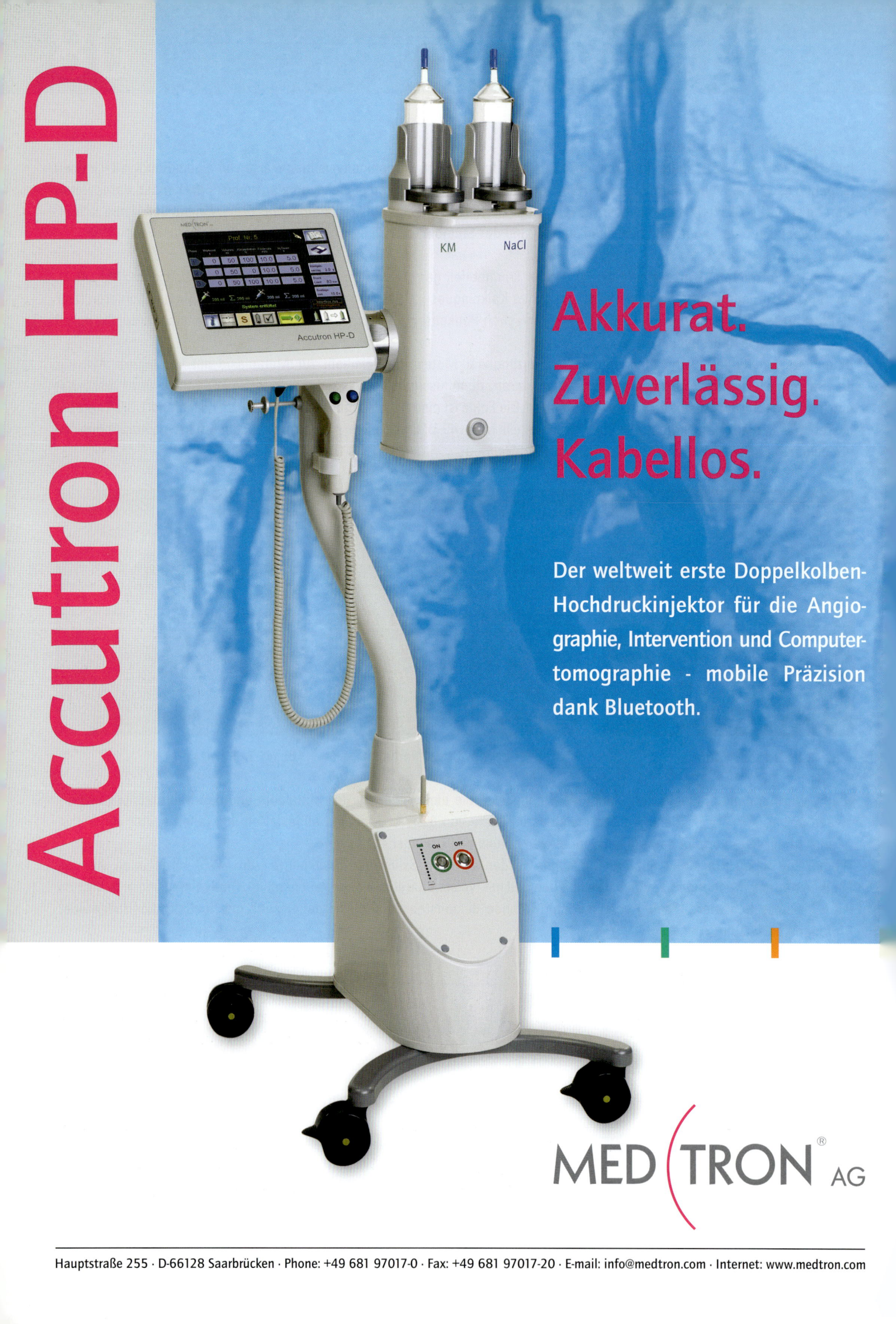

Akkurat.
Zuverlässig.
Kabellos.

Der weltweit erste Doppelkolben-Hochdruckinjektor für die Angiographie, Intervention und Computertomographie - mobile Präzision dank Bluetooth.

MEDTRON AG

Hauptstraße 255 · D-66128 Saarbrücken · Phone: +49 681 97017-0 · Fax: +49 681 97017-20 · E-mail: info@medtron.com · Internet: www.medtron.com

Messung des Blutzuckers 09

Indikation

Bei allen Patienten, die z.B. mit Bewusstlosigkeit unklarer Genese aufgefunden oder eingeliefert werden, muss möglichst schnell eine Stoffwechselentgleisung (hier eine akute Hypoglykämie oder ein diabetisches Koma) ausgeschlossen werden.
Bei Diabetes mellitus (D. m.) ist es sehr wichtig, die Blutzuckerwerte der Patienten in einem therapeutischen Zielkorridor zu halten (vgl. S. 51), um Folgeschäden (z.B. eine Nephropathie bis hin zum Nierenversagen, eine Retinopathie bis hin zur Erblindung und eine Neuropathie bis hin zur Fußamputation) hinauszögern oder verhindern zu können. Darüber hinaus erhöhen schlecht eingestellte Blutzuckerwerte das Risiko für eine frühzeitige bzw. beschleunigte Arteriosklerose und für Herzinfarkte, Schlaganfälle und die pAVK.
Eine weitere Indikation stellt sich in der Schwangerschaftsüberwachung, da ein schwangerschaftsinduzierter D. m. zu schwerwiegenden Komplikationen für Mutter und Kind führen kann.

Vorbereitung

Bei chronischen Diabetespatienten wird die Messung in der Regel nüchtern morgens durchgeführt, wenn nicht im Rahmen intensivierter Therapieprotokolle mehrmals täglich Kontrollmessungen erfolgen, um z.B. eine erweiterte Insulintherapie entsprechend dosieren zu können. Je nach verwendetem Mess-System werden folgende Dinge (Abb. 47.1) bereitgelegt:

(A) unsterile Tupfer
(B) ggfs. Kapillare
(falls nötig, je nach verwendetem System)
(C) 2 Edelstahl-Blutlanzetten
(eine davon in Reserve) oder
(D) alternativ: Nadel (hier: Softclix-Lancet)
(E) Teststreifen in Metallbehälter
(F) ggfs. mit Chip (Chargen-ID!)
(G) unsterile Handschuhe
(H) Blutzucker-Messgerät (falls vorhanden)
(I) Punktionssystem (falls vorhanden)

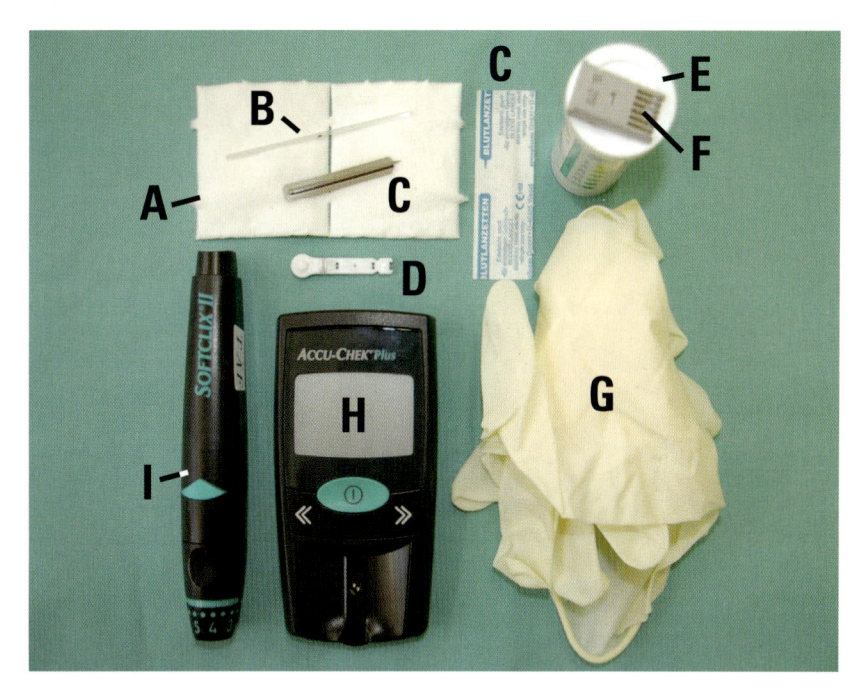

Abb. 47.1 Vorbereitung

Automatisierte Messgeräte

Bei Verwendung eines automatisierten Mess-Systems werden oft die unterschiedlichen Chargen der Teststreifen mit jeweils eigenen Chips (F) für die Messgeräte (H) geliefert, um eine adäquate Kalibrierung zu gewährleisten. Dieser Chip muss dann jeweils bei Anbruch eines neuen Sets von Teststreifen ausgewechselt werden (vgl. Abb. 48.7). Einige Messgeräte funktionieren mit Hilfe von Kapillaren, in denen Blut aufgesaugt und später vom Messgerät eingezogen wird. Die Behälter mit den Teststreifen bieten meistens auf ihrer Außenseite eine Farbskala, mit denen durch Farbvergleich wenigstens grob der BZ-Wert abgeschätzt werden kann (vgl. Abb. 50.3).

Mögliche Fehlerquellen

Falls die Punktionsstelle zuvor mit Alkohol desinfiziert worden ist, muss nicht nur die antibakterielle Einwirkungszeit, sondern die längere Verdunstungszeit abgewartet werden, um keine Verfälschung des Messergebnisses zu verursachen. Allgemein wird empfohlen, den ersten Blutstropfen nach der Punktion mit einem Tupfer abzuwischen und erst den zweiten bzw. dritten für den Test zu verwenden. Dadurch wird auch der Einfluss einer eventuellen Schweißsekretion oder einer Hautverunreinigung minimiert [9.1].

09 Messung des Blutzuckers

Vor der Punktion wird der Patient entweder gebeten, sich die Hände zu waschen **(Abb. 48.1)**, oder die gewünschte Punktionsstelle wird sprühdesinfiziert **(Abb. 48.2)** – achten Sie dabei jedoch darauf, dass der nachfolgende Stich nach angemessener Wartezeit (meistens 60-90 Sekunden für die Verdunstung) an trockener Haut erfolgt. Der Einstich kann z.B. mit konventionellen Edelstahl-Blutlanzetten (⇨) am lateralen Teil eines Fingerendgliedes **(Abb. 48.3)** oder auch am Ohrläppchen erfolgen **(Abb. 48.4)**.

Bei Verwendung dieser kostengünstigeren Edelstahl-Lanzetten resultieren jedoch bei häufiger Anwendung größere Stichkanäle mit dementsprechend stärkeren Vernarbungs- bzw. Verhornungstendenzen und der Stich wird vielfach schmerzhafter empfunden als bei Alternativsystemen: Diese können entweder manuell an der Fingerspitze **(Abb. 48.5)** oder auch mit halbautomatisierten Punktionssystemen eingesetzt werden (s.u.). Von einer Punktion genau in der medialen Fingerkuppe **(Abb. 48.6)** wird eher abgeraten, da hier die Dichte sensibler Schmerzfasern höher ist als in den seitlichen Bereichen der Endglieder.

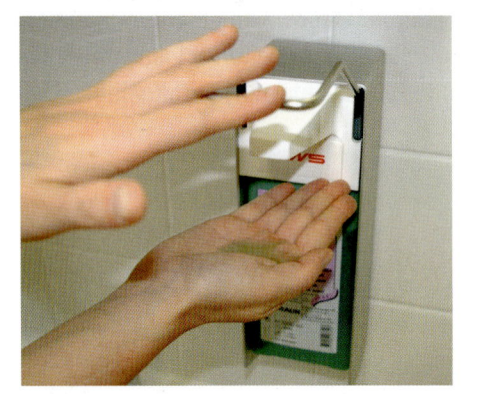

Abb. 48.1 vorher waschen

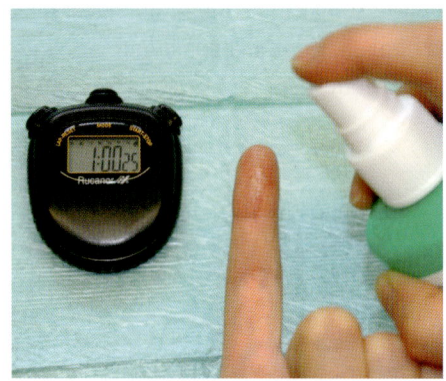

Abb. 48.2 oder Sprühdesinfektion

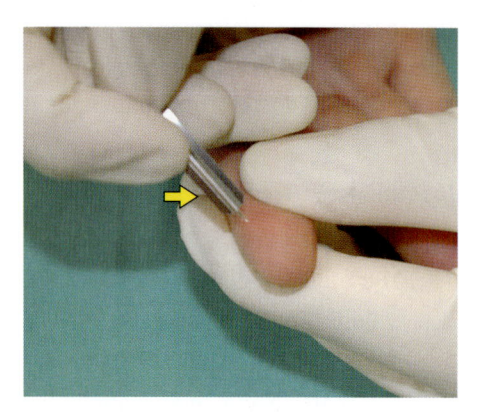

Abb. 48.3 lateral einstechen

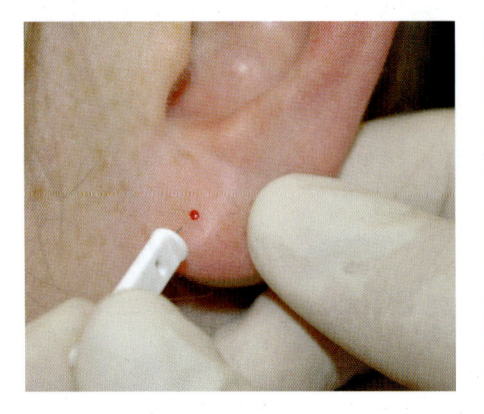

Abb. 48.4 Alternative: Ohr

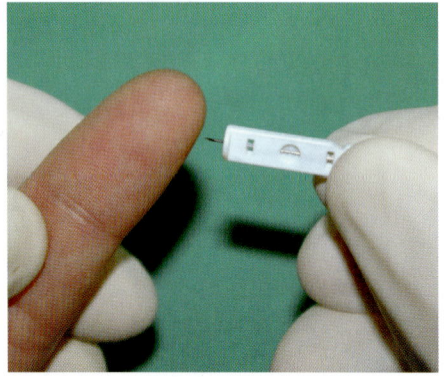

Abb. 48.5 andere Lanzette

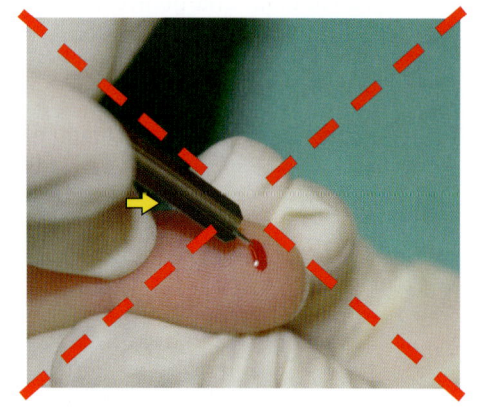

Abb. 48.6 nicht medial stechen!

Stellen Sie durch Abgleich sicher, dass der eingesetzte Chip (⇨) zur Charge der Messstreifen passt **(Abb. 48.7)**.

Punktionshilfen

Es stehen verschiedene Systeme zur Verfügung, die besonders chronischen Diabetes-Patienten helfen, ihre Punktionen möglichst schmerzarm und standardisiert durchzuführen: Die meisten Systeme bieten die Möglichkeit, je nach eigenem Verhornungsgrad die Einstichtiefe vorher exakt zu definieren. So kann die Eindringtiefe so gering wie möglich eingestellt werden, um eine zunehmende, aber

letztlich kaum vermeidbare Verhornung möglichst lange hinauszuzögern. Im weiteren Verlauf der chronischen Erkrankung müssen die Patienten in der Regel zunehmend tiefere Einstichtiefen vorwählen (s. **Abb. 49.5**).

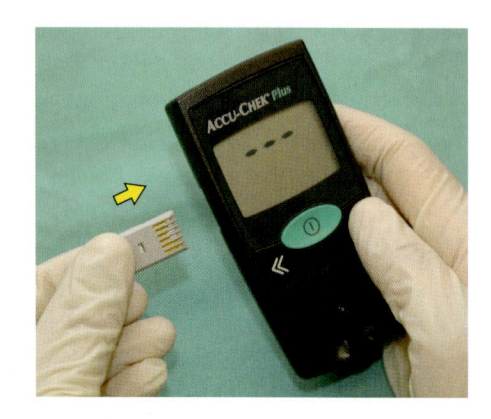

Abb. 48.7 Chip korrekt?

Messung des Blutzuckers 09

Lanzette einspannen / Punktion

Zunächst wird die schwarze Verschlusskappe abgedreht (↷ in **Abb. 49.1**), dann eine der Softclix-Lanzetten in die innere, weiße Halterung eingesetzt (↓ in **Abb. 49.2**) und schließlich die kleine Schutzkappe in beliebiger Richtung (↻) von der Lanzette abgedreht **(Abb. 49.3)**. Anschließend wird die Verschlusskappe wieder aufgedreht (↶ in **Abb. 49.4**), am vorderen Ring die gewünschte Eindringtiefe der Nadel in mm eingestellt **(Abb. 49.5)** und zuletzt am hinteren Ring durch eine Rotation (⇒⇐) die Feder gespannt **(Abb. 49.6)**. Andere Punktionshilfen funktionieren ähnlich.

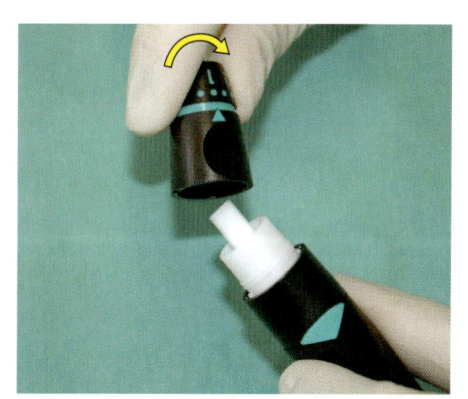

Abb. 49.1 Kappe abdrehen

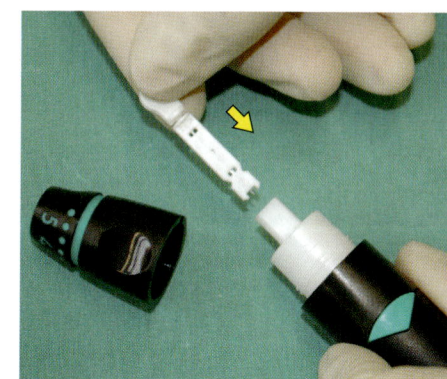

Abb. 49.2 Lanzette einsetzen

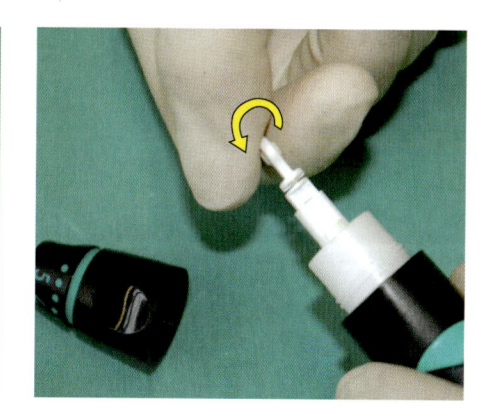

Abb. 49.3 Schutzkappe abdrehen

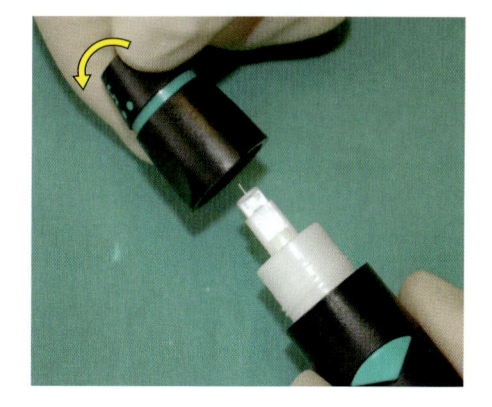

Abb. 49.4 Kappe schließen

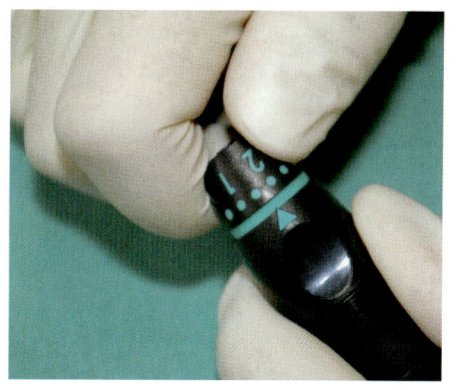

Abb. 49.5 Eindringtiefe einstellen

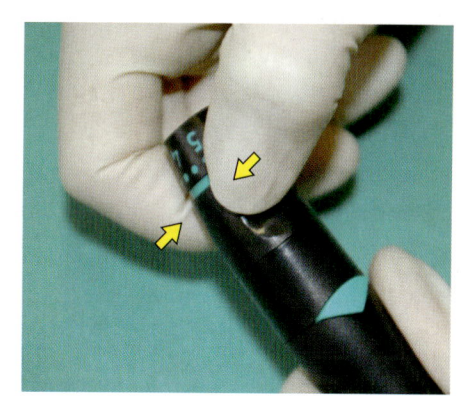

Abb. 49.6 Feder spannen

Nun schieben Sie einen frischen Teststreifen in Pfeilrichtung (⇑) bis zum Einrasten in das Ablesegerät **(Abb. 49.7)**. Dann wird das System seitlich auf das Endglied eines Fingers aufgesetzt und durch Druck auf den grünen Knopf (↓) die Punktion ausgelöst **(Abb. 49.8)**. Durch leichte Kompression des Endglieds erscheint der erste Tropfen Blut, der abgewischt (⇓) werden soll **(Abb. 49.9)**.

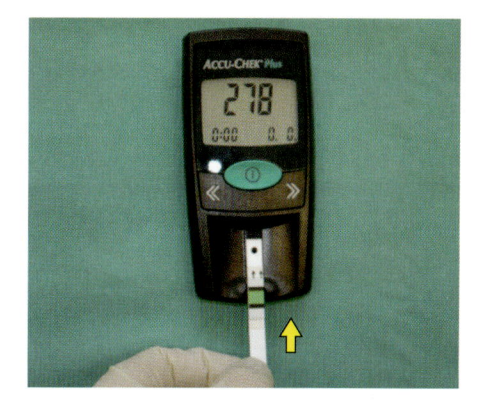

Abb. 49.7 Teststreifen einsetzen

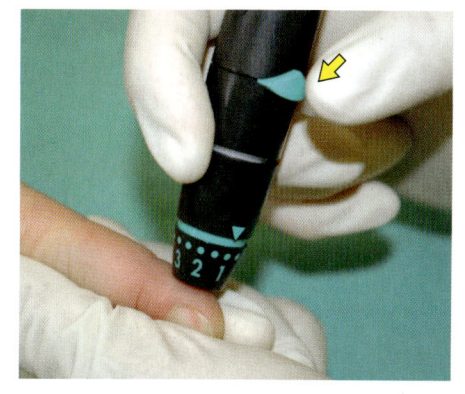

Abb. 49.8 Punktion auslösen

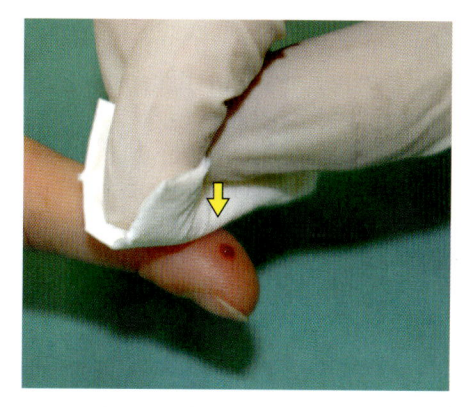

Abb. 49.9 1. Tropfen abwischen

09 Messung des Blutzuckers

Nun werden ein oder zwei aus der Fingerkuppe herausgepresste Bluttropfen auf das Messfeld des Teststreifens aufgebracht (⬇ in **Abb. 50.1**). Dabei soll das ganze Messfeld möglichst mit Blut benetzt sein. Das Ergebnis der Messung wird automatisch nach 15 Sekunden angezeigt **(Abb. 50.2)** und kann durch Farbvergleich mit der Skala auf der Verpackung zumindest grob auf Plausibilität überprüft werden **(Abb. 50.3)**.

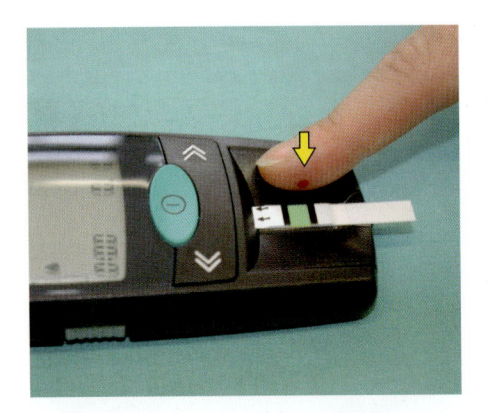

Abb. 50.1 Blut aufbringen

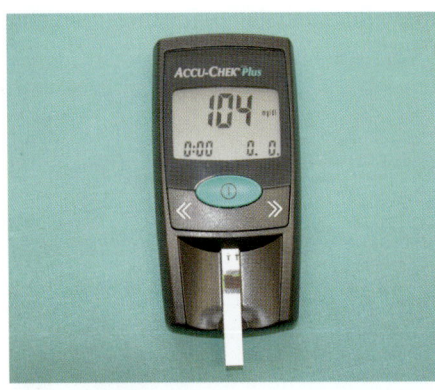

Abb. 50.2 Ergebnis nach 15 Sek.

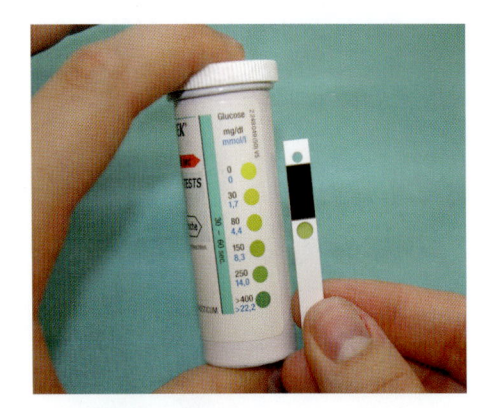

Abb. 50.3 Kontrolle

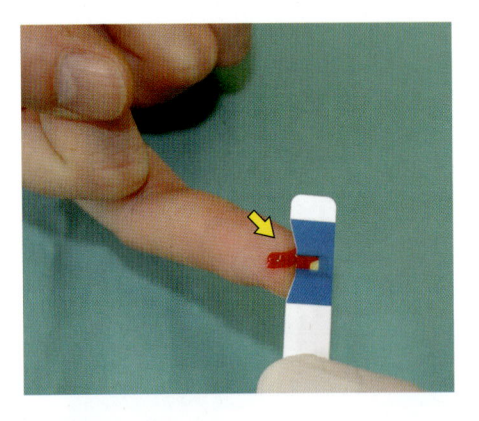

Abb. 50.4 Einzug-Version

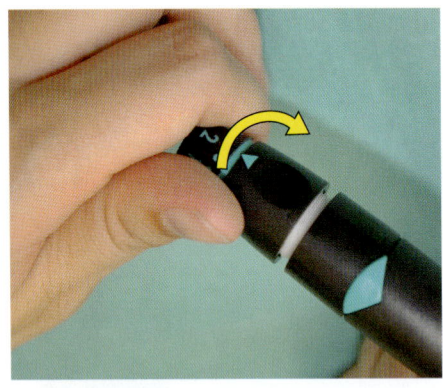

Abb. 50.5 Aufdrehen

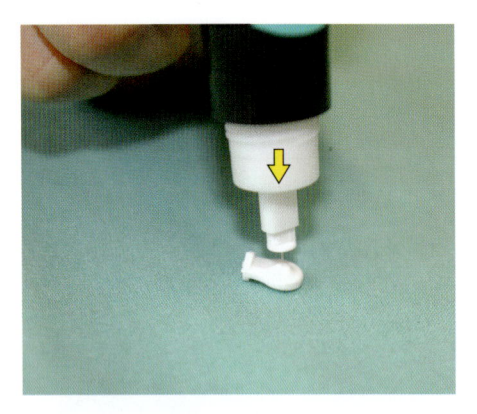

Abb. 50.6 Nadelspitze sichern

Viele Geräte verfügen zusätzlich über Speicherfunktionen, mit denen Trendanalysen der BZ-Werte erleichtert werden. Andere Messsysteme verwenden Teststreifen, die das Blut automatisch auf das Testfeld einziehen (⬇ in **Abb. 50.4**), wenn man sie seitlich nahe an den Bluttropfen heran hält. Im Krankenhaus wird nach der Messung die Verschlusskappe von der Spitze aus gesehen gegen den Uhrzeigersinn wieder aufgedreht (↻ in **Abb. 50.5**) und die Spitze der gebrauchten Lanzette in die kleine, zuvor abgedrehte Schutzkappe zum Eigenschutz eingestochen (⬇ in **Abb. 50.6**). Ambulante Patienten müssen die Lanzette (teuer!) zum ausschließlichen Eigengebrauch erst dann wechseln, wenn deren Spitze stumpf geworden ist.

Bei diesem Schritt sollten Sie vermeiden, sich selbst unnötig zu gefährden: Der Versuch, die Lanzettenspitze genau wieder in die kleine, weiße Schutzkappe hinein zu stechen (➘, „recapping"), geht häufig schief und führt zu unnötigen „Zweitstichen" (falls es der Patient selbst versucht) oder zu unnötiger Infektionsgefahr einer zweiten Person **(Abb. 50.7)**.

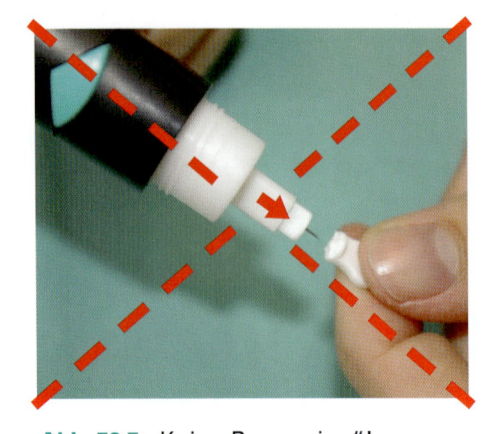

Abb. 50.7 Kein „Recapping"!

Messung des Blutzuckers 09

Wenn Sie die Lanzette wieder heraus ziehen (⇨), kann es dabei sinnvoll sein, den Lanzettenkörper mit einem Fingernagel (↙) zu fixieren, damit Sie nicht nur die kleine Schutzkappe wieder abziehen, sondern beides zusammen (Abb. 51.1). Zuletzt wird beides zusammen in einen Abwurfbehälter entsorgt (↙ in Abb. 51.2). Sollte es doch einmal zu einer Nadelstichverletzung gekommen sein, beachten Sie Ihre Krankenhaus-internen Richtlinien zur Meldung und Nachsorge.

Andere Systeme (Abb. 51.3) basieren darauf, dass eine dünne Glaskapillare mit Blut gefüllt wird (Abb. 51.4). Die Kapillaren müssen nur bis zu einer Markierung (⇦) gefüllt werden (hier ein schwarzes Quadrat in ihrer Mitte) und werden dann auf die Einzugsöffnung aufgesetzt (Abb. 51.5). Das Gerät zieht dann auf Knopfdruck die Blutprobe aus der Kapillare ein (⇩). Eine mögliche Fehlerquelle bei diesen Systemen ist die Notwendigkeit, die kleine Blutprobe blasenfrei (⇧) einlaufen zu lassen, da ansonsten Fehlbestimmungen resultieren können (Abb. 51.6).

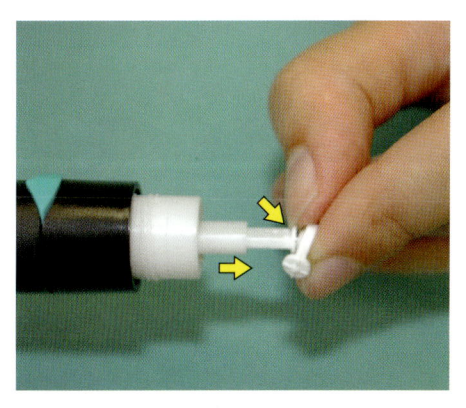

Abb. 51.1 Lanzette herausziehen

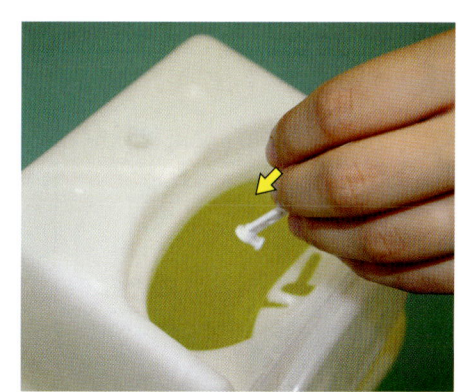

Abb. 51.2 Abwurf

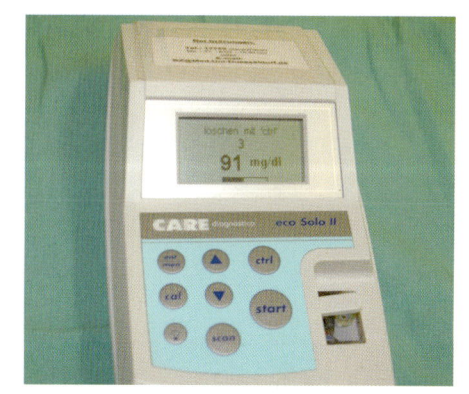

Abb. 51.3 Messgerät

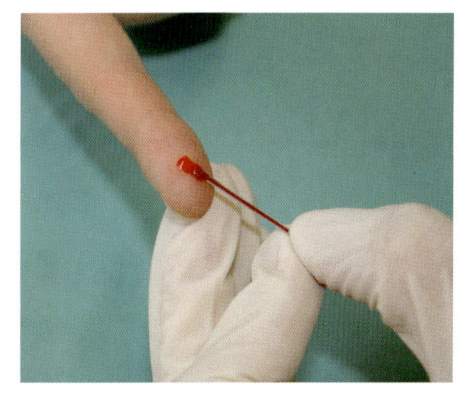

Abb. 51.4 Glaskapillare füllen

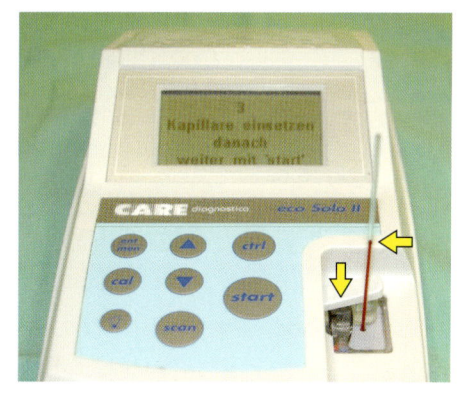

Abb. 51.5 Einzug des Blutes

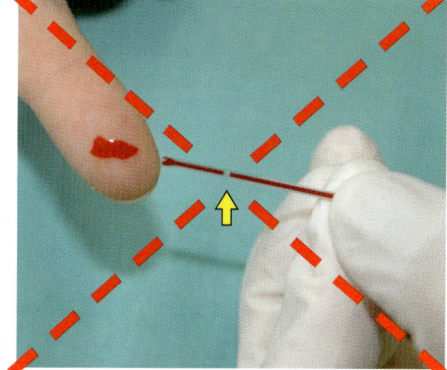

Abb. 51.6 keine Luftblasen

Interpretation der Messwerte

Die Richtlinien der Deutschen Diabetes Gesellschaft [9.1] geben Behandlungsziele für Patienten mit Diabetes mellitus an, die entweder in mg/dl oder in mmol/l angegeben werden können. Sie liegen im Vergleich zu Normalpersonen geringfügig höher (Tab. 51.7).

Weniger schwankungsanfällig als ein einzelner Blutzucker-Messwert ist der Anteil des Hämoglobins in %, der in stabil-glukosilierter Form vorliegt (HbA1c): Dieser gibt Auskunft über die BZ-Konzentration der letzten Wochen („Blutzuckergedächtnis").

Messwert / Indikator	Normalkollektiv	Zielwertebereich Diabetiker
BZ nüchtern (kapillär)	70-110 mg/dl = 3,9-6,1 mmol/l	90-120 mg/dl = 5,0-6,7 mmol/l
Hb A1 c	4 - 6 %	< 6,5 %

Tab. 51.7

Umrechnungsformel für BZ-Werte:	mg/dl x 0.056 = mmol/l	mmol/l x 18.02 = mg/dl

Markante Merkhilfen für Mediziner: **DER TRIPLE-M BAND 1**

DER TRIPLE-M BAND 1
VORKLINIK

Markante
Merkhilfen für
Mediziner

1

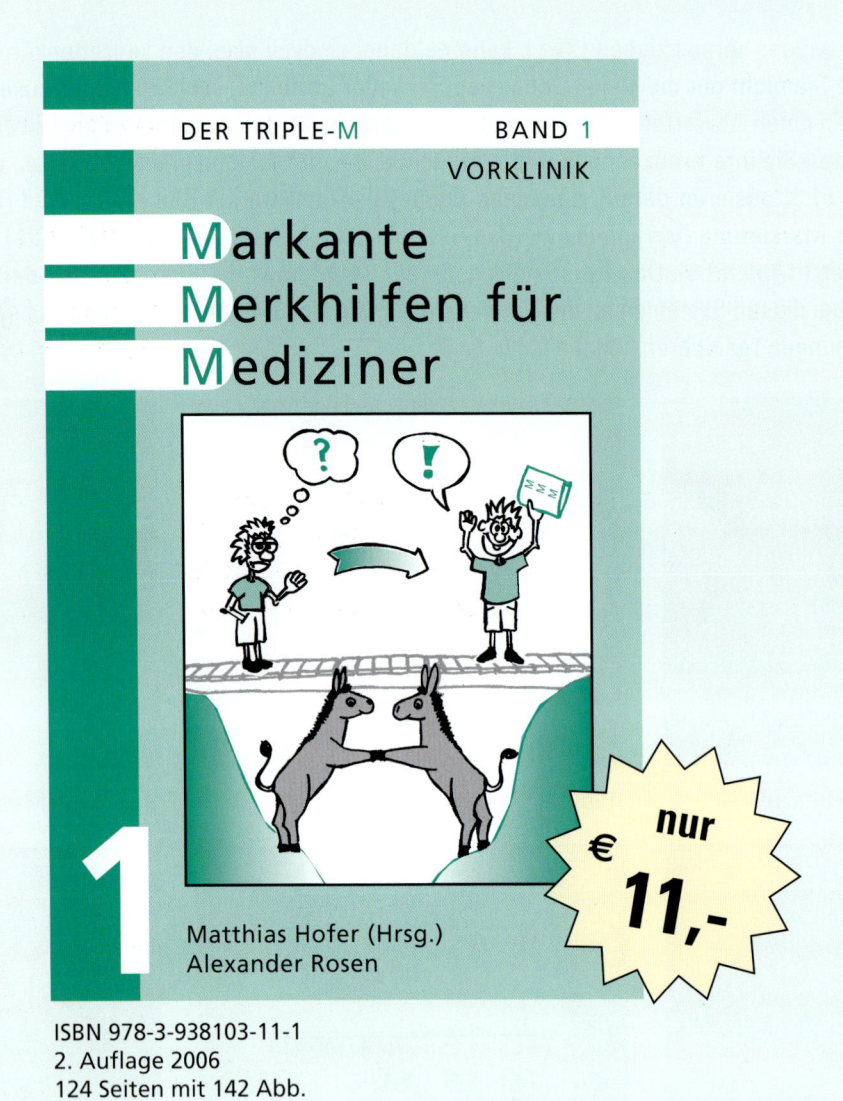

Matthias Hofer (Hrsg.)
Alexander Rosen

ISBN 978-3-938103-11-1
2. Auflage 2006
124 Seiten mit 142 Abb.

nur € 11,-

Einprägsame Merksprüche für die Vorklinik

- knappe und prägnante „Eselsbrücken" zur (Neuro-) Anatomie, Physiologie, Biochemie und Histologie
- speziell ausgerichtet auf typische Verständnisprobleme in den Prüfungen
- besonders für visuelle Lerntypen geeignet: Skizzen und Cartoons erhöhen den Lerneffekt

Erhältlich im Buchhandel oder über
www.didamed.de

DIDAMED Verlag GmbH

Arterielle Blutgasanalyse 10

Indikation
Eine arterielle Blutgasanalyse (BGA) dient u.a. zur Überprüfung der Gasaustauschfunktion der Lunge und wird vor allem bei respiratorisch insuffizienten und generell bei beatmeten Patienten durchgeführt, um die Beatmungsparameter richtig einzustellen bzw. dem aktuellen Bedarf anzupassen. Dafür werden die Partialdrücke von Sauerstoff (pO_2), von Kohlendioxid (pCO_2) und der Sauerstoffsättigung (sO_2) bestimmt.
Zusätzlich kann der Säure-Base-Haushalt mit Hilfe des pH-Wertes, der Konzentration des Standardbikarbonats (HCO_3^-) und des Basenüberschusses (Base, BE) auf eine eventuelle Entgleisung überprüft werden. Die meisten Messgeräte liefern außerdem die Konzentration der Elektrolyte Natrium (Na^+), Kalium (K^+), Calcium (Ca^{++}) und Chlorid (Cl^-) gleich mit. Die Referenzbereiche für die wichtigsten BGA-Parameter sind in der Tab. 53.1 aufgelistet (vgl. S. 115/120), variieren allerdings von Labor zu Labor.

Vorbereitung
Wenn Ihr Patient beatmet ist und bereits eine arterielle Verweilkanüle angelegt worden ist (vgl. Kap. 19), benötigen Sie lediglich einige Tupfer (**A**), einen sterilen Verschlussstöpsel (**B**), eine heparinisierte BGA-Spritze (**C**) und eine normale 2- oder 5 ml Spritze (**D**) zur Aspiration (Abb. 53.2). Heparinisierte Spritzen sind entweder im Fachhandel erhältlich oder können auch von Ihnen selbst hergestellt werden, indem Sie in einer Spritze steril etwas Heparinlösung aufziehen und diese wieder verwerfen, damit die Innenflächen der Spritze mit Heparin benetzt sind.

Sauerstoff-Partialdruck	pO_2	75 - 98 mm Hg 10 - 13 k Pa
Kohlendioxid-Partialdruck	pCO_2	35 - 45 mm Hg 4.7 - 6.0 k Pa
Sauerstoff-Sättigung	sO_2	95 - 97 %
pH	pH	7.38 - 7.42
Standardbikarbonat	HCO_3^-	20 - 28 mmol/l
Basenabweichung	BE	-2 - +2 mmol/l
Natrium	Na^+	135 - 150 mmol/l
Kalium	K^+	3.5 - 5.0 mmol/l
Calcium	Ca^{++}	2.2 - 2.6 mmol/l
Chlorid	Cl^-	98 - 112 mmol/l

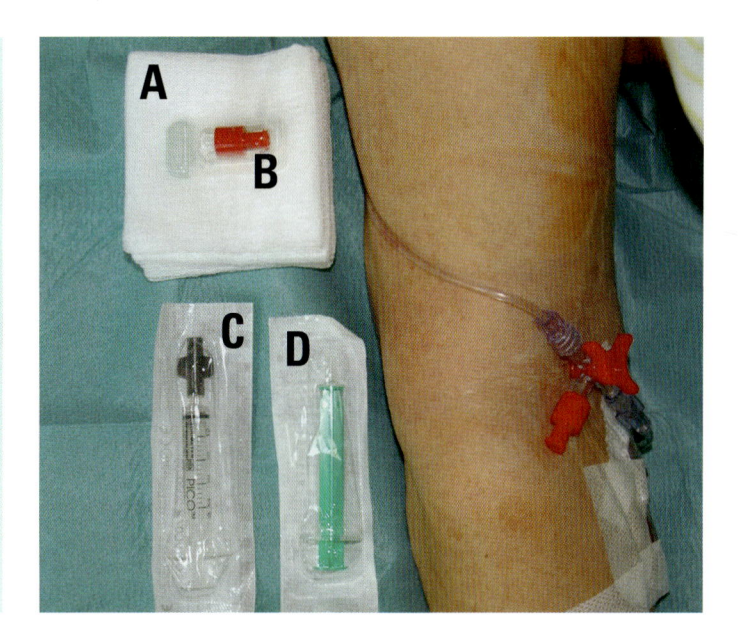

Tab. 53.1 Referenzwerte für eine BGA [10.1]

Abb. 53.2 Vorbereitung

Kontraindikationen
Wenn der Patient keine arterielle Verweilkanüle hat, müssen Sie daher die A. radialis (vgl. Kap. 19) oder die A. femoralis punktieren. Hierbei sind eine hämorrhagische Diathese, eine Antikoagulantientherapie oder eine Hautinfektion an der beabsichtigten Punktionsstelle mögliche Kontraindikationen.

Komplikationen
Muss eine der beiden vorgenannten Arterien punktiert werden, besteht in der Leiste in der Regel eine größere Infektionsgefahr. Daher wird von einer Punktion der A. femoralis eher abgeraten, zumal sich die Kompression nach der Punktion hier schwieriger gestalten kann als an der A. radialis. Daher entsteht inguinal eher ein postpunktionelles Hämatom als radial. Insgesamt wird daher die Punktion der A. radialis an der nicht-dominanten Hand vorgezogen.
Führen Sie zur Sicherheit vor der Punktion der A. radialis den „Allen-Test" durch (vgl. S. 116), um eine ausreichende Kollateralisation über die A. ulnaris im Fall einer Thrombosierung der A. radialis sicherzustellen. Ist es jedoch durch die mechanische Irritation der Nadel nur zu einem Gefäßspasmus mit Abblassen der Haut gekommen, kann eine Injektion von 10-20 mg 1%iger Lidocainlösung über die noch liegende Nadel diesen arteriellen Spasmus beseitigen.

10 Arterielle Blutgasanalyse (BGA)

Blutabnahme aus Verweilkanüle
Bevor Sie mit der Blutabnahme aus einer arteriellen Verweilkanüle beginnen, ist es ratsam, den akustischen Alarm vorübergehend auszuschalten ( ), da die arterielle Druckkurve während der Blutentnahme ja nicht korrekt gemessen werden kann **(Abb. 54.1)**. So vermeiden Sie auf Intensivstationen eine unnötige Beunruhigung Ihrer Kollegen. Dann ziehen Sie Handschuhe an, drehen den roten Verschluss gegen den Uhrzeigersinn ab (in **Abb. 54.2**), setzen die normale Spritze auf und stellen den Dreiwegehahn ( ) in die Position (vgl. S. 13), in der die Verbindung zum Druckwandler blockiert ( ) und zur A. radialis des Patienten geöffnet ( ) ist **(Abb. 54.3)**.

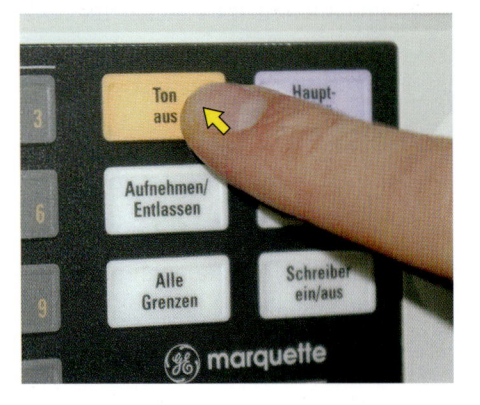

Abb. 54.1 Alarm ausschalten

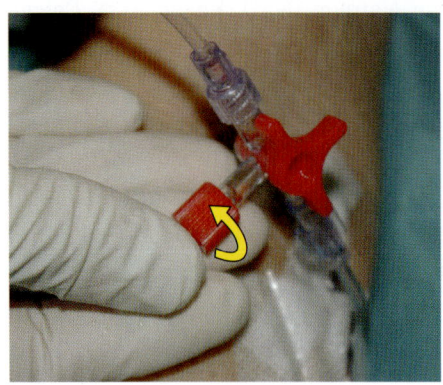

Abb. 54.2 Verschluss abdrehen

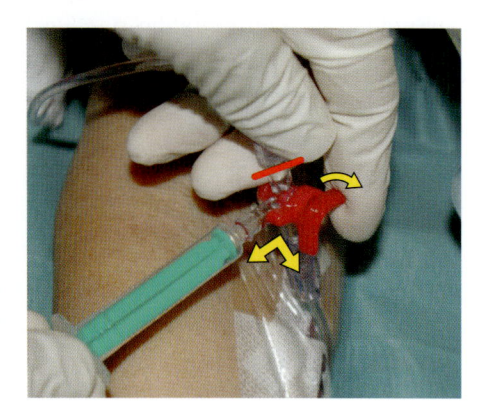

Abb. 54.3 1. Spritze aufsetzen

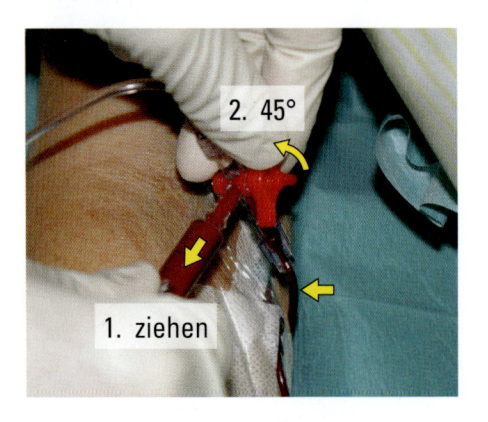

Abb. 54.4 NaCl-Lösung heraus

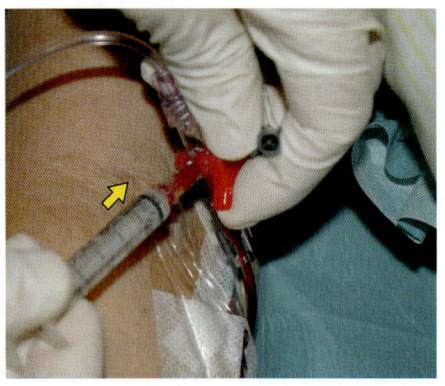

Abb. 54.5 2. Spritze aufsetzen

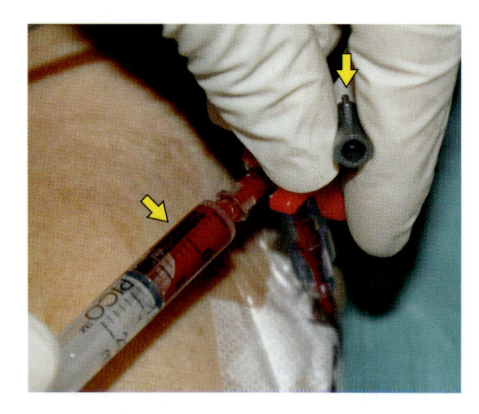

Abb. 54.6 Blutaspiration

Nun ziehen Sie aus dem Schlauch vom Dreiwegehahn bis zur A. radialis die darin enthaltene Kochsalzlösung heraus ( ), bis deutlich Blut ohne Untermischung ( ) nachgeströmt ist und verschließen kurz den Dreiwegehahn wieder in 45°-Position **(Abb. 54.4)**. Die erste Spritze wird verworfen und die zweite, heparinisierte Spritze aufgesetzt (in **Abb. 54.5**). Anschließend aspirieren Sie die Blutprobe ( ) für die BGA **(Abb. 54.6)**, schließen den Dreiwegehahn und entfernen durch Beklopfen ( ) etwaige Luftblasen, damit die sO_2 nicht verfälscht wird **(Abb. 54.7)**. Erst danach setzen Sie die graue Verschlusskappe (in **Abb. 54.6**) oder einen Verschlussstöpsel auf die Probenspritze. Stellen Sie dann den Dreiwegehahn so ein, dass eine Verbindung ( ) zwischen dem Druckwandler und dem Aspirationsschenkel entsteht **(Abb. 54.8)**.

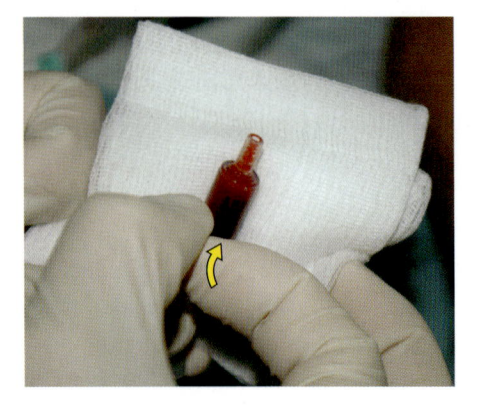

Abb. 54.7 Luft ggfs. entfernen

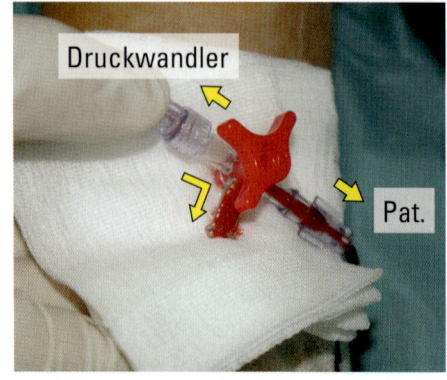

Abb. 54.8 3-Wegehahn einstellen

Arterielle Blutgasanalyse (BGA) 10

Dann betätigen Sie das Spülventil ( ) hinter dem Bett des Patienten (Abb. 55.1) und spülen die Blutreste aus dem Dreiwegehahn ( ) z.B. auf eine Kompresse (Abb. 55.2). Anschließend drehen Sie den Dreiwegehahn wieder um 90° ( ) und spülen auf die gleiche Weise die Leitung vom Dreiwegehahn zur Verweilkanüle. Zum Abschluss desinfizieren Sie den offenen Schenkel des Dreiwegehahns (Abb. 55.3) und verschließen ihn im Uhrzeigersinn ( ) mit einem neuen, sterilen Stöpsel (Abb. 55.4).

Die meisten Alarmunterbrechungen sind automatisch auf einen kurzen Zeitraum limitiert – falls dies bei Ihnen nicht der Fall sein sollte oder das Zeitintervall zu lange dauert, denken Sie daran, den akustischen Alarm für die arterielle Druckmessung wieder zu aktivieren (Abb. 55.5).

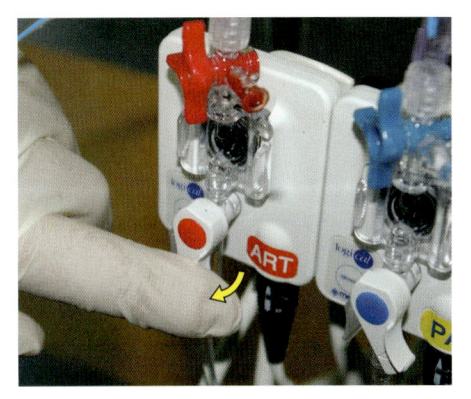

Abb. 55.1 Spülventil betätigen

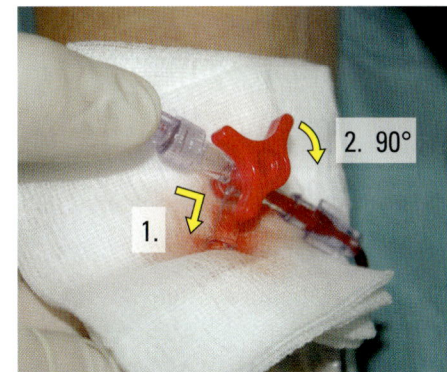

Abb. 55.2 3-Wegehahn spülen

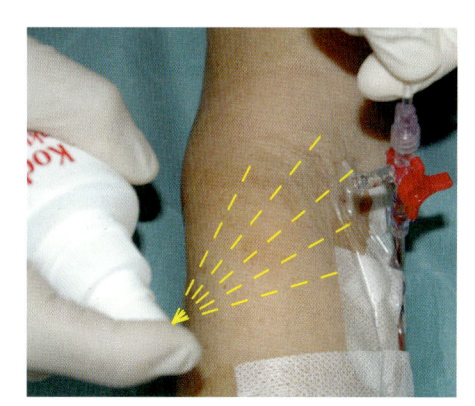

Abb. 55.3 Desinfektion

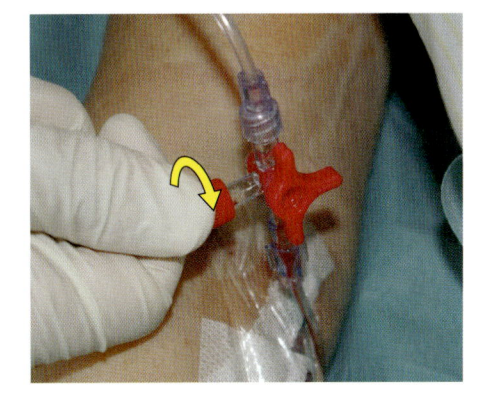

Abb. 55.4 neuer Verschluss

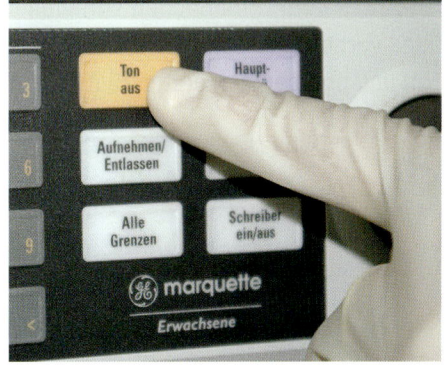

Abb. 55.5 Alarm aktivieren

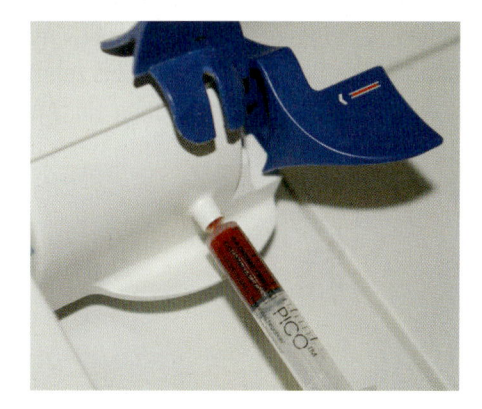

Abb. 55.6 Spritze aufstecken

Nun gehen Sie ohne Verzögerung zum Messgerät und stecken dort die Spritze mit der Blutprobe auf (Abb. 55.6). Sobald Sie auf „Start" gedrückt haben (Abb. 55.7), ziehen die meisten Geräte die benötigte Blutmenge ein und Sie können die Box-Nr. oder die ID-Daten des Patienten eingeben (Abb. 55.8). Dann entfernen ( ) Sie die Spritze (Abb. 55.9) und ...

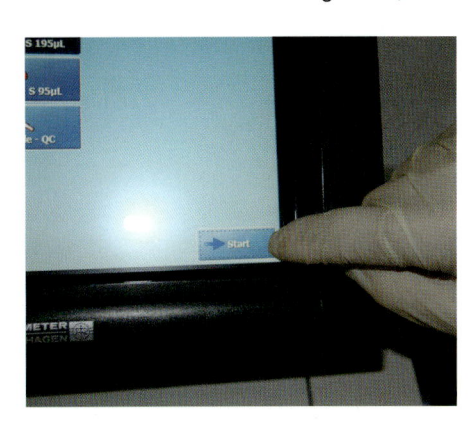

Abb. 55.7 Gerät starten

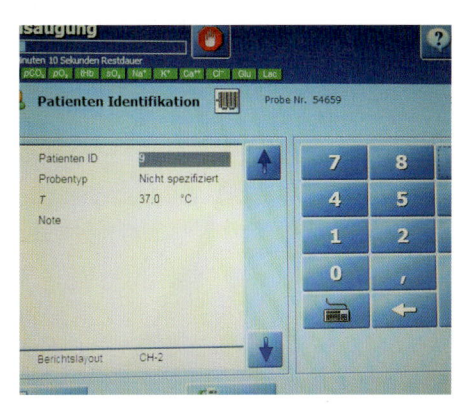

Abb. 55.8 Eingabe ID-Daten

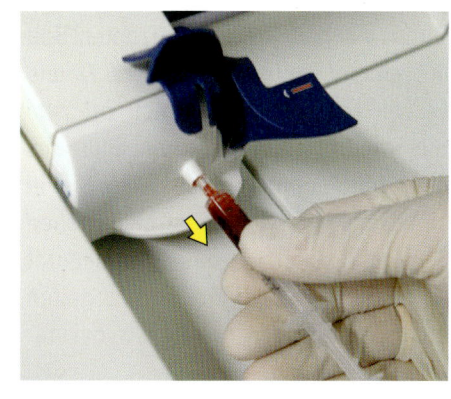

Abb. 55.9 Spritze abziehen

10 Arterielle Blutgasanalyse (BGA)

... schließen (⬇) den Deckel wieder (Abb. 56.1). Bereits nach kurzer Zeit wird Ihnen das Ergebnis der BGA entweder auf dem Monitor angezeigt (Abb. 56.2) und / oder auf einem Zettel ausgedruckt (Abb. 56.3), den Sie nach Ihrer Befundung am besten direkt in der Patientenkurve abheften oder aufkleben. Hinweise zur Interpretation von BGA-Messergebnissen finden Sie auf der Seite 53 und 120.

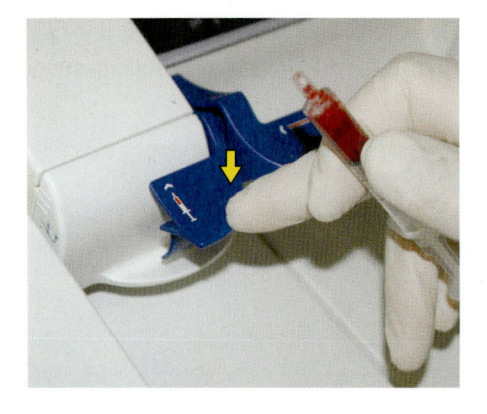

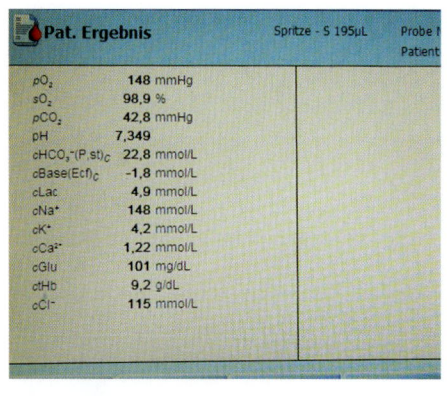

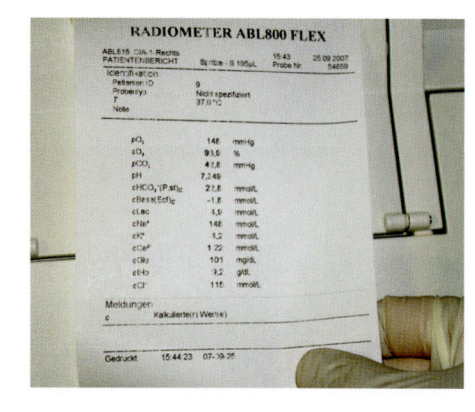

Abb. 56.1 Deckel schließen

Abb. 56.2 Monitoranzeige

Abb. 56.3 Ergebnisausdruck

Wenn Ihr Patient jedoch keine arterielle Verweilkanüle hat, können Sie entweder mit Hilfe einer Glaskapillare eine gemischt-venöse BGA aus dem Ohrläppchen entnehmen oder die A. radialis der nicht-dominanten Hand punktieren (vgl. S. 57). Von einer Punktion der A. femoralis wird dagegen eher abgeraten (vgl. S. 53).

Wenn Sie eine kapilläre, gemischt-venöse BGA aus dem Ohrläppchen vornehmen möchten, ist es zweckmäßig, die Durchblutung des Ohrläppchens fünf bis zehn Minuten vorher mit einer durchblutungsfördernden Salbe zu erhöhen (Abb. 56.4). Dann stechen Sie in das Ohrläppchen ein (Abb. 56.5) und pressen den ersten Blutstropfen heraus (Abb. 56.6).

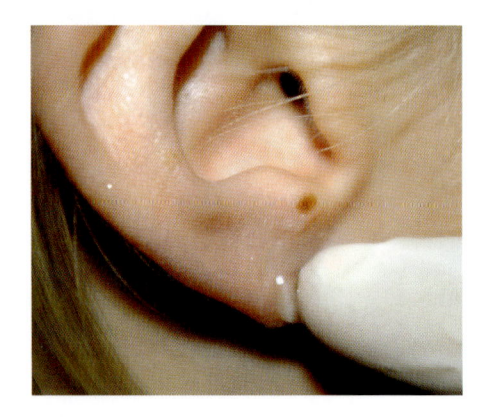

Abb. 56.4 Perfusionsförderung

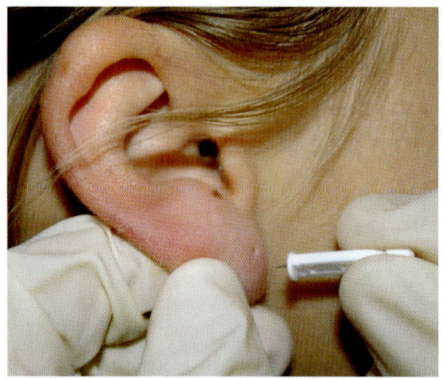

Abb. 56.5 Einstich

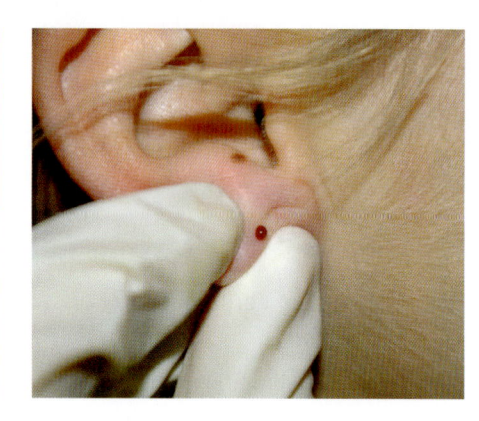

Abb. 56.6 Blut heraus pressen

Dann wischen Sie den 1. Tropfen Blut mit einem Tupfer ab (Abb. 56.7) und verwerfen ihn. Erst danach pressen Sie wieder einige Tropfen Blut aus dem Ohrläppchen heraus, die Sie in eine Glaskapillare blasenfrei aufziehen (⬉) und sofort in das Analysegerät eingeben (Abb. 56.8). Hierbei gelten etwas andere Normwerte als bei der arteriellen Entnahme.

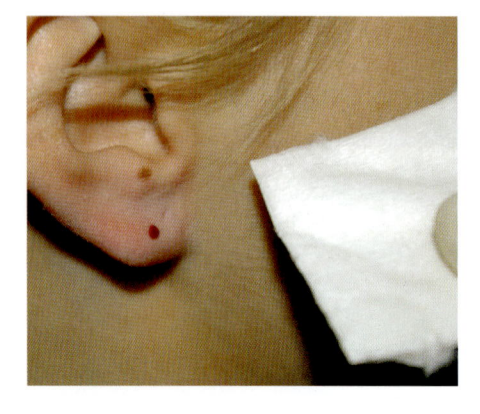

Abb. 56.7 1. Tropfen abwischen

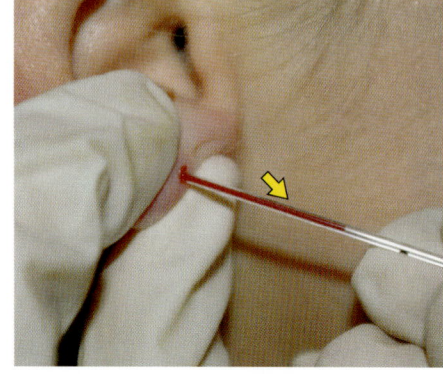

Abb. 56.8 Probe nehmen

Arterielle Blutgasanalyse (BGA) 10

Punktion der A. radialis

Wenn keine arterielle Verweilkanüle angelegt wurde und im Einzelfall die Aussagekraft einer gemischt-venösen BGA aus dem Ohrläppchen (vgl. S. 56) nicht ausreicht, wird in der Regel eine A. radialis punktiert. Dafür werden folgende Dinge bereit gelegt (**Abb. 57.1**):

- **(A)** unsterile Handschuhe
- **(B)** dünne Punktionsnadel
- **(C)** heparinisierte Spritze
- **(D)** Desinfektionsspray
- **(E)** einige Tupfer
- **(F)** Klebestreifen für den späteren Druckverband

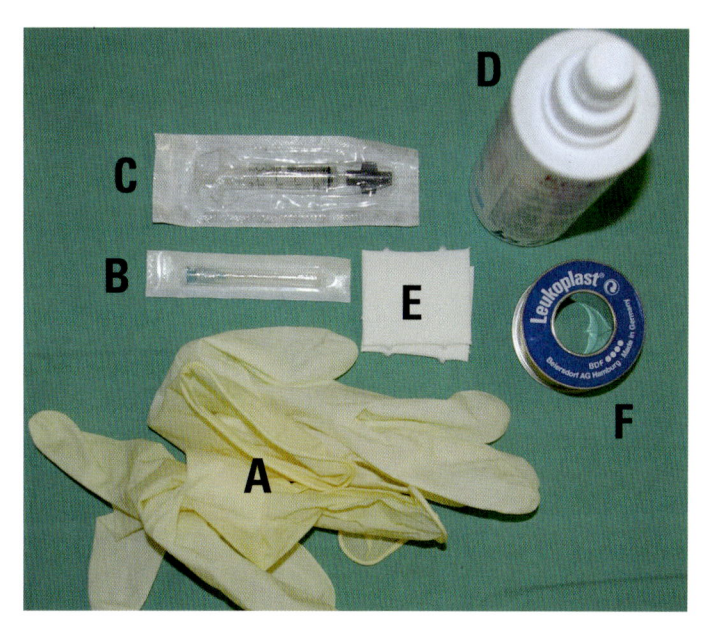

Abb. 57.1 Materialvorbereitung

Zunächst überprüfen Sie eine mögliche Kollateralisation über die A. ulnaris mit Hilfe des Allen-Tests (vgl. S. 116). Dann ertasten Sie ca. 5 cm proximal der Handwurzel den Verlauf der A. radialis (– – –) zwischen den gespreizten Mittel- und Zeigefinger Ihrer linken Hand (**Abb. 57.2**) und desinfizieren die Punktionsstelle (**Abb. 57.3**). Anschließend stechen Sie etwa in einem 30°-Winkel ein (⤹ in **Abb. 57.4**) und aspirieren (⤴) die Blutprobe (**Abb. 57.5**). Ziehen Sie nun die Nadel heraus (⇨) und komprimieren (⤵) sofort danach die Punktionsstelle (**Abb. 57.6**). Ein leichter Druckverband kann dann für ca. 10–15 Minuten angelegt werden (vgl. S. 66), um die Ausbildung eines Hämatoms zu verhindern (**Abb. 57.7**). Auch diese Blutprobe muss entlüftet (vgl. **Abb. 54.7**), verschlossen und zügig zum Analysegerät gebracht werden (vgl. S. 54/55).

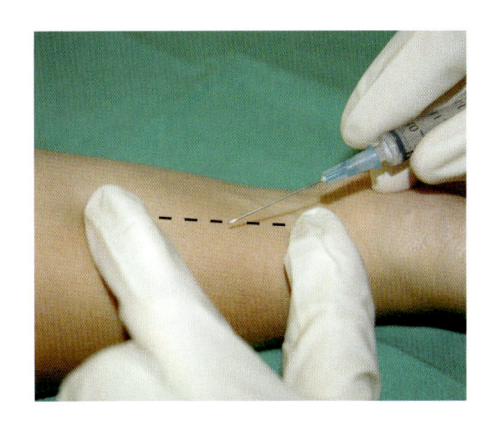

Abb. 57.2 Palpation der Arterie

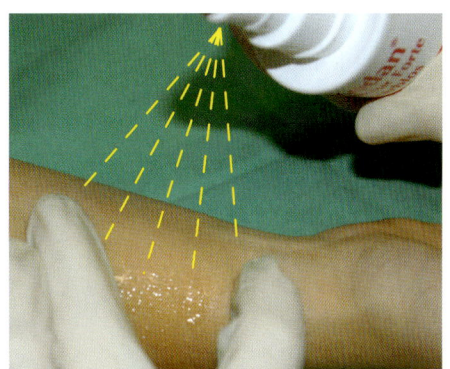

Abb. 57.3 Hautdesinfektion

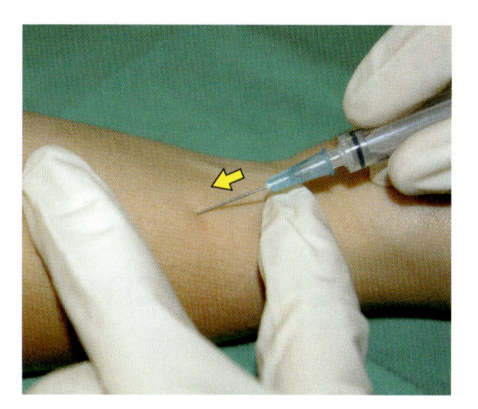

Abb. 57.4 Einstich im 30°-Winkel

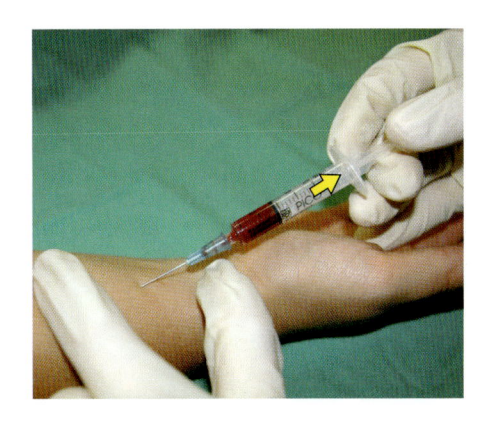

Abb. 57.5 Blutprobe entnehmen

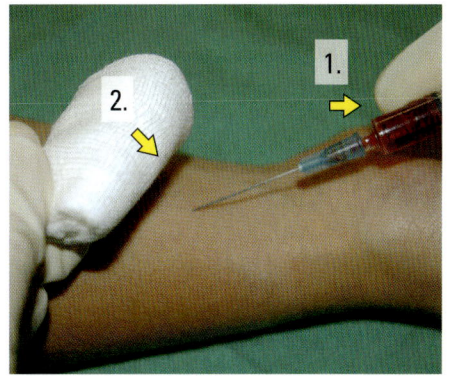

Abb. 57.6 Spritze entfernen

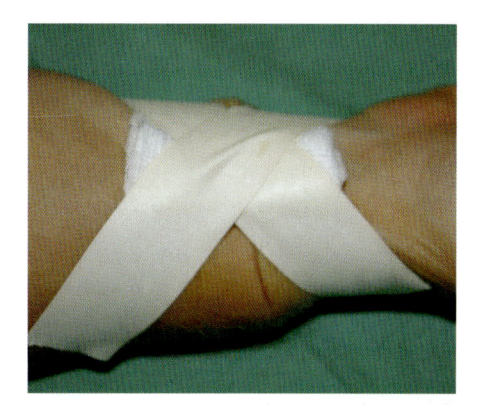

Abb. 57.7 Druckverband anlegen

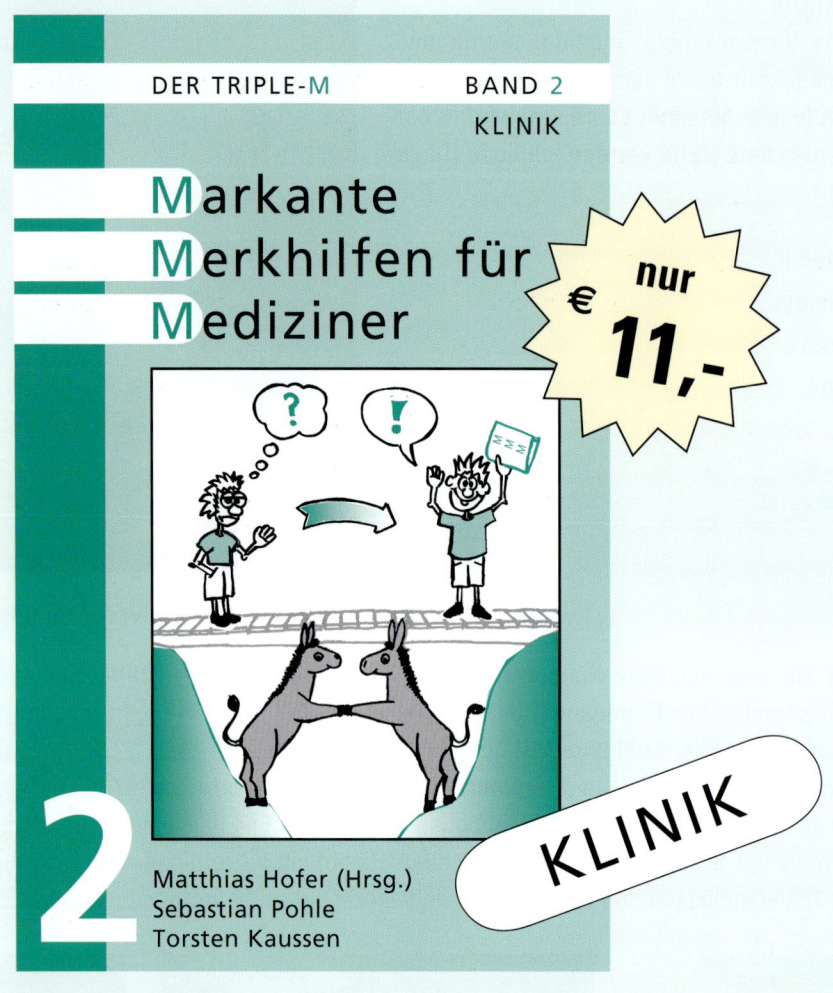

Markante Merkhilfen für Mediziner: **DER TRIPLE-M BAND 2**

DER TRIPLE-M BAND 2
KLINIK

Markante
Merkhilfen für
Mediziner

nur € 11,-

2
Matthias Hofer (Hrsg.)
Sebastian Pohle
Torsten Kaussen

KLINIK

ISBN 978-3-938103-10-4
2. Auflage 2006
268 Seiten mit 136 Abb.
11,- € (D), 12,90 € (A)

Merksprüche und Eponyme für die Klinik

- prägnante Merksprüche zu schwierigen Themen der Mikrobiologie, Pharmakologie, Hämatologie, allen Fachgebieten der Inneren Medizin, der operativen Fächer, Neurologie, etc.

- kurze und prägnante Erklärungen zu über 400 medizinischen Syndromen und Eponyme (Eigennamen), die oft in Staatsexamina / Facharztprüfungen abgefragt werden

- witzige Cartoons erhöhen den Lerneffekt und erleichtern das Behalten

Erhältlich im Buchhandel oder über
www.didamed.de

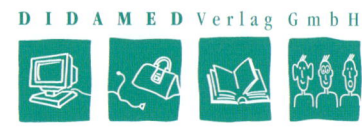

DIDAMED Verlag GmbH

Venenpunktion – Blutabnahme 11

Indikation
Der Stich einer Venenpunktion stellt streng genommen eine Körperverletzung dar, die daher das Einverständnis des erwachsenen Patienten, bei Kindern das des Erziehungsberechtigten bzw. das angenommene Einverständnis bei bewusstlosen Patienten (z.B. bei vitaler Indikation) voraussetzt. In Einzelfällen kann auch bei stationären Patienten die tatsächlich notwendige Häufigkeit von Laborwertkontrollen durchaus kontrovers diskutiert werden.

Relative Kontraindikationen
Eine gewisse Vorsicht ist geboten bei Patienten mit Blutgerinnungsstörungen und unter Antikoagulantientherapie (Kontrolle der Gerinnungsparameter) wegen möglicher Blutungsfolgen. Besonders bei immungeschwächten Patienten besteht Infektionsgefahr bei Hautinfektionen an der beabsichtigten Punktionsstelle.

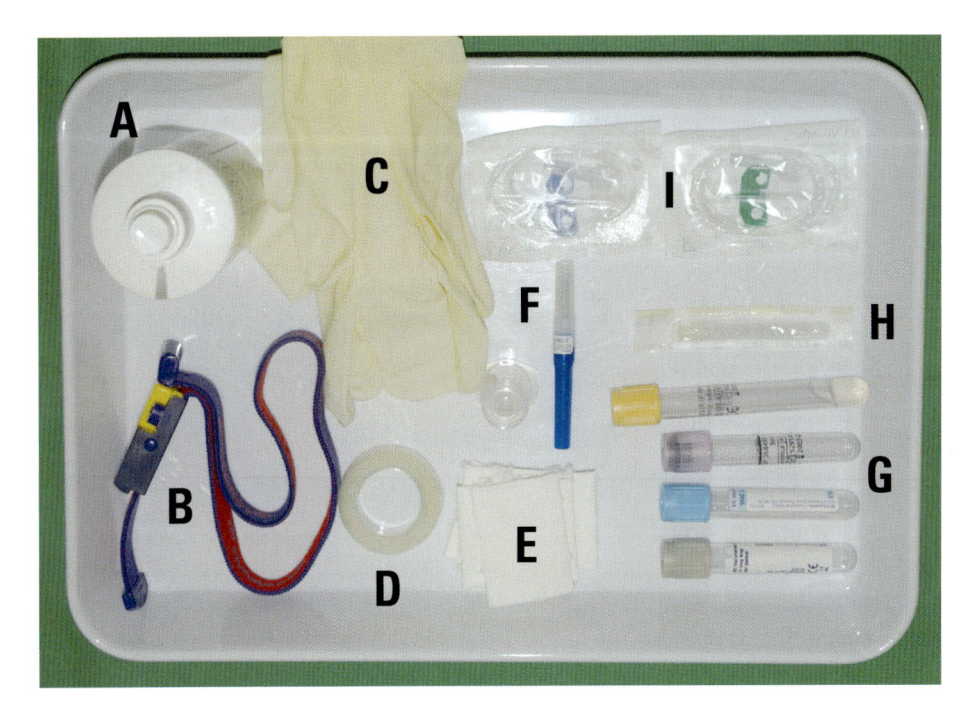

Vorbereitung des Tabletts
Auf dem Tablett werden diese Dinge bereitgelegt (Abb. 59.1):

- **(A)** Desinfektionsspray
- **(B)** Stauschlauch
- **(C)** unsterile Handschuhe
- **(D)** Klebeband für Kompression
- **(E)** einige Tupfer
- **(F)** Vakutainer-Adapter / -Nadel
- **(G)** Vakuumröhrchen (bereits mit Namen-Aufklebern)
- **(H)** Kanülen
- **(I)** 2 Butterfly-Nadeln

Abb. 59.1 Materialvorbereitung

Wenn absehbar ist, dass beim betroffenen Patienten nur gelegentliche Blutabnahmen erfolgen werden, kann direkt in der Ellenbeuge punktiert werden, da sich hier häufig leicht zugängliche und gut in der Subcutis verankerte Venen finden lassen. Bei stationären Patienten mit häufigen Punktionen kann es dagegen sinnvoll sein, den Punktionsort schrittweise von distal (z.B. Handrücken) nach proximal zu wählen, damit kleinere Hämatome oder passagere Thrombosen spätere Punktionsversuche nicht limitieren. Alternativ kann natürlich auch die Blutentnahme über Venenverweilkanülen (vgl. Kap. 12) und über ZVK erfolgen (vgl. Kap. 17), allerdings mit der Gefahr von Verfälschungen einzelner Bestimmungsparameter (s. dort).

Mögliche Komplikationen
Erfolgt die Punktion einer Vene nicht nur zur Blutabnahme, sondern zur i.v.-Injektion eines Medikaments, besteht die Gefahr einer versehentlichen, intraarteriellen Injektion: Einige Medikamente können dann zu einem Vasospasmus der Arterienwand mit entsprechender Perfusionsminderung bis hin zur Nekrosegefahr führen. Oft treten dabei schlagartige Schmerzen auf, die der Patient natürlich artikuliert. Ziehen Sie in diesem Fall die Kanüle nicht aus der Arterie heraus, damit sofort Gegenmittel in das arterielle Lumen injiziert werden können.
Weniger gefährlich sind postpunktionelle Hämatome in der Subkutis, die meistens erst nach Entfernung der Nadel durch fehlerhafte oder zu kurzfristige Kompression der Punktionsstelle verursacht werden (vgl. S. 65).

11 Venenpunktion – Blutabnahme

Die verschiedenen Größendurchmesser der jeweiligen Punktionsnadeln sind in **Abb. 60.1** aufgeführt. Die in Westeuropa am häufigsten verwendeten Vakuumröhrchen sind für jeweils verschiedene Tests gedacht und enthalten z.B. auch gerinnungsaktive Zusatzlösungen für die Bestimmung der Gerinnungswerte der Patienten **(Abb. 60.2)**. Eventuell variieren jedoch die hier gezeigten Farben gegenüber den bei Ihnen üblichen Röhrchen oder Punktionsnadeln.

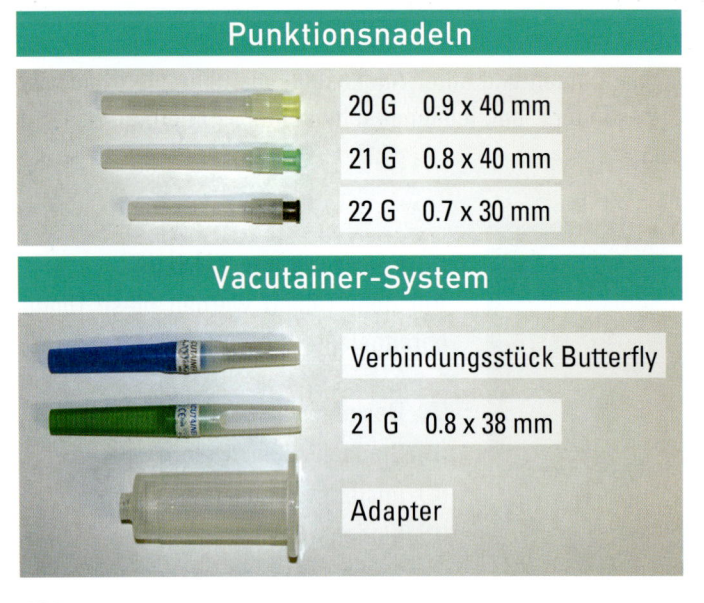

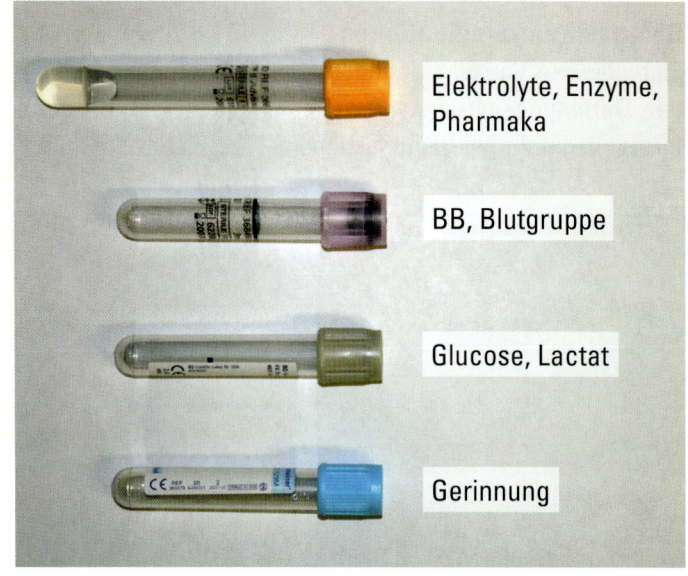

Punktionsnadeln

20 G	0.9 x 40 mm
21 G	0.8 x 40 mm
22 G	0.7 x 30 mm

Vacutainer-System

Verbindungsstück Butterfly	
21 G	0.8 x 38 mm
Adapter	

Abb. 60.1

- Elektrolyte, Enzyme, Pharmaka
- BB, Blutgruppe
- Glucose, Lactat
- Gerinnung

Abb. 60.2

Vorbereitung der Venenpunktion

Bevor Sie an den Patienten mit Ihrem Punktionstablett herantreten, ist es sehr sinnvoll, sich je nach Anzahl der beabsichtigten Blutabnahmen noch im Stationszimmer kurze Notizen zu machen, welche Werte beim Patienten „X" oder „Y" jeweils aus welchem Grund kontrolliert werden sollen. Dann sind Sie für berechtigte Rückfragen der Patienten vorbereitet und können dazu adäquat Auskunft geben.

Im Regelfall werden Ihnen bereits die jeweils zu füllenden Röhrchen gruppiert für die einzelnen Patienten vorbereitet worden sein **(Abb. 60.3)**. Überprüfen Sie unbedingt, dass die Röhrchen mit den korrekten Namensaufklebern versehen worden sind, um spätere Verwechslungen oder eventuell folgenreiche Fehlbestimmungen zu vermeiden. Häufig bietet es sich an, in der Ellenbeuge zu punktieren, da hier oft großlumige Venen in der Subkutis liegen und die Dichte sensibler Nervenfasern geringer ist als z.B. an der Hand. Wenn Sie also in der Ellenbeuge punktieren möchten, ertasten Sie bei jedem Patienten vorher den Verlauf und die Tiefe der A. brachialis **(Abb. 60.4)**: Die oberflächliche Verlaufsvariante dieser Arterie ist nicht so selten und kann bei versehentlicher Punktion später umfangreiche Hämatome verursachen **(Abb. 60.5)**.

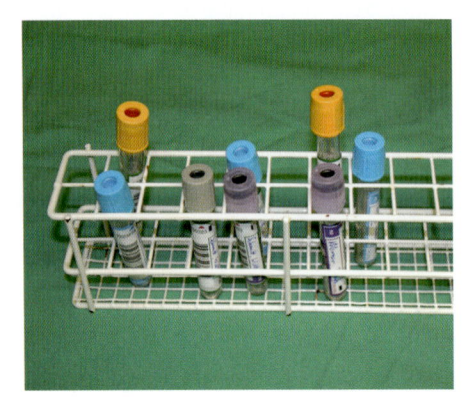

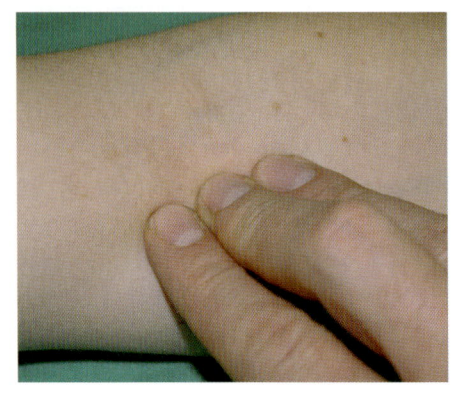

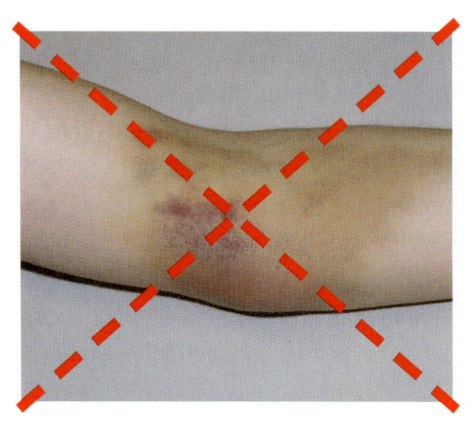

Abb. 60.3   **Abb. 60.4**   **Abb. 60.5**

Venenpunktion – Blutabnahme 11

Übungskurs für Unerfahrene I

Für diejenigen, die noch nicht über ausreichende Übung in der Punktion von Venen verfügen, bietet es sich an, diese Fertigkeit erst einmal an Bananen, Äpfeln oder Apfelsinen zu simulieren und den Ablauf der Einzelschritte so lange zu üben, bis sie sich darin sicher fühlen:

So existieren z.B. mehrere Möglichkeiten, eine Spritze (oder ein Vacutainersystem) mit der Hand zu fixieren: Die **Abb. 61.1** zeigt für Rechtshänder das Halten der Spritze von oben zwischen dem Zeige- und Mittelfinger auf der Nadelseite (⇗) und dem Daumen am Stempel (⇙) der Spritze. Alternativ kann dies auch von der rechten Seite geschehen **(Abb. 61.2)**. Hierbei sollte sich jedoch maximal ein Finger (⇐) zwischen Spritze und Haut befinden, damit eine spitzwinklige bzw. flache Punktion der Haut noch möglich ist. Geraten dagegen zwei oder mehr Finger zwischen Spritze und Haut (⇖), wird der Punktionswinkel (∠) zu groß bzw. zu stumpf **(Abb. 61.3)**.

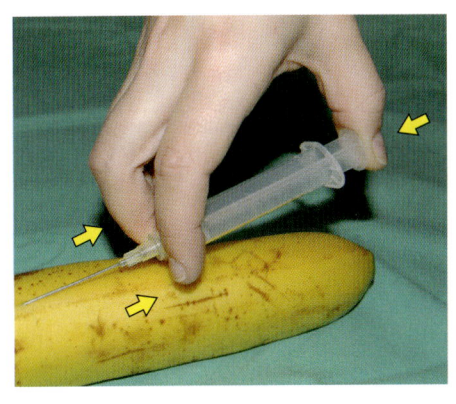

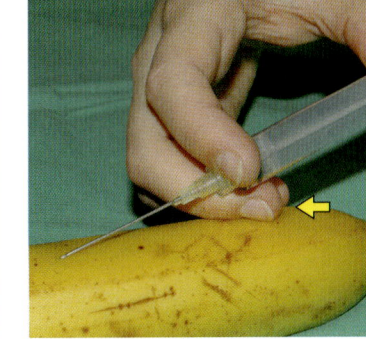

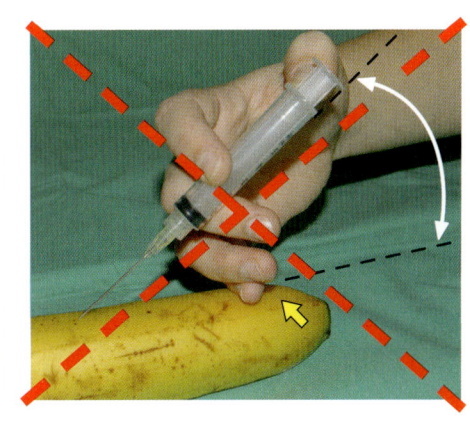

Abb. 61.1 mögliche Handhaltung

Abb. 61.2 Alternativhaltung

Abb. 61.3 Winkel zu stumpf

Wer ganz flachwinklig punktieren möchte, fixiert das Spritzensystem am Nadelende so (⇑), dass sich gar kein Finger mehr zwischen Haut und Spritze befindet **(Abb. 61.4)**. Andere Handhaltungen sind oft zu „wackelig" und erlauben keine sichere Nadelführung **(Abb. 61.5)**. Es ist daher vor allem für Anfänger sinnvoll, sich mit dem Mittel- oder Ringfinger auf der Haut des Patienten leicht abzustützen (⇐ in **Abb. 61.2**), um den kurzen Stechimpuls gezielter (und in seiner Länge dosierter) setzen zu können: Dieser Stechimpuls (⇐) sollte als kurze (2-5 mm), aber nicht zu langsame Bewegung durchgeführt werden **(Abb. 61.6)**, damit die Phase der Hautpenetration (⇓) später möglichst kurz gerät (geringere sensible Schmerzempfindung). Arbeiten Sie jedoch zu ruckartig, werden Sie merken, dass Sie häufiger zu tief einstechen.

Üben Sie es daher einige Male, bis es Ihnen sicher ohne Achsenabweichung gelingt. Dabei „spannen" Sie die Schale der Banane zu Übungszwecken mit Ihrem linken Daumen leicht in Gegenrichtung an (später beim Patienten nach distal, damit die Haut mit ihrer Eigenelastizität später nicht nachgibt, sondern schnell von der Nadel penetriert werden kann).

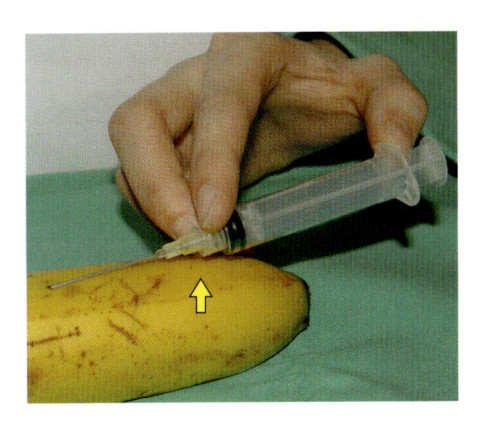

Abb. 61.4 Flacher Punktionswinkel

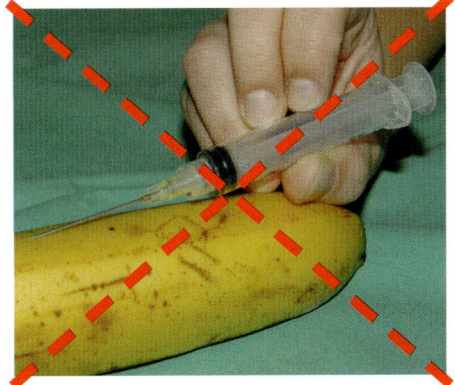

Abb. 61.5 ungünstiger Griff

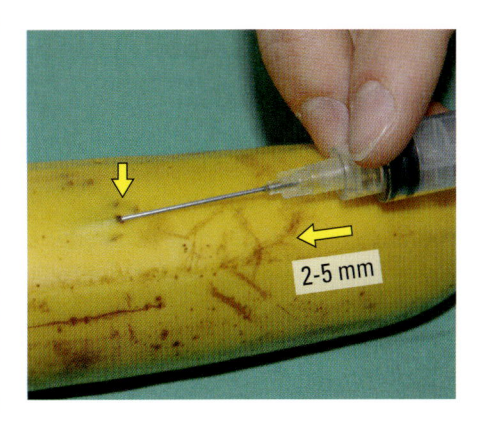

Abb. 61.6 Einstich und Vorschub

61

11 Venenpunktion – Blutabnahme

Übungskurs für Unerfahrene II

Bevor Sie den Stauschlauch anlegen, machen Sie sich kurz mit seinem Verschluss-System vertraut, um unnötig lange oder schmerzhafte Stauungen zu vermeiden. Auch das Anlegen der Staubinde will gelernt sein: Bei Punktionen in der Ellenbeuge wird der Stauschlauch üblicherweise in der Mitte des Oberarms angelegt – bei Punktionen z.B. am Handrücken am mittleren oder distalen Drittel des Unterarms. Unerfahrene klemmen gelegentlich die Haut des Patienten (⇦) mit ein, wenn sie die Staubinde enger ziehen **(Abb. 62.1)**, indem Sie den Gurt schräg oder tangential (↗) vom Arm wegziehen. Dies kann vermieden werden, indem Sie mit der einen Hand den Arm nach unten fixieren (⇩⇩) und mit der anderen Hand das freie Ende der Staubinde so vom Arm wegziehen (↖), dass sich unter Zug ein freies Dreieck (△) bildet **(Abb. 62.2)**.

Der Staudruck sollte sich lediglich leicht unterhalb des diastolischen Blutdrucks befinden (falls Sie als Alternative eine Blutdruckmanschette verwenden), den arteriellen Einstrom also nicht behindern. Da es einige Zeit dauert, bis sich die Armvenen aufstauen, nutzen Sie die Zeit zur flächig-deckenden Hautdesinfektion **(Abb. 62.3)**. Dafür reichen 30 Sekunden aus, in denen Sie ihr Punktionsbesteck zusammenstecken und (unsterile) Schutzhandschuhe anziehen können (s.u.).

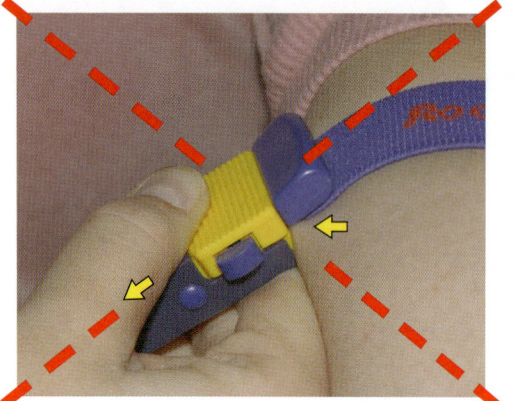

Abb. 62.1 Haut nicht einklemmen!

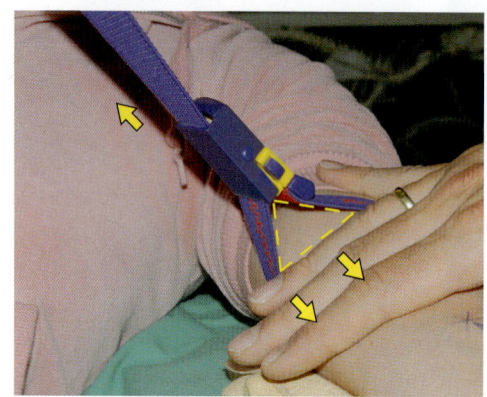

Abb. 62.2 freies Dreieck unter Zug

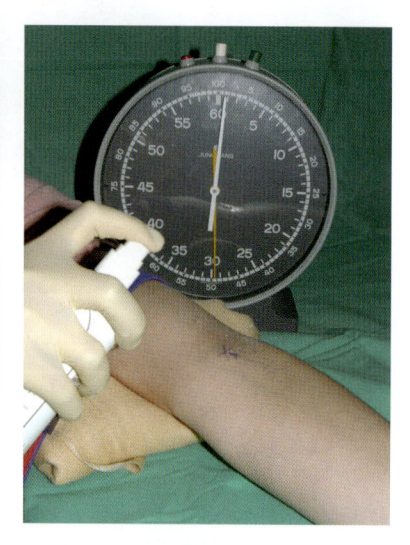

Abb. 62.3 30 Sek. Desinfektion

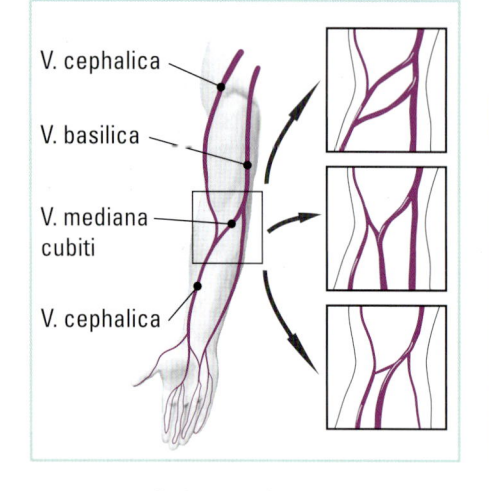

Abb. 62.4 Anlagevarianten

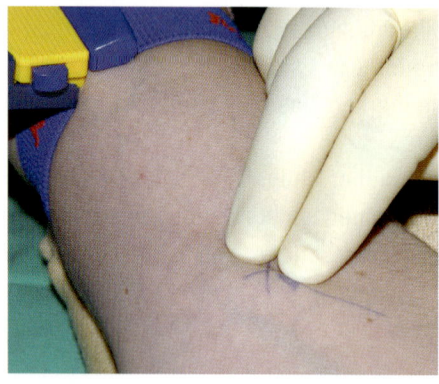

- V. cephalica
- V. basilica
- V. mediana cubiti
- V. cephalica

Abb. 62.5 Palpation der Vene

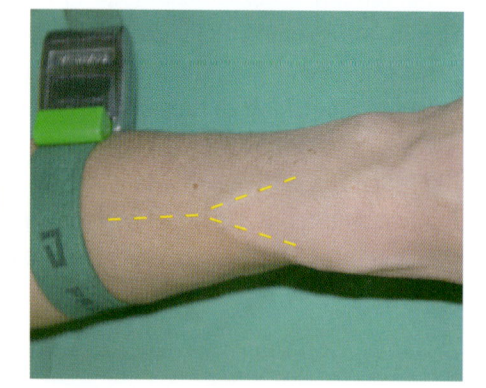

Abb. 62.6 Y-artiger Verlauf

Wahl der Punktionsstelle

Am häufigsten ist die Punktion in der Ellenbeuge in die V. mediana cubiti oder V. basilica praktikabel. Hier existieren einige Verlaufsvarianten der subkutanen Venen, die Sie entweder schon visuell erfassen oder palpatorisch identifizieren können **(Abb. 62.4)**. Tasten Sie den typischen federnd-weichen Widerstand eines offenen Venenlumens im Gegensatz zum harten Strang der Beugesehne des M. biceps brachii **(Abb. 62.5)**. Am Unterarm oder der Hand empfehlen sich Zusammenflüsse zweier Venen, die „Y"-artig geformt sind **(Abb. 62.6)**. Wischen Sie dann mit Hilfe eines Tupfers einmal den nassen Film des Desinfektionsmittels von der beabsichtigten Punktionsstelle ab. Danach sollte die Haut an dieser Stelle nicht mehr berührt werden.

Venenpunktion – Blutabnahme

Zusammenstecken des Punktionssystems

Bei Vacutainer-Systemen drehen Sie zunächst die milchig-weiße Kappe des Verbindungsstücks ab, stecken dieses Ende in die Halterung (⇐ in **Abb. 63.1**) und drehen es im Uhrzeigersinn (↻) fest **(Abb. 63.2)**. Denken Sie daran, dass sich unter dem dunkelgrauen Dichtungsgummi (⇓ in **Abb. 63.1**) ebenfalls eine Nadel befindet, die wenig später die Gummiverschlüsse der Einzelröhrchen durchbohren soll (und nicht Ihren Finger). Alternativ stecken Sie das Anschlussstück der Butterflykanüle auf (⇒⇐ in **Abb. 63.3**).

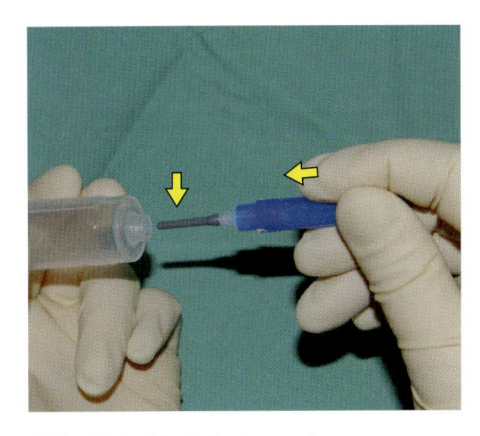

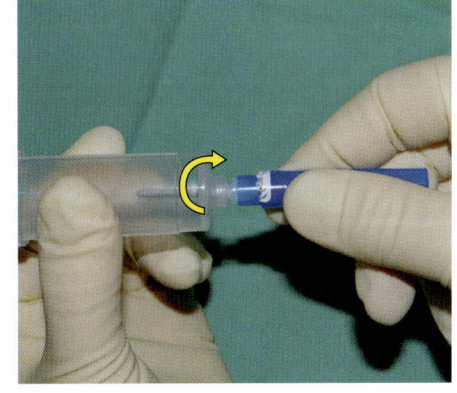

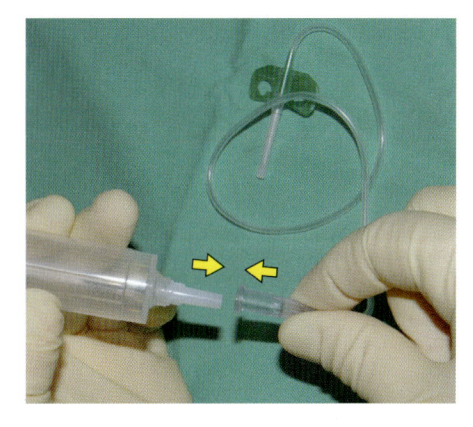

Abb. 63.1 Nadel einstecken …

Abb. 63.2 … und festdrehen

Abb. 63.3 oder aufstecken

Die Butterflykanülen sind zwar etwas teurer, erleichtern jedoch insbesondere dem Anfänger den Röhrchenwechsel im Vergleich zu konventionellen Punktionsnadeln mit Sarstedt-Monovetten **(Abb. 63.4)**, wenn diese direkt an der Punktionsnadel auf- und abgedreht werden: Dabei kann es bei Ungeübten etwas leichter zu einer unbeabsichtigten Verlagerung der Kanülenspitze oder zum versehentlichen Durchstechen der Vene kommen. Alternativ können auch Sarstedt-Monovetten mit Hilfe eines Adapters (↘) an Butterfly-Schläuche angeschlossen werden.

Reißen Sie vor Beginn der Punktion einen Pflasterstreifen von der Rolle, den Sie evtl. zur späteren Fixierung des Butterflys oder der Tupfer benötigen werden (s. S. 66).

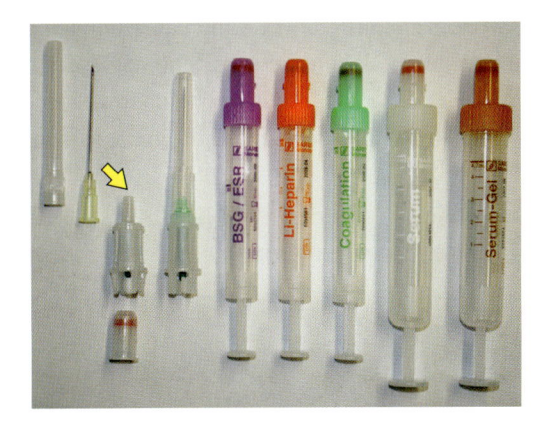

Abb. 63.4 Sarstedt-Monovetten

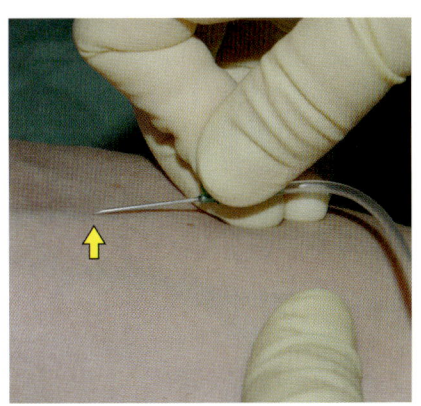

Abb. 63.5 flacher Winkel

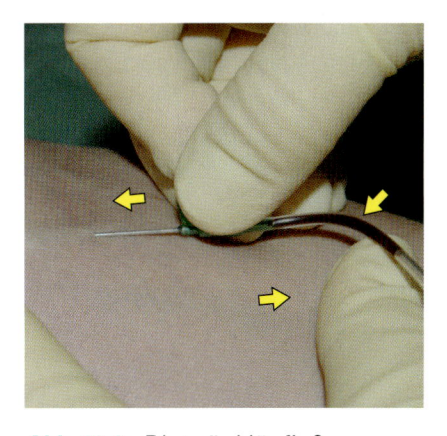

Abb. 63.6 Blut rückläufig?

Die eigentliche Punktion

Am besten nehmen Sie eine sitzende Position ein und der Patient legt den Arm gestreckt auf eine Unterlage (Tisch oder Bett). Einmalunterlagen oder Zellstoff verhindern Blutflecken auf Kleidung oder Bettwäsche. Die Handhaltung konventioneller Nadeln wurde bereits auf Seite 61 beschrieben. Butterflykanülen hält man an ihren flexiblen „Flügelchen", die nach oben zusammengeklappt werden. Dadurch werden sehr flache Punktionswinkel **(Abb. 63.5)** ermöglicht. Unabhängig vom verwendeten Nadeltyp zeigt der offene Schliff der Nadel dabei nach oben (⇑) von der Haut weg. Bei der Punktion spannt der Daumen der linken Hand die Haut nach distal (⇒), damit die Nadelspitze leichter die Haut penetrieren kann – anschließend sticht man in das Lumen der Vene vor (⇐), bis Blut im Schlauch (↘) erkennbar wird **(Abb. 63.6)**. Für Linkshänder wird die Handhaltung vertauscht.

11 Venenpunktion – Blutabnahme

Mögliche Fehlerquellen

Stechen Sie nicht zu vorsichtig (z.B. nur 1 mm) in die Haut ein, da dann die Kanüle nicht vollständig in das venöse Lumen eindringen und eventuell Blut aus dem Anschliff der Nadel nach außen ( ) dringen kann **(Abb. 64.1)**. Übernehmen Sie auch nicht die gelegentliche Angewohnheit, die Punktionsnadel mit Hilfe ihrer Schutzkappe abzuknicken (in **Abb. 64.2**), um einen flacheren Punktionswinkel zu ermöglichen **(Abb. 64.3)**. Abgesehen von der unnötigen Verletzungsgefahr, bewirkt der Blutfluss durch die verengte Knickstelle unter Umständen eine vermehrte Hämolyse mit z.B. verfälschten Gerinnungs- oder Elektrolytwerten. Aus demselben Grund sollte bei konventionellen Abnahmesystemen nicht zu stark aspiriert werden, damit keine Hämolyse entsteht.

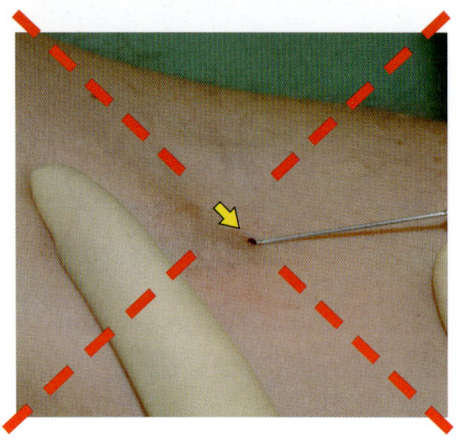

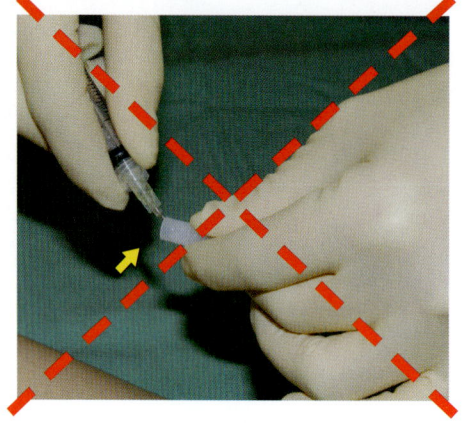

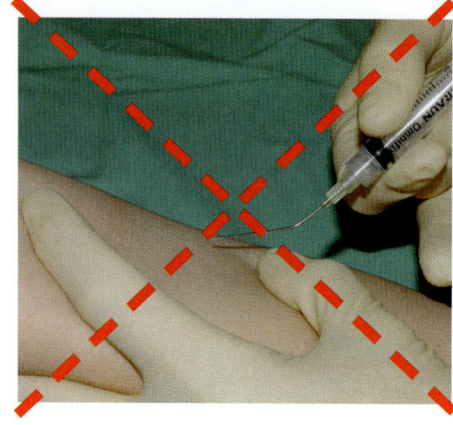

Abb. 64.1 unvollständiger Einstich

Abb. 64.2 Nadel <u>nicht</u> abknicken

Abb. 64.3 (wegen Hämolysegefahr)

Röhrchenwechsel

Anschließend werden die Vakuumröhrchen nacheinander auf die Halterung gesteckt, wobei zwei Finger ein Widerlager ( ) gegen den Druck des Daumens ( ) bilden **(Abb. 64.4)**. Achten Sie darauf, dass das Röhrchen für die Bestimmung der BSG oder Gerinnungswerte **a)** vollständig gefüllt und **b)** durch Hin- und Herkippen ( ) mit den enthaltenen Zusätzen durchmischt wird **(Abb. 64.5)**. Zum Wechseln der Röhrchen können Sie entweder das Butterfly mit einem kleinen Klebestreifen auf der Haut fixieren oder Sie erlernen das einhändige Herausziehen ( ) der Röhrchen zwischen zwei Fingern ( ) und das Wechseln, das zugegebener Weise etwas Übung erfordert **(Abb. 64.6)**. Haben Sie alle Röhrchen gefüllt, lösen Sie die Staubinde sofort, bei älteren Menschen mit brüchigeren Venenwänden oder bei Schmerzangaben des Patienten eventuell auch schon vorher. Erst danach können Sie in aller Ruhe die Nadel entfernen, sicher deponieren und ggfs. eine Kompression der Punktionsstelle durchführen.

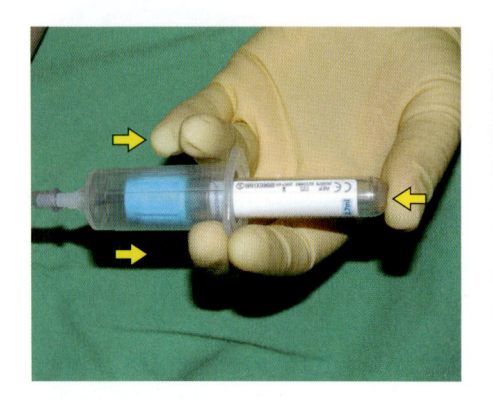

Abb. 64.4 Vakuumröhrchen aufstecken: Gerinnung zuerst!

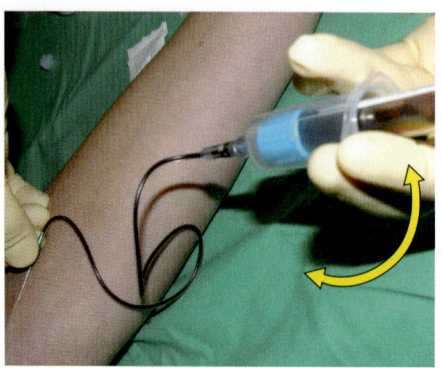

Abb. 64.5 Schwenken zur Durchmischung

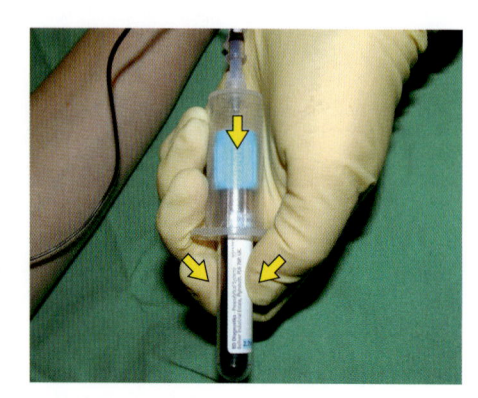

Abb. 64.6 Röhrchen herausziehen

Venenpunktion – Blutabnahme 11

Nadelentfernung

Halten Sie einige Tupfer bereit und ziehen Sie zunächst die Nadel achsengerecht ohne Winkeländerung (⇐) zurück (**Abb. 65.1**), bevor Sie die Punktionsstelle mit den Tupfern komprimieren (⇓ in **Abb. 65.2**). Vermeiden Sie ein anschließendes Abknicken im Ellenbogengelenk (**Abb. 65.3**), da dieses eher zu einem späteren Austreten von Blut von intraluminal in das perivaskuläre Bindegewebe führt („blauer Fleck"), wenn der Arm wieder gestreckt wird (s.u.).

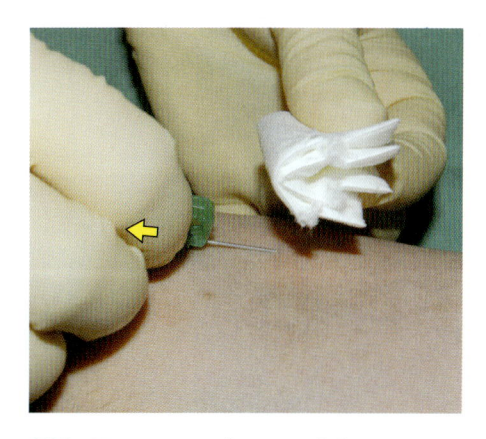

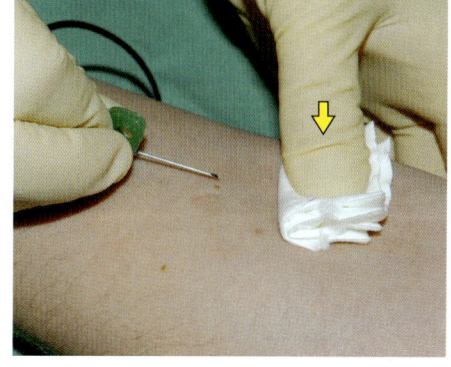

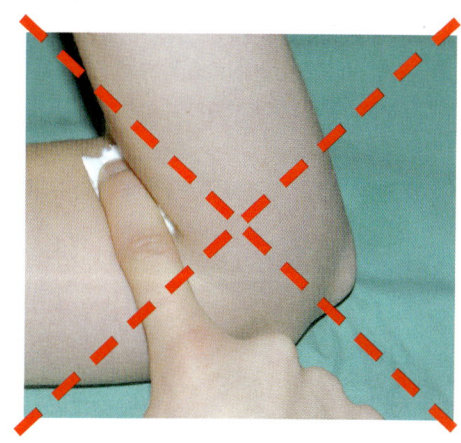

Abb. 65.1 zuerst herausziehen, …

Abb. 65.2 … dann komprimieren

Abb. 65.3 Arm nicht abknicken

Der ursprünglich ausreichende Abdichtungsthrombus (↙ in **Abb. 65.4 a**) wird bei späterer Armstreckung (↶) gedehnt (⇔), dann oft undicht (**Abb. 65.4 b**) und es resultiert mit höherer Wahrscheinlichkeit ein subkutanes Hämatom, das nicht nur Ihren „Ruf" als Blutabnehmer unter den Patienten beeinträchtigt, sondern auch bei nachfolgenden Punktionsversuchen hinderlich wäre.

Vermeiden Sie ebenfalls **unbedingt** das Zurückstecken der Kanüle in ihre Schutzkappe („recapping", **Abb. 65.5**), da hierbei häufig Nadelstichverletzungen mit dementsprechendem Infektionsrisiko auftreten. Werfen Sie lieber die Injektionsnadel oder Butterflykanüle in eine ausreichend leere (!) Schutzbox ab (**Abb. 65.6 a**) und meiden Sie das „Stopfen" in eine bereits überfüllte Abwurfbox (**Abb. 65.6 b**) – hier bestünde akute Verletzungsgefahr! Auch hier existieren heutzutage Sicherheitsbutterflys (**Abb. 65.7**), welche das Risiko einer Nadelstichverletzung deutlich verringern.

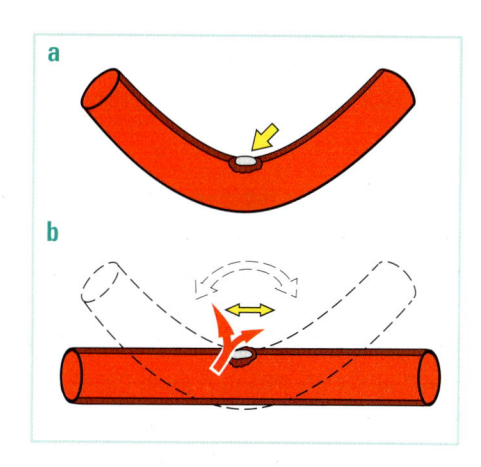

Abb. 65.4 Hämatombildung durch Dehnung des Thrombus

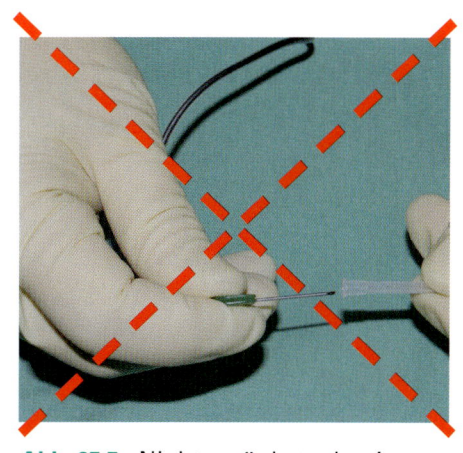

Abb. 65.5 Nicht zurückstecken!

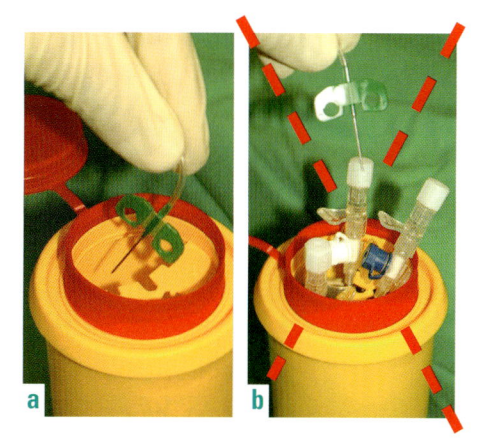

Abb. 65.6 sicherer Abwurf (links) so bitte nicht! (rechts)

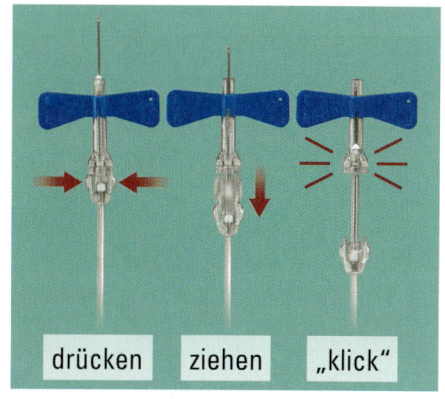

Abb. 65.7 Safety-Butterflys

11 Venenpunktion – Blutabnahme

Druckverband

Auf der Intensivstation oder bei verwirrten Patienten ist häufig zu erwarten, dass der Patient nicht ausreichend lange und fest genug die Punktionsstelle komprimiert. In diesen Fällen kann es sinnvoll sein, bei normalem Gerinnungsstatus für 5 bis maximal 10 Minuten einen kleinen Kompressionsverband anzulegen (längere Verweildauern führen manchmal zu Hautreizungen):

Dafür bereiten Sie zwei Pflasterstreifen (z.B. „Leukosilk") vor, die nicht zu kurz (⇧) sein dürfen, aber auch nicht zu einer Kompression des Arms in seiner ganzen Zirkumferenz führen können **(Abb. 66.1)**, also ca. 14-18 cm lang sind. Dann drücken Sie mit einer Hand einen kleinen gefalteten Tupferstapel auf die Punktionsstelle (⇩ in **Abb. 66.2**) und pressen die Mitte eines Pflasterstreifens fest auf die Tupfer **(Abb. 66.3)**.

Abb. 66.1 Pflasterstreifen vorbereiten

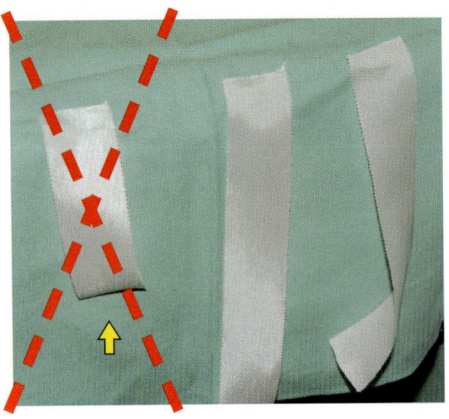

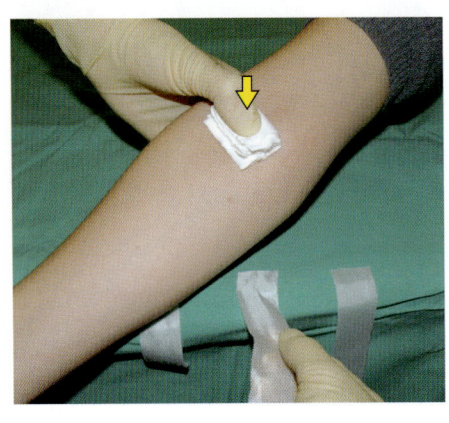

Abb. 66.2 Kompression mit Tupferstapel

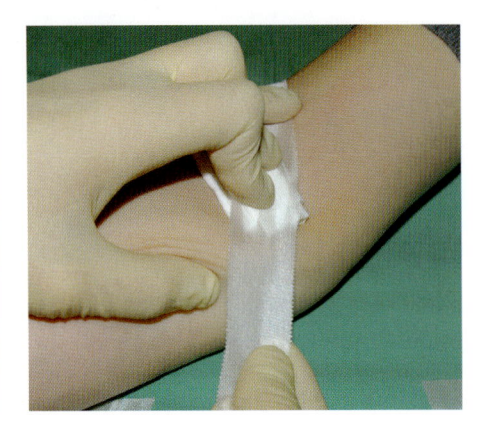

Abb. 66.3 unter Zug von der Punktionsstelle weg …

Jetzt ziehen Sie mit dem Zeigefinger der linken Hand die benachbarte Haut auf die Punktionsstelle zu (⇩) und ziehen mit Daumen und Zeigefinger der rechten Hand den Pflasterstreifen gegenläufig von der Punktionsstelle weg (⇧) und fixieren ihn unter Spannung auf der Haut **(Abb. 66.4)**. Auch die anderen Enden werden jeweils zunächst mittig auf der Punktionsstelle fixiert (★) und dann von ihr weg nach außen (⇦) gezogen **(Abb. 66.5)**. Wichtig ist die Vorspannung der Haut in gegenläufiger Richtung auf die Punktionsstelle hin (⇩) – ansonsten würde ohne die elastische Rückstelltendenz der Haut weder ein Zug auf die Pflaster, noch Druck auf die Punktionsstelle entstehen.

Mit geringem Aufwand gelingt so das schnelle Anlegen eines kleinen Druckverbandes, der jedoch nur in Streckstellung wirksam ist **(Abb. 66.6)** und bei Armbeugung seine Druckwirkung verliert **(Abb. 66.7)**. Denken Sie daran, keine stabilen, braunen Pflaster zu verwenden (stärkere Hautreizung) und den Verband nach ca. 10 Minuten wieder abzunehmen (dann sollte sich ein Thrombus gebildet haben, der das Loch in der Venenwand ausreichend verschließt).

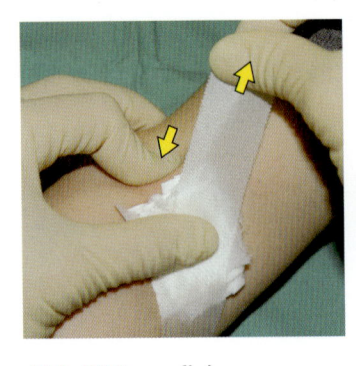

Abb. 66.4 … fixieren

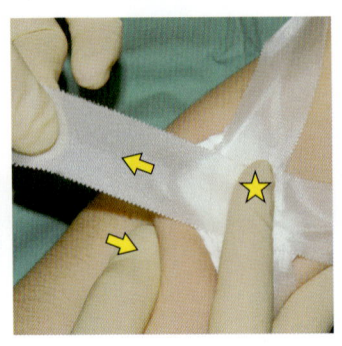

Abb. 66.5 kreuzweise

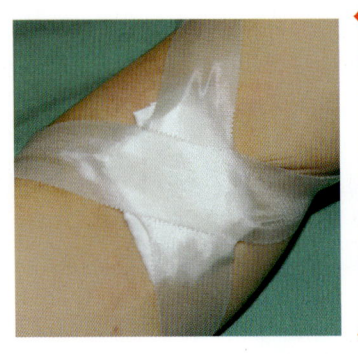

Abb. 66.6 in Streckstellung für ca. 5-10 Minuten

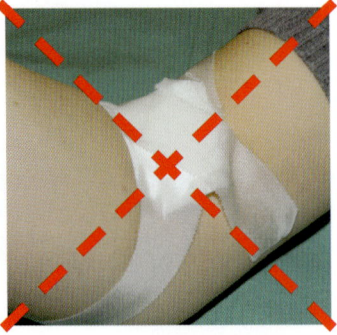

Abb. 66.7 <u>nicht</u> beugen!

Venenverweilkanülen (Arm) 12

Indikationen
Wenn bei Patienten Flüssigkeit, Elektrolytlösungen oder Medikamente wiederholt parenteral (intravenös) gegeben werden müssen, erspart man gerne den Betroffenen wiederholte Punktionen und legt eine Verweilkanüle (im Klinikjargon oft „Viggo / Braunüle" genannt) in eine der zugänglichen Venen, die meistens über mehrere Tage belassen werden kann.

Vorbereitung des Tabletts
Folgende Dinge werden bereitgelegt (Abb. 67.1):

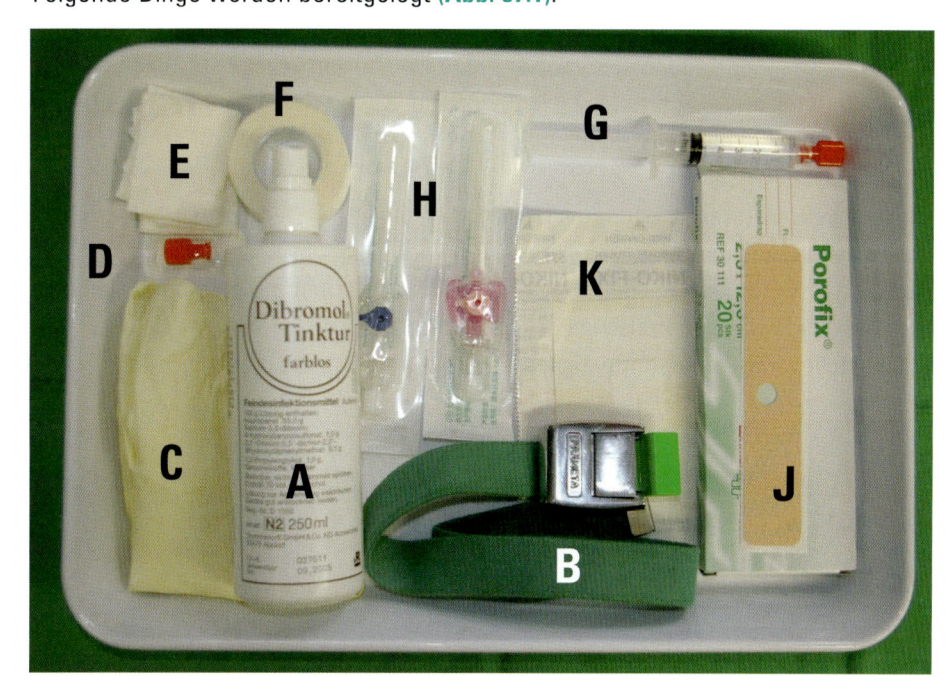

(A) Desinfektionsspray
(B) Stauschlauch
(C) unsterile Handschuhe (in der passenden Größe!)
(D) Verschluss-Stöpsel
(E) einige Tupfer
(F) etwas Klebestreifen
(G) Spritze mit isotoner NaCl-Lösung
(H) sterile Verweilkanülen
(J) Fixierungsmaterial
(K) Verbandmaterial

Meistens werden zusätzlich schon die beabsichtigten Infusionen vorbereitet, so dass diese später direkt angeschlossen werden können.

Abb. 67.1 Materialvorbereitung

Bestandteile der Verweilkanülen
Den Aufbau einer gängigen Verweilkanüle (1) zeigt Ihnen die Abb. 67.2 mit der vorderen Schutzkappe (2), der Verweilkanüle aus Kunststoff (3) mit Befestigungsflügelchen ( ), Injektionsöffnung / Kappe ( ) und dem Anschlussstück ( ) für den Infusionsschlauch. Innen liegt die angeschliffene Stahlkanüle (4) mit der hinteren Schutzkappe (5). Die spitze Stahlkanüle ( ) befindet sich also in dem Lumen der später in der Vene verbleibenden Kunststoffkanüle und ragt nach distal über deren stumpfes Ende ( ) hinaus (Abb. 67.3). Es existieren inzwischen auch „Safety"-Systeme, bei denen sich beim Herausziehen der Stahlkanüle eine expansible Metallfeder ( ) um die Nadelspitze legt (Abb. 67.4), um einer Nadelstichverletzung (Gefahr der Hepatitis- / HIV-Infektion) vorzubeugen. Die verschiedenen Größendurchmesser der Verweilkanülen werden in der Einheit Gauge („G") angegeben. Hier gilt ein Paradox: Je höher der **Wert G** ist, desto dünner ist der in Abb. 67.5 aufgeführte Außendurchmesser. Die maximal empfohlenen Förderraten (ml/min) steigen natürlich mit dem Durchmesser an und können unter Druck auch höher liegen als hier angegeben.

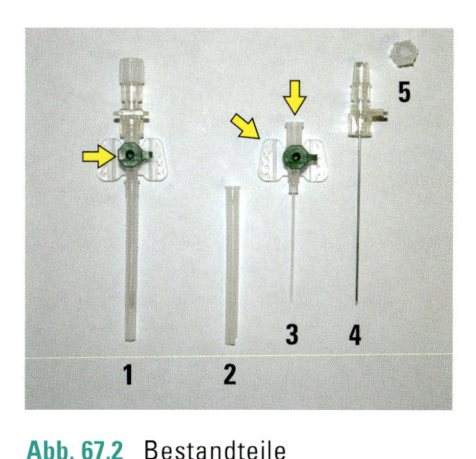

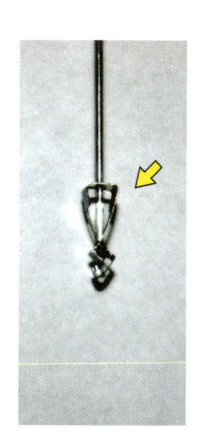

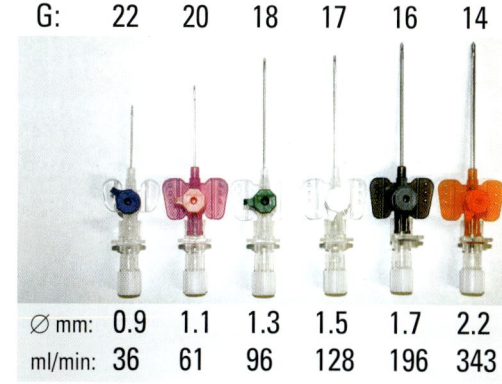

G:	22	20	18	17	16	14
⌀ mm:	0.9	1.1	1.3	1.5	1.7	2.2
ml/min:	36	61	96	128	196	343

Abb. 67.2 Bestandteile   Abb. 67.3   Abb. 67.4   Abb. 67.5 Größen und Flussraten

67

12 Venenverweilkanülen (Arm)

Mögliche Komplikationen
Lokale Infektionen an der Punktionsstelle zwingen zum Entfernen bzw. zum Austausch der Verweilkanüle. Eine paravasale Lage ist in der Regel schnell durch subkutane Flüssigkeitspolster erkennbar (vgl. **Abb. 70.6**).

Vorbereitung der Venenpunktion
Achten Sie darauf, dass die Spritze mit Kochsalzlösung so aufgezogen wurde, dass sie keine Luftblase ( ) enthält **(Abb. 68.1 a)**, sondern komplett entlüftet ist **(Abb. 68.1 b)**. Früher war es üblich, kurz zu testen, ob die Stahlkanüle innerhalb der Verweilkanüle frei beweglich ist (in **Abb. 68.2**) und nicht verhakt – das ist heute wegen einer besseren Qualität der Braunülen nicht mehr notwendig. Gelegentlich hatte man dabei jedoch die Stahlkanüle zu weit herausgezogen, so dass sie sich beim Zurückschieben von innen in die Wand der Verweilkanüle bohrte bzw. sich heute bei Safety-Systemen die Schutzfeder (vgl. vorherige Seite) entfaltet (dann wäre die Braunüle nicht mehr verwendbar).

Die Punktion erfolgt oft am besten an der Streckseite der Unterarme oder dem Handrücken an einem Y-artigen Zusammenfluss zweier Venen **(Abb. 68.3)** und weniger in der Ellenbeuge, damit der Schlauch der Verweilkanüle später nicht bei jeder Armbeugung des Patienten die Intima der punktierten Vene reizt. Fragen Sie ruhig den Patienten, ob es eine besonders gut punktierbare Vene bei ihm gibt, manche wissen das aus Erfahrung. Prinzipiell gilt der Leitsatz „von distal nach proximal", damit z.B. nach einer lokalen Infektion der Punktionsstelle oder einer paravasalen Fehllage der Kanüle noch möglichst viele Alternativstellen zur Verfügung stehen.

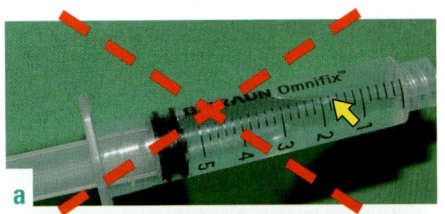

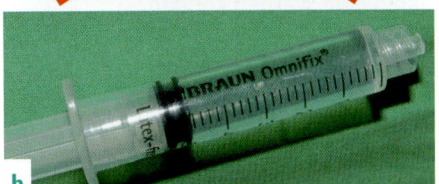

Abb. 68.1 NaCl blasenfrei

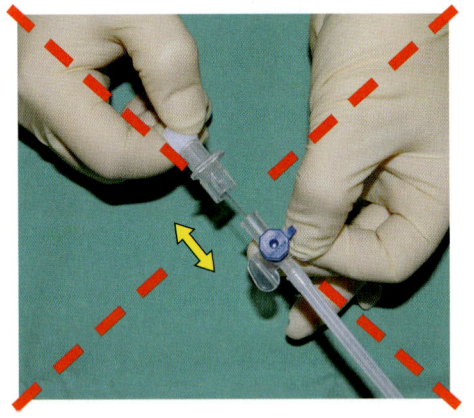

Abb. 68.2 Beweglichkeit muss nicht mehr getestet werden

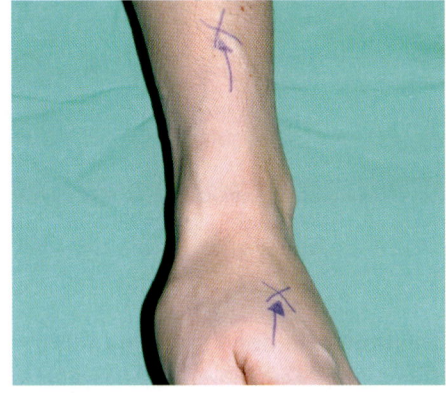

Abb. 68.3 Prädilektionsstellen

Nach korrekter Anlage der Staubinde (**Abb. 68.4**, denken Sie an „das Dreieck", vgl. S. 62), erfolgt die Sprühdesinfektion **(Abb. 68.5)** und nach mindestens 30 Sekunden Einwirkzeit das einmalige Abwischen ( ) mit einem Tupfer, um möglichst keimfrei zu arbeiten **(Abb. 68.6)**. Generell ist es wichtiger, dass Sie die Vene mit ihrer typischen, federnden Elastizität gut tasten können – als sie auch zu sehen. Vermeiden Sie nach Möglichkeit, „Rollvenen" zu punktieren, die zwar gut sichtbar sind, in ihrem perivasalen Bindegewebe jedoch ihrer Palpation (und später der Nadel) leicht ausweichen.

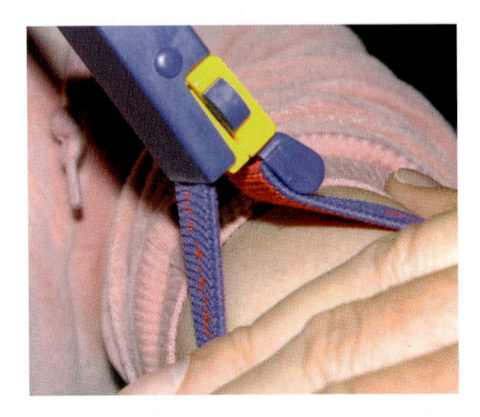

Abb. 68.4 Armvenenstauen

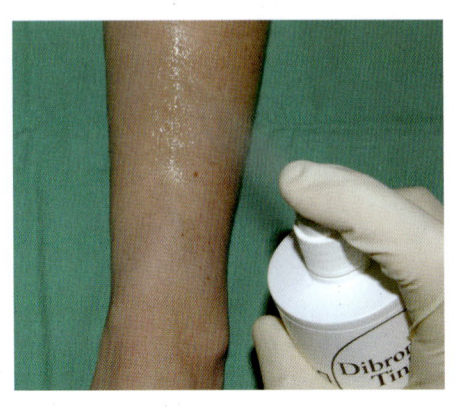

Abb. 68.5 Hautdesinfektion

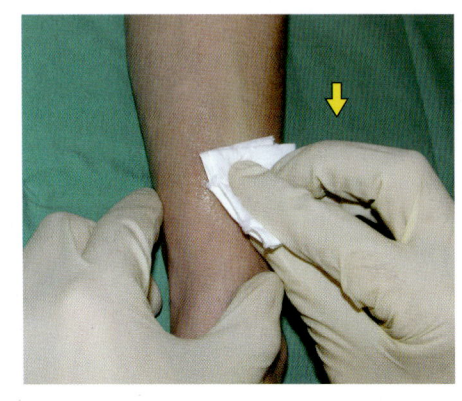

Abb. 68.6 nur 1 x abwischen

Venenverweilkanülen (Arm) 12

Bei unzureichender Venenfüllung kann der Patient durch wiederholtes Schließen und Öffnen (Abb. 69.1) seiner Hand die Füllung seiner Venen verstärken. Zusätzlich können Sie durch leichtes Beklopfen eine Vasodilatation bewirken (Histaminausschüttung der Gefäßwand). Die **Handhaltung für Rechtshänder** spannt am besten die Braunüle zwischen dem Daumen und Zeigefinger der rechten Hand ein (⬇⬆) und der Daumen der linken Hand sorgt 4-5 cm distal der Punktionsstelle für eine Anspannung der Haut Richtung distal (⬇ in Abb. 69.2 bzw. ↙ in Abb. 69.4). In der Aufsicht von oben (Abb. 69.3) ist es wichtig, dass keine Achsenabweichung zur Längsrichtung der Vene (---) vorliegt.

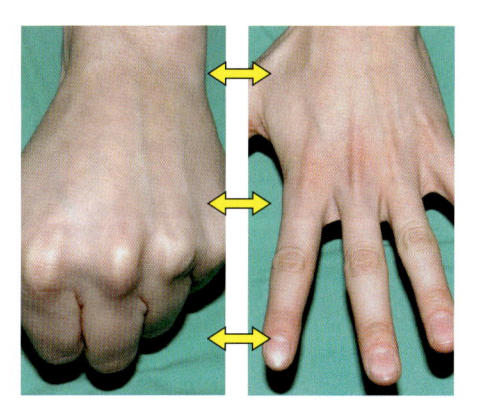

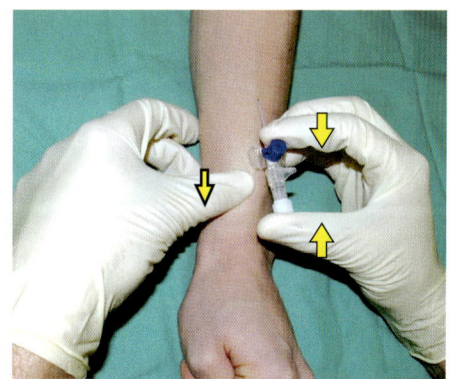

Abb. 69.1 „Pumpen"

Abb. 69.2 Handhaltung

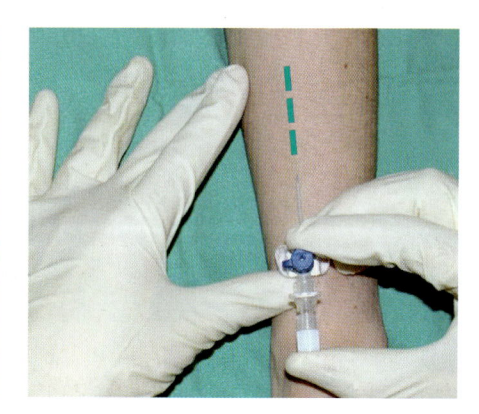

Abb. 69.3 achsengerecht

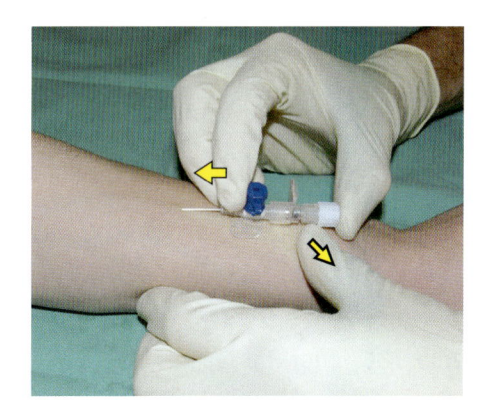

Abb. 69.4 flacher Einstich

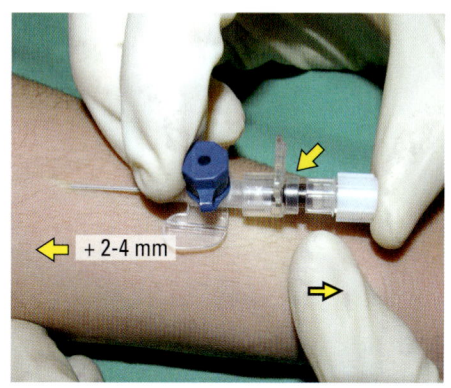

Abb. 69.5 Blut zurück?

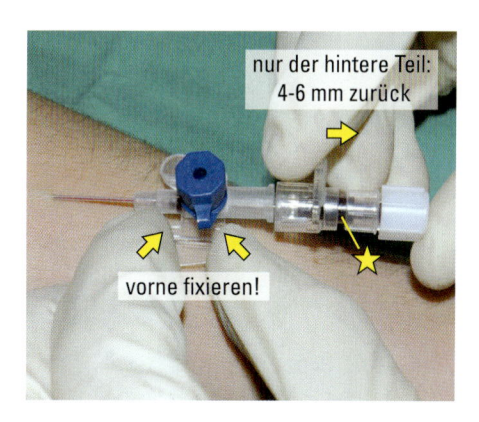

Abb. 69.6 Rückzug

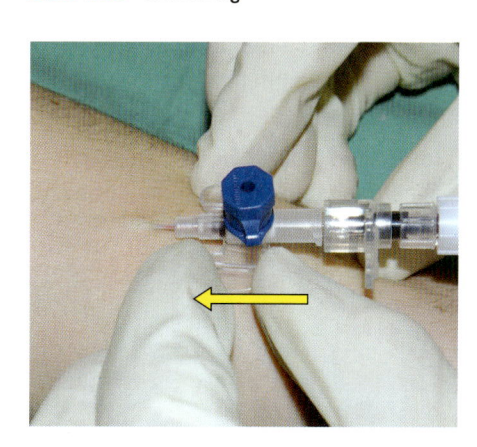

Abb. 69.7 Vorschub

Die Punktion

Aus seitlicher Perspektive wird ein flacher Punktionswinkel gewählt (Abb. 69.4). Erfahrene wählen alternativ zum Durchstechen der Haut einen Winkel um 30 - 40° und flachen dann zur Punktion der Vene den Winkel ab. Wenn das Lumen der Vene getroffen ist, entsteht oft ein **Widerstandsverlust** und i.d.R. wird Blut (↙) in der Braunüle sichtbar – jetzt schieben Sie die Kanüle noch ca. 2 - 4 mm weiter vor (⬅ in Abb. 69.5), damit nicht nur die Spitze der inneren Metallkanüle, sondern auch der äußere Schlauch der Verweilkanüle im Lumen der Vene liegt. Halten Sie dabei die Gegenspannung der Haut (➡) nach distal aufrecht! Erst danach fixieren Sie die äußere Verweilkanüle mit der linken Hand an einem der Flügelchen (↗↖) und ziehen die innere Metallkanüle ca. 4-6 mm zurück (➡ in Abb. 69.6). Dabei sollte Blut (★) nachfließen. Wenn Sie jetzt die Kanüle ganz hineinschieben (⬅), ist nicht mehr die Metallspitze führend, sondern das stumpfe Ende der Kunststoffhülse (Abb. 69.7). Dadurch durchstechen Sie nicht unbeabsichtigt die Venenwand von innen. Der Vorschub sollte leicht, schmerzfrei und i.d.R. ohne Widerstand gelingen, ansonsten liegt die Kanüle wahrscheinlich paravasal oder zwischen den venösen Wandschichten. Schieben Sie jedoch die innere Metallkanüle <u>nicht</u> wieder in die Verweilkanüle hinein, weil Sie dabei die dünne Hülse durchstoßen und im schlimmsten Fall sogar abschneiden können, so dass eine Katheterembolie entstünde.

69

12 Venenverweilkanülen (Arm)

Nun öffnen Sie den Stauschlauch (⚡) langsam – nicht schnappen lassen **(Abb. 70.1)** und legen einen Tupfer zwischen Haut und Kanülenöffnung. Wenn Sie die innere Stahlkanüle hinausziehen (⇨), fixieren Sie dabei die Verweilkanüle wieder (⚡⚡ in **Abb. 70.2**) und drücken die Vene am proximalen, tastbaren Ende des Schlauches ab (⬇), damit kein Blut zurückläuft **(Abb. 70.3)**. Werfen Sie die Stahlkanüle sicher in einer bereitstehenden Abwurfbox ab!

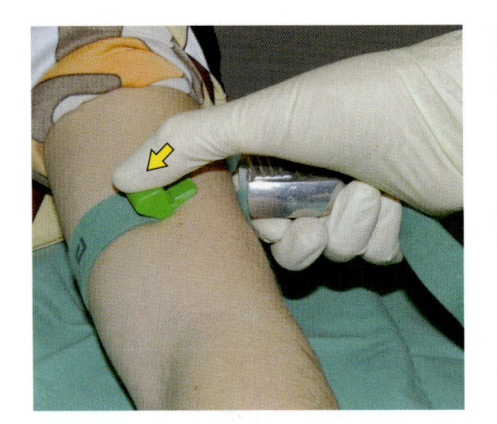

Abb. 70.1 Staubinde lösen

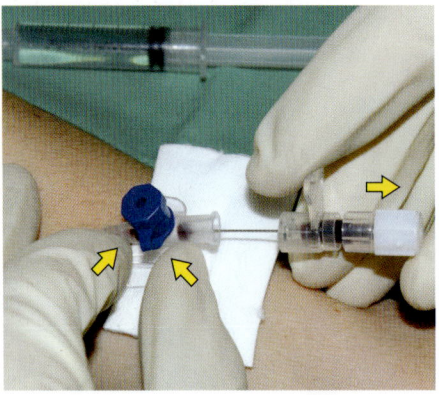

Abb. 70.2 Stahlkanüle herausziehen

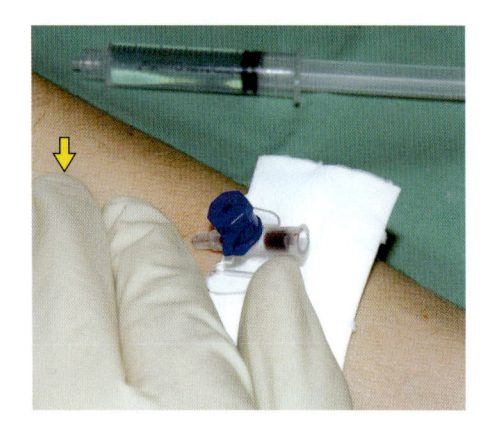

Abb. 70.3 Vene abdrücken

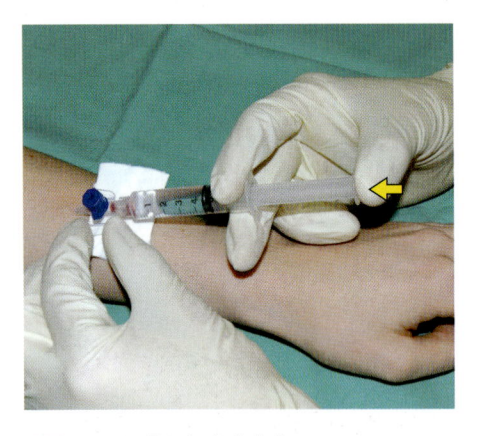

Abb. 70.4 Probeinjektion

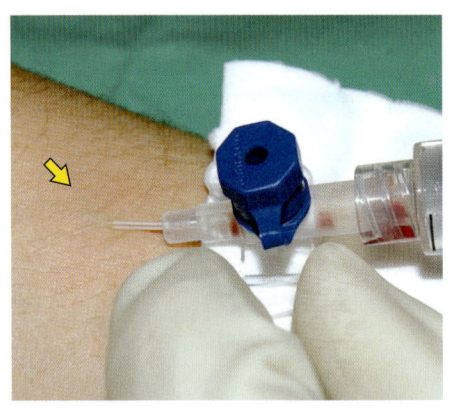

Abb. 70.5 freier Abfluss?

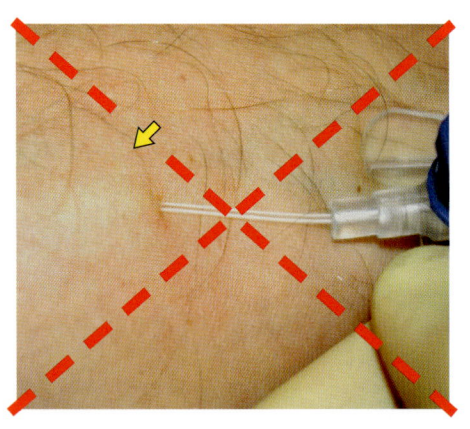

Abb. 70.6 oder Paravasat?

Dann drehen Sie die bereit liegende Spritze mit isotoner NaCl-Lösung im Uhrzeigersinn auf und führen eine schnelle Testinjektion (⇦) von 2-5 ml durch **(Abb. 70.4)**: Achten Sie darauf, dass die Flüssigkeit sofort frei abfließen kann und sich in der Nachbarschaft der Punktionsstelle (⚡) kein Paravasat bildet **(Abb. 70.5)**. Die **Abb. 70.6** zeigt eine solche „Beulenbildung" (⚡) bei Kanülenfehllage.
Dann erfolgt die Fixierung der Verweilkanüle an der Haut mit Pflasterstreifen beliebiger Art **(Abb. 70.7)** und einem sterilen Verband, der im Idealfall transparent ist **(Abb. 70.8)**, um spätere Rötungen an der Einstichstelle auch ohne Verbandswechsel schneller erkennen zu können **(Abb. 70.9a)** als bei nicht-transparenten Verbandsets **(Abb. 70.9b)**.

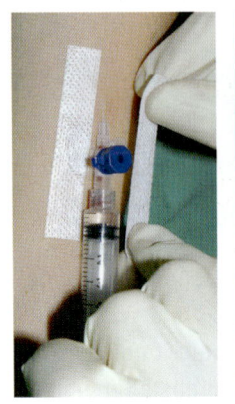

Abb. 70.7 Pflasterfixierung

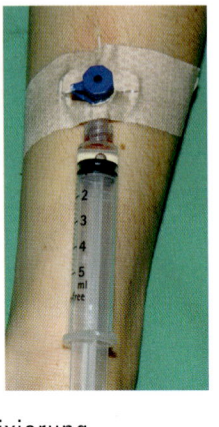

Abb. 70.8 transparentes Pflaster

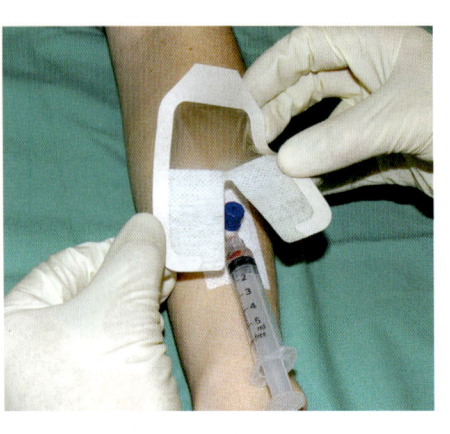

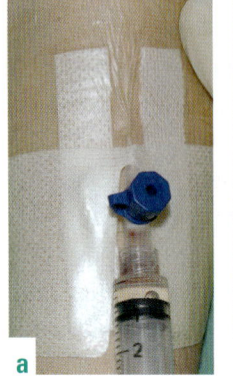

Abb. 70.9 Schutzverband

Venenverweilkanülen (Arm)

Entnehmen Sie dann einen Verschluss-Stopfen so aus seiner Verpackung, dass sein dickes Ende (↗) steril bleibt (Abb. 71.1), komprimieren den Venenabschnitt am tastbaren Ende der Verweilkanüle (⬇⬇) und drehen Sie die Testspritze gegen den Uhrzeigersinn (↺) ab (Abb. 71.2). Jetzt verschließen Sie damit die frisch gelegte Verweilkanüle (Abb. 71.3), polstern den roten Verschluss-Stopfen mit einem neuen Tupfer zur Haut ab und sichern ihn mit einem Stück Pflaster (Abb.71.4), damit die Verweilkanüle nicht beim Anziehen eines Kleidungsstücks versehentlich herausgezogen wird. Alternativ können Sie natürlich auch direkt eine vorbereitete Infusion anschließen. Soll die Braunüle über einen längeren Zeitraum verschlossen werden, verschließen (↗) Sie sie besser mit einem Mandrin, der das Lumen der Braunüle vollständig ausfüllt und daher eine Thrombenbildung sicher verhindert (Abb. 71.5). Außerdem knickt der Schlauch der Braunüle dann nicht mehr so leicht ab. Die halbkugelförmige Spitze des Mandrins schützt dabei die Venenwand vor Verletzungen.

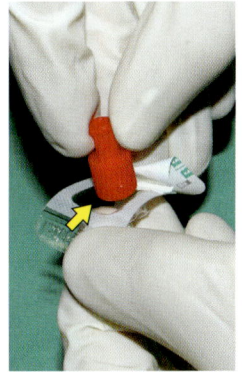

Abb. 71.1 Stöpsel entnehmen 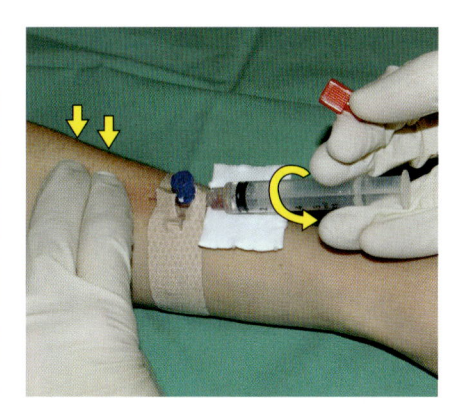   **Abb. 71.2** Spritze abdrehen 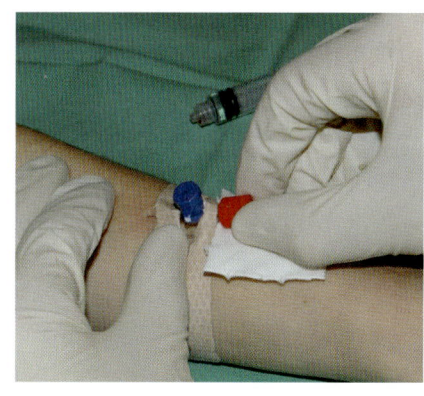   **Abb. 71.3** Stöpsel Verschluss 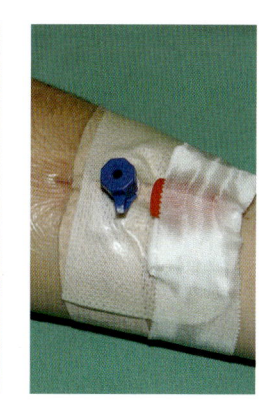   **Abb. 71.4** Schutzstreifen

Wenn Sie später die Verweilkanüle entfernen wollen, lösen Sie zuerst die fixierenden Pflaster von der Haut (ggfs. mit der Wuchsrichtung der Hautbehaarung, nicht in Gegenrichtung!), halten einen kleinen Stapel Tupfer bereit und ziehen den Schlauch der Kanüle zuerst heraus (➡), bevor Sie die Punktionsstelle komprimieren (⬇) (Abb. 71.6). Die Anlage eines leichten Kompressionsverbandes (Abb. 71.7) ist auf der Seite 66 beschrieben.

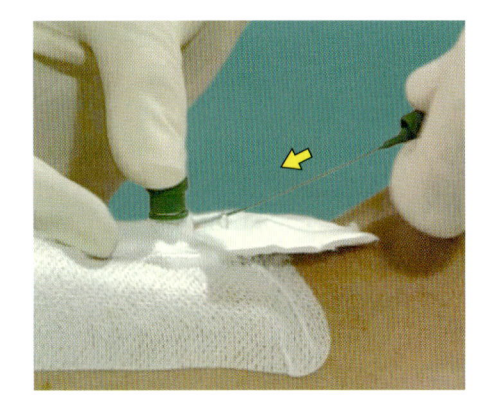

Abb. 71.5 mit Mandrin verschließen 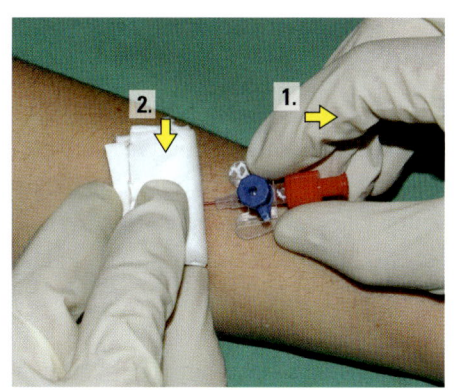   **Abb. 71.6** ziehen und drücken 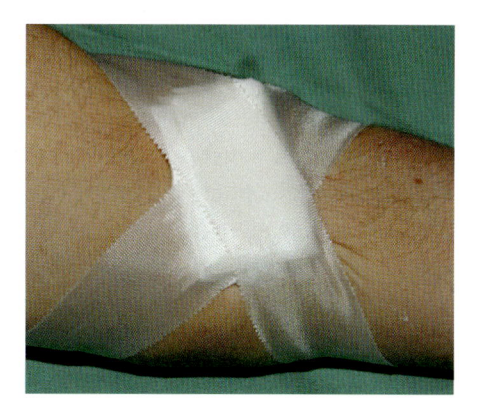   **Abb. 71.7** Kompressionsverband

Falls Sie noch unerfahren sind, probieren Sie die Anlagetechnik zunächst an Obststücken mit verschieden dicken Schalen aus, bis Ihnen der Ablauf wiederholt sicher gelingt (vgl. S. 61).
Als Anfänger und besonders bei Hepatitis- oder HIV-Patienten kann die Verwendung von „Safety"-Systemen (Abb. 67.4 und 71.8) sinnvoll sein.
Nach zwei erfolglosen Versuchen am selben Patienten ist es i.d.R. besser, einem anderen Kollegen den Vortritt zu lassen. Aber mit zunehmender Übung wird Ihnen dies immer seltener passieren. Wir wünschen Ihnen viel Erfolg! Falls Sie einmal gar keine Vene finden können, versuchen Sie es einmal mit einem Armbad in warmem Wasser, das eine Vasodilatation der subkutanen Venen bewirkt.

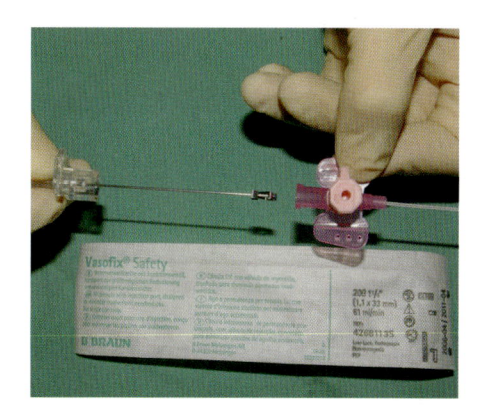

Abb. 71.8 Safety-Systeme

12 Venenverweilkanülen (Kopf)

Während bei Jugendlichen und Erwachsenen die Verweilkanülen eher an den Armen angelegt werden, ist dies bei Säuglingen, Neu- und Frühgeborenen auch am Kopf möglich. Indikationen und mögliche Komplikationen sind hierbei prinzipiell ähnlich wie bei Erwachsenen (vgl. S. 67/68). Hier werden jedoch bei der Vorbereitung natürlich kleinere Kanülen verwendet, z.B. 24 G mit 0.7 mm Durchmesser (Abb. 72.2) oder auch noch kleiner. Vor der Punktion werden folgende Dinge bereit gelegt (Abb. 72.1):

(A) Desinfektionsspray
(B) einige Tupfer
(C) drei Klebestreifen, davon einer eingekerbt ( )
(D) Verweilkanülen ≤ 24 G
(E) Spritze mit isotoner NaCl-Lösung und Verbindungsschlauch
(F) kleiner Schutzhandschuh mit Stoffstreifen ( )

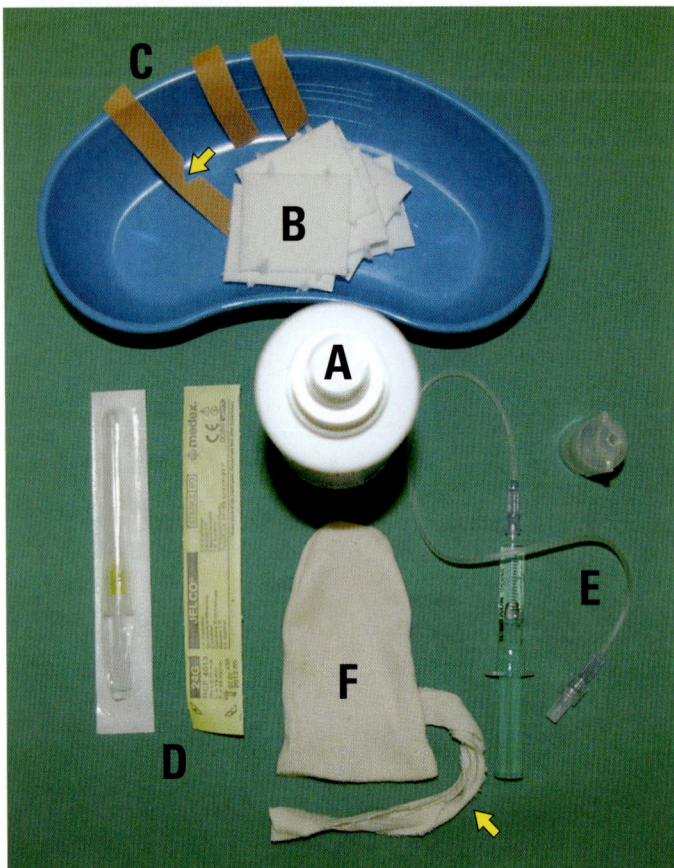

Abb. 72.1 Materialvorbereitung

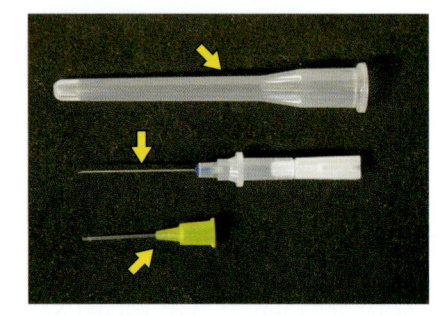

Abb. 72.2 Verweilkanüle 24 G

Auch diese kleinen Verweilkanülen bestehen aus einer Kunststoffkanüle, hier mit gelbem ( ) Anschlussstück, einer innen liegenden, besonders leicht gleitenden Metallhohlnadel ( ) und einer Schutzkappe (in **Abb. 72.2**). Wenn Sie die Haut des kleinen Frühgeborenen zwischen den Fingern einer Hand vorsichtig etwas spannen (⇐⇒), zeigen sich die subkutanen Venen (- - -) der Kopfhaut oft erst bei genauerem Hinsehen (**Abb. 72.3**). Das Desinfektionsmittel wird nicht im Inkubator einfach auf die Kopfhaut, sondern außerhalb des Inkubators auf einen Tupfer gesprüht (**Abb. 72.4**). Dies soll verhindern, dass der Säugling bzw. das Frühgeborene zu große Mengen vernebelten Desinfektionsmittels einatmet. Erst mit dem durchfeuchteten Tupfer wird dann die Kopfhaut per Hand desinfiziert (**Abb. 72.5**). Vermeiden Sie möglichst eine Auskühlung des Frühgeborenen und öffnen Sie die Klappen des Inkubators nur dann, wenn Sie es wirklich benötigen. Die meisten Arbeitsschritte von Ihnen und einer Hilfsperson können durch die seitlichen Arbeitsöffnungen gut ausgeführt werden.

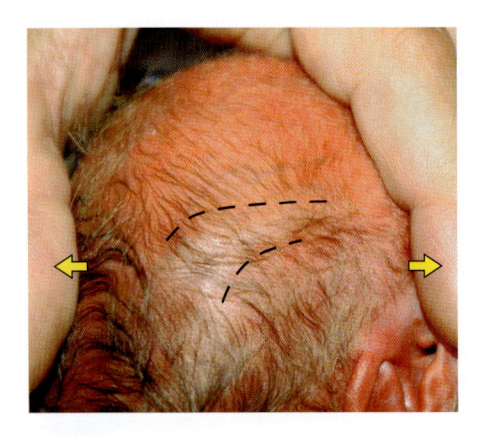

Abb. 72.3 Venen aufsuchen

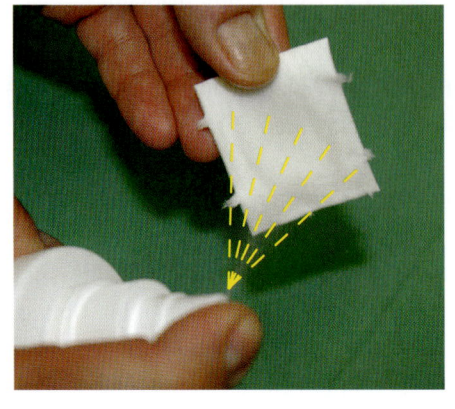

Abb. 72.4 Desinf.-Spray außerhalb!

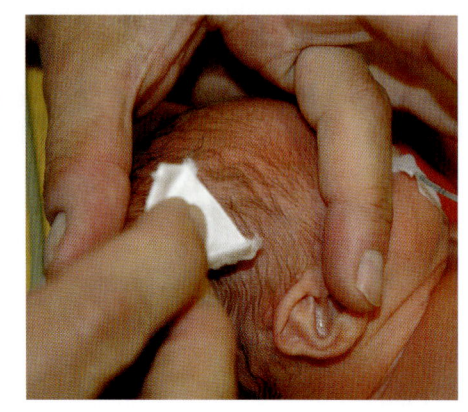

Abb. 72.5 Hautdesinfektion

Venenverweilkanülen (Kopf) 12

Die Hilfsperson kann durch die Arbeitsöffnungen hindurch die Arme des kleinen Frühgeborenen halten, damit während der Punktion ruhige Bedingungen bestehen (Abb. 73.1). Für die eigentliche Punktion spannen Sie die Kopfhaut wieder leicht an (⇐⇒) und visieren den Verlauf (- - -) der subkutanen Vene an – dabei kann eine leichte Venenkompression am Ohr diese stauen und besser sichtbar machen (Abb. 73.2). Dann stechen Sie die Metallkanüle in einem flachen Winkel ein (↘), mit dem Anschliff von der Haut weg zeigend (Abb. 73.3).

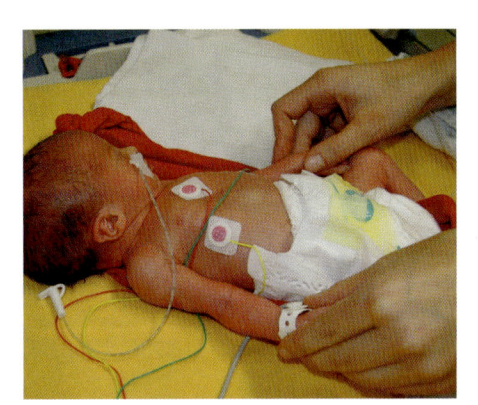

Abb. 73.1 Arme leicht fixieren

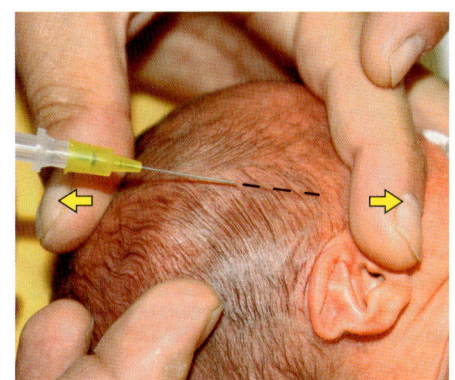

Abb. 73.2 Kopfhaut anspannen

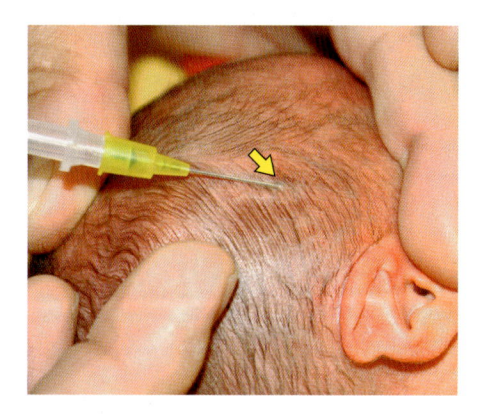

Abb. 73.3 Punktion

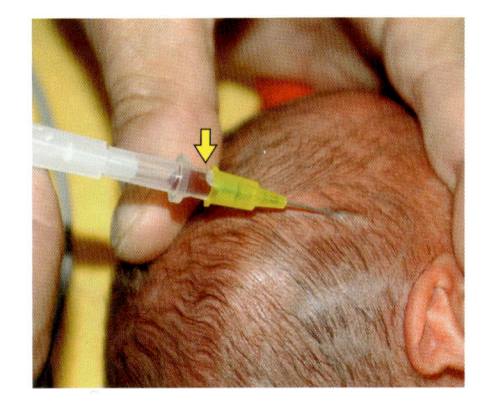

Abb. 73.4 Blut rückläufig?

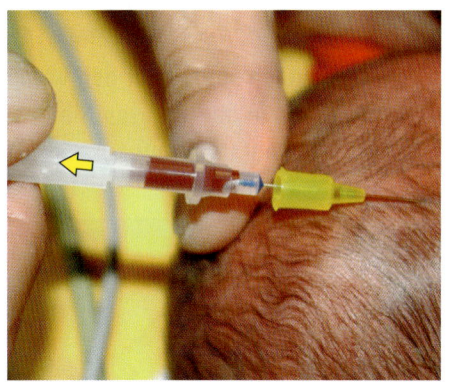

Abb. 73.5 Nadel etwas zurück …

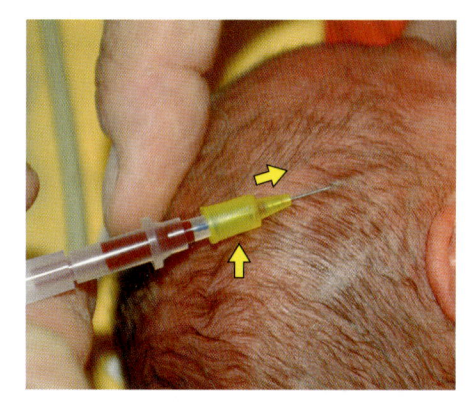

Abb. 73.6 … und vorschieben

Wenn Blut (↓) rückläufig ist (Abb.73.4), ziehen Sie die Metallnadel zunächst einige mm heraus (⇐ in Abb. 73.5) und schieben dann die Kunststoffkanüle im venösen Lumen vor (↗), soweit dies ohne Widerstand möglich ist (Abb. 73.6). Beim Vorschieben fassen Sie die Verweilkanüle am (gelben) Anschlussstück (↑) an, damit die Metallnadel nicht wieder hereinrutscht. Jetzt fassen Sie den Verbindungsschlauch der Kochsalzspülung zwischen Daumen und Zeigefinger Ihrer rechten Hand, fixieren die Kanüle mit der linken Hand (↘↙) und ziehen (↙) mit Ihrem Mittel und Ringfinger die Metallnadel ganz heraus (Abb. 73.7). Dann drehen Sie die Schlauchverbindung mit Daumen und Zeigefinger im Uhrzeigersinn fest (↻ in Abb. 73.8) und legen die Nadel sicher ab bzw. entsorgen sie sicher. So funktioniert dieses Procedere auch ohne 2. Helfer.

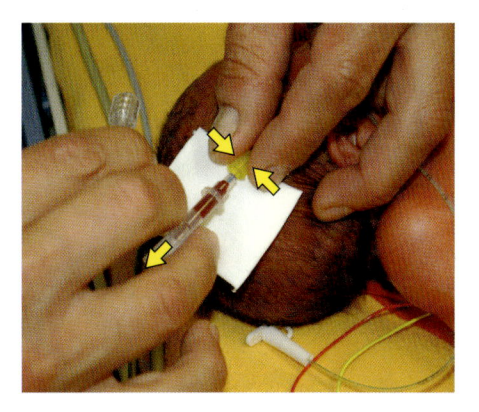

Abb. 73.7 Nadel ganz heraus

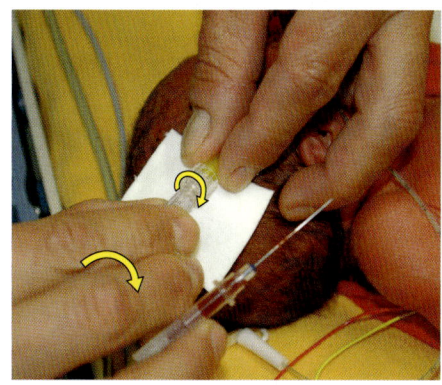

Abb. 73.8 Schlauch aufsetzen

12 Venenverweilkanülen (Kopf)

Probeinjektion
Anschießend spülen (↗) Sie vorsichtig den i.v. Zugang mit der vorbereiteten, sterilen Kochsalzlösung (Abb. 74.1), um zu testen, ob sich bei paravasaler Lage ein subkutanes Polster (⃝) bildet (Abb. 74.2) oder bei korrekter, intravasaler Lage ein freier Abfluss vorliegt (Abb. 74.3).

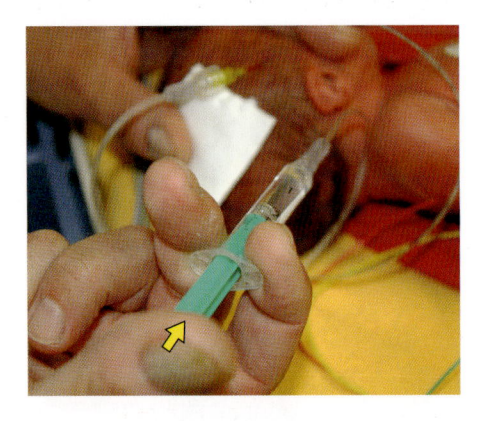

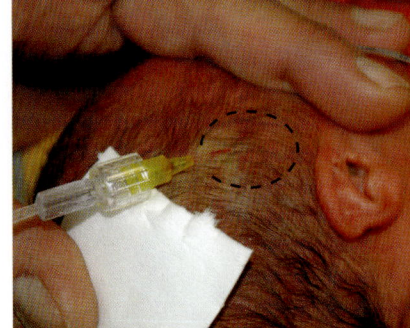

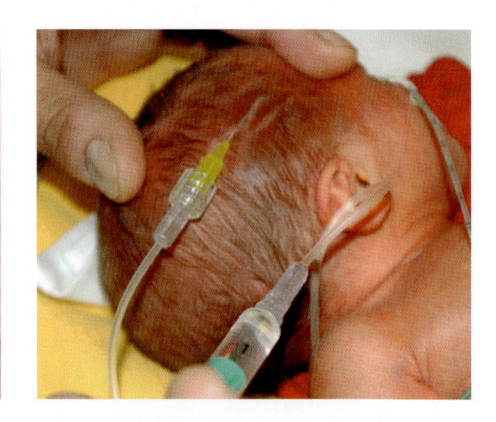

Abb. 74.1 Testinjektion NaCl

Abb. 74.2 Polster = paravasal!

Abb. 74.3 freier Abfluss? Ok.

Fixation mit Pflaster
Zuerst wird die Verweilkanüle mit einem quer verlaufenden Pflaster gesichert (Abb. 74.4). Dann führen Sie das etwas länger zugeschnittene, eingekerbte Pflaster mit der Klebeseite nach oben unter den Verbindungsschlauch hindurch und ziehen es bis zum Anschlag (↗ ↗) an die Kanüle heran (Abb. 74.5). Nun überkreuzen Sie nacheinander beide Enden (↑ in Abb. 74.6) in Richtung auf die Kanüle (Abb. 74.7) und drücken sie (↓) auf der Kopfhaut fest (Abb. 74.8).

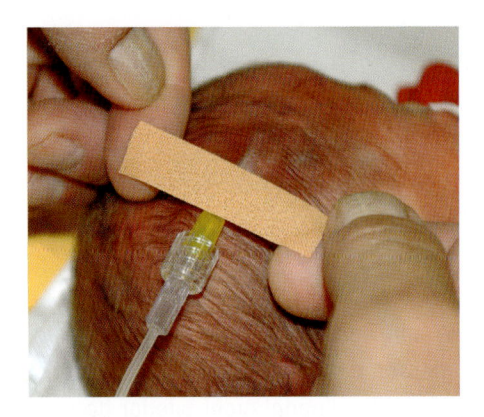

Abb. 74.4 Querpflaster

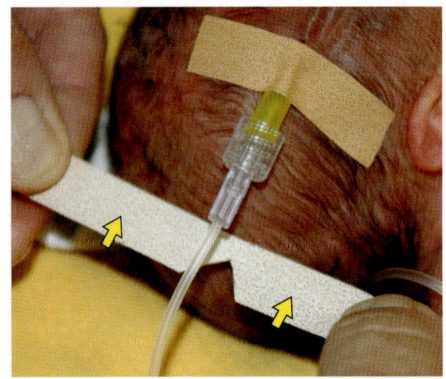

Abb. 74.5 langes Pflaster

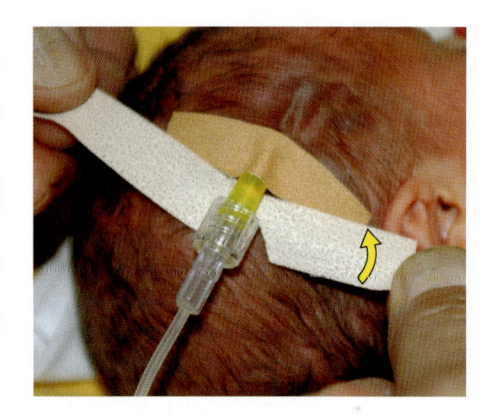

Abb. 74.6 überkreuzen

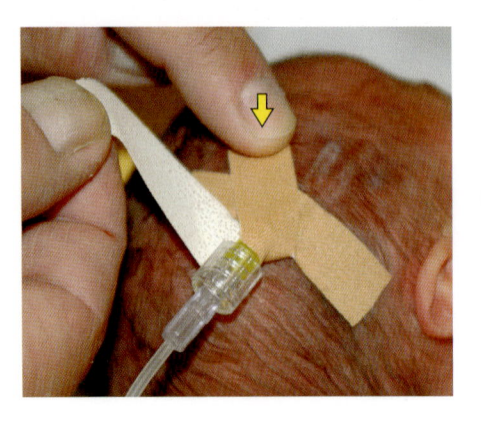

Abb. 74.7 1. Ende festdrücken

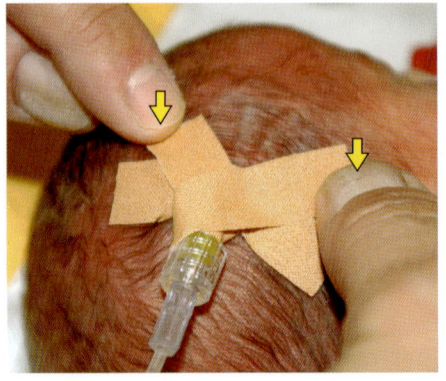

Abb. 74.8 2. Ende andrücken

Bei starker Kopfbehaarung muss ggf. noch ein längeres, queres Sicherungspflaster zusätzlich geklebt werden.

Venenverweilkanülen (Kopf)

Auch kleinere Frühgeborene verfügen mitunter über unerwartete Kräfte und einen ausgeprägten Greifreflex. Bekommen Sie mit ihren kleinen Händchen per Zufall einen Schlauch zu fassen, lassen sie oft nicht mehr los und ziehen kräftig daran. Legen Sie daher den Verbindungsschlauch in einer kleinen Schlaufe auf den Kopf (Abb. 75.1) und fixieren Sie diese Schlaufe nochmals mit einem quer verlaufenden Pflaster (Abb. 75.2). So soll sichergestellt werden, dass ein Zug am Verbindungsschlauch nicht unmittelbar an der Verweilkanüle wirksam wird.

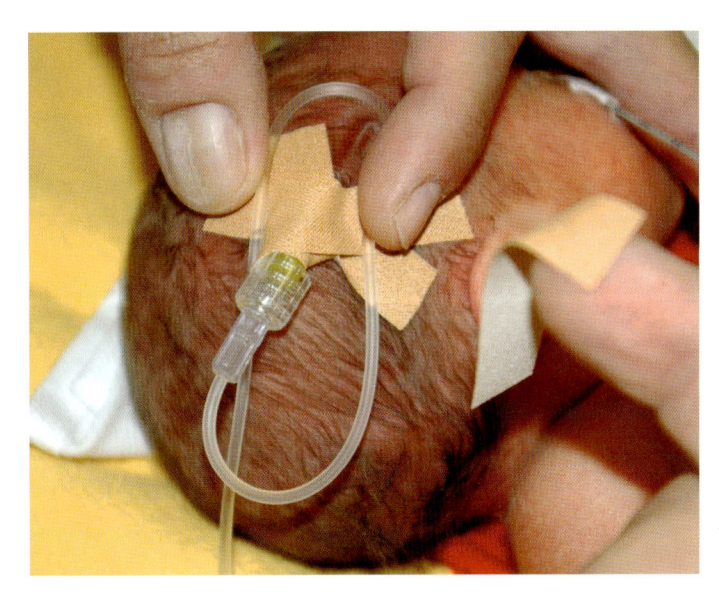

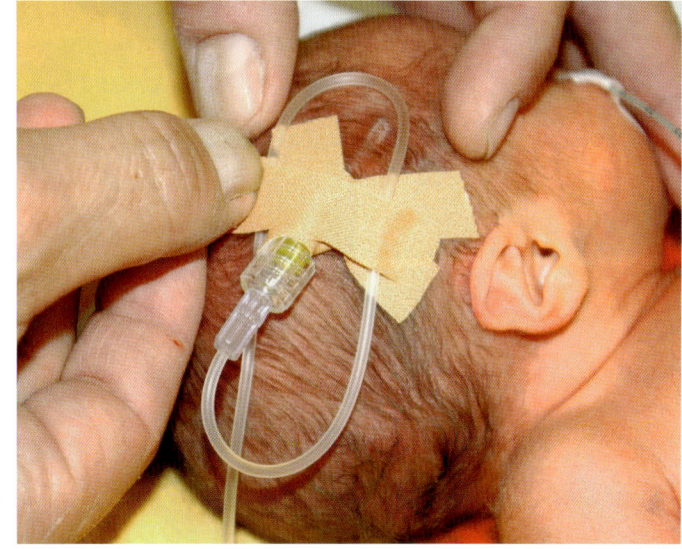

Abb. 75.1   Schlauch in eine Schlaufe legen …

Abb. 75.2   … und nochmals fixieren

Eine zusätzliche Sicherheit ist gegeben, wenn Sie wenigstens die ipsilaterale Hand oder beide Hände in kleine Handschuhe stecken (↗), damit das Früh- oder Neugeborene nichts greifen und herausziehen kann (Abb. 75.3). Dieser Handschuh wird locker mit seinem Stoffstreifen (↓) zugebunden, damit die Hand nicht sofort wieder herausrutscht (Abb. 75.4). Nun sind Sie mit der Anlage der Verweilkanüle fertig.
Denken Sie daran, dass Infusionen und andere Medikamentengaben von erfahrenen Neonatologen verordnet werden müssen, weil die Fehlertoleranz der kleinen Patienten deutlich niedriger liegt als bei Erwachsenen.

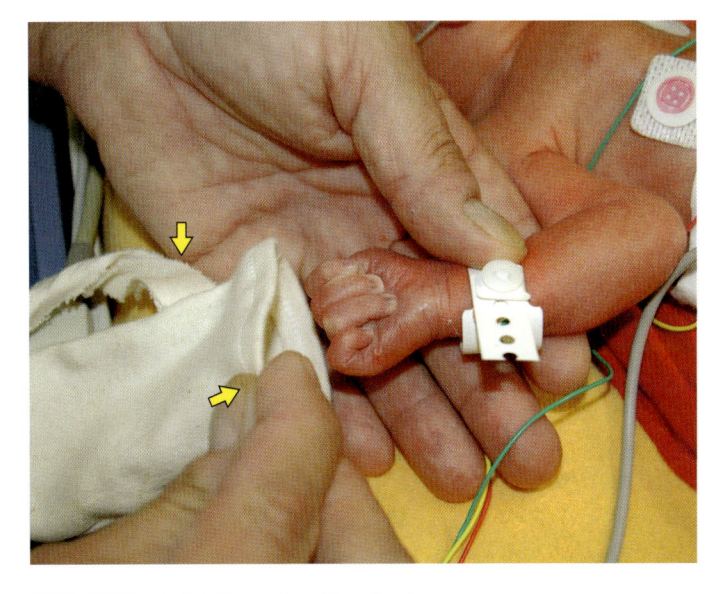

Abb. 75.3   Aufziehen des Handschuhs

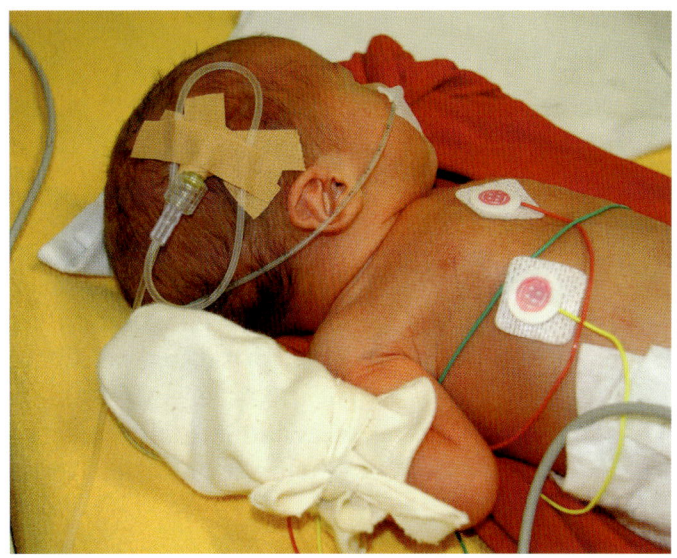

Abb. 75.4   … und nicht zu fest zubinden, fertig.

Markante Merkhilfen für Mediziner: DER TRIPLE-M BAND 3

DER TRIPLE-M   BAND 3

Mehr Merken mit Methode

Tipps & Tricks für zeitsparende Lernstrategien

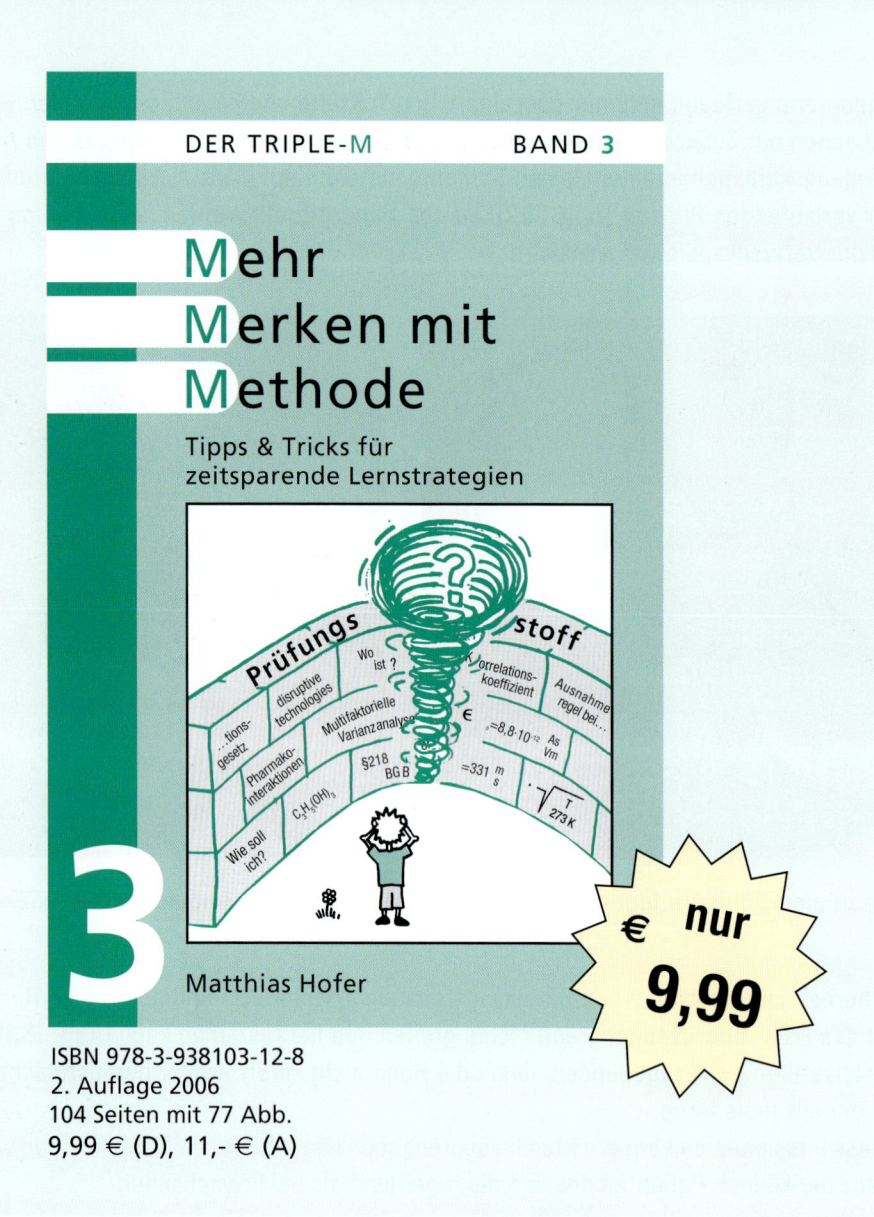

3

Matthias Hofer

ISBN 978-3-938103-12-8
2. Auflage 2006
104 Seiten mit 77 Abb.
9,99 € (D), 11,- € (A)

€ nur 9,99

Zeit sparende Lernstrategien vor Prüfungen

Prüfungsstress vor Examina oder Facharztprüfungen?

Dieses Buch zeigt Ihnen, wie Sie

- einen realistischen und effizienten Lernplan aufstellen,
- Prioritäten effektiver setzen können,
- in kürzerer Zeit mehr behalten,
- wieder Spaß am Lernen finden,
- Nervosität oder Angst vor Prüfungen abbauen.

Erhältlich im Buchhandel oder über

www.didamed.de

DIDAMED Verlag GmbH

Subcutane (s.c.) Injektion 13

Indikation
Injektionen in das subcutane Fettgewebe (s. Schema, Abb. 77.2) dienen einer langsameren Resorption der injizierten Medikamente, z.B. Heparin oder Insulin, um einen längerfristigen Wirkstoffspiegel aufzubauen bzw. aufrecht zu erhalten. Häufig geschieht dies mehrere Male am Tag zu bestimmten Zeitpunkten, z.B. alle acht oder zwölf Stunden. Die Resorption erfolgt in der Subcutis etwas langsamer im Vergleich zur intramuskulären Injektion. Auch einige Impfungen können subcutan erfolgen, neben der sonst üblichen intramuskulären Injektion (vgl. S. 79 ff).

Komplikationen
Ölige Substanzen dürfen nicht subcutan, sondern nur intramuskulär verabreicht werden. Bei insulinpflichtigen Diabetikern müssen Sie unbedingt darauf achten, dass unterschiedliche Insulinkonzentrationen mit 40 bzw. 100 internationalen Einheiten pro ml existieren, damit keine Dosierungsfehler resultieren. Immer dann, wenn Ihre 1-ml-Insulin- oder Heparinspritze vermeintlich nicht ausreicht, um die gewünschte Menge zu injizieren, handelt es sich wahrscheinlich um einen Rechenfehler in der Dosiskalkulation (oft um den Faktor 10).

Vermeiden Sie Injektionsstellen mit lokaler Hautinfektion, Verbrennungen oder Verletzungen und stellen Sie durch Probeaspiration sicher (vgl. Abb. 78.6), dass Sie nicht versehentlich intravaskulär injizieren. Bei Patienten, die häufigere Injektionen benötigen, achten Sie bitte darauf, jeweils wechselnde Hautareale zu wählen, um narbigen Verhärtungen an den Injektionsstellen vorzubeugen.

Allgemeine Vorbereitung
Vor Beginn jeder s.c.-Injektion wird zunächst kontrolliert, ob die Angaben auf der Ampulle mit dem gewünschten Medikament übereinstimmen, ob es sich um den richtigen Patienten handelt und das Verfallsdatum nicht überschritten ist. Handelt es sich um eine Stechampulle für die mehrfache Entnahme, sollte das erste Anstechen weniger als 24 Stunden zurückliegen. Wenn Sie eine neue Ampulle anstechen, kennzeichnen Sie sie bitte mit Datum und Uhrzeit. Folgende Dinge werden vor der Punktion vorbereitet (Abb. 77.1):

- (A) unsterile Handschuhe
- (B) Aufzugskanüle
- (C) Medikamenten-Ampulle
- (D) sterile Spritze
- (E) 2. Kanüle zur Injektion
- (F) Desinfektionsspray
- (G) Tupfer
- (H) evtl. Pflaster (hier nicht abgebildet)

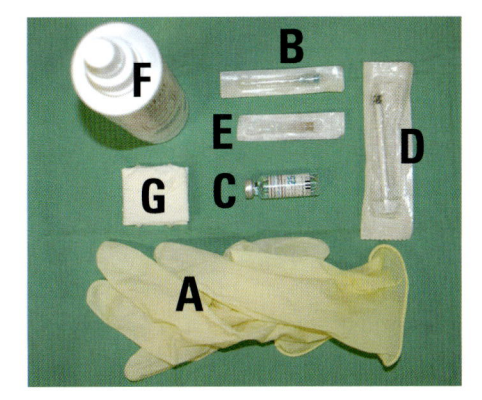

Abb. 77.1 Materialvorbereitung

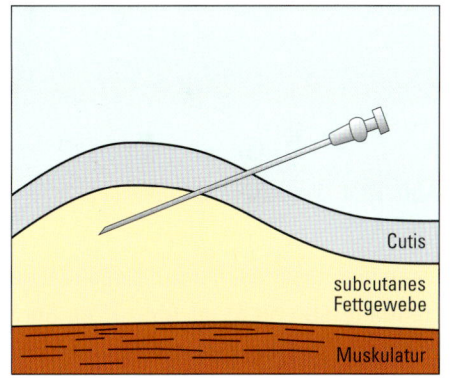

Abb. 77.2 Schema s.c.-Injektion

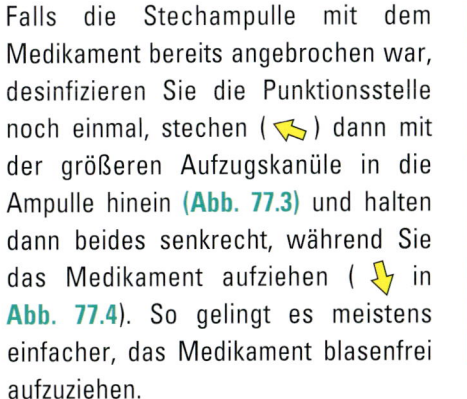

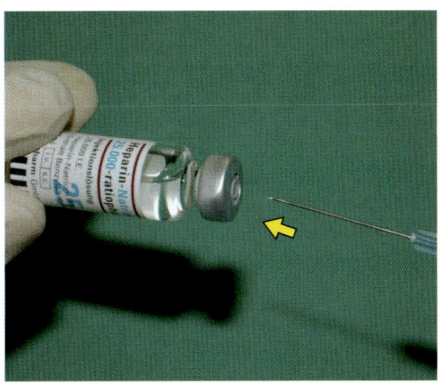

Falls die Stechampulle mit dem Medikament bereits angebrochen war, desinfizieren Sie die Punktionsstelle noch einmal, stechen (↖) dann mit der größeren Aufzugskanüle in die Ampulle hinein (Abb. 77.3) und halten dann beides senkrecht, während Sie das Medikament aufziehen (↓ in Abb. 77.4). So gelingt es meistens einfacher, das Medikament blasenfrei aufzuziehen.

Abb. 77.3 Einstich in Ampulle

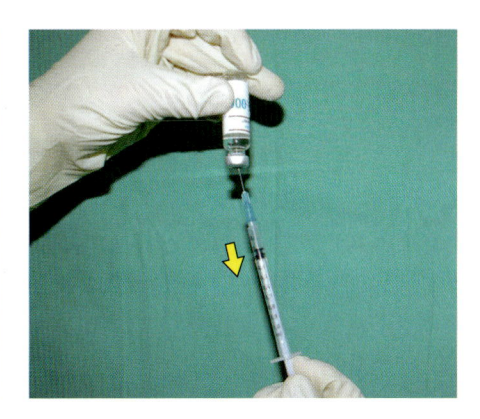

Abb. 77.4 Medikament aufziehen

13 Subcutane (s.c.) Injektion

Falls sich noch Luft (→) in der Spritze befindet, beklopfen ( ) Sie die Spritze und entfernen die Luft wieder **(Abb. 78.1)**. Dann erfolgt die Desinfektion der beabsichtigten Punktionsstelle **(Abb. 78.2)**. Am besten eignen sich die subcutane Fettschicht der Bauchdecke oder der lateralen Oberschenkel. Nach entsprechender Einwirkzeit (mindestens 30 Sekunden) wischen Sie die Haut nur einmal ( ) mit einem Tupfer ab **(Abb. 78.3)**.

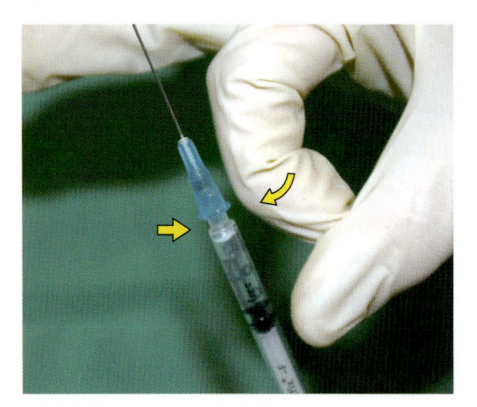

Abb. 78.1 Spritze entlüften

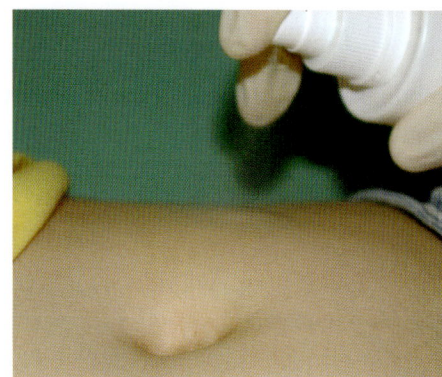

Abb. 78.2 Hautdesinfektion

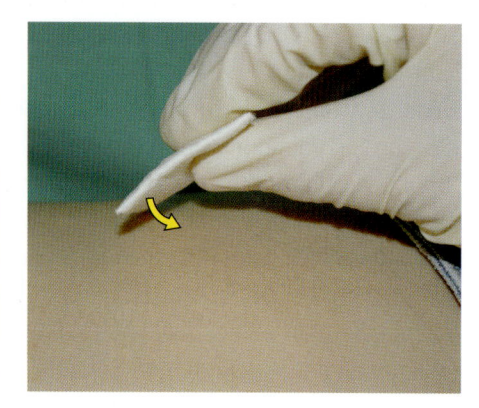

Abb. 78.3 Haut abwischen

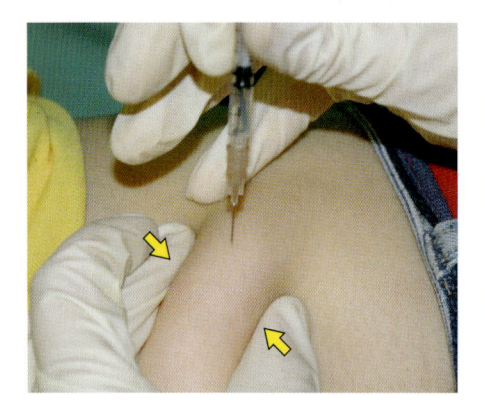

Abb. 78.4 Hautfalte bilden

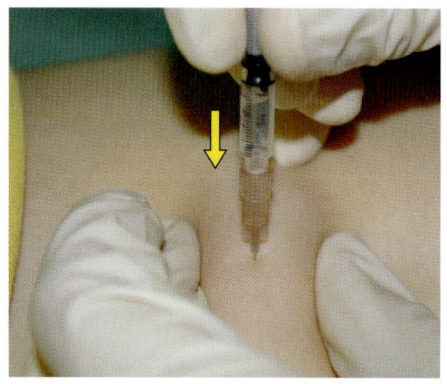

Abb. 78.5 Einstich

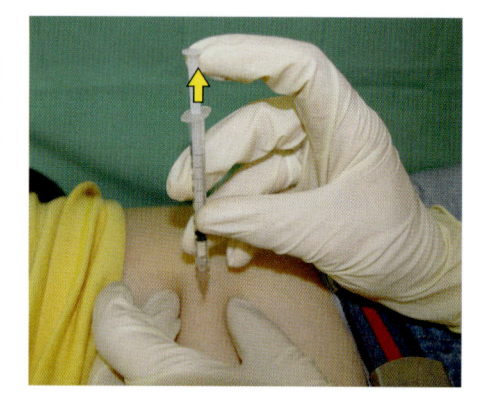

Abb. 78.6 Aspiration

Dann wechseln Sie die Aufzugsnadel gegen die kleinere Injektionsnadel aus und heben mit den Fingern Ihrer linken Hand eine Hautfalte ab (in **Abb. 78.4**). Stechen Sie zügig senkrecht ca. 1.5 - 2 cm in diese Hautfalte ein (in **Abb. 78.5**) und aspirieren Sie bei fixierter Spritze den Stempel mit dem Zeige- oder Mittelfinger nach oben ( ), um eine versehentliche Injektion in ein Blutgefäß zu vermeiden **(Abb. 78.6)**. Erst danach injizieren Sie langsam ( ) den Wirkstoff **(Abb. 78.7)**, ziehen die Spritze heraus (in **Abb. 78.8**) und verteilen den Wirkstoff mit kreisenden Bewegungen ( ) unter leichtem Druck im subkutanen Fettgewebe **(Abb. 78.9)**.

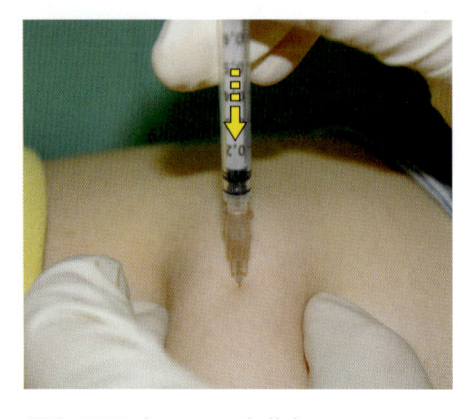

Abb. 78.7 langsam injizieren

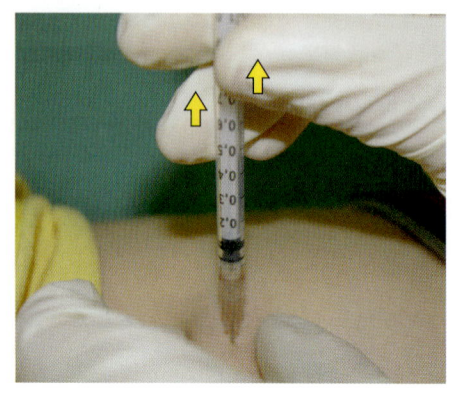

Abb. 78.8 Spritze herausziehen

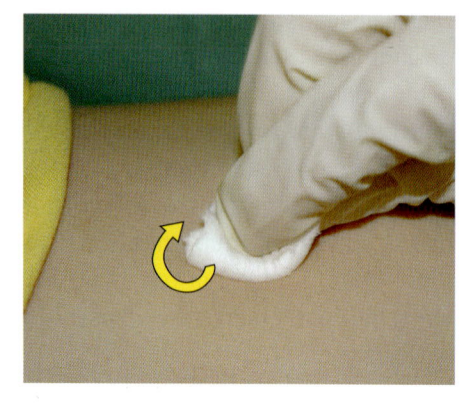

Abb. 78.9 Wirkstoff verteilen

Intramuskuläre (i.m.) Injektion 13

Indikation
Viele Impfstoffe, z.B. gegen Tetanus, Hepatitis B, FSME u.a., werden intramuskulär (i.m.) injiziert. Außerdem werden oft Depotpräparate, die über einen längeren Zeitraum resorbiert werden sollen, i.m. verabreicht. Die Resorption erfolgt im Skelettmuskel in der Regel schneller als bei subcutaner Injektion (vgl. S. 77), jedoch mit verzögertem Wirkungseintritt im Vergleich zur intravenösen Gabe (vgl. Kap. 11).
Als Injektionsorte kommen die ventrolaterale Glutealregion (s.S. 81), der M. deltoideus an der Schulter (s.S. 83) und der M. vastus lateralis am Oberschenkel (s.S. 84) in Frage. Am Oberarm werden wegen der geringeren Muskelmasse jedoch keine öligen Lösungen und eher kleinere Volumina bis zu 2 ml injiziert.

Allgemeine Vorbereitung
Vor Beginn jeder i.m.-Injektion wird zunächst kontrolliert, ob die Angaben auf der Ampulle mit dem gewünschten Medikament bzw. Impfstoff übereinstimmen und das Verfallsdatum nicht überschritten ist. Außerdem wird überprüft, ob das Medikament in Farbe und Konsistenz unverändert ist und ggfs. im Kühlschrank gelagert wurde (z.B. bei einigen Impfstoffen erforderlich). Handelt es sich um eine Stechampulle für die mehrfache Entnahme, sollte das erste Anstechen weniger als 24 Stunden zurückliegen.

Kontraindikationen
Dann müssen mögliche Kontraindikationen ausgeschlossen werden: Dazu gehört der Verdacht auf einen akuten Herzinfarkt, da hier eine i.m.-Injektion nicht nur die Enzymdiagnostik verfälschen, sondern auch eine Lysetherapie eines koronaren Thrombus wegen der Gefahr größerer Muskelhämatome verhindern würde. Aus demselben Grund sollten Patienten unter oraler Antikoagulation oder unter einer Heparintherapie keine i.m.-Injektionen erhalten.
Bei akuten Schocksituationen ist wegen der Zentralisation des Kreislaufs die periphere Perfusion oft so eingeschränkt, dass keine ausreichende muskuläre Resorption gegeben wäre. Bestehen an der geplanten Injektionsstelle Verbrennungen, Verletzungen oder Hautinfektionen, wird entweder auf andere Injektionsorte oder eine andere Applikationsform ausgewichen.

Vorbereitung des Materials:

- (A) unsterile Handschuhe
- (B) Aufzugskanüle
- (C) Medikamenten-Ampulle
- (D) sterile Spritze
- (E) 2. Kanüle zur Injektion
- (F) Desinfektionsspray
- (G) Tupfer
- (H) Pflaster

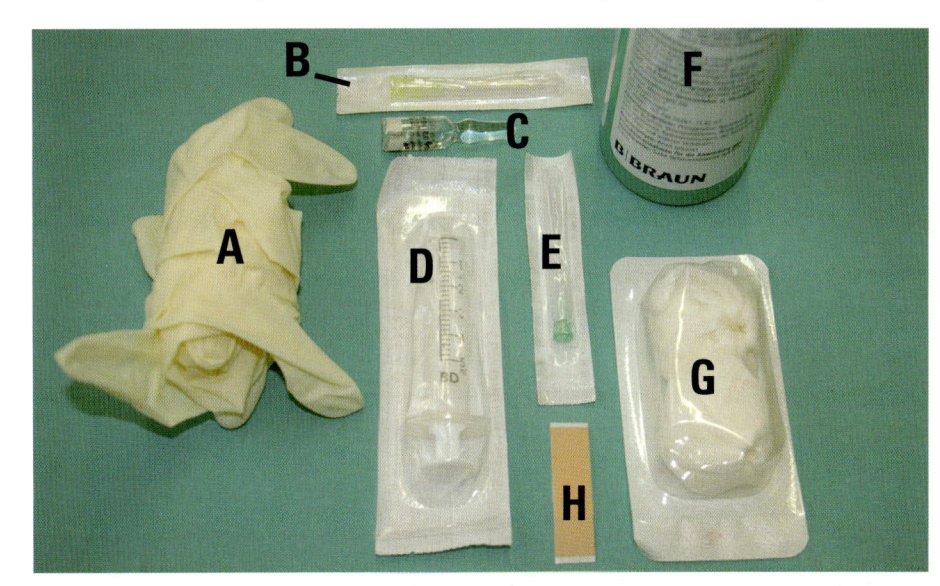

Abb. 79.1 Materialvorbereitung

Achten Sie beim Aufzug des Impfstoffes oder des Medikamentes unbedingt darauf, dass Sie es mit einer Injektionsnadel (B) aufziehen (dabei wird die Nadel oft unsteril) und danach die zweite Nadel (E) aufsetzen, mit der später injiziert werden soll. Für das sichere Aufbrechen der Ampulle (C) benötigen Sie zum Schutz Ihres Fingers noch einen Tupfer (G).

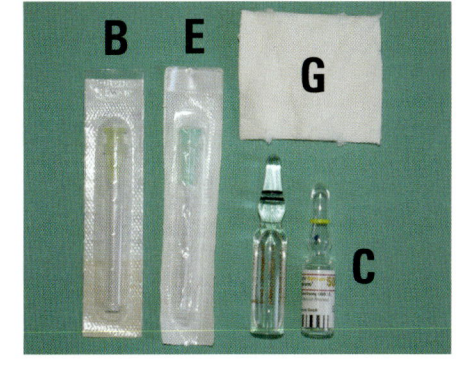

Abb. 79.2 zwei Kanülen bereit?

13 Intramuskuläre (i.m.) Injektion

Brechampullen erkennen Sie an einer Strichmarkierung ( ) oder einem Punkt ( ) auf dem Ampullenkopf **(Abb. 80.1)**. Ampullen ohne diese Markierungen müssen vor dem Aufbrechen mit einer kleinen Säge ( ) angesägt werden **(Abb. 80.2)**, sie werden jedoch immer seltener verwendet. Falls sich die Injektionslösung im Ampullenkopf ( ) befindet, beklopfen Sie die Ampulle leicht ( ), damit die Flüssigkeit in den unteren Teil der Ampulle verlagert wird **(Abb. 80.3)**. Danach brechen Sie den Ampullenkopf nicht mit ungeschützten Fingern **(Abb. 80.4)**, sondern mit einem Tupfer ( ) als Prävention gegen Schnittverletzungen ab (in **Abb. 80.5**). Werfen Sie den Ampullenkopf am besten direkt ( ) in einen Abwurfbehälter **(Abb. 80.6)**.

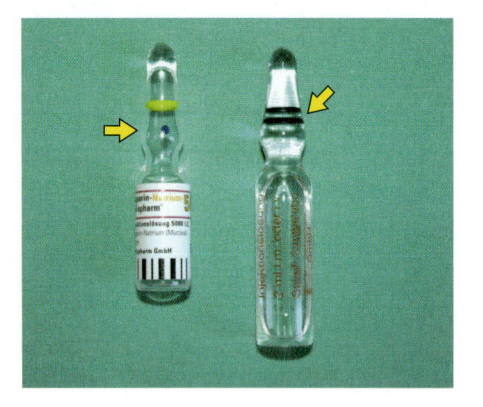

Abb. 80.1 Brechampullen

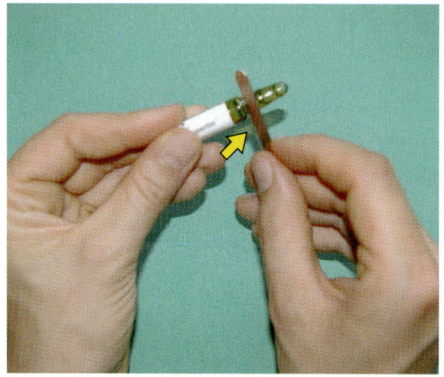

Abb. 80.2 Ampulle zum Aufsägen

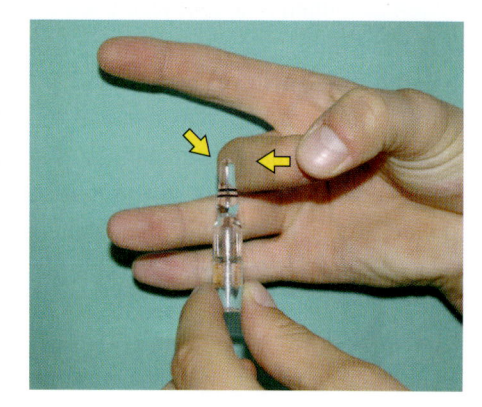

Abb. 80.3 Beklopfen

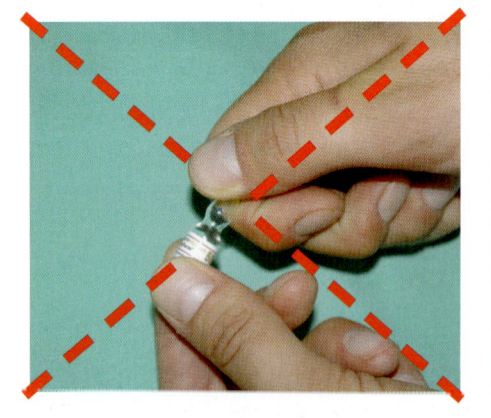

Abb. 80.4 nicht ungeschützt

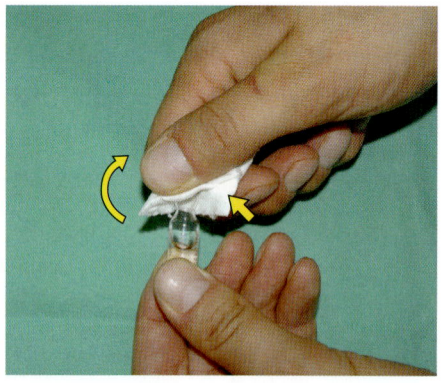

Abb. 80.5 Kopf abbrechen

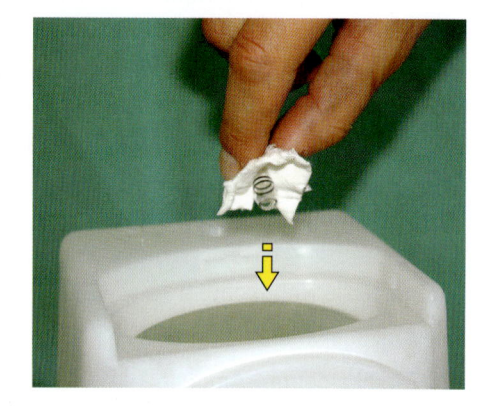

Abb. 80.6 sicherer Abwurf

Ziehen Sie das Medikament eher senkrecht mit Ihrer dominanten Hand mit leichter Kippstellung der Ampulle auf **(Abb. 80.7)**: Der Zeigefinger kann dabei einen Gegendruck ( ) gegen den Zug von Daumen ( ) und Mittelfinger bilden. Der Versuch in waagerechter Position dauert oft unnötig länger **(Abb. 80.8)**, weil viel Luft eingezogen wird. Dann wird die hierfür verwendete Nadel entfernt (in **Abb. 80.9**).

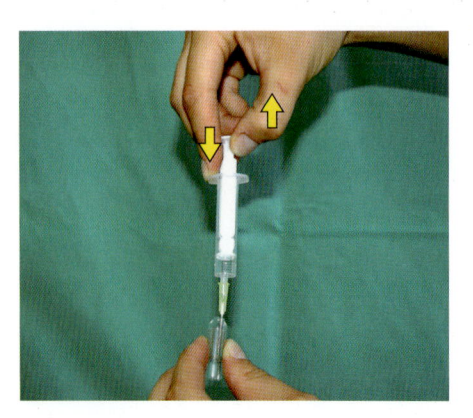

Abb. 80.7 senkrecht aufziehen

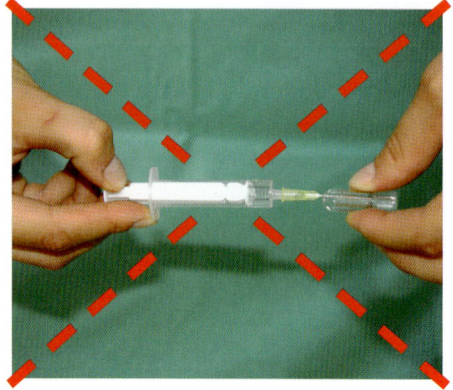

Abb. 80.8 nicht waagerecht

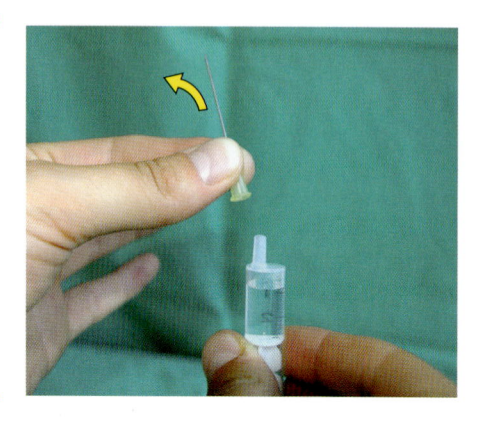

Abb. 80.9 Nadel entfernen

Intramuskuläre (i.m.) Injektion 13

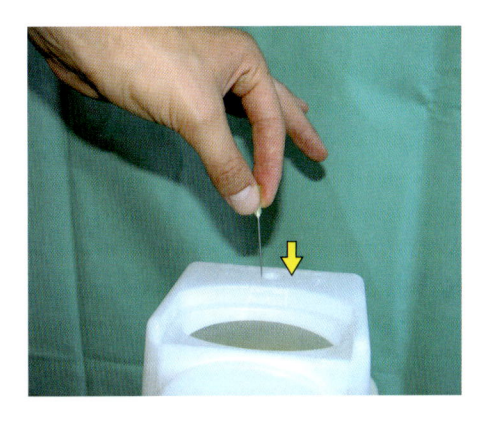

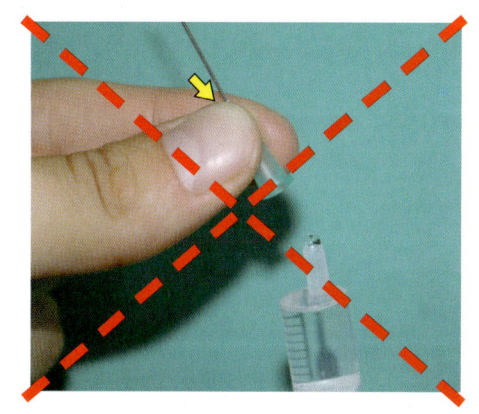

Nach Entsorgung der Nadel (↓) (Abb. 81.1) öffnen Sie bitte steril (↶↷) eine neue Nadel (Abb. 81.2) und setzen diese auf. Fassen Sie dabei den Metallteil der Kanüle nicht direkt an (↘), da sie dann unsteril wird (Abb. 81.3). Diese 2. Kanüle soll jetzt nicht entlüftet werden (← in Abb. 81.4), damit während der Punktion keine Teile des Medikaments in den sub-/cutanen Stichkanal gelangen – dadurch könnten dort Schmerzen oder sogar Nekrosen verursacht werden.

Abb. 81.1 Nadel entsorgen

Abb. 81.2 neue Nadel

Abb. 81.3 auf Sterilität achten!

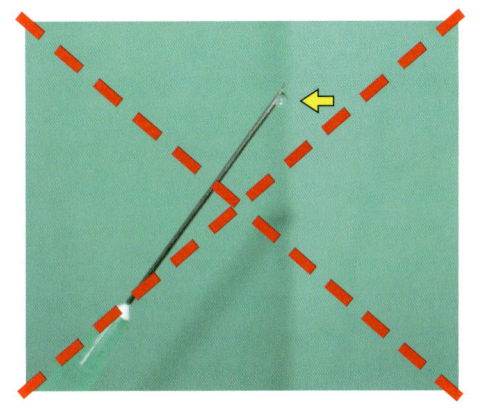

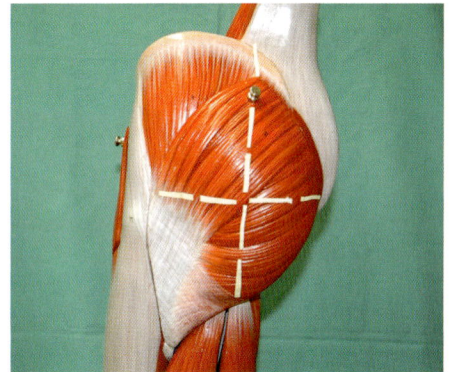

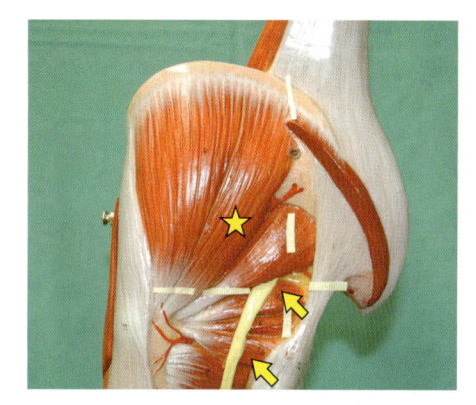

Abb. 81.4 nicht entlüften!

Abb. 81.5 Regio glutea

Abb. 81.6 cave: N. ischiadicus!

Bei der Wahl der Punktionsstelle ist eine Einteilung der Regio glutea in vier Quadranten nicht ausreichend (Abb. 81.5), da der N. ischiadicus (↘↘) und der N. gluteus superior (★) auch dann getroffen werden kann, wenn in den oberen, äußeren Quadranten injiziert wird (Abb. 81.6). Bei der Injektionsmethode nach Hochstetter (hier am Modell demonstriert) ertastet der Zeigefinger der linken Hand die rechte Spina iliaca anterior superior (↗) des Patienten und der maximal abgespreizte Mittelfinger (⇒) die Crista iliaca (Abb. 81.7). Dann drehen Sie Ihre linke Hand etwas gegen den Uhrzeigersinn (↺), so dass die Spitze des Mittelfingers ca. 2 cm von der Crista iliaca nach caudal rutscht (↙) und der Handteller auf dem Trochanter major liegt (Abb. 81.8). Die Punktion in den rechten M. gluteus medius erfolgt in Linksseitenlage und umgekehrt: Halten Sie mit Ihrer dominanten Hand (hier für Rechtshänder gezeigt) die Spritze wie einen Kugelschreiber und markieren Sie noch mit der Schutzkappe durch Druck (↙) die untere Spitze des Dreiecks zwischen Ihrem Mittel- und Zeigefinger (Abb. 81.9).

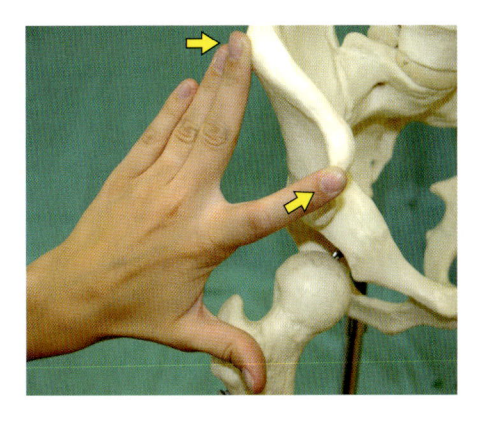

Abb. 81.7 Handhaltung

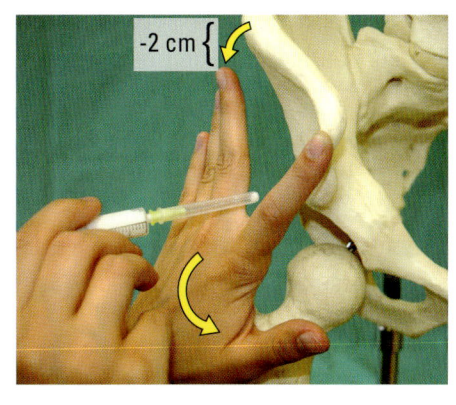

Abb. 81.8 Drehung der Hand

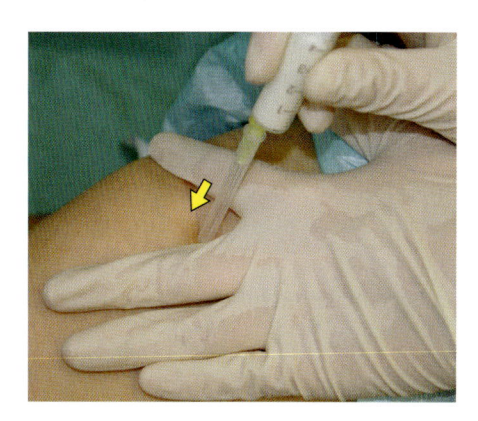

Abb. 81.9 Hautmarkierung

13 Intramuskuläre (i.m.) Injektion

Vor der Injektion erfolgt nun eine Sprühdesinfektion des Punktionsareals (Abb. 82.1). Dann stechen Sie nahezu senkrecht ein und schieben zügig die Kanüle ausreichend vor (⬇), bis nur noch 5-10 mm bis zum Kanülenkonus sichtbar sind (Abb. 82.2). Ein zu zaghaftes, stückweises Vorstechen bewirkt erfahrungsgemäß eine Abwehrspannung des Muskels und stärkere Schmerzen. Sollten Sie dabei einmal auf den Knochen treffen, ziehen Sie die Kanüle nur 1-2 cm zurück, damit sich die Kanülenspitze sicher im Muskel befindet. Stechen Sie bitte nicht zu schräg ein und halten Sie die Kanüle auch nicht am Metall fest ( ), damit sie nicht unsteril wird wie in Abb. 82.3.

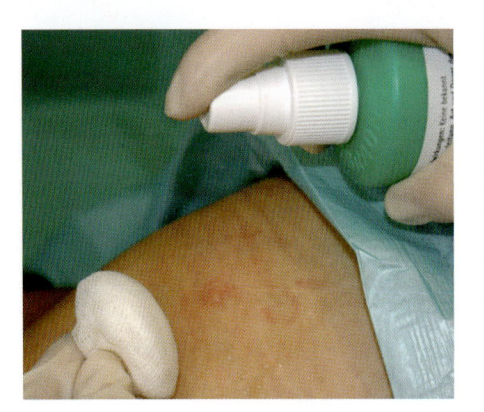

Abb. 82.1 Sprühdesinfektion

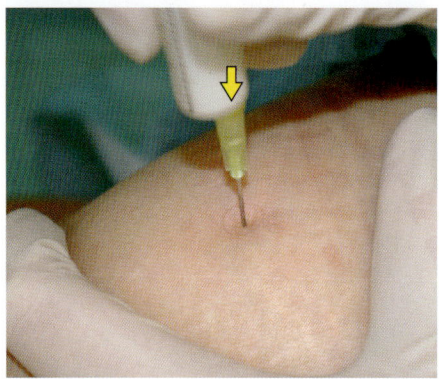

Abb. 82.2 zügig einstechen

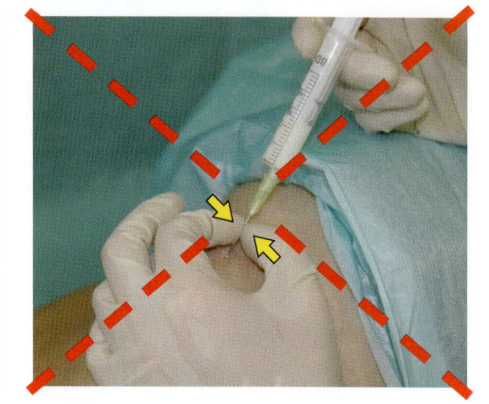

Abb. 82.3 typischer Fehler

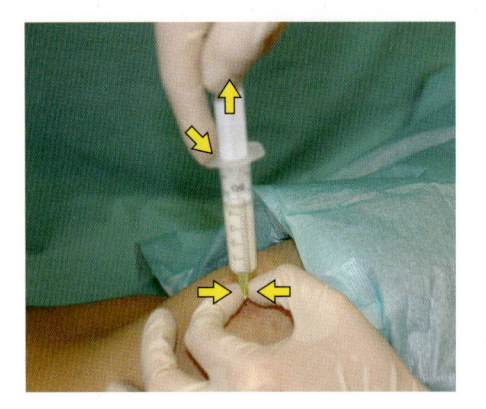

Abb. 82.4 Probeaspiration

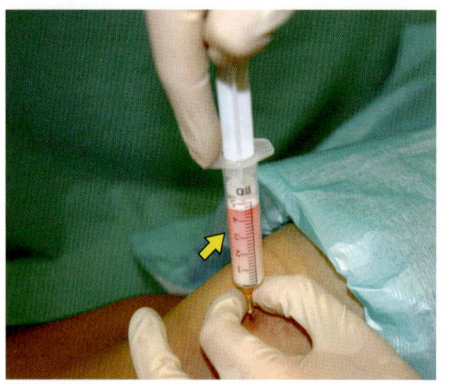

Abb. 82.5 Blut? Intravasal!

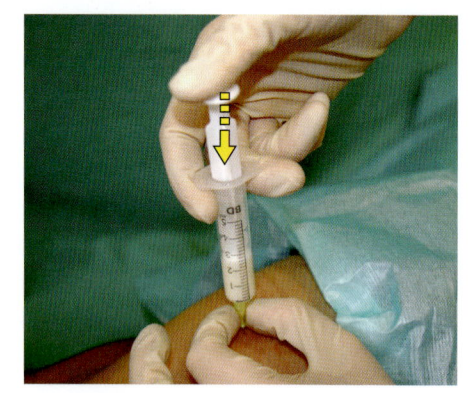

Abb. 82.6 langsame Injektion

Vor der Injektion aspirieren (⬆) Sie zur Sicherheit gegen den Druck Ihres Zeigefingers ( ), um eine versehentlich intravasale Injektion zu vermeiden. Dabei können Sie zusätzlich die Kanüle am Kunststoffkonus stabilisieren (➡⬅ in Abb. 82.4). Ist bei dieser Aspiration jedoch Blut ( ) erkennbar (Abb. 82.5), ziehen Sie die Spritze ein wenig zurück und aspirieren erneut. Wenn dann immer noch Blut einziehbar ist, brechen Sie die Injektion ab und komprimieren die Injektionsstelle. Ansonsten kann die Injektion jetzt langsam ( ) erfolgen (Abb. 82.6).

Komplikationen bei der Injektion

Treten während der Injektion starke Schmerzen auf, könnte entweder ein Nervenast direkt getroffen sein (besonders bei ausstrahlenden Schmerzen) oder es liegt bei perineuraler Injektion eine Reizwirkung auf einen benachbarten Nerven vor. In beiden Fällen brechen Sie die Injektion ab.

Seltener kann auch eine Unverträglichkeitsreaktion auf das Medikament die Ursache sein, die mit Hautrötung, Bläschenbildung, Juckreiz oder Übelkeit bis hin zu Atemnot und Kreislaufstörungen einhergehen kann. Tritt jedoch eine schmerzhafte Blässe der Gewebsperipherie auf, liegt wahrscheinlich eine versehentlich intraarterielle Injektion vor. Ziehen Sie in solchen Fällen die Nadel nicht zurück: Wenn sie noch im arteriellen Lumen liegt, können dann sofort isotone NaCl-Lösung und vasodilatierende Medikamente nachinjiziert werden, um dem arteriellen Vasospasmus entgegen zu wirken.

Intramuskuläre (i.m.) Injektion 13

Nun halten Sie mit der linken Hand einen Tupfer bereit ( ) und ziehen die Spritze mit Kanüle heraus (in **Abb. 83.1**). Anschließend drücken Sie den Tupfer fest auf die Einstichstelle und können auch das Medikament mit kreisenden Bewegungen ( ) dabei etwas verteilen **(Abb. 83.2)**. Abschließend schützen Sie die Punktionsstelle durch ein Pflaster **(Abb. 83.3)**.

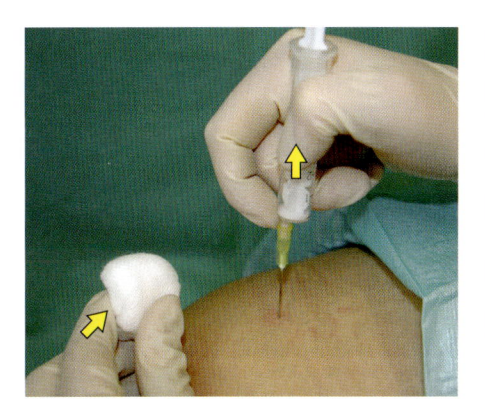

Abb. 83.1 Spritze + Nadel entf.
Abb. 83.2 Kompression 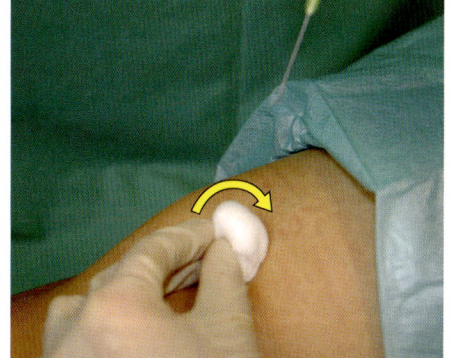
Abb. 83.3 Pflasterschutz 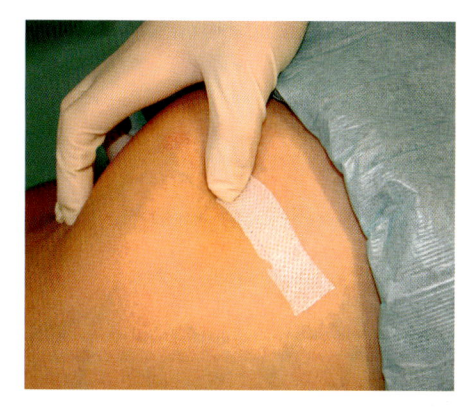

Alternative Punktionsstellen

Besonders für Impfungen und für die Injektion kleinerer Volumina unter 2 ml eignet sich alternativ die Regio deltoidea an der Schulter bzw. am proximalen Oberarm **(Abb. 83.4)**. Achten Sie darauf, dass der Patient im Sitzen den Arm locker hängen lassen kann **(Abb. 83.5)** und ertasten Sie die dickste Ausdehnung des M. deltoideus ( ), die Sie z.B. mit dem Fingernagel markieren können **(Abb. 83.6)**. Nach einer sorgfältigen Sprühdesinfektion **(Abb. 83.7)** können Sie den Muskel mit der linken Hand etwas komprimieren ( ) und dann in den „dickeren" Muskelbauch besser einstechen (in **Abb. 83.8**). Stechen Sie hier nicht zu tief ein **(Abb. 83.9)** und denken Sie an eine Aspiration (in **Abb. 83.10**), bevor Sie das Medikament injizieren (in **Abb. 83.11**). Dabei gelten dieselben Vorsichtsmaßnahmen wie auf S. 82.

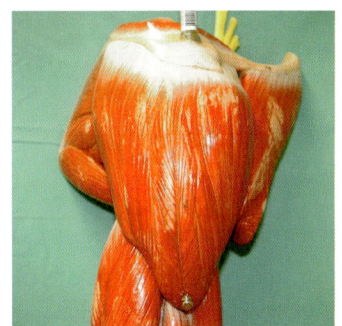

Abb. 83.4 Regio deltoidea
Abb. 83.5 Armhaltung locker 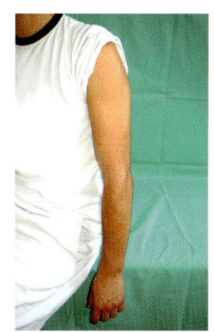
Abb. 83.6 Markierung 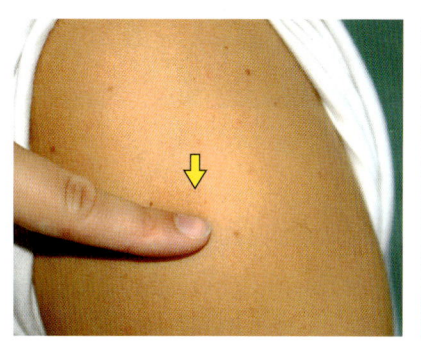
Abb. 83.7 Desinfektion 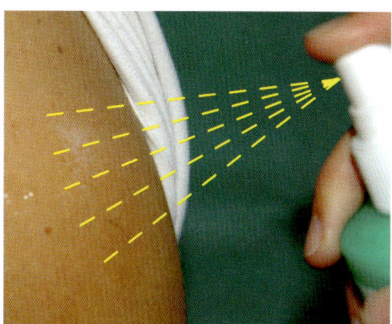

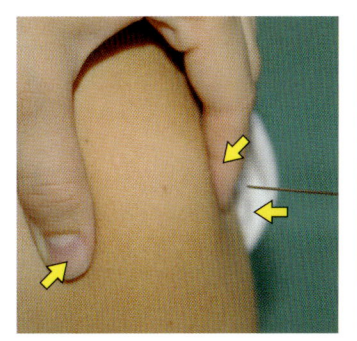

Abb. 83.8 leichte Kompression
Abb. 83.9 Einstich (nicht zu tief) 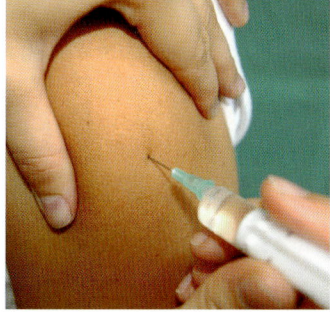
Abb. 83.10 Aspiration 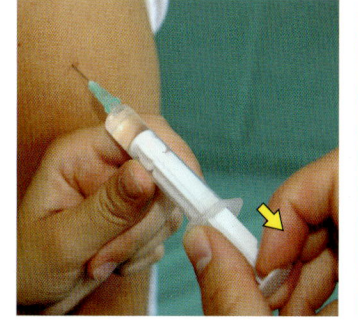
Abb. 83.11 Injektion

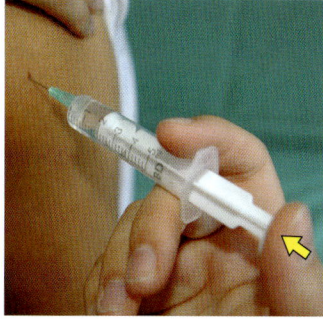

13 Intramuskuläre (i.m.) Injektion

Als dritter Punktionsort kommt der M. vastus lateralis (↗↖) im mittleren Drittel des Oberschenkels in Frage (Abb. 84.1): Der Patient liegt entspannt in Rückenlage mit leicht innenrotiertem Bein. Der Untersucher ertastet mit dem linken Handballen den Trochanter major und legt seine rechte Hand direkt oberhalb der Kniescheibe auf, da eine Handbreit caudal des Trochanters und eine Handbreit cranial des Kniegelenks nicht punktiert werden sollte – der ideale Punktionsort (⬭) liegt dazwischen am lateralen, mittleren Drittel des Oberschenkels (Abb. 84.2). Aufgrund von Behaarung ist es oft ratsam, zweimal ausgiebig zu desinfizieren und dabei eine ausreichende Einwirkzeit abzuwarten (Abb. 84.3).

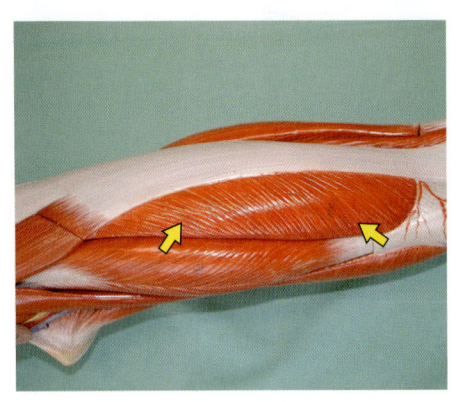

Abb. 84.1 M. vastus lateralis

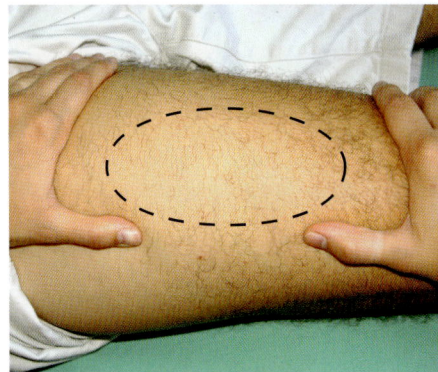

Abb. 84.2 Punktionsareal

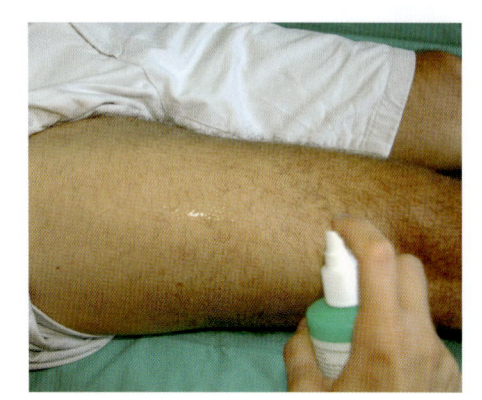

Abb. 84.3 Hautdesinfektion

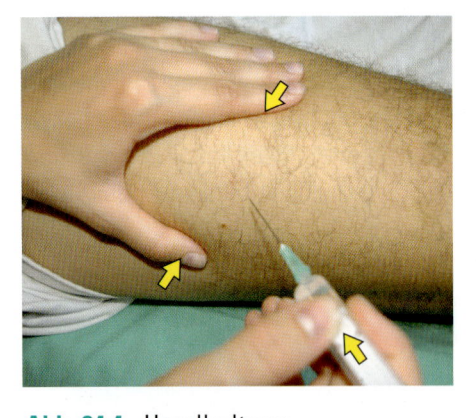

Abb. 84.4 Handhaltung

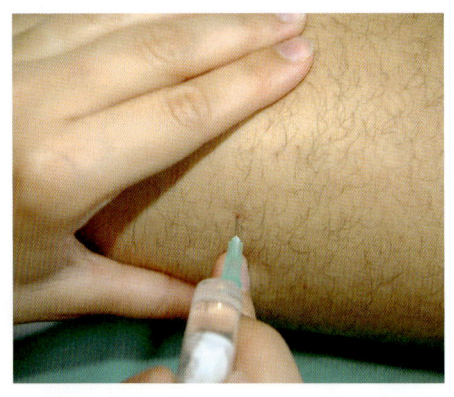

Abb. 84.5 Punktion

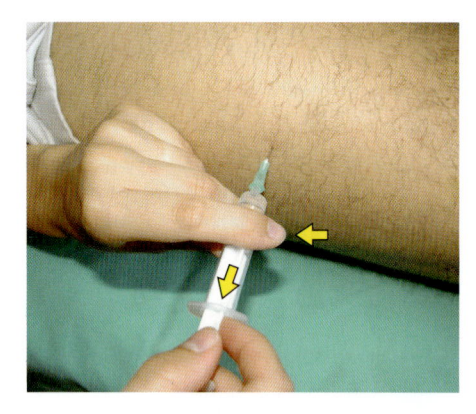

Abb. 84.6 zwei Aspirationstests: 180°

Auch hier kann der Muskel etwas zusammengeschoben werden (↗↙), bevor mit der rechten Hand (für Rechtshänder) locker eingestochen (↖) wird (Abb. 84.4). Die hier gezeigte Kollegin trägt jedoch keine Handschuhe – auch wenn dazu mitunter geteilte Meinungen existieren, ist allgemein das Tragen von Handschuhen immer dann zu empfehlen, wenn die Möglichkeit zum Blutkontakt besteht, abgesehen von möglichst keimarmen bzw. sterilen Punktionsbedingungen.

Denken Sie bitte nach erfolgtem Einstich (Abb. 84.5) wieder an einen Aspirationstest (↓ in Abb. 84.6). Dabei fixiert die linke Hand (⇐) wieder die Spritze. Nur wenn kein Blut aspiriert werden kann (zur absoluten Sicherheit können Sie die Spritze auch um 180° drehen und dann noch ein zweites Mal aspirieren), wird das Medikament langsam in den Muskel injiziert (↑ in Abb. 84.7). Die Nadel gehört danach natürlich wieder in den Abwurf (Abb. 84.8).

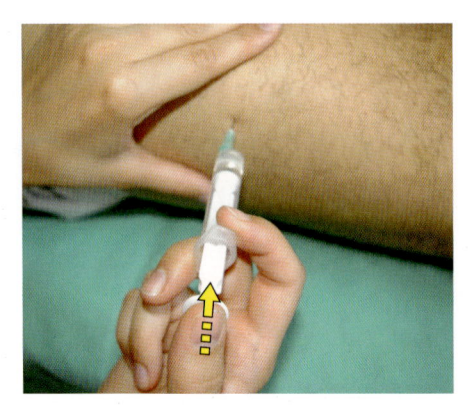

Abb. 84.7 langsame Injektion

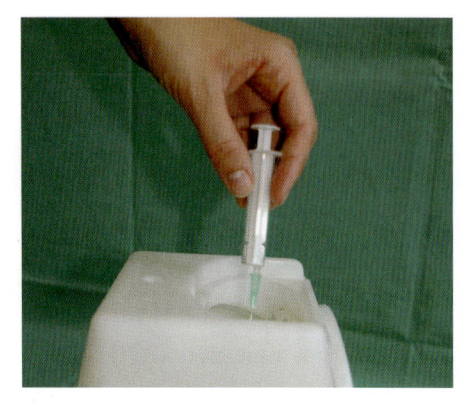

Abb. 84.8 Abwurf

Pleurapunktion 14

Indikation
Diagnostische Punktionen pleuraler Ergüsse werden durchgeführt, um z.B. das Punktat auf maligne Zellen zytologisch zu untersuchen und damit eine maligne Grunderkrankung auszuschließen oder zu identifizieren.
Therapeutisch wird eine Pleurapunktion auch bei einem Pleuraempyem oder zur Entlastung der Lunge im Rahmen einer Herzinsuffizienz durchgeführt, wenn z.B. eine Diuretikagabe keinen ausreichenden Erfolg gezeigt hat. Die Punktion erfolgt üblicherweise unter Sonographiekontrolle am Oberrand einer Rippe, um die intercostalen Leitungsbahnen nicht zu gefährden (Abb. 85.1).

Klären Sie im Vorfeld ab, ob Sie eine starre Punktionskanüle verwenden wollen, die in vielen handelsüblichen Punktionssets enthalten ist oder eine Venenverweilkanüle: Starre Nadeln bergen eine größere Gefahr, die Pleura viszeralis der Lunge zu verletzen, wenn sich diese beim fortschreitenden Ablassen des Ergusses wieder der Thoraxwand annähert. Dafür muss bei starren Nadeln keine Stahlkanüle herausgezogen werden. Bei Verweilkanülen ist die o.g. Verletzungsgefahr der Lunge in der Endphase der Punktion zwar geringer – dafür kann beim Herausziehen des Stahlmandrins Luft in die Pleurahöhle gelangen (vgl. Abb. 87.4).

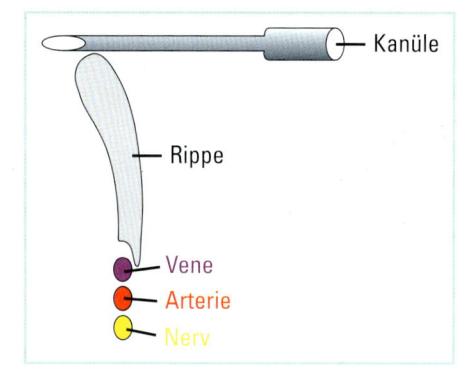

Abb. 85.1 Punktionsort

Vorbereitung
Auf dem Materialtisch werden folgende Dinge steril vorbereitet (Abb. 85.2):

(A) Spritze mit Lokalanästhetikum z.B. 5-10 ml 2%iges Lidocain
(B) sterile Kompressen
(C) Skalpell für die Hautinzision
(D) Braunüle mit aufgesetzter 10 ml-Spritze zur späteren Aspiration
(E) starre Punktionsnadel (falls erwünscht)
(F) Aspirationsschlauch (Heidelberger Verlängerung und einen kürzeren)
(G) Dreiwegehahn
(H) 50 ml Perfusorspritze (oder 20 ml Luerlock)
(I) Auffangbeutel
(J) steriles Lochtuch
(K) sterile Handschuhe (hier nicht abgebildet)

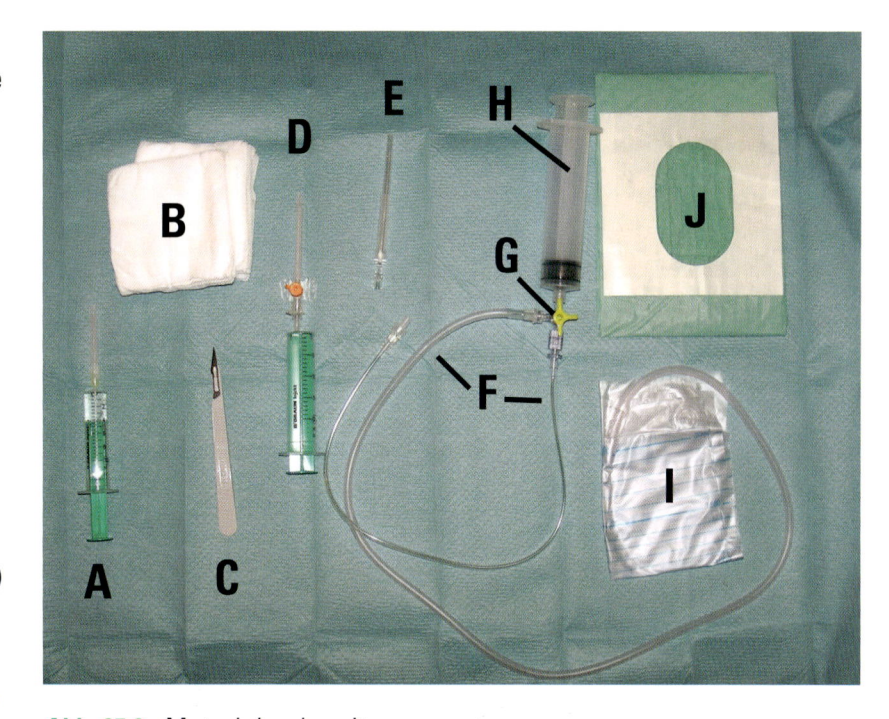

Abb. 85.2 Materialvorbereitung

Mögliche Punktionsorte
Zur Entlastung eines pleuralen Ergusses wird in der Regel von laterodorsal in der mittleren oder hinteren Axillarlinie direkt am Oberrand einer Rippe (s.o.) punktiert. Die Höhe des Intercostalraums (ICR) richtet sich nach der Größe des Ergusses und nach der Position des Zwerchfells, sollte jedoch möglichst weit caudal, z.B. im 7.- 9. ICR erfolgen, um den Erguss so komplett wie möglich ablassen zu können.
Legen sie am besten vor der Punktion einen Mundschutz an, damit Sie keine Keime aus dem eigenen Nasenrachenraum in die Pleurahöhle des Patienten verschleppen. Legen Sie sich auch ein Paar steriler Handschuhe in ihrer Größe bereit. Am besten erfolgt die Pleurapunktion in sitzender Position des Patienten, der sich leicht über ein Kissen nach vorne beugt (vgl. Abb. 90.5).

Mögliche Komplikationen
Im Vordergrund steht die Verursachung oder Vergrößerung eines Pneumothorax durch direkten Lufteintritt von außen in den Interpleuralspalt oder durch Stichverletzung der Pleura viszeralis und der Lunge (Lufteintritt von innen über die Lunge in den Interpleuralspalt). Darüber hinaus besteht Infektionsgefahr (Pleuritis / Pleuraempyem) bei unsterilem Vorgehen. Würden zu große Ergussmengen auf einmal abgelassen, könnte die Lunge ein Entfaltungstrauma mit Ödemfolge („Reexpansionsödem") erleiden. [14.1, 14.2]

14 Pleurapunktion

Es hat sich bewährt, zuerst mit Hilfe eines Schallkopfes sonografisch festzustellen **(Abb. 86.1)**, wie umfangreich der echofreie (= schwarz abgebildete) Pleuraerguss (☆) aktuell tatsächlich ist und in welcher Höhe sich das Zwerchfell befindet: Hier ist dies die echoreiche (helle), dünne Linie (✏) in **(Abb. 86.2)**.

Kalkulation der Ergussmenge im Sitzen

Eine grobe Abschätzung ist möglich, indem Sie die maximale Ausdehnung **(L)** vom cranialen Ergussende (⬇) bis zur caudalen Spitze des Recessus costodiaphragmaticus (➡) mit Hilfe des Messprogramms des Sonografiegerätes bestimmen (hier 9,5 cm). Dann ermitteln Sie die minimale Distanz **(D)** zwischen der Lunge (⊙) und dem Zwerchfell (✏), hier 1,1 cm, und addieren diese beiden Werte. Wenn Sie die Summe (hier 9,5+1,1=10,6) mit dem Faktor 70 multiplizieren, erhalten Sie die ungefähre Ergussmenge in ml, hier: 10,6 x 70 = ca. 740 ml.

$$\text{Ergussmenge in ml} = (L + D) \times 70$$

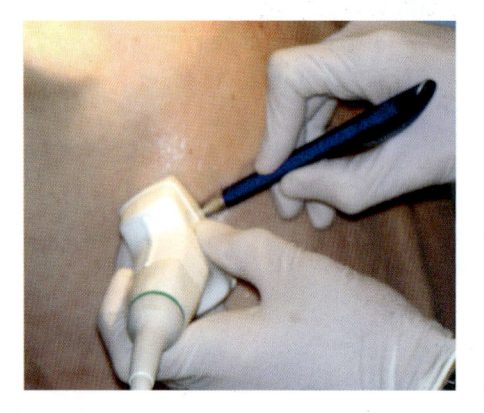

Abb. 86.1 Ergussmenge und Ausdehnung?

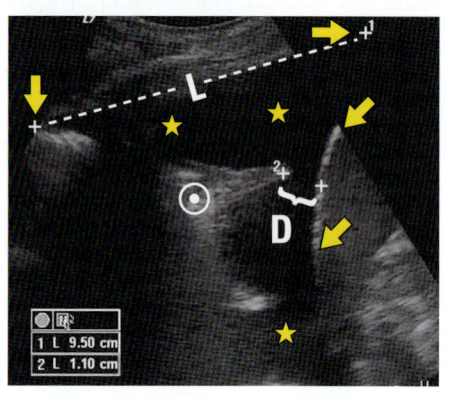

Abb. 86.2 Sonografiekontrolle

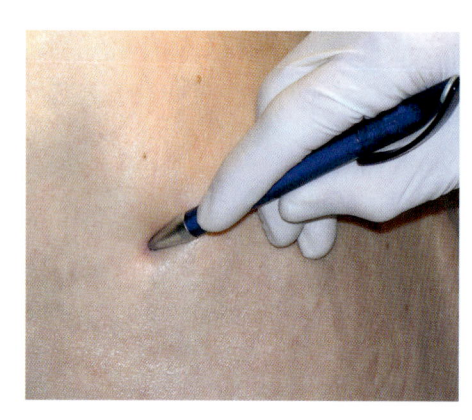

Abb. 86.3 Markierung der Punktionsstelle

Markieren Sie dann den gewünschten Punktionsort mit der Spitze einer Kugelschreiberhülse **(Abb. 86.3)**: Der Vorteil ist, dass dieser kleine Impressionsring auch nach einer ausgiebigen Sprühdesinfektion **(Abb. 86.4)** nicht verwischt und in der Regel für einige Minuten gut erkennbar bleibt (✏ in **Abb. 86.5**). Die Einwirkzeit des Desinfektionsmittels können Sie dazu nutzen, sich selbst sterile Handschuhe anzuziehen und nach angemessener Trockenzeit das Punktionsareal mit einem sterilen Lochtuch abzudecken **(Abb. 86.5)**.

Danach nehmen Sie die sterile Spritze mit dem Lokalanästhetikum, setzen eine kleine Hautquaddel **(Abb. 86.6)** und infiltrieren auch den Stichkanal durch die Schichten der laterodorsalen Thoraxwand. Dabei sollten Sie sich mit dem Mittel- und Zeigefinger der linken Hand (⬆) an der Thoraxwand abstützen, um das Vorschieben der Nadel (⇢) mit der rechten Hand langsam und wohldosiert durchführen zu können (vgl. **Abb. 87.1**, nächste Seite).

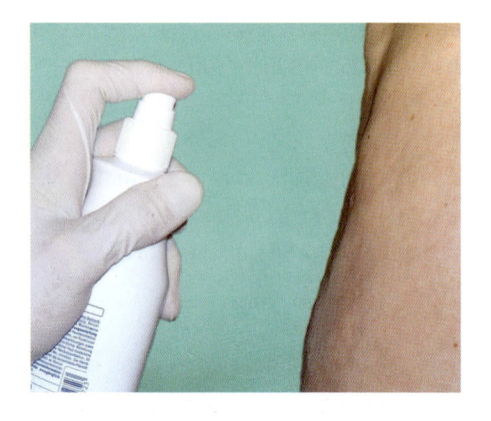

Abb. 86.4 Sprühdesinfektion

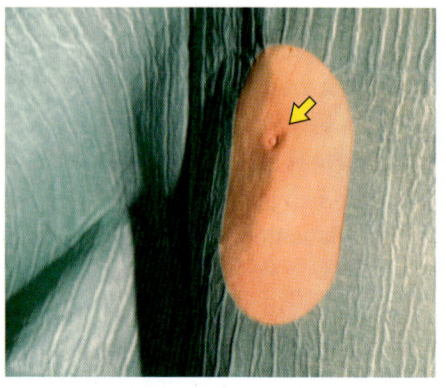

Abb. 86.5 Lochtuch-Abdeckung

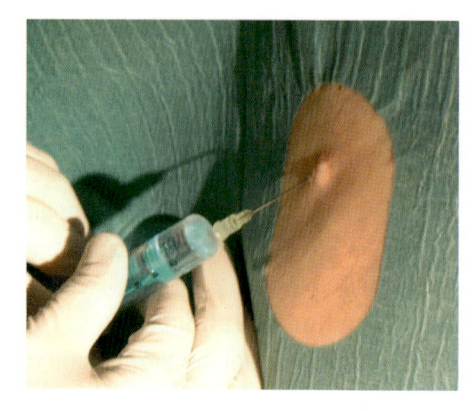

Abb. 86.6 Hautquaddel

Pleurapunktion

Prüfen Sie dabei immer wieder intermittierend, ob Flüssigkeit aus dem Pleuraraum aspiriert (⇐) werden kann: In dem Moment, in dem Sie (meistens gelbliche) Flüssigkeit (↙) aspirieren können, wissen Sie, dass Sie den ganzen Stichkanal infiltriert haben **(Abb. 87.1)** und ziehen die Spritze wieder zurück. Anschließend erfolgt die horizontale Stichinzision (↗) mit dem Skalpell **(Abb. 87.2)** und ein vorsichtiges Vorschieben (⇒) der Braunüle, wieder unter gleichzeitiger Aspiration (⇐), bis Erguss, Blut oder eitriges Sekret in die Spritze gerät **(Abb. 87.3)**.

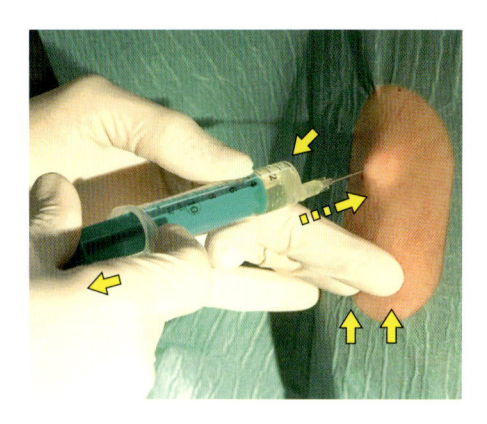

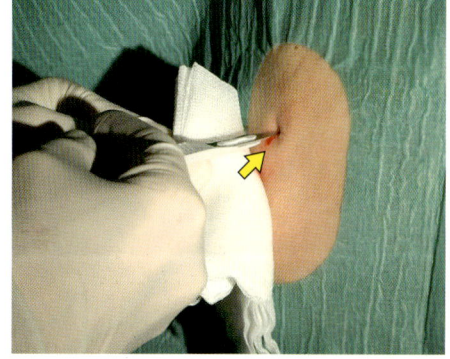

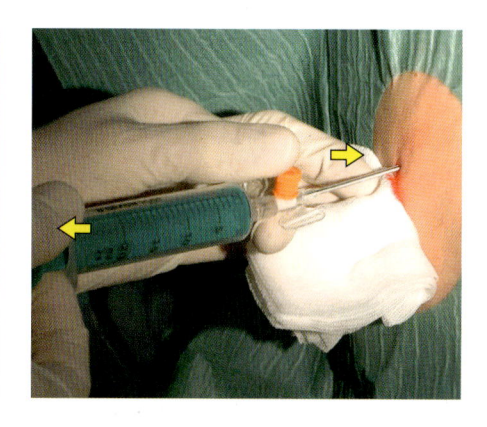

Abb. 87.1 Infiltration Stichkanal

Abb. 87.2 Stichinzision der Haut

Abb. 87.3 Braunüle vorschieben

Der nachfolgende Moment ist etwas kritisch: Jetzt drehen Sie die Spritze von der Braunüle ab, ziehen den inneren Stahlmandrin heraus und verschießen sofort mit dem Daumen die Braunülenöffnung (↙), damit keine relevanten Luftmengen in den Pleuraraum gelangen können **(Abb. 87.4)**. Aus dem gleichen Grund drehen Sie zügig den Aspirationsschlauch auf die Braunüle. Meistens sind dabei die in den Pleuraspalt eindringenden Luftmengen jedoch so gering, dass dieser vermeintliche Nachteil gegenüber starren Nadeln (hier könnte der Schlauch schon vorher mit der Nadel verbunden werden) nahezu vernachlässigbar ist.

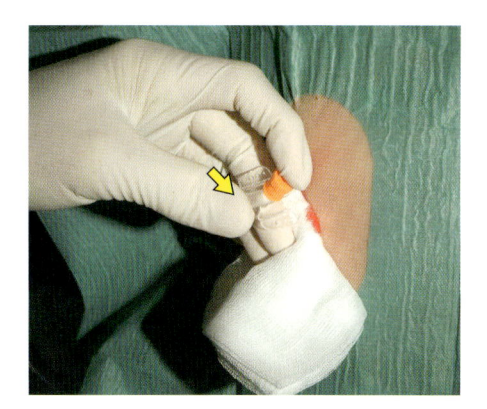

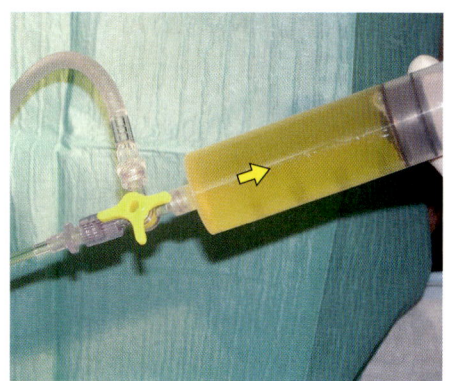

Abb. 87.4 sofort verschließen!

Abb. 87.5 vorsichtig aspirieren

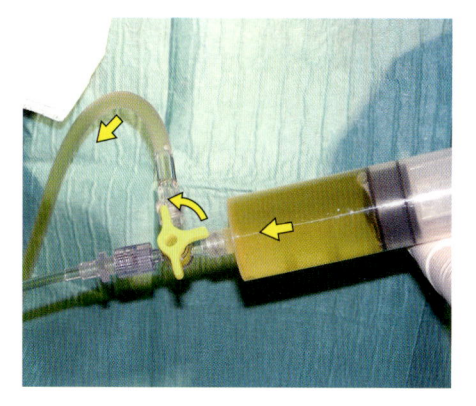

Abb. 87.6 ablassen

Dann wird der Erguss über den Dreiwegehahn abwechselnd langsam und vorsichtig in die Perfusorspritze aspiriert (↗ in **Abb. 87.5**) und nach Drehen des Dreiwegehahns (↶) anschließend in den Auffangbeutel gedrückt (↙ in **Abb. 87.6**). Dieser Vorgang wiederholt sich einige Male, bis Sie keine Flüssigkeit mehr ansaugen können oder der Patient zu husten anfängt: Dies kann ein Zeichen sein, dass das Kunststoffende Ihrer Verweilkanüle die Pleura viszeralis der Lunge berührt und gereizt hat. Ziehen Sie dann die Braunüle etwas zurück und neigen Sie die Braunülenspitze weiter nach caudal (↗) wie in **Abb. 88.1**, so kann häufig doch noch eine gewisse Restmenge entfernt werden.
Manchmal saugen Sie bei einer der Aspirationen die Lunge an das Ende der Verweilkanüle an, obwohl noch ein deutlicher Resterguss vorliegt. In diesen Fällen können Sie die Lunge durch Zurückspülen einer geringen Aspiratmenge wieder von der Spitze der Verweilkanüle lösen (s. nächste Seite).

14 Pleurapunktion

Um in diesen Fällen die unerwünscht angesaugte Lunge wieder von der Verweilkanüle lösen zu können, ist es wichtig, den Stempel beim Ausspülen in den Auffangbeutel nicht vollständig bis zum Anschlag (⬇) zurückzuschieben **(Abb. 88.2)**, sondern noch eine gewisse Restmenge (⬆) im Stempel der Perfusorspritze zu belassen **(Abb. 88.3)**, um jederzeit eine „Rückspülreserve" zu haben für den Fall, dass sich die Plastikspitze an der viszeralen Pleura festsaugt. Besteht jedoch der Verdacht auf einen maligne bedingten Erguss, sollte nicht rückgespült werden, um keine Metastasen in die Thoraxwand zu verschleppen. Besser wäre dann der Ersatz der Sogspritze durch z.B. eine kleine 5 ml-Spritze mit steriler Kochsalzlösung, um damit eine evtl. angesaugte Lunge wieder vom Kanülenende freizuspülen.

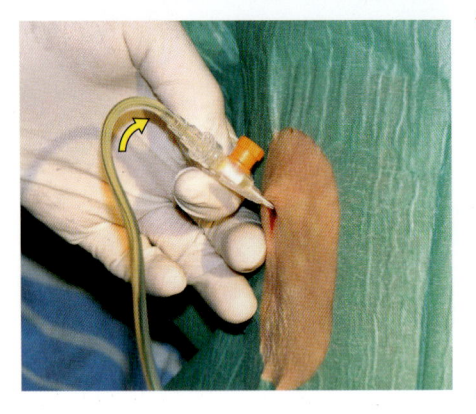

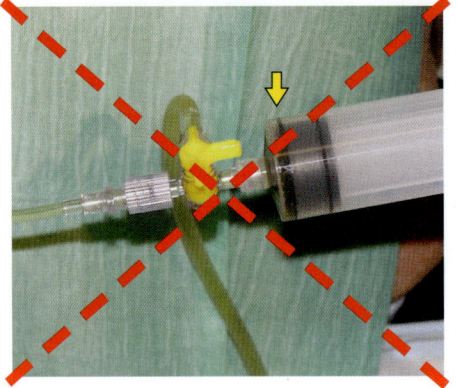

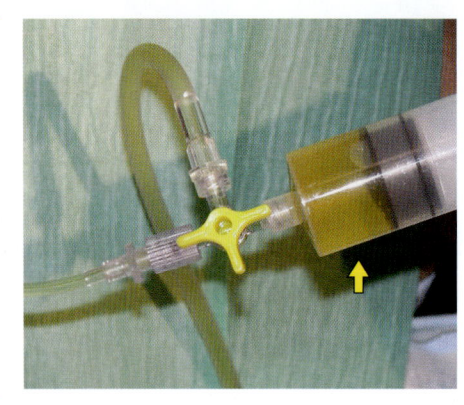

Abb. 88.1 Rückzug + Angulation

Abb. 88.2 nicht voll entleeren

Abb. 88.3 Rückspülreserve

Achten Sie wieder darauf, nicht mehr als 1000 ml während einer Punktion abzulassen, damit die Lunge nicht ein sogenanntes „Entfaltungstrauma" mit nachfolgendem Lungenödem erleidet und kontrollieren Sie daher die abgelassene Gesamtmenge mit Hilfe der Beutelmarkierung **(Abb. 88.4)**. Dann halten Sie sterile Kompressen bereit und ziehen die Verweilkanüle wieder heraus (⬅), um sofort die Punktionsstelle mit den Kompressen zu komprimieren **(Abb. 88.5)**. Abschließend legen Sie unter leichter Spannung einen Verband an **(Abb. 88.6)** und kontrollieren sonografisch den Befund **(Abb. 88.7)**.

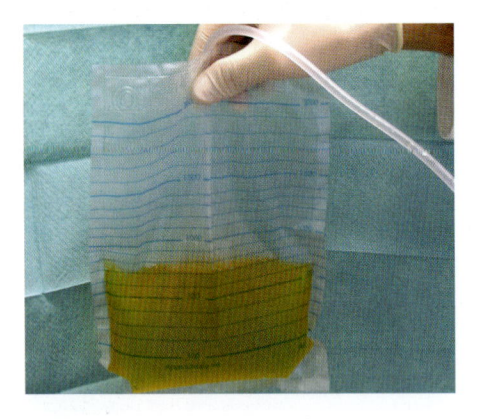

Abb. 88.4 nicht > 1000 ml!

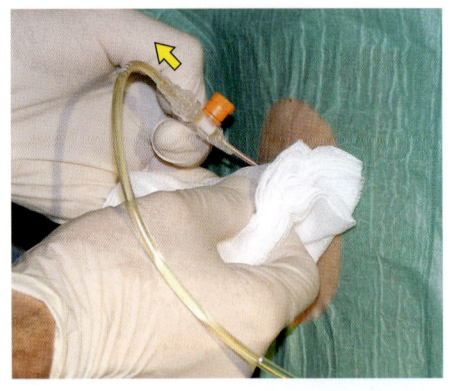

Abb. 88.5 Rückzug + Kompression

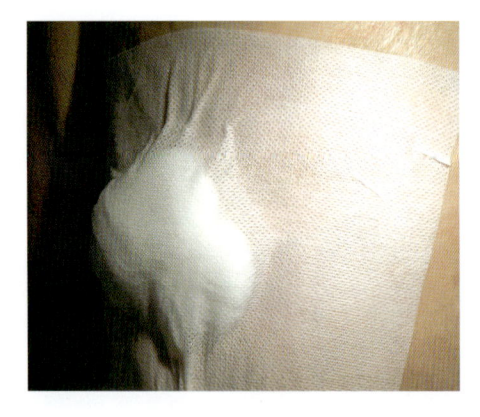

Abb. 88.6 Druckverband

In diesem Fall ist der Rest-Erguss (⬇) nur noch als minimales, echofreies Dreieck erkennbar und die Lunge (⊙) hat sich nahezu vollständig entfaltet **(Abb. 88.8)**.

Abb. 88.7 Sonografiekontrolle

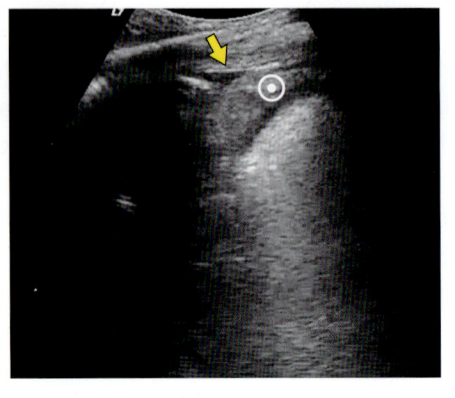

Abb. 88.8 minimaler Resterguss

Lumbale Liquorpunktion 15

Indikation
Bei neurologisch symptomatischen Patienten dient die diagnostische Liquorentnahme zur Klärung mehrerer Fragen: Zum einen lassen sich entzündliche Prozesse anhand der Parameter Zellzahl, Gesamteiweiß, Glucose und Lactat schnell identifizieren, zudem können aus dem Punktat mit Hilfe von Direktanfärbungen, Kulturen, Antigen- oder Antikörper-Nachweisen z.B. bei bakterieller Meningitis, Borreliose, Lues, Tuberkulose oder viralen Infektionen wie Herpes-Enzephalitis die jeweiligen Erreger identifiziert werden. Zum anderen kann abgeklärt werden, ob eine intrathekale Proteinsynthese vorliegt, indem Konzentrationsquotienten nach Reiber zwischen (Blut-)Serum und Liquor bestimmt werden. Daher erfolgt in der Regel sofort im Anschluss auch eine i.v. Blutentnahme (vgl. Kap. 11).
Eine weitere wichtige Rolle spielt die Liquoruntersuchung nach wie vor bei der Diagnostik der Subarachnoidalblutung.

Kontraindikationen
Neben oberflächlichen Haut- bzw. tiefer gelegenen Muskelentzündungen an der Punktionsstelle (Infektionsgefahr) stehen vor allem Gerinnungsstörungen im Vordergrund: Thrombozytenzahlen unter 50000 / µl stellen eine relative und Werte unter 20000 / µl eine absolute Kontraindikation dar, so dass ggf. eine vorherige Thrombozytensubstitution erfolgen muss. Der Quick-Wert sollte über 50% liegen (INR < 1.6 [15.1]). Bei Patienten unter Marcumartherapie muss eine vorübergehende Umstellung auf Heparin erwogen werden. Besteht eine Heparinisierung, sollte diese frühestens ein bis zwei Stunden nach der Lumbalpunktion fortgesetzt werden [15.2].
Ein bestehender Hirndruck stellt wegen der Einklemmungsgefahr bei lumbaler Druckentlastung eine absolute Kontraindikation dar: Sind im CCT die Hirnstamm-nahen Zisternen verstrichen, liegt eine Mittellinienverlagerung oder eine Raumforderung in der hinteren Schädelgrube vor, darf nicht punktiert werden. Ein Papillenödem in der Spiegelung des Augenhintergrundes ist ebenfalls ein mögliches Hirndruckzeichen, kann jedoch auch durch einen Pseudotumor cerebri verursacht sein und stellt daher nicht immer eine Kontraindikation dar.

3 x 50 - Regel: Thrombozyten > 50.000/µl, Quick > 50%, PTT < 50 Sekunden

Vorbereitung des Materials
Folgende Dinge werden bereit gelegt (Abb. 89.1):

(A) einige sterile Tupfer / Kompressen
(B) Kältespray oder Lokalanästhesie
(C) mehrere Punktionsnadeln
(D) Spray zur Hautdesinfektion (farblos)
(E) steriles Lochtuch + Abdecktuch
(F) steriles Pflaster (Verband)
(G) sterile Handschuhe für den Punkteur (wählen Sie die richtige Größe)
(H) unsterile Handschuhe für Assistent(in)
(I) Becher mit 3 - 5 Proberöhrchen
(J) Tablett für Blutentnahme (vgl. S. 59)

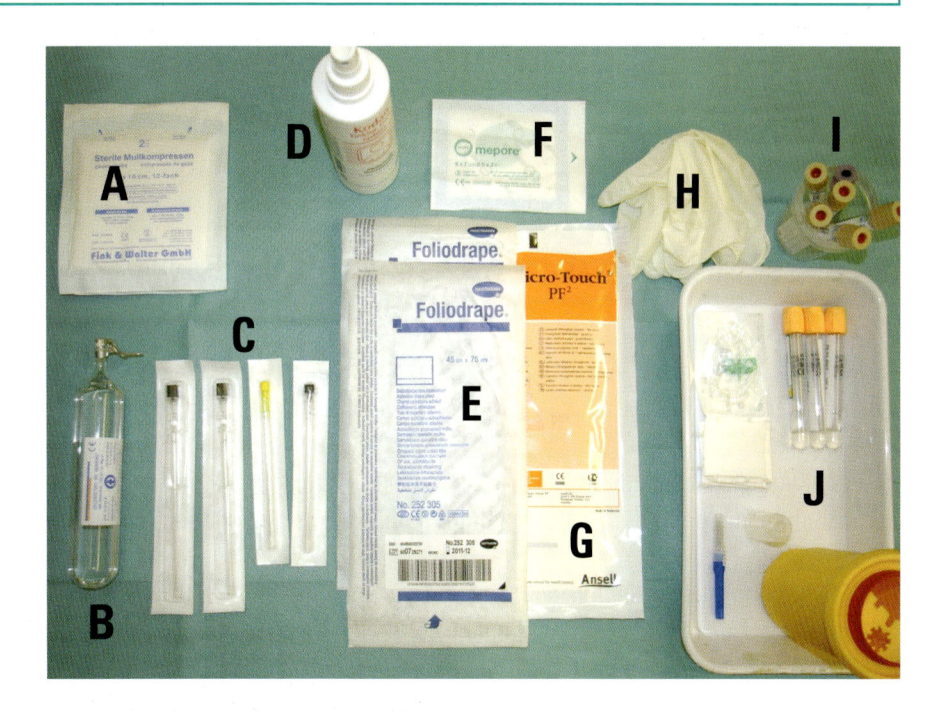

Abb. 89.1 Materialvorbereitung

Mögliche Komplikationen
Die häufigste Komplikation stellen postpunktionelle Kopfschmerzen dar: Deren Häufigkeit und Intensität hängen u.a. von der Körperlage nach der Punktion, vom verwendeten Nadeltyp und (viel seltener) von der eventuellen Entstehung einer Liquorfistel ab (vgl. S. 94). Klinisch noch bedeutsamer sind die Blutungs- und Infektionsgefahr: Von einer suboccipitalen Punktion der Zisterna cerebellomedullaris wird inzwischen wegen der Gefahr einer Blutung bei atypischem Verlauf einer Arterie und möglicher zentral bedingter Kreislaufregulations- und Atmungsstörungen eher abgeraten [15.1].

15 Lumbale Liquorpunktion

Die Punktionsstrecke muss von der Rückenhaut des Patienten bis zum Spinalkanal zunächst mehrere cm durch das subcutane Fett- und Bindegewebe überbrücken (Abb. 90.1). Die Stichrichtung sollte dabei schräg nach cranial gerichtet sein (bis 45°), um der dachziegelartigen Überlappung der Processi spinosi Rechnung zu tragen. Diese Regel ist um so wichtiger, je älter der Patient ist – bei Kindern kann sie dagegen vernachlässigt werden. Dafür stehen stabilere Führungshülsen zur Verfügung (Abb. 90.2), die der eigentlichen, dünneren Punktionsnadel einen gewissen Bruchschutz bieten. Es existieren mehrere Nadeltypen mit unterschiedlicher Dicke und Ausformung der jeweiligen Nadelspitzen (Abb. 90.3).

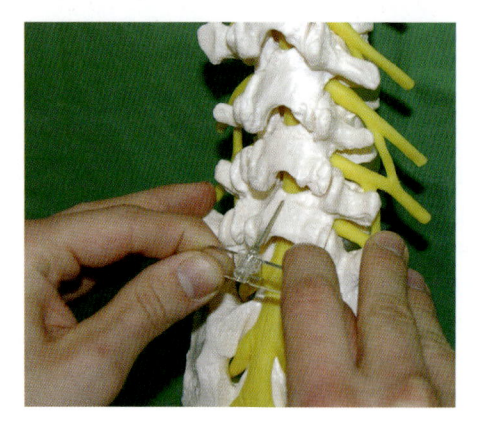

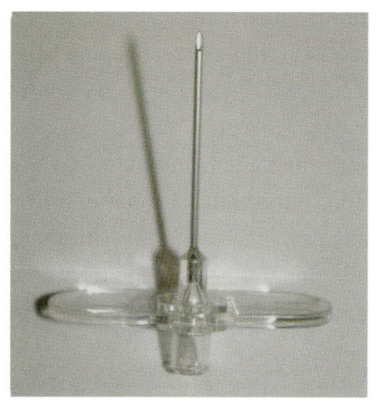

Abb. 90.1 Punktionsweg

Abb. 90.2 Führungshülse

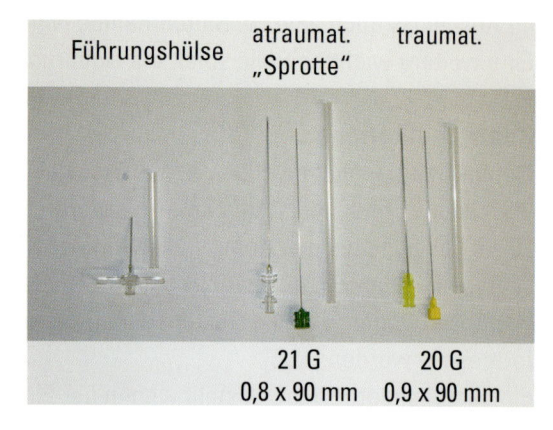

Abb. 90.3 Nadelarten / -größen

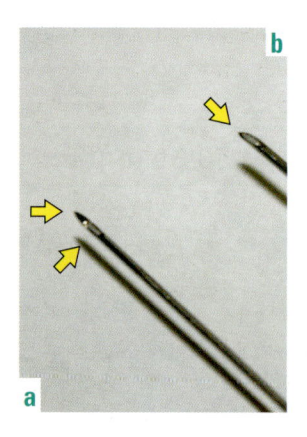

Abb. 90.4 Schliffarten

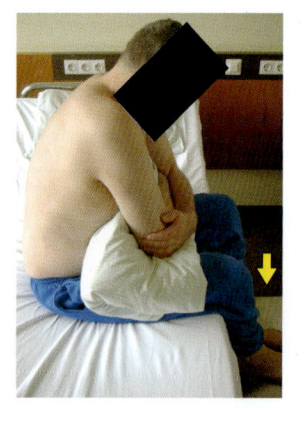

Abb. 90.5 Sitzposition

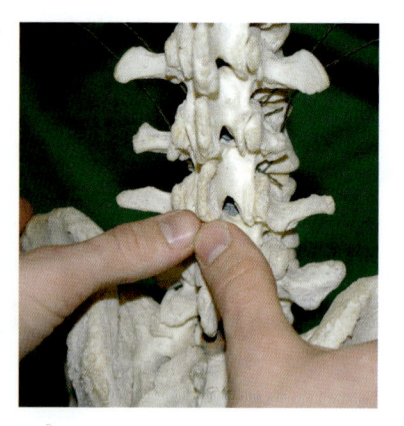

Abb. 90.6 a Anatomie

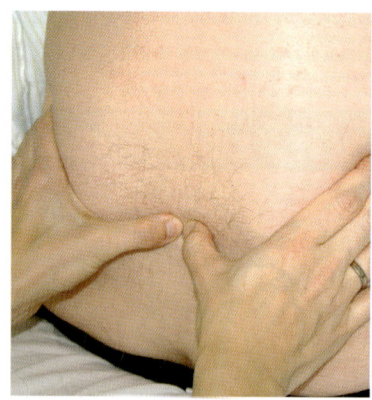

Abb. 90.6 b Palpation

Atraumatische „Sprotte"-Nadeln (Abb. 90.4 a) haben ganz vorne einen geschlossenen Dorn (⇨) und ihre durch einen inneren Mandrin verschließbare Öffnung (↗) erst knapp dahinter. Diese Nadeln sind jedoch deutlich teurer als traumatische Nadeln mit einem normalem Spitzenschliff (↘) wie in Abb. 90.4 b. Es gibt Studien, die belegen, dass atraumatische Nadeln weniger postpunktionelle Kopfschmerzen verursachen [15.1]. Denken Sie daran, den Patienten vorher zu raten, noch einmal die Toilette aufzusuchen, um nach der Punktion länger liegen bleiben zu können (senkt das Auftreten von Kopfschmerzen).

Die Sitzhaltung des Patienten soll eine möglichst deutliche LWS-Kyphose hervorrufen („Katzenbuckel"): Dabei helfen ein Schemel unter den Füßen (⇩) und entsprechendes Vorbeugen über ein Kissen vor dem Bauch (Abb. 90.5). Die Kyphose kann noch stärker eingenommen werden, wenn der Patient dabei die Ellenbogen auf seine Knie legt. Dann legen Sie Ihre Zeige- und Mittelfinger von dorsolateral auf den Beckenkamm und ertasten mit Ihren Daumen die Lücke zwischen den proc. spinosi der LWK 3 und 4, die zumeist auf gleicher Höhe liegt (Abb. 90.6 a). Sie können dort oder eine Ebene tiefer zwischen LWK 4/5 (Abb. 90.6 b) oder zwei Ebenen tiefer (zwischen LWK 5 und SWK 1) punktieren – besser jedoch nicht oberhalb des Beckenkammes, damit Sie nicht zwischen LWK 1 und 2 geraten: Bei Erwachsenen reicht in über 90% der Fälle der Conus medullaris des Rückenmarks bis dorthin. Wer sicher gehen will, wählt also eine Ebene caudal der palpierten Beckenkammgrenze. Die Schwierigkeit der Punktion nimmt dabei erfahrungsgemäß von cranial nach caudal eher etwas zu.

Lumbale Liquorpunktion 15

Auf der ermittelten Höhe drücken Sie mit Ihrem Fingernagel (Abb. 91.1) eine Impressionlinie (➩ in Abb. 91.2), die Ihnen später die Orientierung gibt und eine Stiftmarkierung erübrigt. Dann erfolgt die erste, großzügige Sprühdesinfektion der Haut (Abb. 91.3). Beachten Sie die Herstellerangabe für die minimale Wartezeit, bevor Sie das Hautareal nur einmal (!) abwischen (Abb. 91.4).

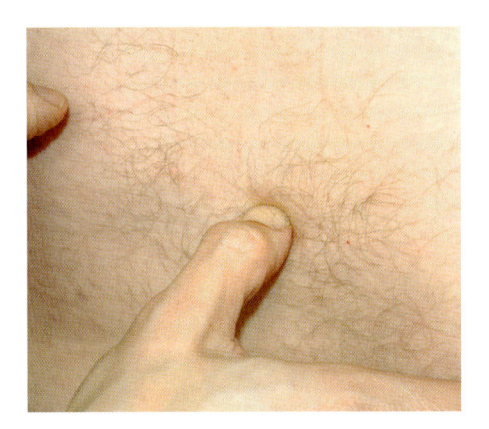

Abb. 91.1 Fingernagel 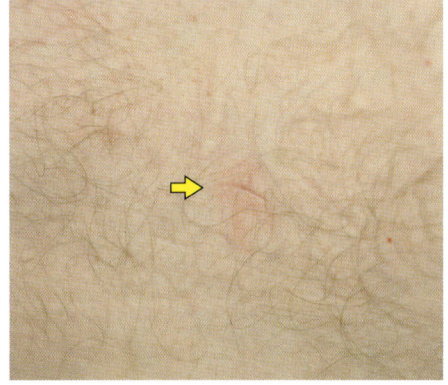   **Abb. 91.2** Markierung 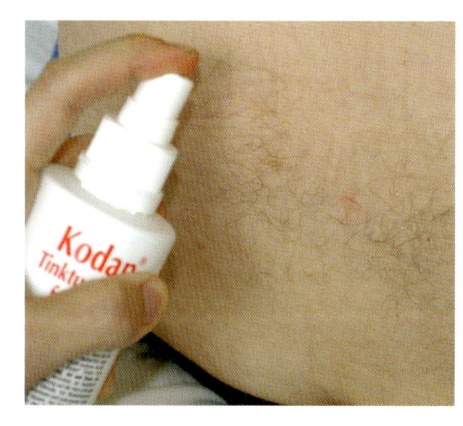   **Abb. 91.3** Hautdesinfektion

Nachdem Sie Ihrer Assistenz die angebotenen sterilen Handschuhe abgenommen haben (Abb. 91.5), nehmen Sie bitte mit den sterilen Handschuhen (steriles Anziehen s.S.8/9) sterile Kompressen für die zweite Hautdesinfektion an (Abb. 91.6). Dieses Vorgehen soll verhindern, dass Sie artifiziell von außen Keime in den Spinalkanal verschleppen. Wir empfehlen Ihnen daher nach der 2. Desinfektion (Abb. 91.7) die Abdeckung des Patientenrückens mit einem sterilen Lochtuch (Abb. 91.8). Achten Sie auf eine streng sterile Annahme der angereichten Punktionskanüle (Abb. 91.9).

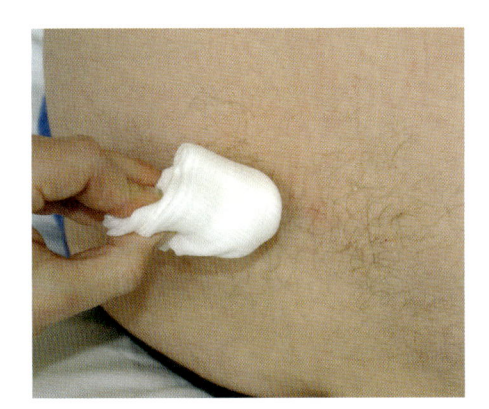

Abb. 91.4 Tupfer 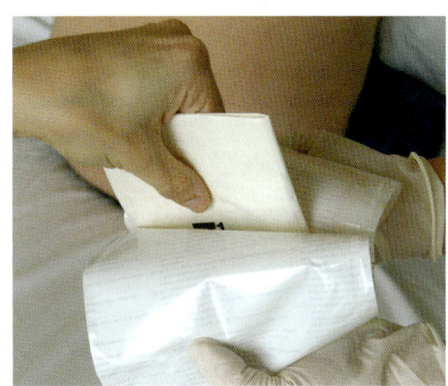   **Abb. 91.5** sterile Annahme 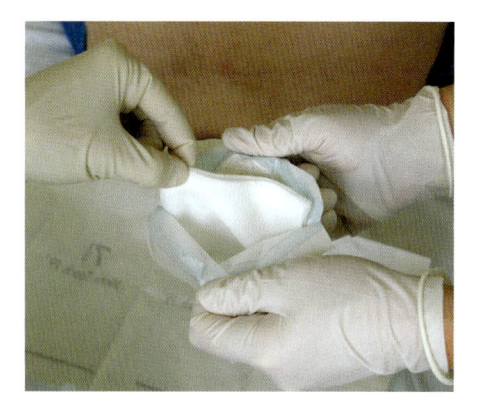   **Abb. 91.6** Sterilität!

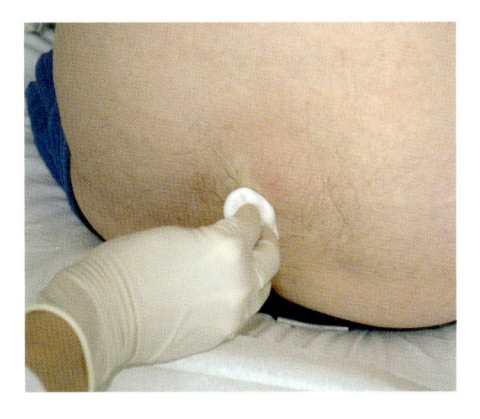

Abb. 91.7 nur 1 x abwischen 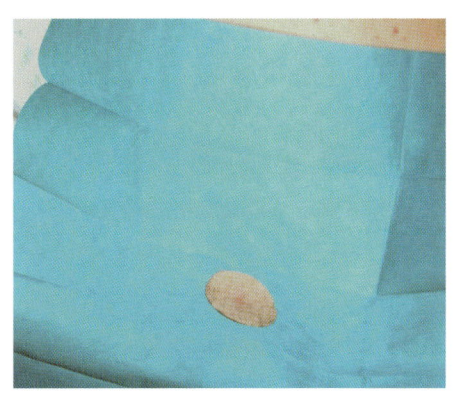   **Abb. 91.8** steriles Lochtuch 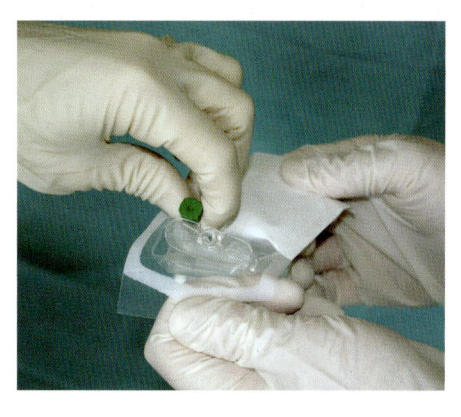   **Abb. 91.9** Punktionsnadel

15 Lumbale Liquorpunktion

Nachdem Sie das zweite sterile Tuch hinter dem Patienten als Ablage ausgebreitet haben, können Sie sich darauf die Führungsschiene (⇧), die Punktionsnadel (⇘), Kompressen und Pflaster bereit legen **(Abb. 92.1)**. Dann erfolgt wahlweise eine Lokalanästhesie durch Injektion von ca. 2 ml einer 1- bis 2-prozentigen Lidocainlösung (hier nicht dargestellt) oder als Alternative eine Anästhesie mit Hilfe eines Kältesprays durch den Assistenten **(Abb. 92.2)**, deren Wirkung jedoch nur kurzfristig anhält. Jetzt schieben Sie die Führungsschiene an der zuvor markierten Stelle vor **(Abb. 92.3)**, bei erwachsenen Patienten bis zum Anschlag **(Abb. 92.4)**, da zunächst einige Zentimeter durch die Subcutis und das Bindegewebe bis zum Ligamentum flavum zu überbrücken sind (vgl. **Abb. 90.1**).

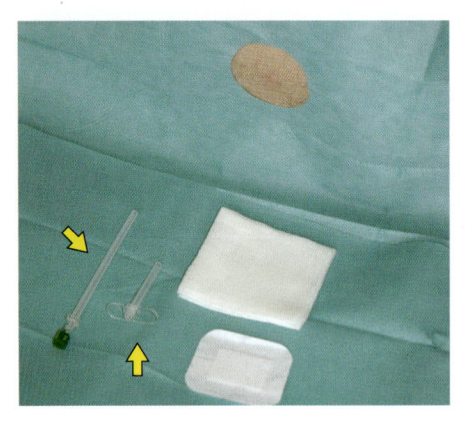

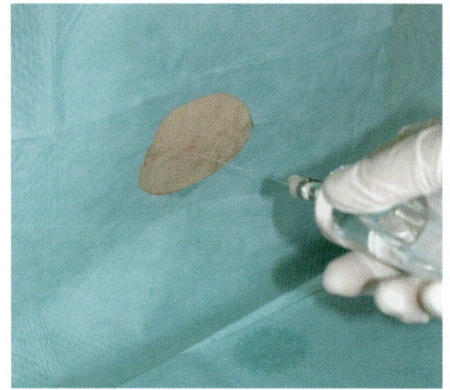

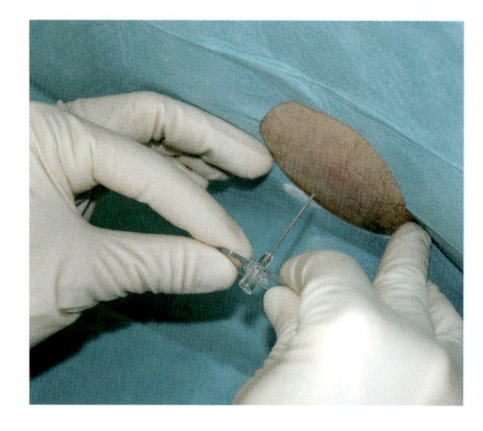

Abb. 92.1 Vorbereitung

Abb. 92.2 Lokalanästhesie

Abb. 92.3 Führungskanüle

Nun führen Sie die Punktionskanüle mit eingerastetem (!) Mandrin ein (⇗ in **Abb. 92.5**), wobei der Schliff in sagittaler (vertikaler) Richtung verlaufen soll, damit beim Einstich durch die Dura Mater dahinter liegende Nervenfasern nur zur Seite verlagert und nicht durchtrennt werden können. Außerdem reduziert sich dadurch die Inzidenz postpunktioneller Kopfschmerzen, da die entstehende Duralücke dann parallel zu den Durafasern verläuft, sich besser wieder zu verschließen scheint, und daher die spätere Leckage geringer ausfällt.

Nachdem Sie den Durawiderstand überwunden haben, schieben Sie die Nadel noch ca. 2 bis 5 mm weiter vor, um die Spitze sicher im Spinalkanal zu positionieren. Wenn Sie den inneren Mandrin nun aus der Punktionskanüle herausziehen (⇩), sollte spätestens nach wenigen Sekunden Liquor (⇦) aus dem Nadellumen tropfen **(Abb. 92.6)**. Ansonsten muss die Position der Nadel nach vollständigem Einführen des Mandrins noch einmal korrigiert werden.

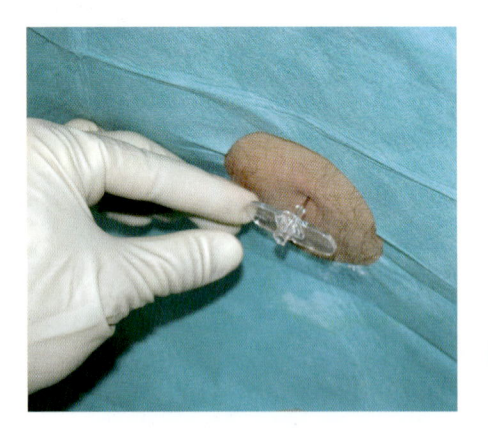

Abb. 92.4 ganz vorschieben

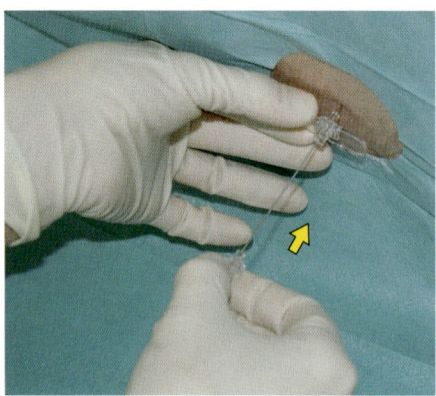

Abb. 92.5 Punktionskanüle

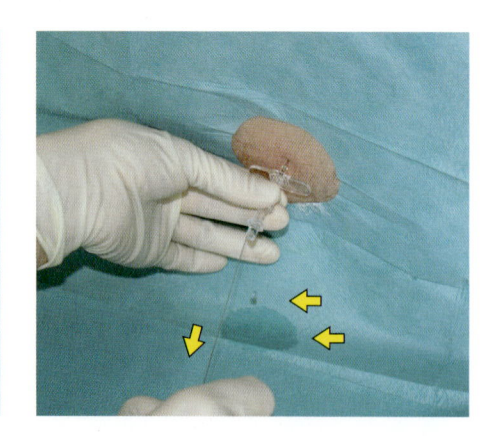

Abb. 92.6 tropft Liquor?

Achten Sie unbedingt darauf, den inneren Mandrin steril abzulegen, da er später vor dem Rückzug der Nadel wieder eingeführt werden muss, um eventuell in das Nadellumen verlagerte Arachnoidea-Anteile wieder zurück zu drängen, damit sich diese beim Rückzug ggf. nicht zwischen Durafasern einklemmen und dadurch eine Leckage begünstigen.

Lumbale Liquorpunktion   15

Nachdem Sie den Mandrin steril (!) abgelegt haben **(Abb. 93.1)**, nehmen Sie nun am besten mit der linken Hand von Ihrem Assistenten das erste Proberöhrchen ab und lassen ca. 2 ml hineintropfen **(Abb. 93.2)**. Ihre linke Hand ist in der Regel danach unsteril, da sie die Außenseite der Röhrchen berührt hat.

Wenn Sie nun zum Röhrchenwechsel das nächste Röhrchen mit der rechten Hand annehmen (häufiger Fehler, **Abb. 93.3**), ist trotz steriler Handschuhe keine Ihrer beiden Hände mehr steril. Daher empfiehlt es sich, die angegebenen Proberöhrchen immer mit derselben Hand anzunehmen.

Abb. 93.1 Mandrin steril ablegen

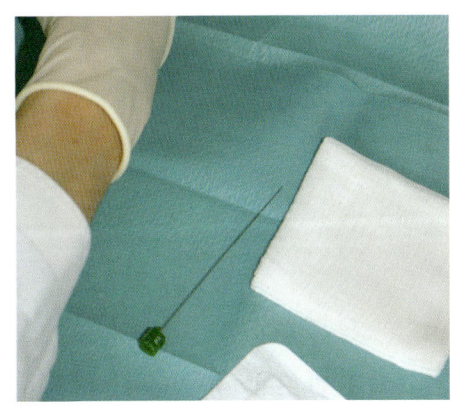

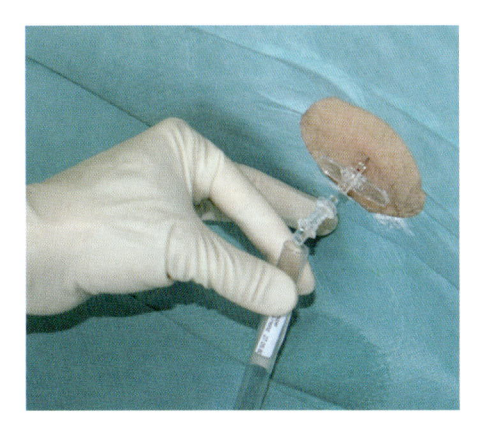

Abb. 93.2 Probeentnahme

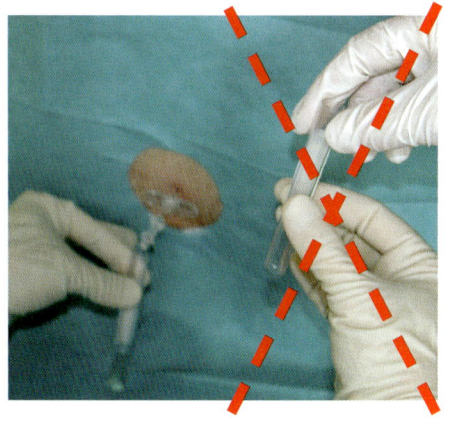

Abb. 93.3 Röhrchenwechsel

Insgesamt wird versucht, nicht unnötig Liquor ablaufen zu lassen und zügig zur Abnahme des letzten (EDTA-) Röhrchens für die Bestimmung der Zellzahl zu kommen **(Abb. 93.4)** und alle Röhrchen aufrecht in einem Becher oder einer anderen Standhilfe abzustellen **(Abb. 93.5)**, nachdem Sie durch den Assistenten verschlossen worden sind.

Die Zellzahl wird möglichst aus dem letzten Röhrchen bestimmt, damit eine tatsächliche Erhöhung von einer artifiziellen Blutbeimengung im Rahmen der Punktion sicherer differenziert werden kann. Danach wird der zuvor steril abgelegte Mandrin wieder in das Lumen der Kanüle eingeführt (➚) und dabei zur Sicherheit nur an seinem hinteren Ende angefasst **(Abb. 93.6)**, falls der eigene Handschuh trotz aller Sorgfalt zwischenzeitlich unsteril geworden sein sollte.

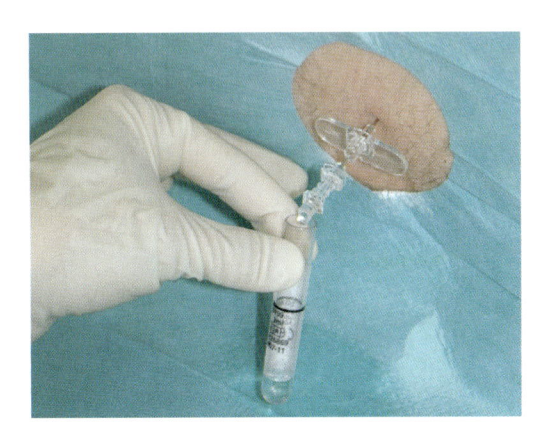

Abb. 93.4 EDTA-Röhrchen als letztes

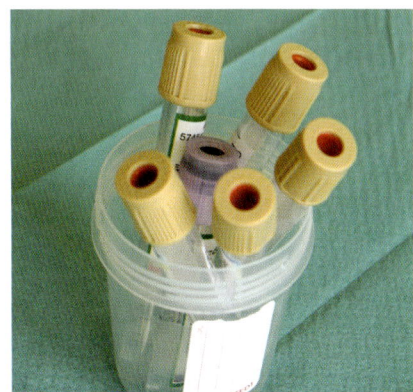

Abb. 93.5 senkrecht abstellen

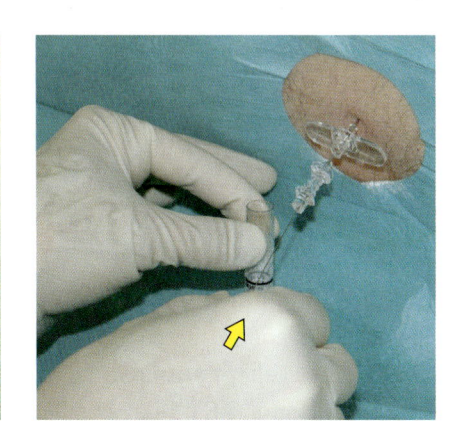

Abb. 93.6 Mandrinvorschub

Generell wird angestrebt, dass die Gesamtmenge des abgenommenen Liquors unter 15 ml liegt, weil die Menge des Liquorverlustes zumindest in diesen Größenordnungen die Intensität und Dauer postpunktioneller Kopfschmerzen noch nicht zu beeinflussen scheint [15.1]. Daher wird den Patienten auch geraten, nach der Punktion viel zu trinken, um die Liquorproduktion anzuregen, falls keine anderen Gründe (z.B. Herz-, Niereninsuffizienz) dem entgegenstehen.

15 Lumbale Liquorpunktion

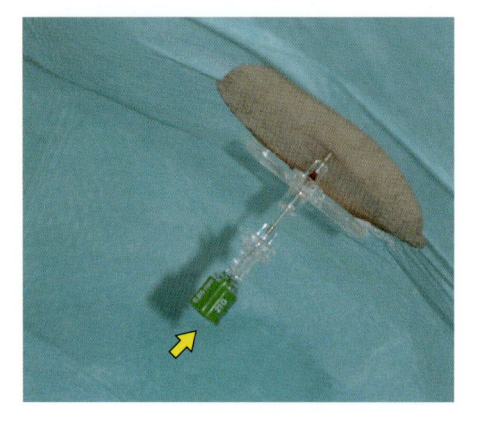

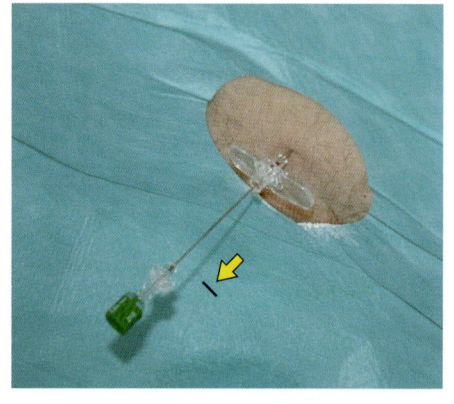

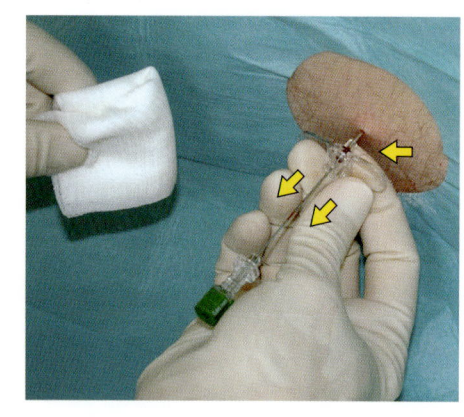

Bevor sie die Kanüle herausziehen, achten Sie darauf, dass Sie den Mandrin vollständig in das Rohr der Kanüle hinein (⬈) geschoben haben, bis er eingerastet ist **(Abb. 94.1)**. Wie bereits angesprochen, sollten dadurch eventuell in die Kanülenspitze verlagerte Arachnoidea-Anteile zurückgedrängt werden, damit sie beim Rückzug nicht zwischen Durafasern geraten – ein Liquorleck wäre die Folge. Dann werden Nadel und Mandrin zusammen einige cm in die Führungshülse zurückgezogen (⬋ in **Abb. 94.2**) und anschließend mit dieser gemeinsam zügig entfernt (⬋⬋) – dabei zieht ein Finger (⬅) die Flügel der Hülse vom Patienten weg **(Abb. 94.3)**.

Abb. 94.1 Mandrin einrasten lassen!

Abb. 94.2 Kanüle ein Stück zurück

Abb. 94.3 alles heraus ziehen!

Sofort danach drücken Sie die Punktionsstelle mit einem sterilen Tupfer für 30 bis 60 Sekunden ab **(Abb. 94.4)** und verwerfen die benutzten Kanülen komplett in einem sicheren Abwurf **(Abb. 94.5)**. Die Punktionsstelle wird anschließend mit einem sterilen Pflaster abgedeckt und der Patient gebeten, sich für einige (2 bis 24, je nach Bedarf bzw. Kopfschmerzen) Stunden flach hinzulegen **(Abb. 94.6)**. Anschließend erfolgt direkt die Blutentnahme im Liegen **(Abb. 94.7**, vgl. Kap. 11).

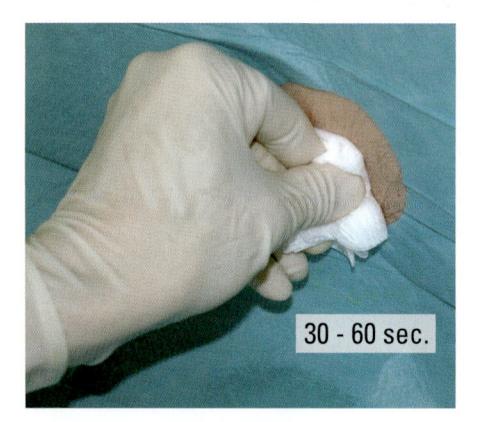

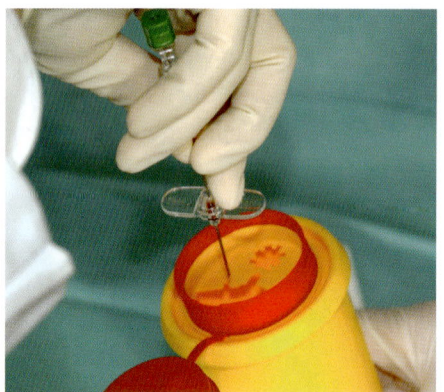

Abb. 94.4 Abdrücken

Abb. 94.5 Abwurf

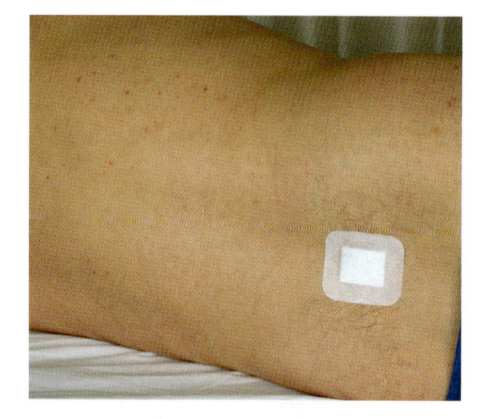

Abb. 94.6 Pflaster + Hinlegen

Aufbereitung der Proben

Stellen Sie sicher, dass die Röhrchen unmittelbar nach der Punktion in ein dafür qualifiziertes Labor transportiert werden. Bei Verdacht auf chronisch-entzündliche Prozesse kann mit Hilfe der Bestimmung oligoklonaler Banden eine intrathekale IgG-Synthese nachgewiesen werden. Für den Nachweise intrathekaler IgM- oder IgA-Synthese ist dagegen die Analyse des Quotienten-Diagramms nach Reiber erforderlich. Diese Röhrchen können durchaus einige Tage im Kühlschrank aufbewahrt werden, getrennt von den Proben für eventuelle PCR-Tests (daher mehrere Röhrchen). Besteht jedoch Verdacht auf eine bakterielle Meningitis, sollten 1-2 Röhrchen (2-5 ml) bei 37°C aufbewahrt werden. Die Dringlichkeit der Diagnosestellung steht jedoch oft einer Zwischenlagerung entgegen.

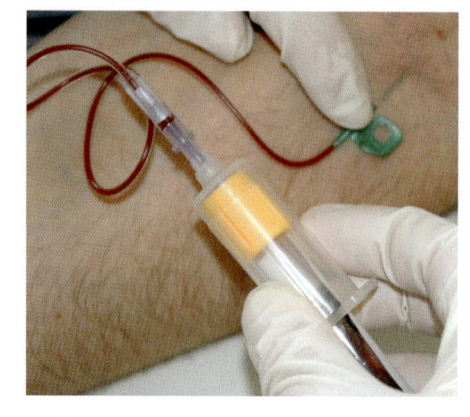

Abb. 94.7 Blutentnahme

LA / Nahttechniken 16

Vorbemerkungen
Schnittverletzungen können nach Adaption der Wundränder entweder primär („per primam" = pp) oder wie viele infizierte Bissverletzungen auch sekundär durch Defektauffüllung, Granulation und Vernarbung verheilen. Die Schaffung möglichst aseptischer Bedingungen und falls notwendig auch der Ruhigstellung der verletzten Region dienen vor allem der Wiederherstellung der des ursprünglichen Zustandes, soweit Art und Umfang der Verletzung dies zulassen. Bei allen Verletzungen muss immer der Tetanusimpfschutz überprüft und ggfs. aktualisiert werden, bei Bissverletzungen auch der Tollwutschutz. Hier sollen exemplarisch sowohl eine Infiltrationsanästhesie als auch mehrere Nahttechniken für verschiedene Indikationen vorgestellt werden.

Indikation
Im Rahmen einer Wundversorgung in der Ambulanz oder im OP werden Nahttechniken ebenso benötigt wie bei der Probeentnahme oder Entfernung z.B. suspekter Hauttumoren. Allgemein wird angestrebt, Hautverletzungen nach gründlicher Reinigung möglichst bald wieder zu verschließen („primärer Wundverschluss"), um eine Keimbesiedlung so gering wie möglich zu halten. Ist eine Hautverletzung älter als ca. 6 bis 8 Stunden oder handelt es sich um eine tiefere Wunde mit Gewebsdefekten oder einen Tierbiss, muss auch ein sekundärer Wundverschluss erwogen werden. Diese Entscheidung hängt u.a. auch vom Perfusionsgrad der verletzten Hautregion ab: An der gut perfundierten Gesichts- oder Kopfhaut kann evtl. auch etwas später ein primärer Verschluss erfolgen als an den schlechter perfundierten Regionen der Extremitäten.

Mögliche Komplikationen
Diese leiten sich aus dem Vorgenannten ab: Neben Wundinfektionen stehen Nerven- oder Gefäßverletzungen sowie kosmetisch unbefriedigende Narbenbildungen im Vordergrund. Denken Sie unbedingt daran, den Impfschutz zu überprüfen, im Bedarfsfall eine Tetanusprophylaxe durchzuführen und den Patienten über mögliche Alternativen (z.B. Steristrips oder verschiedene Nahttechniken) aufzuklären.
Adrenalinzusätze bei Lokalanästhetika (LA) haben zwar den Vorteil, dass sie durch ihren vasokonstriktorischen Effekt eine relative Blutleere im benachbarten Gewebe hervorrufen und den Abbau des LA verzögern, sind jedoch in Endstromgebieten (z.B. Finger, Zehen, Nase oder Penis) kontraindiziert. Dasselbe gilt für Patienten mit Hyperthyreose, KHK, HRST, oder für Patienten unter Monoaminooxidasehemmer-Therapie (Medikament bei Depression oder Parkinson-Syndrom).

Entfernung eines kleinen Hauttumors
Hier soll eine Einzelknopfnaht zusammen mit einer Infiltrationsanästhesie am Beispiel der Entfernung eines kleinen, suspekten Hauttumors vorgestellt werden. Folgende Dinge werden dafür vorbereitet (Abb. 95.1):

(A) steriles Lochtuch
(B) Lokalanästhesie mit dünner Nadel (z.B. 0.45 x 25 mm = 26 G)
(C) Skalpell, ggfs. Stanze
(D) Pinzette zum Fassen der Wund-Ränder und der Nadelspitze
(E) Schere
(F) Klemme
(G) Nadelhalter
(H) Nahtmaterial
(I) sterile Kompressen
(J) sterile Handschuhe

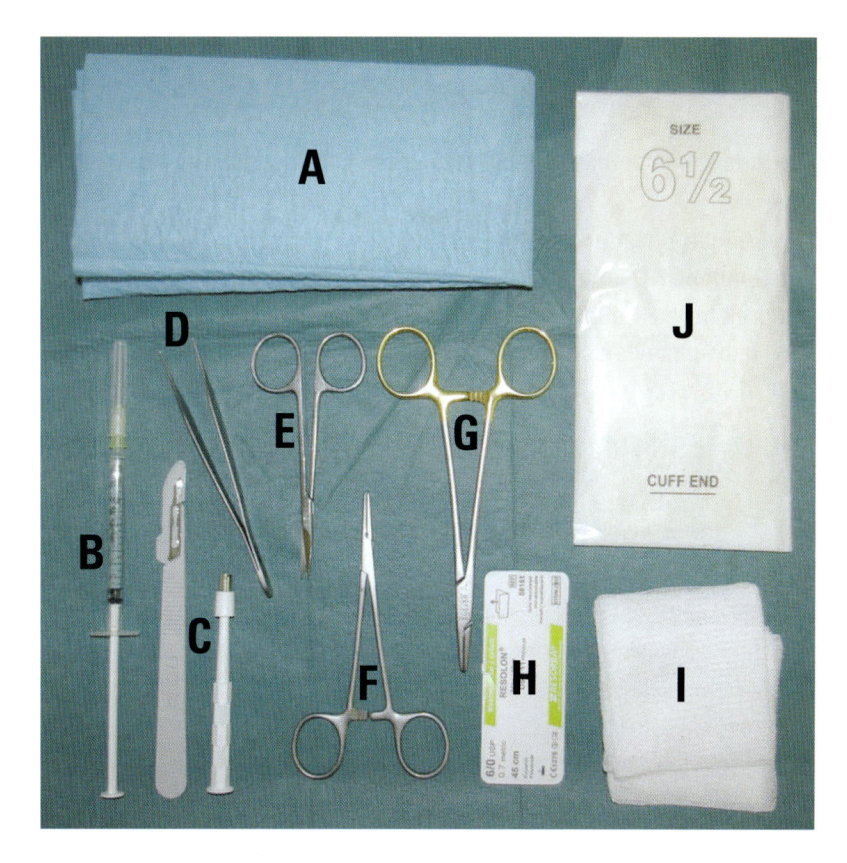

Abb. 95.1   Materialvorbereitung

16 LA / Nahttechniken

Da in diesem Beispiel ein suspekter Hauttumor entfernt werden soll, stellen Sie ein entsprechendes Gefäß mit Formalinlösung für den später zu exzidierenden Tumor bereit (Abb. 96.1). Zuerst markieren Sie die Exzisionsstelle, desinfizieren das entsprechende Hautareal (Abb. 96.2) und achten darauf, dass der Patient kein Desinfektionsmittel in die Augen oder auf Schleimhäute bekommt, wenn Sie z.B. in Gesichtsnähe arbeiten (vgl. S. 72). Die Wartezeit bis zur Spontantrocknung können Sie nutzen, um sich sterile Handschuhe anzuziehen. Dann kleben Sie die Exzisionsstelle mit einem sterilen Lochtuch ab (Abb. 96.3).

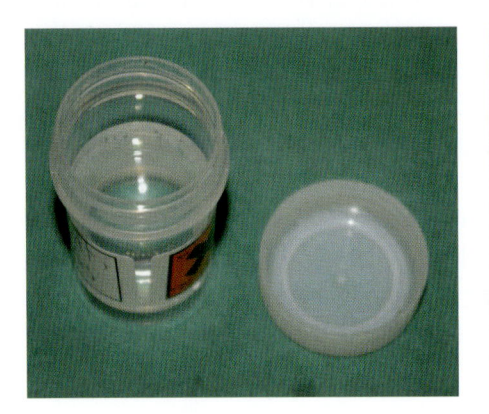

Abb. 96.1 Gefäß mit Formalin

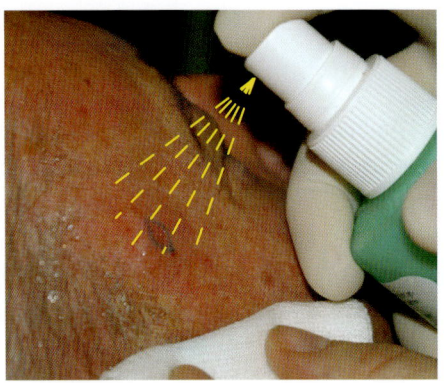

Abb. 96.2 Hautdesinfektion

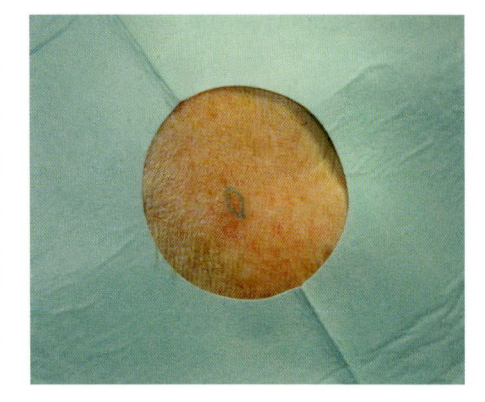

Abb. 96.3 steriles Lochtuch

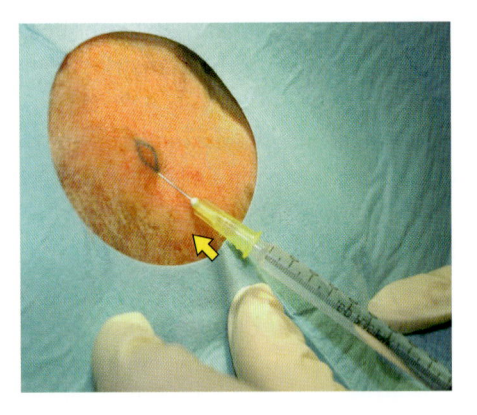

Abb. 96.4 Einstich am Rand

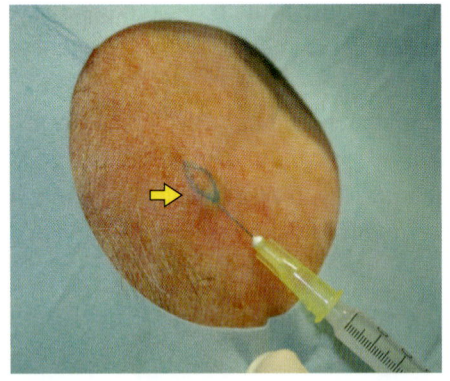

Abb. 96.5 LA-Quaddel setzen

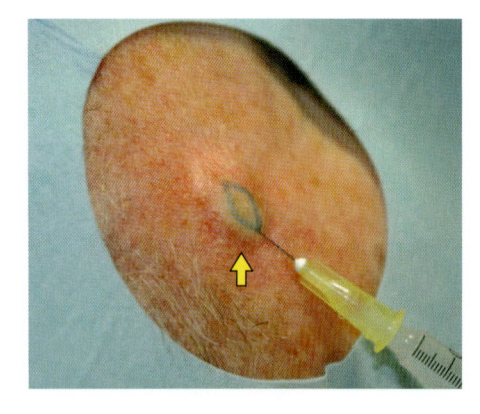

Abb. 96.6 unterspritzen

Für die Lokalanästhesie (LA) verwenden Sie die kleinste, verfügbare Nadel (z.B. 26 G, 0.45 x 25 mm), stechen ( ) in einigen mm Abstand zum Tumorrand ein (Abb. 96.4) und bilden eine Quaddel ( ) in Abb. 96.5). Erst danach unterspritzen Sie die Region und ihre direkte Nachbarschaft mit einem etwas umfangreicheren Depot ( ) des Lokalanästhetikums (Abb. 96.6). Nun spannen Sie die Haut mit der linken Hand etwas vor ( ) und schneiden den suspekten Befund mit etwas Abstand mit einer ellipsoiden Schnittführung heraus (Abb. 96.7).

Fassen Sie dabei den Tumor mit einer Pinzette und heben ihn an ( ), damit Sie auch seinen Untergrund unter Sicht durchtrennen können (Abb. 96.8). Dabei kann es besonders an der Kopfhaut zu Blutungen kommen, die die Sicht behindern (Abb. 96.7). Theoretisch könnten die kleineren Hautgefäße auch elektrisch koaguliert werden – dies führt erfahrungsgemäß jedoch später zu tendenziell stärkeren Wundheilungsproblemen.

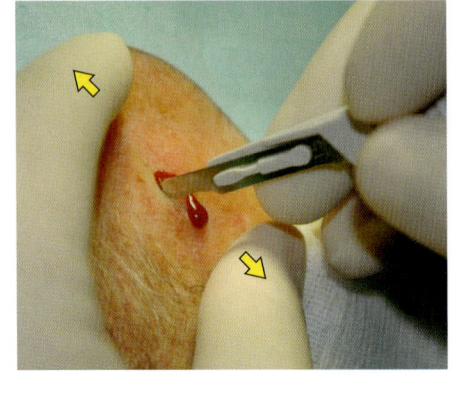

Abb. 96.7 Exzision

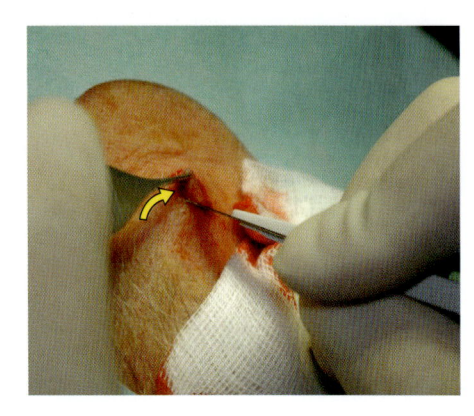

Abb. 96.8 Tumor anheben

LA / Nahttechniken

Einzelknopfnaht

Bei dieser Nahttechnik wird der Faden auf einer Seite des Wundrands eingestochen, mit einer Rundnadel durch den Wundspalt zur anderen Wundrand geführt, dort wieder ausgestochen und verknotet (Abb. 97.1). Fassen Sie dafür die Rundnadel mit dem Nadelhalter nicht in der Mitte der Rundnadel, sondern eher am hinteren Ende (⇨) an – dort, wo der Faden an der Rundnadel befestigt ist (Abb. 97.2). Dann stechen Sie die Nadel auf einer Seite in einigen mm Abstand zum Wundrand ein (in Abb. 97.3) und stechen auf der anderen Seite wieder heraus (⇧ in Abb. 97.4).

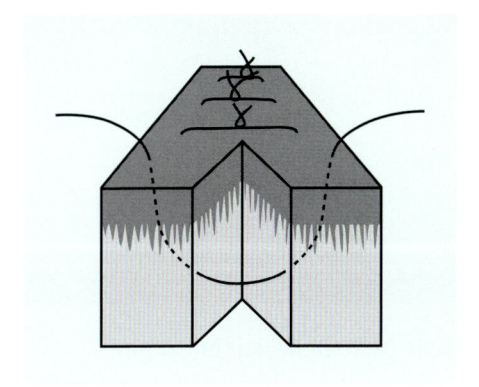

Abb. 97.1 Einzelknopf-Naht

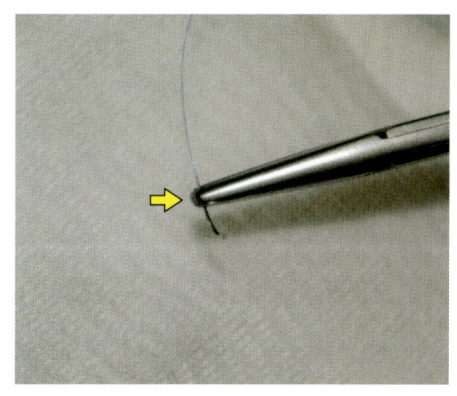

Abb. 97.2 Nadel am Ende fassen

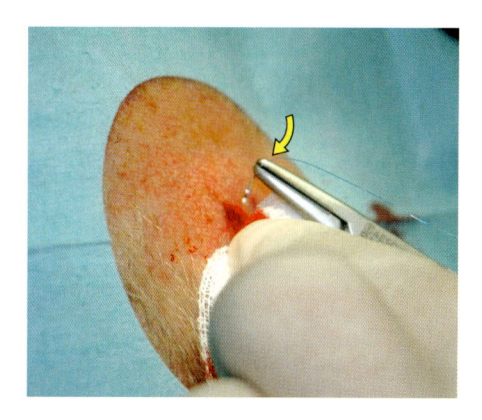

Abb. 97.3 Einstich

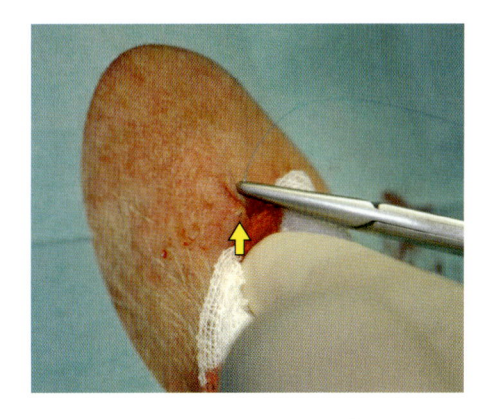

Abb. 97.4 Ausstich andere Seite

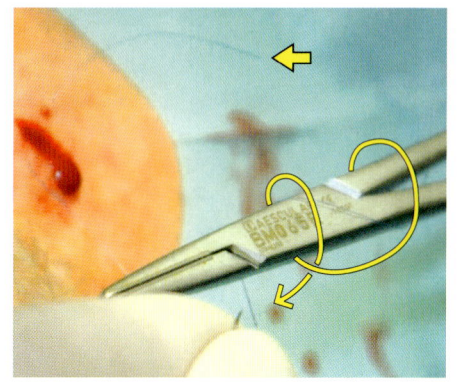

Abb. 97.5 Faden herumwickeln

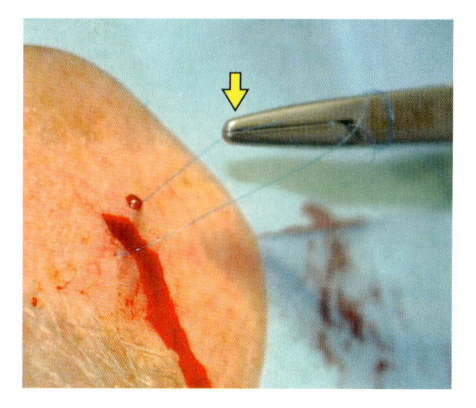

Abb. 97.6 Fadenende fassen

Dann ziehen Sie die Nadelspitze mit dem Nadelhalter heraus und ziehen den Faden durch die Wunde hindurch, bis sein Ende (⇦) nur noch einige cm vor dem Einstich liegt (Abb. 97.5). Nun wickeln ( ) Sie den längeren Fadenteil mehrmals um den Nadelhalter herum (Abb. 97.5) und fassen damit das freie, hintere Ende (⇩) des Fadens (Abb. 97.6).

Ziehen Sie jetzt beide Enden des Fadens mit dem Nadelhalter ( ) und der freien Hand ( ) auseinander und straffen Sie ihn dadurch (Abb. 97.7). Dann wickeln Sie den langen Fadenanteil in Gegenrichtung ( ) wieder um den Nadelhalter, um einen gegenläufigen Knoten vorzubereiten (Abb. 97.8).

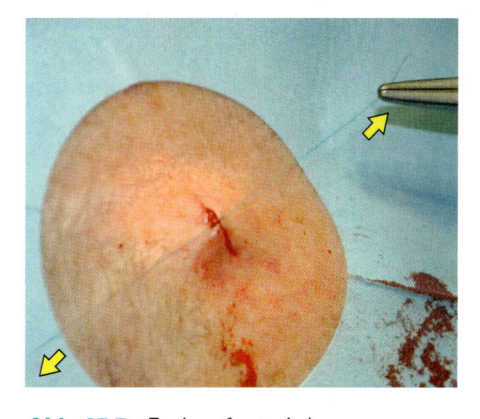

Abb. 97.7 Faden fest ziehen

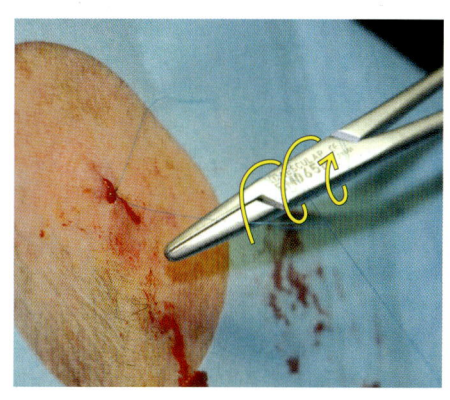

Abb. 97.8 gegenläufig wickeln

16 LA / Nahttechniken

Mit dem umwickelten Nadelhalter fassen ( ) Sie erneut das kurze Ende des Fadens und ziehen den gegenläufigen Knoten fest (Abb. 98.1). Knüpfen Sie in gleicher Weise noch einen dritten Knoten, der von seiner Schlag- oder Wickelrichtung wieder dem ersten Knoten entspricht. Dann schneiden ( ) Sie beide Fäden in ca. einem cm Abstand zum Knoten ab (Abb. 98.2).

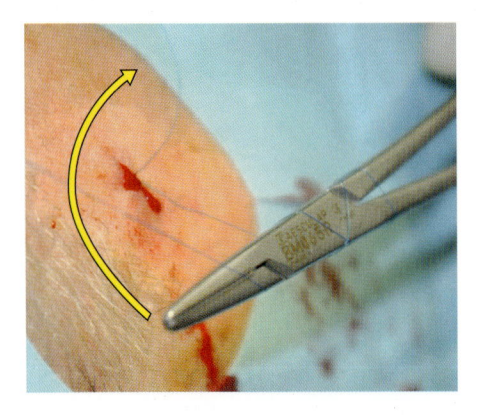

Abb. 98.1 Knoten festziehen

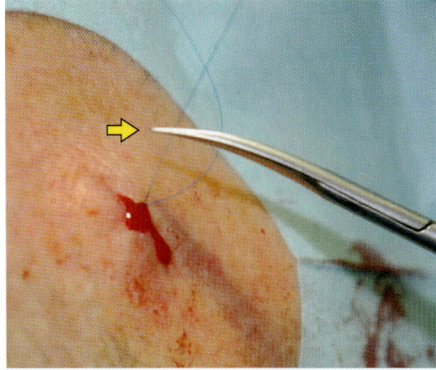

Abb. 98.2 Faden abschneiden

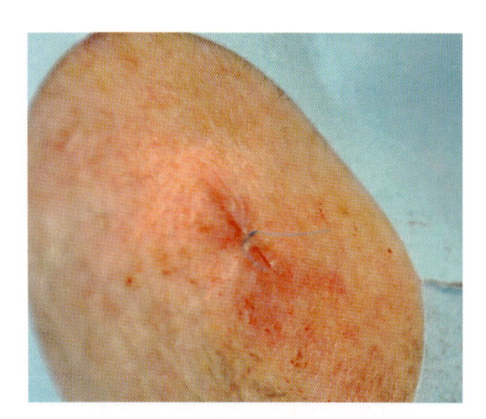

Abb. 98.3 Blutreste entfernen

Spätestens jetzt kommen Restblutungen durch die Gewebskompression oft zum Stillstand. Entfernen Sie mit sterilen Kompressen etwaige Blutreste (Abb. 98.3).
Abschließend wird die Umgebung der Exzisionsstelle noch einmal desinfiziert (in Abb. 98.4) und mit einem leichten Druckverband steril verbunden (Abb. 98.5).

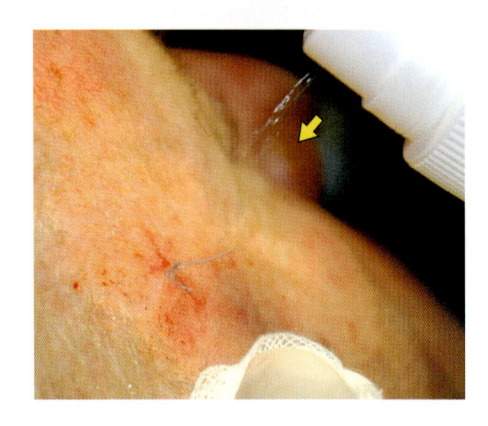

Abb. 98.4 Hautdesinfektion

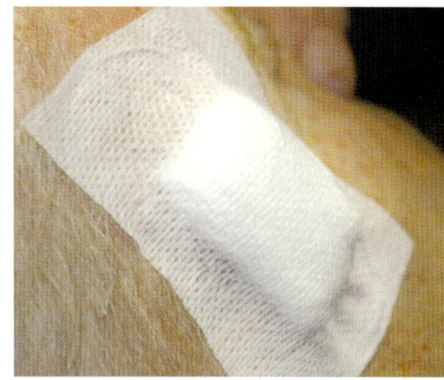

Abb. 98.5 leichter Druckverband

Rückstichnaht nach Donati

Bei dieser Nahttechnik wird der Faden auf jeder Seite des Wundrandes zweimal eingestochen (Abb. 98.6). Diese Technik findet vor allem Anwendung an Stellen mit dickerer Haut, breiteren Schnitten ( ) oder wenn größere Zugkräfte auf die Wundränder erwartet werden (Abb. 98.7). Zu Beginn können Sie den Wundrand auf der Einstichseite etwas mit einer Pinzette anspannen ( ) und in einigen mm Abstand ( ) zum Wundrand einstechen (Abb. 98.8).

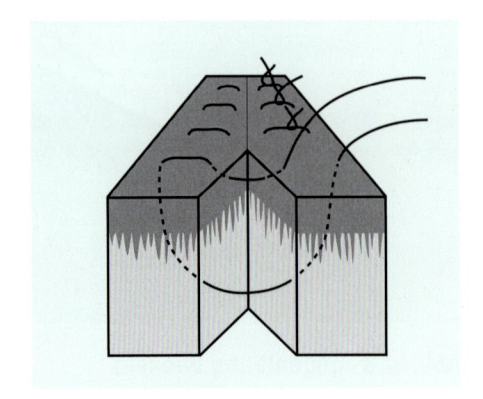

Abb. 98.6 Rückstichnaht Donati

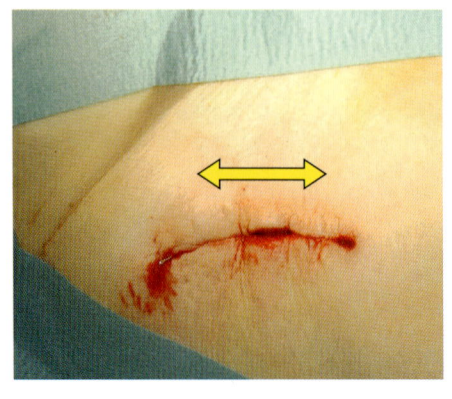

Abb. 98.7 bei breiteren Schnitten

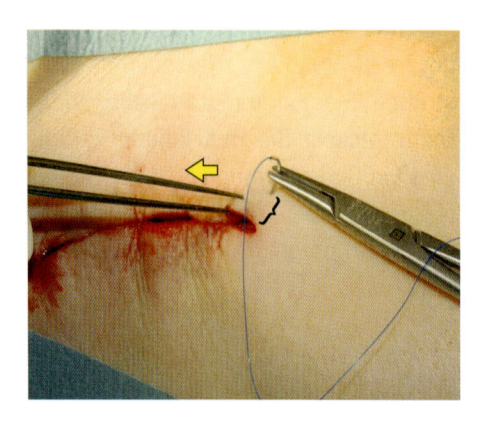

Abb. 98.8 Einstich: ~ 5 mm Abstand

LA / Nahttechniken

Auch der Ausstich ( ) soll in einigen mm Abstand zum gegenüberliegenden Wundrand erfolgen **(Abb. 99.1)**. Ziehen Sie die Rundnadel heraus und ziehen den Faden so lange hinterher ( ), bis nur noch wenige cm auf der Einstichseite heraus schauen **(Abb. 99.2)**. Dies ist besonders dann wichtig, wenn die Restfadenlänge noch für einige Nähte reichen soll. Nun fassen Sie die Rundnadel erneut mit dem Nadelhalter, spannen ( ) den Wundrand vor **(Abb. 99.3)** und stechen deutlich näher am Wundrand zurück als zuvor **(Abb. 99.4)**. Dann fassen Sie den gegenüber liegenden Wundrand, heben ihn hoch (in **Abb. 99.5**) und stechen auch dort nahe am Wundrand zurück **(Abb. 99.6)**.

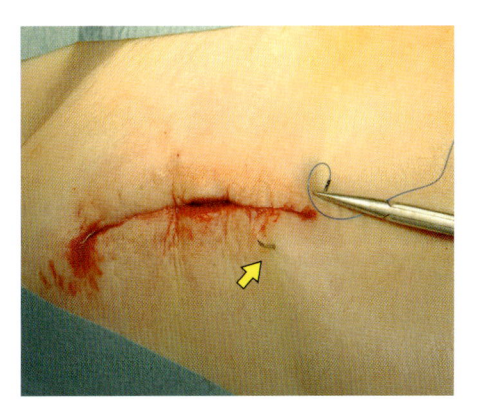

Abb. 99.1 Ausstich-Abstand

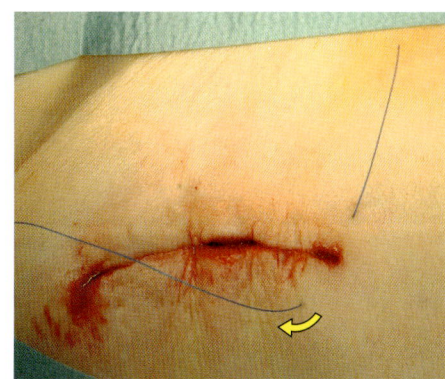

Abb. 99.2 Faden durchziehen

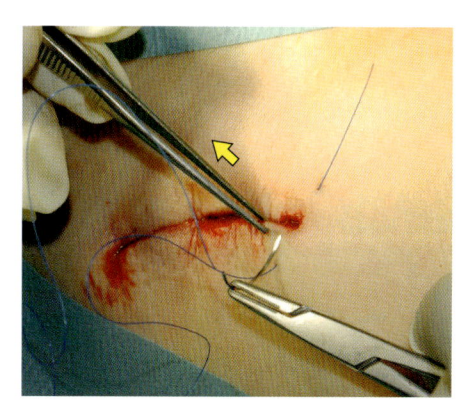

Abb. 99.3 Wundrand spannen

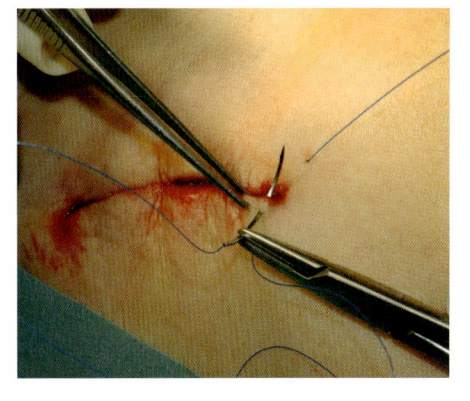

Abb. 99.4 Rückstich näher

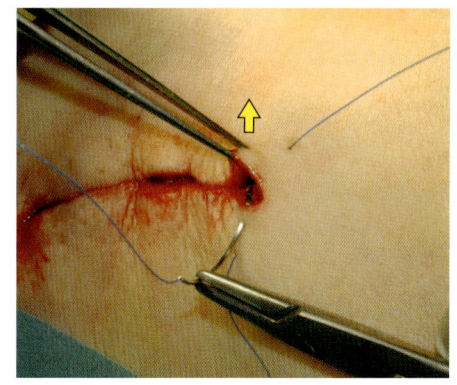

Abb. 99.5 Wundrand anheben

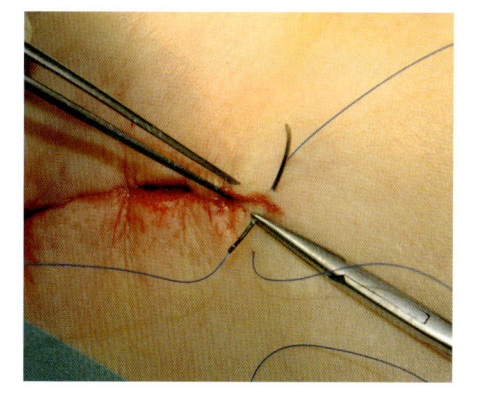

Abb. 99.6 Rückstich gegenüber

Nun fassen Sie um und ziehen die Nadel gegenüber wieder heraus **(Abb. 99.7)**. Nehmen Sie das lange Fadenende in die freie Hand **(Abb. 99.8)** und wickeln es mehrfach um den Nadelhalter herum **(Abb. 99.9)**. Anschließend spreizen Sie die Spitze des Nadelhalters ein wenig ( ) und fassen damit das kurze Ende ( ) des Fadens **(Abb. 99.9)**.

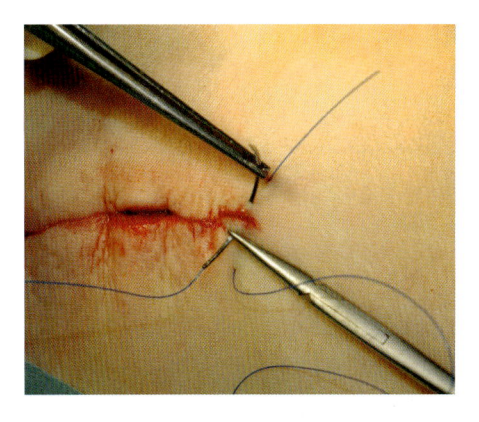

Abb. 99.7 Umfassen + Nadel heraus

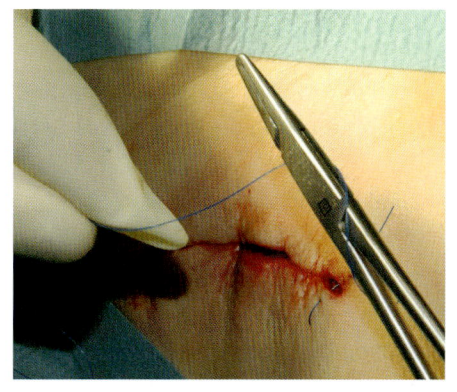

Abb. 99.8 Faden wickeln

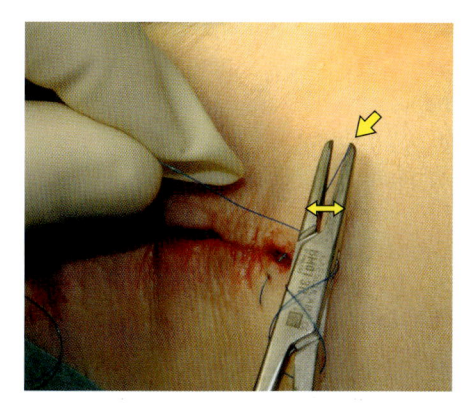

Abb. 99.9 kurzes Ende fassen

16 LA / Nahttechniken

Nun ziehen (↕) Sie die Fadenenden straff (Abb. 100.1) und wickeln den Faden noch einmal gegenläufig um den Nadelhalter herum (Abb. 100.2). Dann fassen Sie wieder das kurze Ende (↘) und ziehen auch diesen gegenläufigen Knoten fest (↙ in Abb. 100.3), der den ersten Knoten kontern soll. In der Regel knüpfen Sie drei bis vier, manchmal auch fünf gegenläufige Knoten.

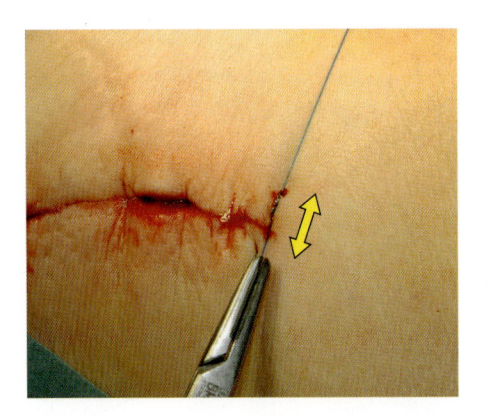

Abb. 100.1 Faden straff ziehen

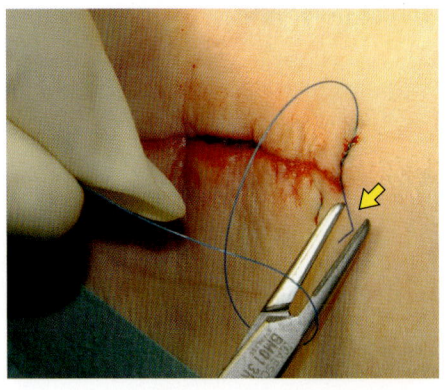

Abb. 100.2 gegenläufig wickeln

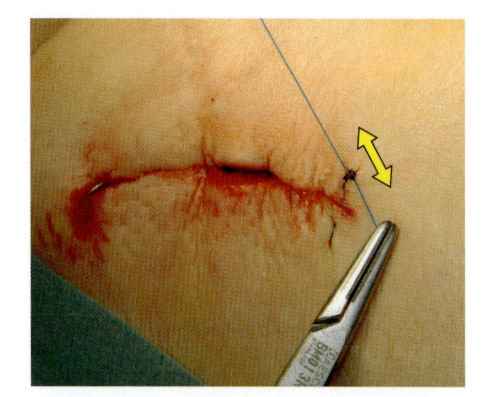

Abb. 100.3 … und festziehen

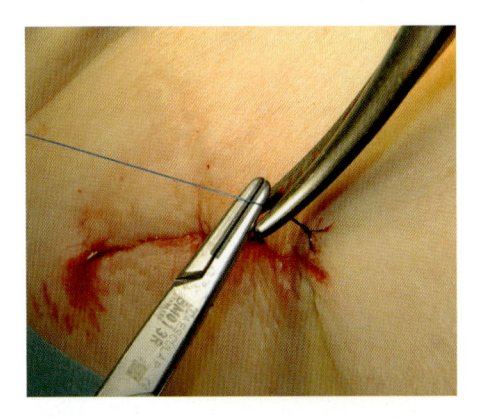

Abb. 100.4 Faden abschneiden

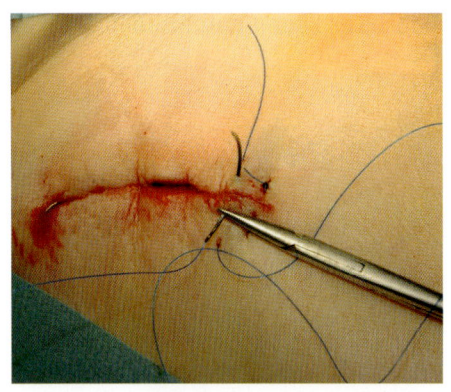

Abb. 100.5 nächste Donati-Naht

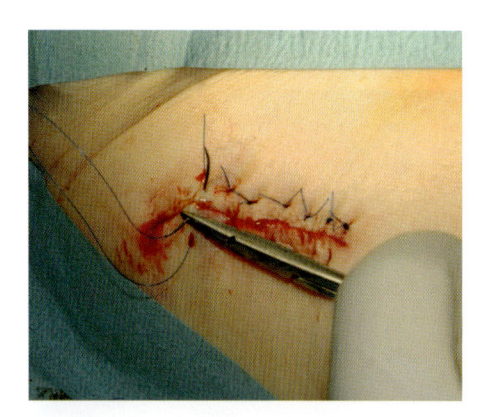

Abb. 100.6 … bis zum Ende

Halten Sie beide Enden straff, damit sie von einer Hilfsperson oder Ihnen selbst mit der Schere abgeschnitten werden können (Abb. 100.4). Anschließend knüpfen Sie mit dem Rest des Fadens die nächste Donati-Naht in gleicher Weise in nur wenigen mm Abstand zum ersten Knoten (Abb. 100.5), bis die gesamte Schnittlänge verschlossen ist (Abb. 100.6). Den Abschluss bilden eine Wundsäuberung, Hautdesinfektion und ein steriler Druckverband (Abb. 100.7).

Anfänglich sollte mindestens einmal täglich ein Verbandswechsel erfolgen, um eventuelle Nachblutungen oder eine Wundinfektion rechtzeitig entdecken und behandeln zu können. Je nach mechanischer Beanspruchung, Lokalisation und je nach Wundheilungsverlauf erfolgt die Fadenentfernung in der Regel nach 9-14 Tagen (vgl. S.103).

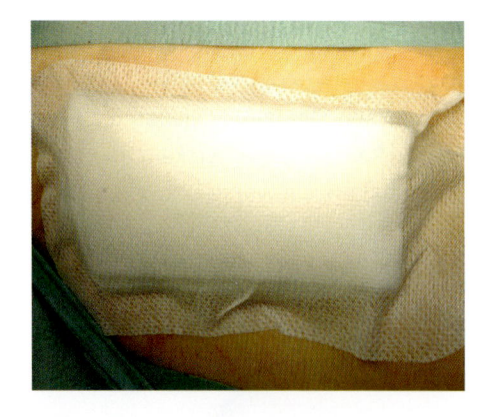

Abb. 100.7 steriler Verband

Besonderheiten

Bei stärkeren Blutungen kann es notwendig sein, das eröffnete Blutgefäß zu koagulieren oder sogar zu umstechen. Falls Sie Wundnähte in Gelenknähe durchführen, sollte das Gelenk anschließend ruhig gestellt bzw. geschient werden. Bei kleineren Wunden, bei denen keine mechanische Zugbelastung zu erwarten ist, kann es auch ausreichend sein, die Wundränder mit Hilfe von Steristrips zu adaptieren, nachdem die Wunde ausreichend gespült und gesäubert worden ist (vgl. S. 103). Ist ein Wundrand eingerissen oder zerfasert, wird er „angefrischt", d.h. der Wundrand wird mit dem Skalpell begradigt, damit die spätere Wundheilung vereinfacht und ein kosmetisch ansprechendes Ergebnis erzielt wird. Dazu dient auch die nachfolgende Technik.

LA / Nahttechniken 16

Intrakutannaht

Alternativ zur Einzelknopfnaht (vgl. S. 97) bzw. Donatinaht (vgl. S. 98) kann der Nahtverlauf auch oberflächlicher innerhalb des Hautniveaus geführt werden **(Abb. 101.1)**. Wichtig ist, dass die Wundränder nicht unter zu viel Spannung liegen und ggfs. tiefer gelegene Nähte durch Faszien oder Muskulatur die Wundränder bereits weitgehend adaptiert haben. Der erste Einstich ( ) erfolgt etwas außerhalb an einem Ende des Wundspaltes **(Abb. 101.2)**. Dann stechen Sie die Rundnadel im oberflächlichen Hautniveau seitlich in einen (hier den linken) Wundrand ein (in **Abb. 101.3**) und bleiben auch bei Ausstich im Hautniveau.

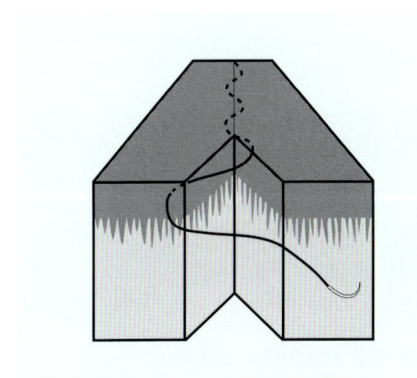

Abb. 101.1 Intrakutannaht

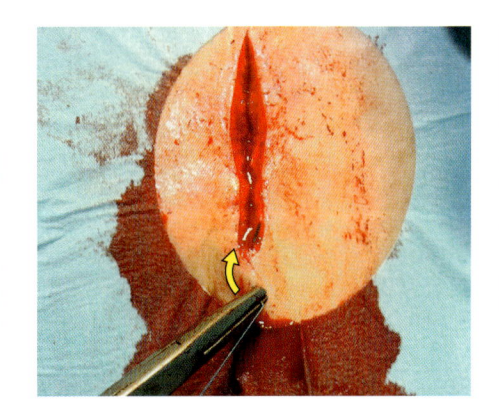

Abb. 101.2 Einstich außerhalb

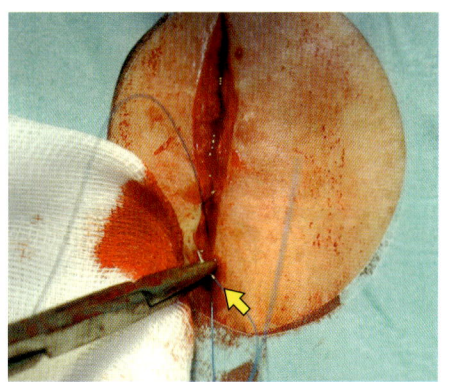

Abb. 101.3 Einstich intrakutan

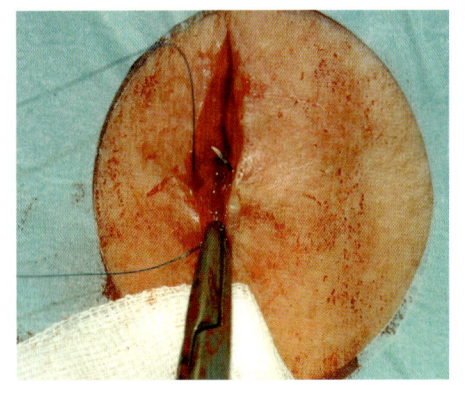

Abb. 101.4 Einstich gegenüber

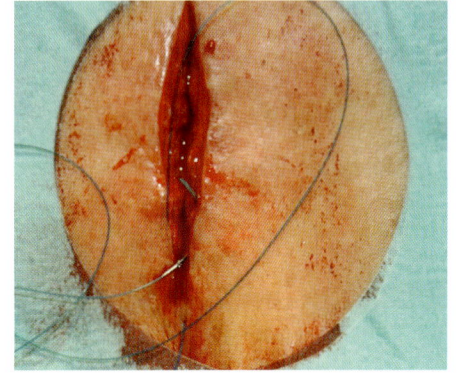

Abb. 101.5 … überlappend …

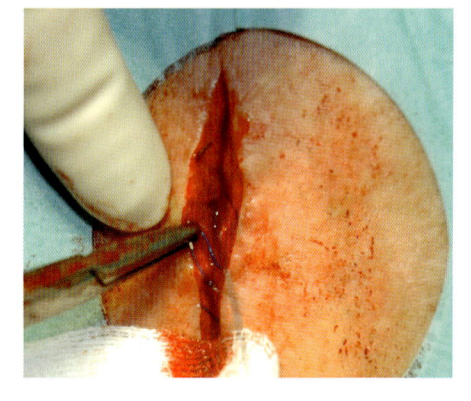

Abb. 101.6 … bzw. zurückversetzt

Der Einstich im gegenüberliegenden (hier rechten) Wundrand erfolgt etwas versetzt **(Abb. 101.4)**, so dass sich die Ein- und Austrittsstellen des Fadens etwas überlappen **(Abb. 101.5)**. Der nächste Einstich am linken Wundrand wird wieder etwas zurück versetzt in Relation zum vorherigen Ausstich rechts **(Abb. 101.6)**. Fassen Sie die Rundnadel nach jedem Ausstich wieder am hinteren Drittel **(Abb. 101.7)**, um sie ausreichend weit vorschieben ( ) zu können **(Abb. 101.8)**. Sukzessive arbeiten Sie sich so den Wundrand voran und es entsteht eine Art „Zick-Zack-Kurs" ( ) des Fadenverlaufs entlang des Wundspalts **(Abb. 101.9)**.

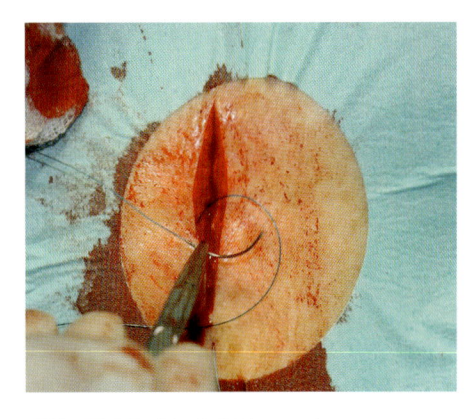

Abb. 101.7 Nadel hinten fassen

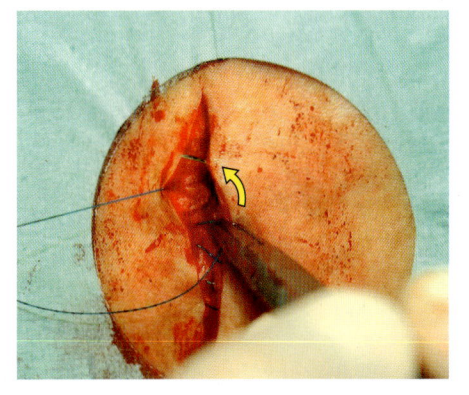

Abb. 101.8 … und vorschieben

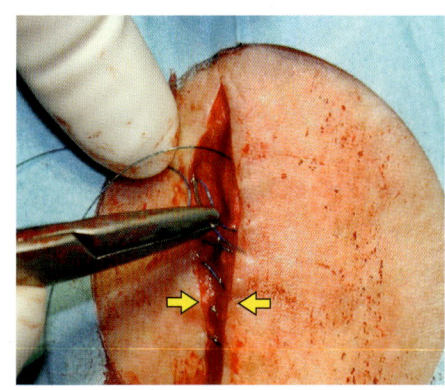

Abb. 101.9 Zick-Zack-Kurs

16 LA / Nahttechniken

Nachdem Sie jeweils die Nadel durch die Haut gestochen haben, ziehen ( ) Sie sie jeweils mit dem Nadelhalter entlang ihrer Biegungsrichtung heraus (Abb. 102.1). Am anderen Ende des Wundspaltes angekommen, durchstechen ( ) Sie die Haut wieder in einigen mm Abstand zum Ende des Wundrandes (Abb. 102.2). Wenn Sie dann die beiden Enden des Fadens (nicht zu fest!) mit den Händen anspannen ( ), legen sich die Wundränder unter Zug einander an (Abb. 102.3). Achten Sie auf eine korrekte Adaptation der Wundränder.

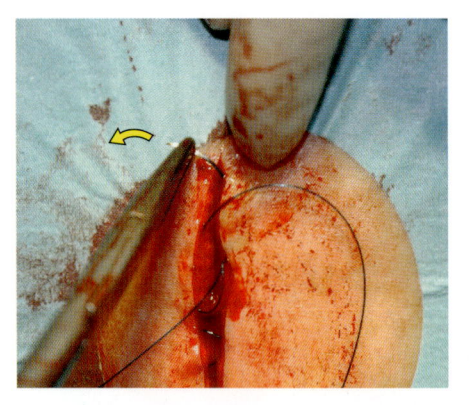

Abb. 102.1 Nadel herausziehen

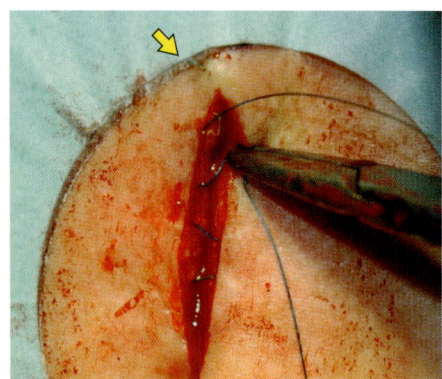

Abb. 102.2 Durchstich außerhalb

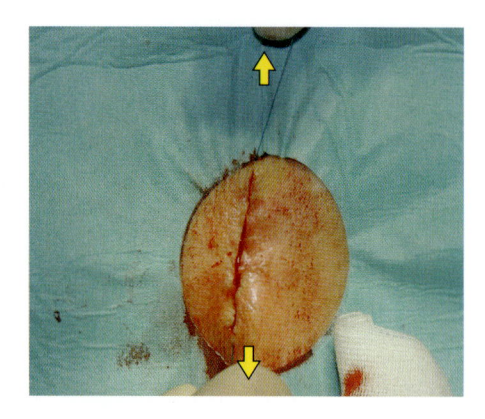

Abb. 102.3 Faden spannen

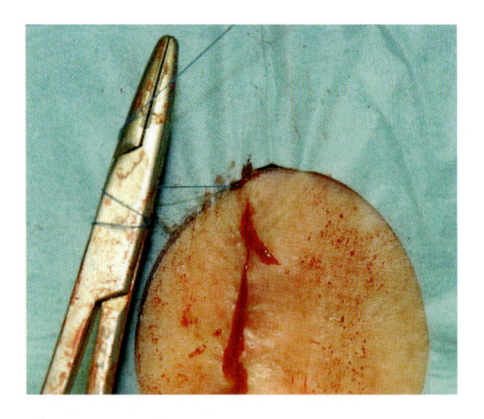

Abb. 102.4 Faden wickeln

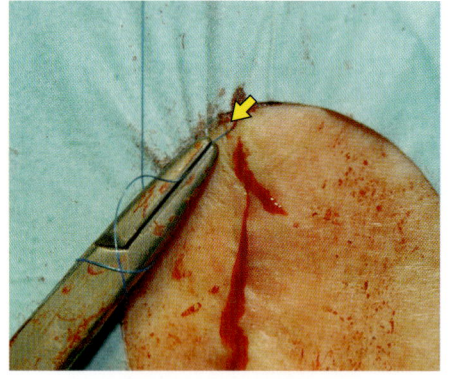

Abb. 102.5 Austrittstelle fassen

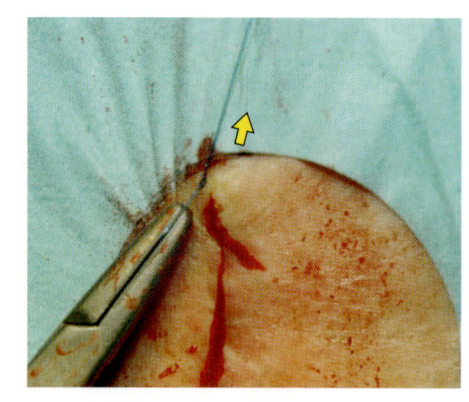

Abb. 102.6 … und festknoten

Dann wickeln Sie den Faden zweimal um den Nadelhalter (Abb. 102.4), fassen den Faden direkt an seiner Austrittsstelle (in Abb. 102.5) und ziehen ( ) den Knoten fest (Abb. 102.6). Dabei entsteht eine kleine Schlaufe ( ), die Sie erneut fassen (Abb. 102.7), dann den Faden in gegenläufiger Richtung erneut um den Fadenhalter wickeln und wieder als Knoten festziehen (Abb. 102.8). Sichern Sie den zweiten Knoten mit einem dritten, erneut gegenläufigen Knoten. Genauso verfahren Sie am anderen Ende der Intrakutannaht (Abb. 102.9).

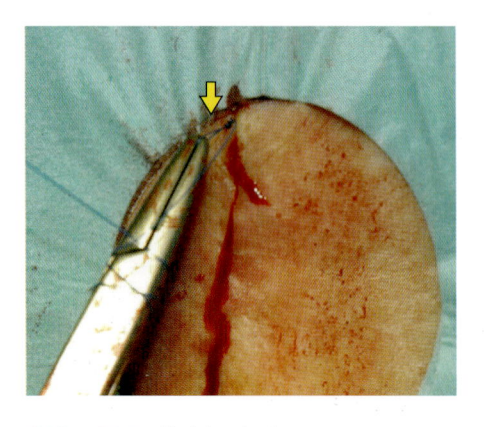

Abb. 102.7 Schlaufe fassen

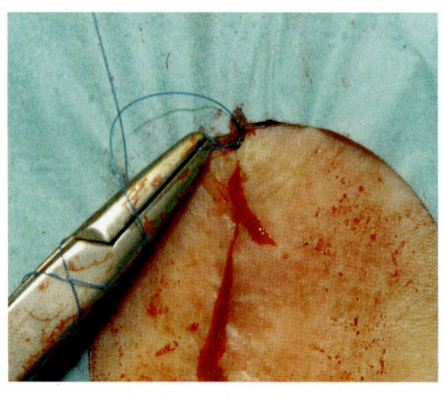

Abb. 102.8 wickeln und knoten

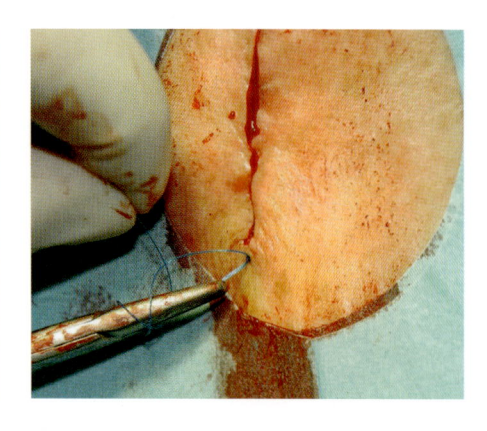

Abb. 102.9 genauso am anderen Ende

LA / Nahttechniken

Anschließend nehmen Sie die Schere, spannen die Fäden vor und schneiden diese in ca. 1 cm Abstand zum Knoten erst am einen Nahtende (Abb. 103.1) und dann auch am anderen Nahtende (Abb. 103.2) ab. Häufig kann es sinnvoll sein, den Wundspalt zusätzlich mit sterilen Klebestreifen („Steristrips") zu überkleben: Wenn Sie dabei die Steristrips erst auf einer Seite festkleben und andrücken (⬇) und dann unter Zug (➡) auf der anderen Seite, unterstützen die Steristrips auch noch die Adaptation der Wundränder (Abb. 103.3). Nach entsprechender Hautreinigung bildet ein steriler Verband den Abschluss (Abb. 103.4).

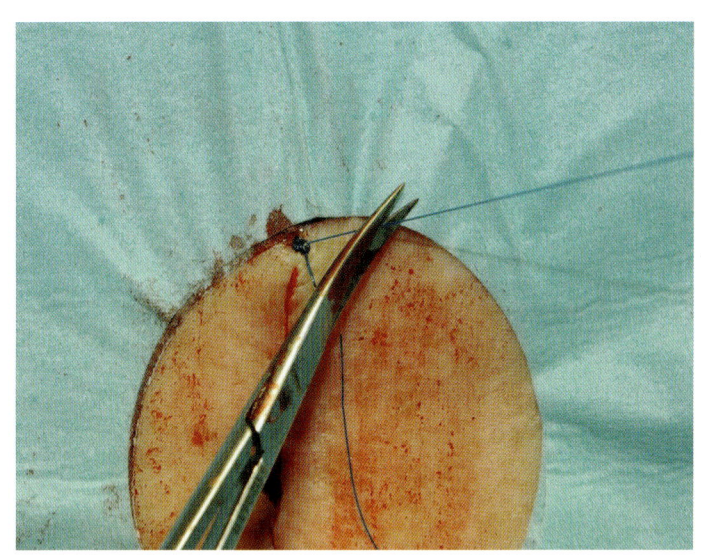

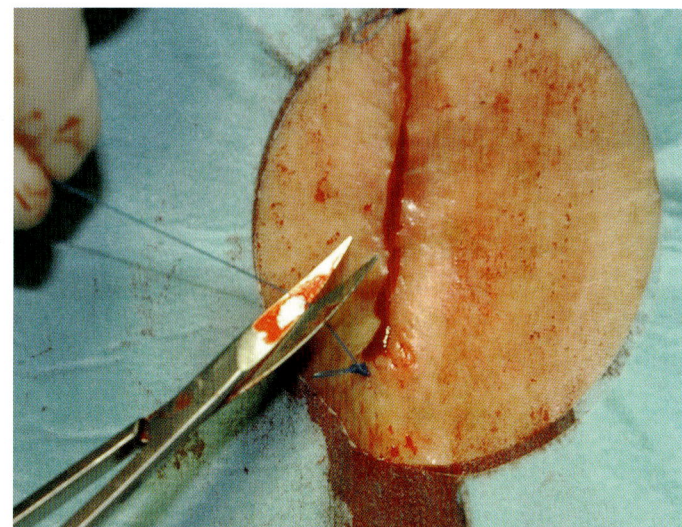

Abb. 103.1 Faden abschneiden

Abb. 103.2 an beiden Enden

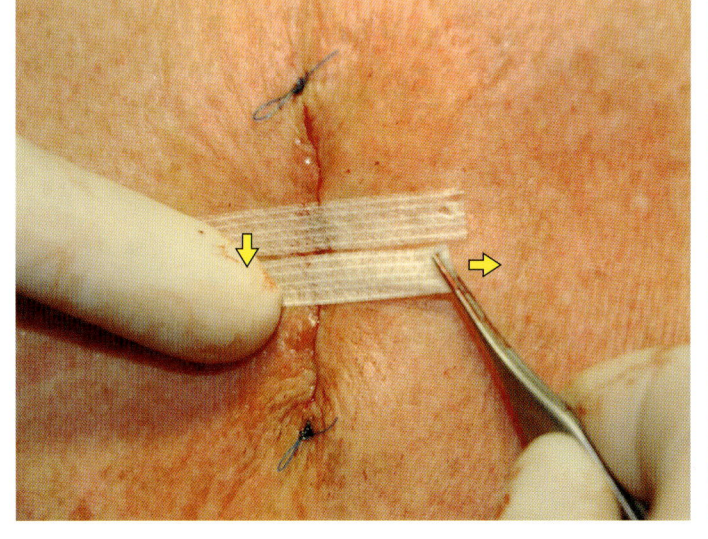

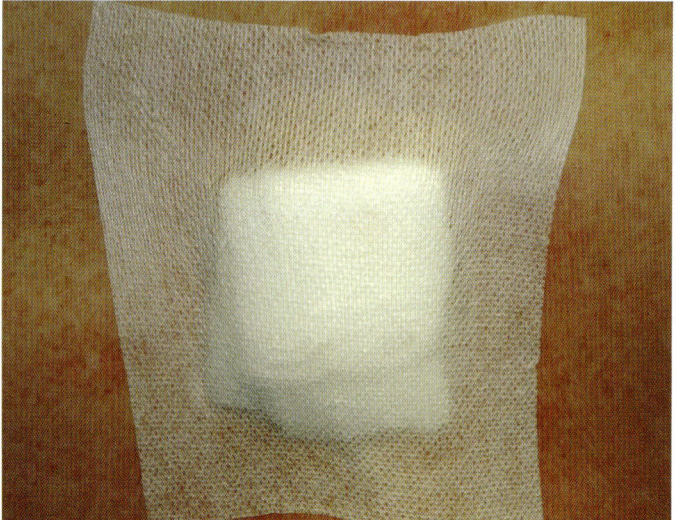

Abb. 103.3 Steristrips unter Zug

Abb. 103.4 steriler Verband

Die verwendeten Fadenstärken richten sich nach der mechanischen Beanspruchung (dickere Fäden, z.B. Stärke 3-0) bzw. kosmetischen Aspekten (dünnere Fäden, z.B. 5-0) und stellen oft eine Kompromisslösung zwischen beiden Erfordernissen dar.

Fadenentfernung
In der Regel werden die Fäden am Körperstamm und den Armen nach ca. 9 bis 10 Tagen entfernt, im Gesicht und an der Kopfhaut auch früher (5-6 Tage). Dabei heben Sie das abgeschnittene Fadenende mit einer Pinzette etwas an und durchtrennen mit einem Skalpell oder einer spitzen Schere nur eines der beiden Fadenanteile, die in die Haut ziehen, damit Sie den intrakutan gelegenen Faden von der anderen Seite herausziehen können. In der Haut verbleibende Fadenreste könnten ansonsten Wundheilungsstörungen und Granulome verursachen.

Farbkodierte Duplex-Sonographie (FKDS)

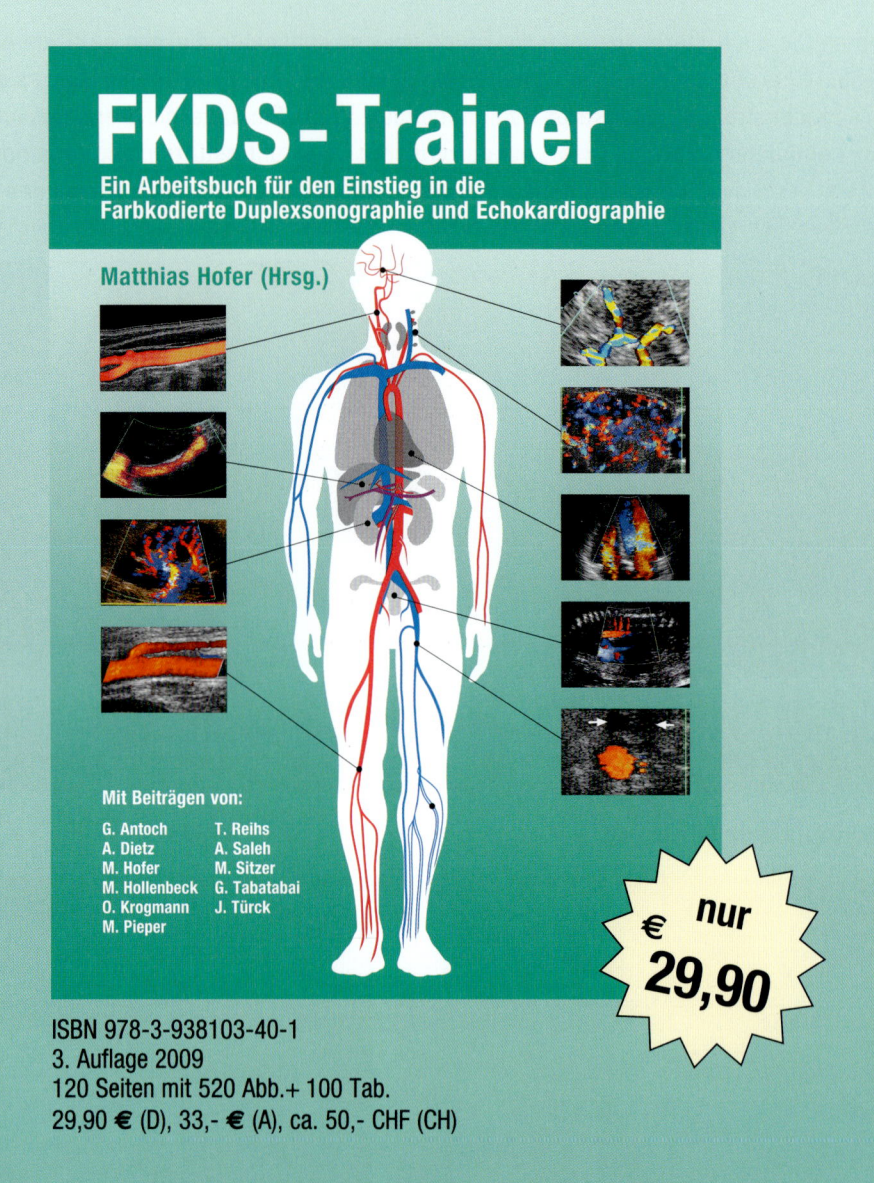

FKDS-Trainer
Ein Arbeitsbuch für den Einstieg in die Farbkodierte Duplexsonographie und Echokardiographie

Matthias Hofer (Hrsg.)

Mit Beiträgen von:
- G. Antoch
- A. Dietz
- M. Hofer
- M. Hollenbeck
- O. Krogmann
- M. Pieper
- T. Reihs
- A. Saleh
- M. Sitzer
- G. Tabatabai
- J. Türck

nur € 29,90

ISBN 978-3-938103-40-1
3. Auflage 2009
120 Seiten mit 520 Abb.+ 100 Tab.
29,90 € (D), 33,- € (A), ca. 50,- CHF (CH)

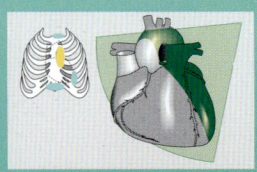

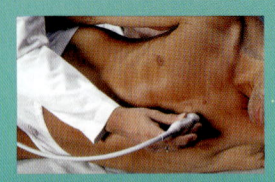

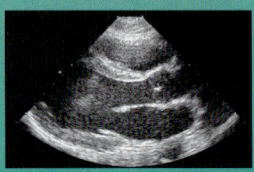

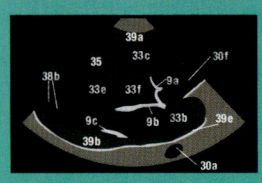

Was bietet dieses Buch?

- Schallkopfhaltung und Bildebene werden so anschaulich wie möglich dargestellt
- AnschaulicheSkizzen verdeutlichen die jeweilige Schnittbild-Anatomie
- Checklisten und Normwertetabellen in Form von stabilen, abwaschbaren Karten im Kitteltaschenformat zum Herausnehmen – perfekt für Klinik und Praxis!
- Quizaufgabenund Rätselbilder zur Selbstkontrolle
- Tipps& Tricks und typische Fallstricke
- Moderne Techniken: Kontrastverstärker, Photopic Imaging, THI, AcuNav, Tissue Doppler und vieles mehr.

- Leicht verständlich durch moderne Didaktik
- 507 Abbildungen und 96 Tabellen – ideal für visuelle Lerntypen
- Das breite Spektrum der interdisziplinären FKDS-Anwendung inkl. Echokardiographie
- Ein ungeschlagenes Preis-Leistungsverhältnis – vergleichen Sie selbst!

DIDAMED Verlag GmbH
Robert-Mayer-Weg 18 40591 Düsseldorf
Tel. 0211-750655 Fax 0211-750633
www.didamed.de

ZVK – V. jugularis interna (VJI) 17

Indikationen

Die Anlage eines **z**entral**v**enösen **K**atheters (**ZVK**) ist nicht nur zur Messung des zentralvenösen Druckes (ZVD, vgl. Kap. 04) indiziert, sondern auch zur Gabe kreislaufwirksamer Katecholamine oder einer Volumentherapie: Bei hypovolämischem / kardiogenem Schock oder nach einer Reanimation kann dies oft nicht über periphere Verweilkanülen erfolgen, da die Passagezeit bis zum Wirkungseintritt der Katecholamine unter Umständen zu lang oder die infundierbaren Volumina zu gering wären. Die Mündungsstelle eines ZVK liegt jedoch in der V. cava superior (vgl. S. 110): Somit ist ein schnellerer Wirkungseintritt und eine sofortige Durchmischung der infundierten Lösung mit dementsprechender Konzentrationsminderung sicher gestellt.
Bei Patienten unter Chemotherapie oder parenteraler Ernährung würden die gefäßtoxischen bzw. hochkalorischen Lösungen die Intima peripherer Venen schädigen. Wenn Katecholamine oder Substanzen zugeführt werden müssen, die untereinander nicht kompatibel sind, ist die Anlage eines mehrlumigen Katheters notwendig. Besteht in Einzelfällen keine Möglichkeit für einen peripheren Zugang, ist ebenfalls eine ZVK-Anlage indiziert. Bei längerer Liegezeit und hohem Fieber unklarer Genese sollte ebenfalls ein Wechsel des eventuell infizierten ZVK erfolgen. Da ein ZVK oft eine längere Verweildauer hat, ist daher ein steriles, besonders sorgfältiges Vorgehen essentiell. Gleiches gilt natürlich für spätere Verbandswechsel.

Kontraindikationen / Komplikationen

Dazu zählen Infektionen an der Inzisionsstelle, Luftembolien (zur Prophylaxe daher Kopftieflage während der ZVK-Anlage), sowie eine Thrombose der punktierten Venen oder an der Katheterspitze. Werden die V. subclavia oder V. jugularis interna punktiert, kann schließlich ein Pneumothorax auftreten (daher keine doppelseitigen Punktionsversuche ohne vorherigen Ausschluss eines Pneumothorax auf der zuerst punktierten Seite). Zervicales Hämatom: Wird versehentlich die A. carotis getroffen, muss der Versuch unterbrochen und die Punktionsstelle für mindestens 5 bis 10 Minuten komprimiert werden.
Bei peripherer Punktion der V. basilica besteht zwar kein Pneumothorax-Risiko, aber dafür treten häufiger Katheterfehllagen durch ungewolltes, retrogrades Vorschieben in die V. jugularis oder andere Venen auf. Alternative Zugangswege über Beinvenen sind wegen hoher Thromboseraten verlassen worden und gelten inzwischen als obsolet. Bei Patienten mit erhöhtem Hirndruck sollte nach Möglichkeit wegen der Gefahr einer zerebralen Abflussbehinderung ein alternativer Zugangsweg einer Punktion der V. jugularis interna vorgezogen werden (vgl. Kap. 18).

Vorbereitung des Tisches

Man benötigt für den Punkteur einen sterilen Kittel, sterile Handschuhe (in passender Größe) und Desinfektionsspray. Auf dem Instrumententisch werden folgende Dinge zusammengestellt (**Abb. 105.1**):

(A) zwei Rundtücher oder ein Lochtuch (zur sterilen Abdeckung)

(B) mehrere sterile Kompressen

(C) Punktionsspritze mit steriler Kochsalzlösung

(D) ein flexibler, weicher Führungsdraht mit Einfädelhilfe

(E) Skalpellklinge zur evtl. Stichinzision der Haut

(F) Dilatator, variiert je nach ZVK-Durchmesser

(G) mehrlumiger ZVK mit Dreiwegehähnen

(H) 10 ml - Luerlockspritze mit steriler NaCl-Lösung (zum Aspirieren und Spülen der ZVK-Schenkel)

(I) Nahtmaterial

(J) Flügel und Verschlusskappe für die Hautnaht

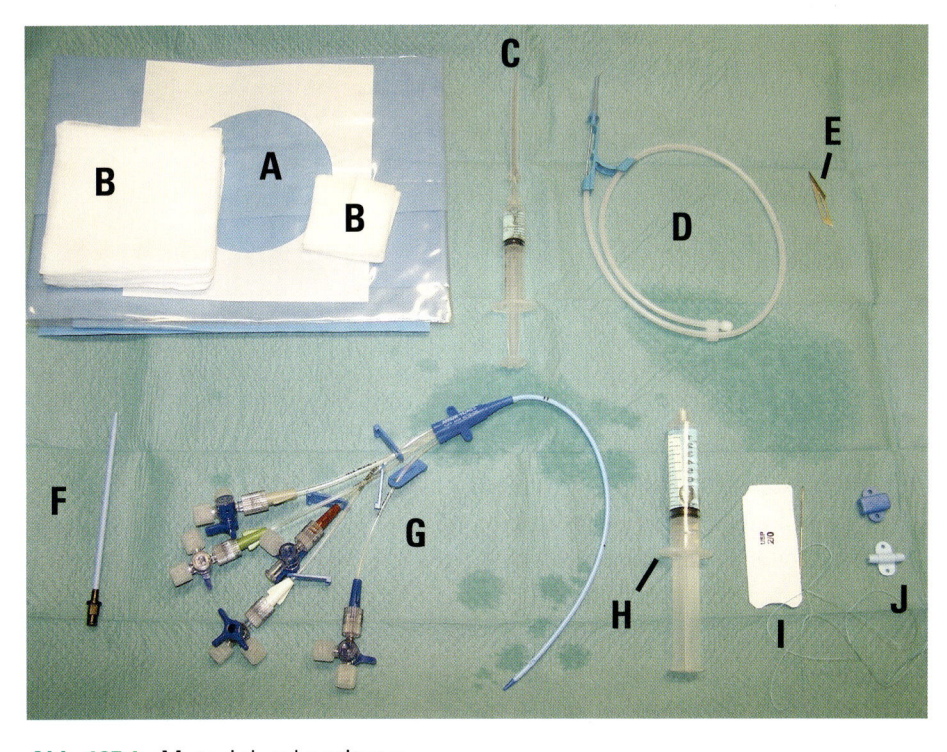

Abb. 105.1 Materialvorbereitung

17 ZVK – V. jugularis interna (VJI)

Alle Schenkel des ZVK werden mit steriler Kochsalzlösung entlüftet - dafür müssen die Verschlusskappen der Dreiwegehähne kurz aufgedreht werden. Der distale Schenkel (hier der braun markierte) bleibt zwar mit schräg gestelltem Dreiwegehahn (↘) verschlossen (vgl. S. 13), jedoch ohne Verschlusskappe **(Abb. 106.1)**, damit hier der Führungsdraht beim späteren Vorschub austreten kann (vgl. **Abb. 108.7**). Bei Patienten ohne Narkose wird zusätzlich eine kleine Spritze zur Lokalanästhesie (vgl. S. 96) mit ca. 2-5 ml einer 1%igen Lidocainlösung und dünner Injektionsnadel bereitgelegt (hier nicht abgebildet).

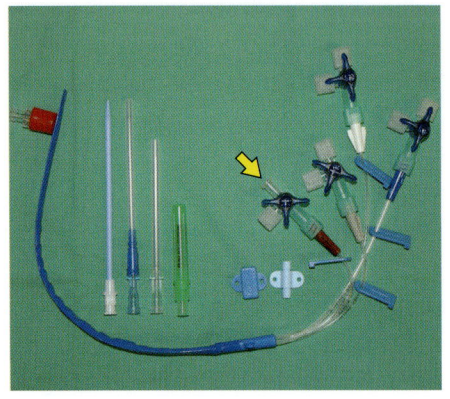

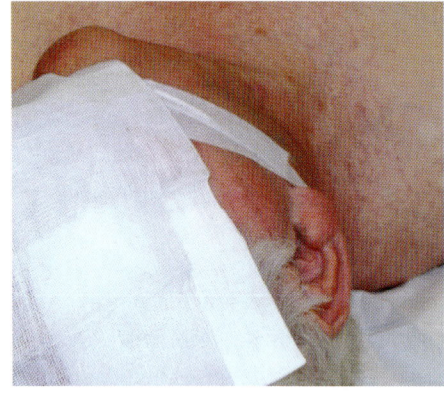

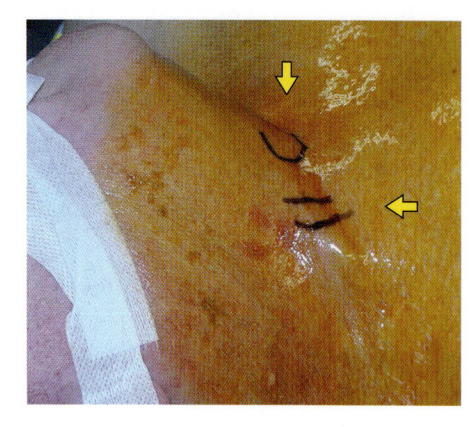

Abb. 106.1 mehrlumiger ZVK

Abb. 106.2 Lagerung

Abb. 106.3 Hautdesinfektion

Vorbereitung der Punktion

Die Lagerung des Patienten (hier beatmet in Narkose) erfolgt in leichter Rotationsstellung des Halses zur Gegenseite, jedoch ohne schräge Abkippung des Halses **(Abb. 106.2)**. Anschließend werden der Kehlkopf (↓) und der Verlauf der ipsilateralen A. carotis (←) nach Palpation auf dem Hals markiert und eine Sprühdesinfektion des Halses, der Wange und der Sternal-, bzw. Claviculärregion durchgeführt **(Abb. 106.3)**. Nun kippt man die Unterlage des Patienten in eine leichte Kopftieflage (↻), um die Halsvenen stärker zu füllen und einer späteren Luftembolie vorzubeugen **(Abb. 106.4)**.

Abb. 106.4 Kopftieflage

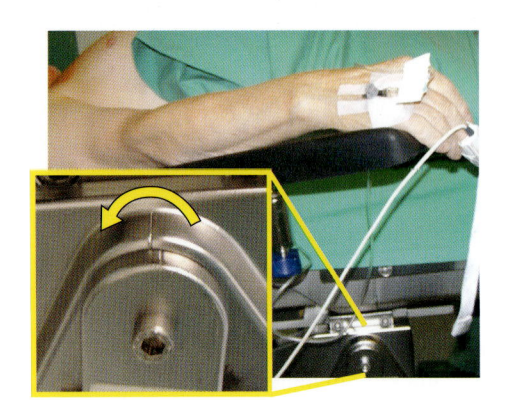

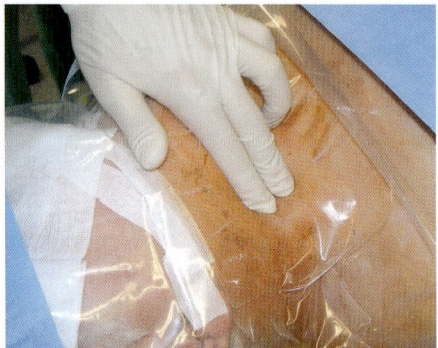

Abb. 106.5 Palpation

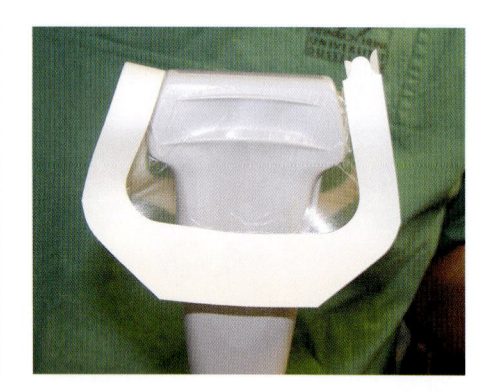

Abb. 106.6 Linearschallkopf

Nach Abtrocknung der Hautdesinfektion wird das transparente Lochtuch aufgeklebt und nochmals der Verlauf der A. carotis palpiert **(Abb. 106.5)**. Soweit verfügbar, kann ein steril abgeklebter Linearschallkopf zur genauen Lokalisation der V. jug. int. (VJI) eingesetzt werden **(Abb. 106.6)**. Ist der Patient jedoch nicht unter Narkose, sondern bei Bewusstsein, erfolgt jetzt eine Lokalanästhesie (vgl. S. 96) mit 2-5 ml einer 1%igen Lidocainlösung, hier bei einem anderen Patienten **(Abb. 106.7)**.

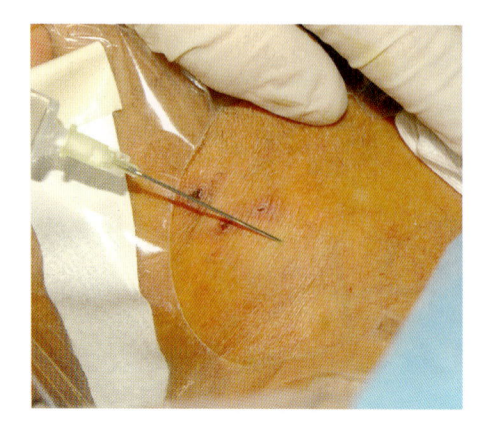

Abb. 106.7 evtl. Lokalanästhesie

ZVK – V. jugularis interna (VJI) 17

Punktion unter Sonografiekontrolle
Falls verfügbar, wird der Schallkopf paramedian transversal am Übergang des Halses zur oberen Thoraxapertur aufgesetzt (Abb. 107.1), um die V. jugularis interna (VJI) direkt lateroventral der A. carotis communis (ACC) zu lokalisieren (Abb. 107.2): Das Lumen der VJI erscheint echofrei (schwarz) und ist in Kopftieflage i.d.R. etwas kaliberstärker als das der dorsomedial benachbarten ACC. In Zweifelsfällen können die Gefäße mit dem Schallkopf komprimiert werden: Die VJI erscheint unter Kompression flacher (⬇⬇), während die ACC wegen ihres höheren Drucks ihre Form beibehält (Abb. 107.3).

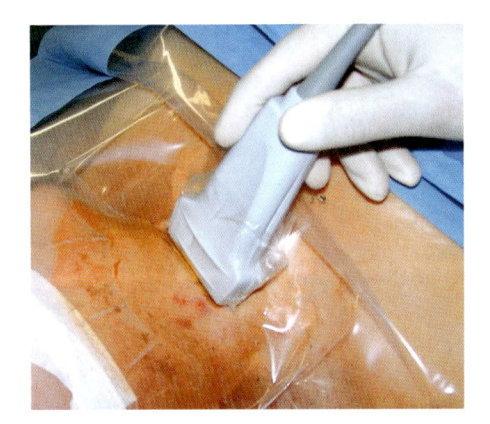

Abb. 107.1 Schallkopf aufsetzen

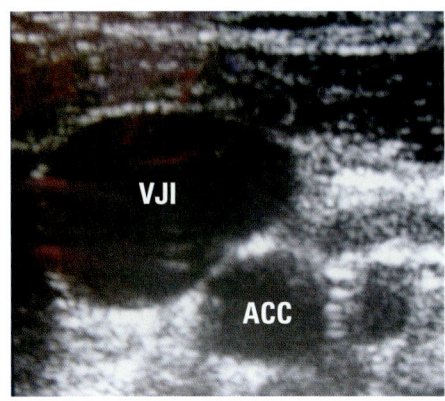

Abb. 107.2 Gefäße im Querschnitt

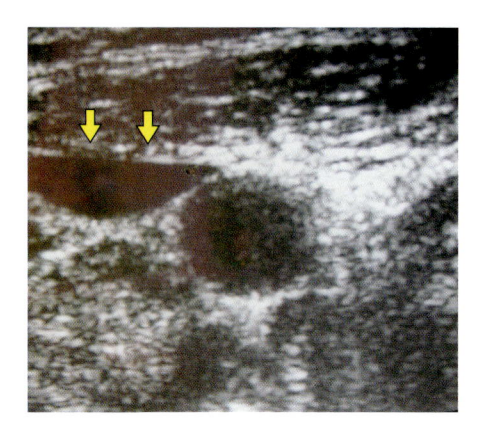

Abb. 107.3 unter Kompression

Bei Rechtshändern erfolgt die Punktion (↘) mit der rechten Hand unmittelbar lateral der mit der linken Hand palpierten ACC in Richtung auf die ipsilaterale Mamille (Abb. 107.4). Die Position der Nadelspitze kann im Ultraschallbild durch den typischen Schallschatten (⬆) der Metallnadel bestimmt und ggfs. korrigiert werden (hier nach lateral, Abb. 107.5).

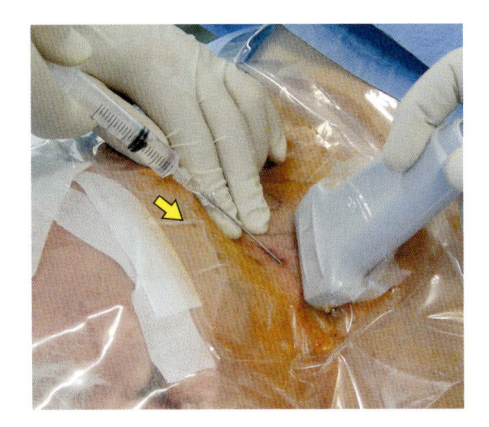

Abb. 107.4 Punktion

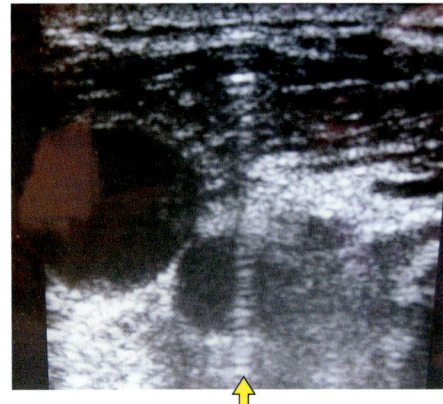

Abb. 107.5 Nadel-Artefakt

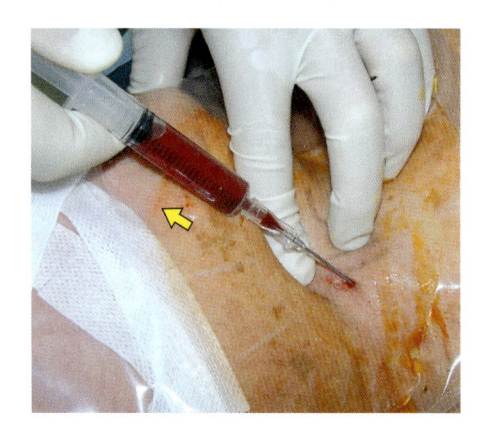

Abb. 107.6 Aspiration von Blut

Häufig geschieht ein unbeabsichtigtes Durchstechen der Vene, so dass erst beim Zurückziehen (↙) Blut aspiriert werden kann (Abb. 107.6). Jetzt wird schnell der flexible Führungsdraht auf die Punktionskanüle aufgesetzt (Abb. 107.7) und über ihr Lumen in die VJI vorgeschoben (↙), soweit dies **leicht und ohne Widerstand** möglich ist (Abb. 107.8).

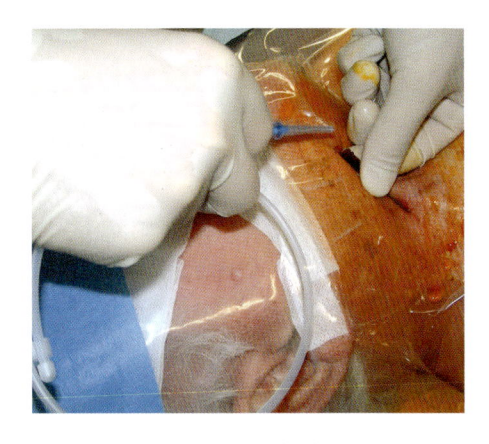

Abb. 107.7 Führungsdraht

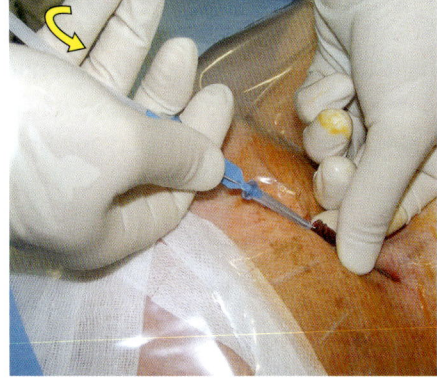

Abb. 107.8 vorschieben

17 ZVK – V. jugularis interna (VJI)

Dilatation des Stichkanals

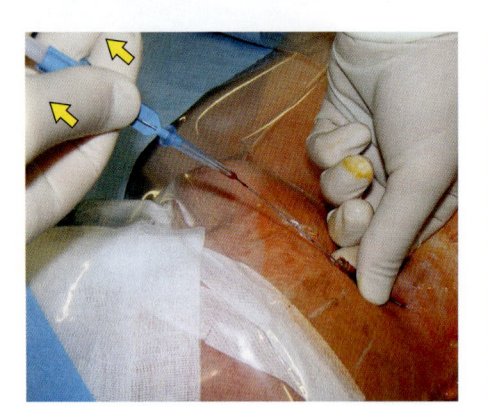

Dann wird die Einfädelungshilfe des Führungsdrahts zurückgezogen (⭦ ⭦ in **Abb. 108.1**) und sonografisch kontrolliert, ob sich der Draht (⇨ ⇦) korrekt im Lumen der V. jug. int. (VJI) befindet **(Abb. 108.2)**: Sein Schallschatten (⭡) ragt dabei über seine Spitze hinaus nach dorsal – lassen Sie sich davon nicht irritieren. Anschließend wird die Punktionskanüle bei fixiertem Draht entfernt (⭦ in **Abb. 108.3**) und der Dilatator über den Draht vorgeschoben (⇨ in **Abb. 108.4**), um das spätere Vorschieben des (oft mehrlumigen) ZVK durch die Haut zu erleichtern. Nach Rückzug des Dilatators kann mit dem Skalpell eine Stichinzision erfolgen, wenn der ZVK mehr als drei Lumina hat oder die Haut dicker oder fester als üblich erscheint (hier nicht dargestellt, vgl. **Abb. 113.2**).

Abb. 108.1   Einfädelhilfe zurück

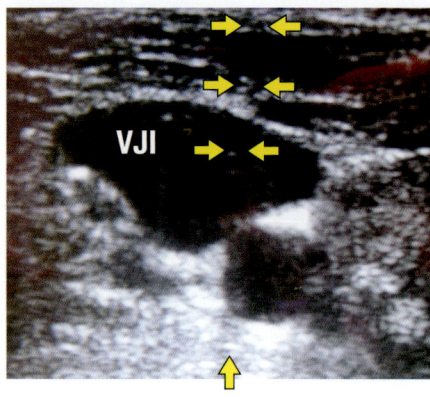

Abb. 108.2   sonograf. Lagekontrolle

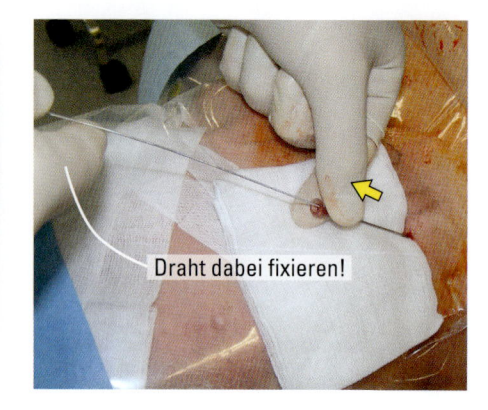

Abb. 108.3   Punktionskanüle entfernen

Kathetervorschub

Jetzt wird der Katheter auf den Führungsdraht aufgefädelt (⭧ in **Abb. 108.5**) und bei Männern bis zur 15 cm-Markierung (⭣) vorgeschoben **(Abb. 108.6)**.

Bei Frauen reicht in der Regel ein Vorschieben bis zur 13 cm-Markierung aus (je nach Körpergröße). Dabei sollte unbedingt darauf geachtet werden, dass der Führungsdraht (⭨) an einem der ZVK-Schenkel hinten herausschaut **(Abb. 108.7)**, damit er anschließend gezogen werden kann.

Eine unbeabsichtigte, falsch zu tiefe Lage des Katheters kann durch eine Röntgenkontrollaufnahme des Thorax oder bei einigen ZVK-Arten durch eine EKG-Ableitung über den ZVK erkannt und ggfs. korrigiert werden (vgl. S. 110).

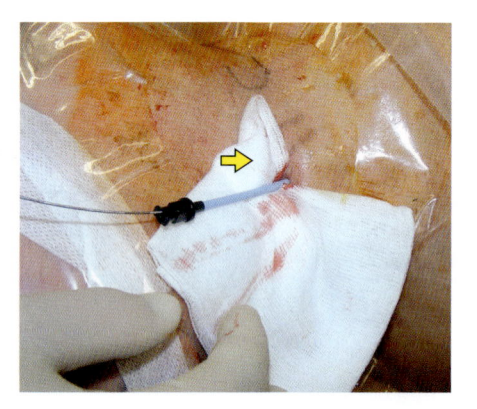

Abb. 108.4   Dilatation Stichkanal

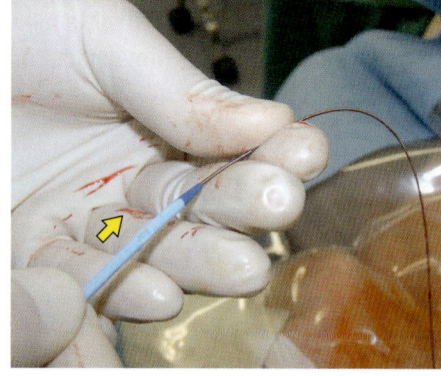

Abb. 108.5   Katheter auffädeln

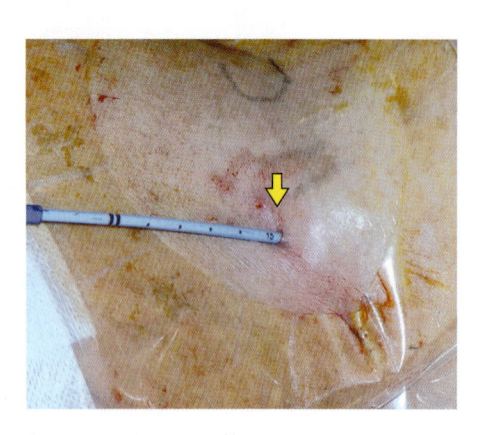

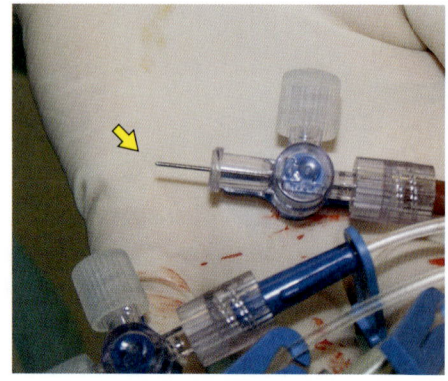

Abb. 108.6   … und vorschieben

Abb. 108.7   Führungsdraht?!

ZVK – V. jugularis interna (VJI)   17

Vor dem Annähen des Katheters wird nun überprüft, ob sich Blut (⬇⬇) aspirieren lässt **(Abb. 109.1)** und anschließend mit steriler Kochsalzlösung gespült (➡ in **Abb. 109.2**). Bei mehrlumigen Kathetern muss dieses Manöver **für jedes Lumen** einzeln durchgeführt werden! Zur Fixation wird die Hautnaht mit Hilfe eines „Luftknotens" (⬆) vorbereitet **(Abb. 109.3)**: Darunter versteht man einen Knoten, der nicht direkt am Hautniveau verknotet wird, sondern mit einigen mm Abstand, um einer späteren Hautnekrose vorzubeugen.

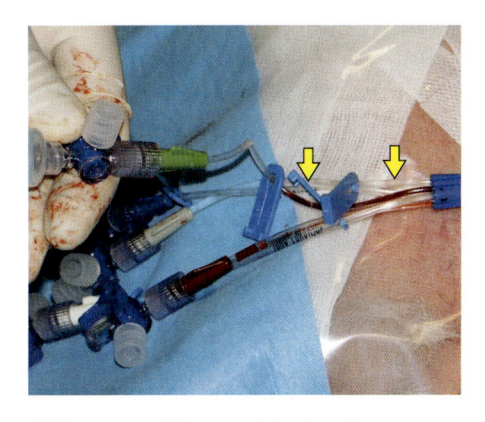

Abb. 109.1 Blut aspirierbar? 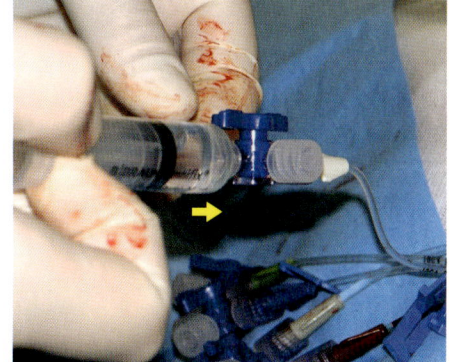   **Abb. 109.2** NaCl-Spülung 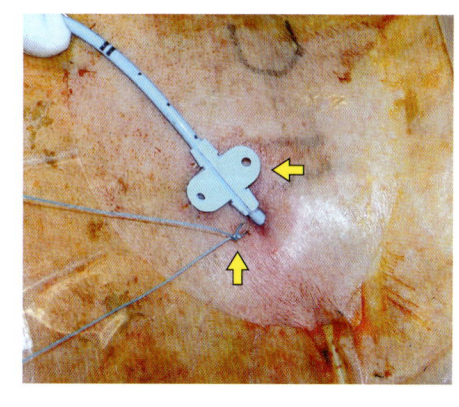   **Abb. 109.3** Annähen zur Fixation

Nach Annaht der beiden hellblauen Fixationsflügel (⬅ in **Abb. 109.3**) hilft in diesem Beispiel eine dunkelblaue Verschlusskappe (↙), die Hautnaht zu sichern **(Abb. 109.4)**. Weitere Details zur Nahtfixation anderer Kathetertypen finden Sie auf Seite 114. Als vorletzter Schritt wird die Punktionsstelle gesäubert und nochmals sprühdesinfiziert (⬇ in **Abb. 109.5**), bevor mit Hilfe einer Schlitzkompresse der sterile Verband angelegt wird **(Abb. 109.6)**. Bei vollheparinisierten Patienten sind wegen der erhöhten Blutungsgefahr Schlitzpflaster geeigneter, ansonsten ermöglichen transparente Pflaster (z.B. Tegaderm ®) eine bessere Sichtkontrolle der Punktionsstelle.

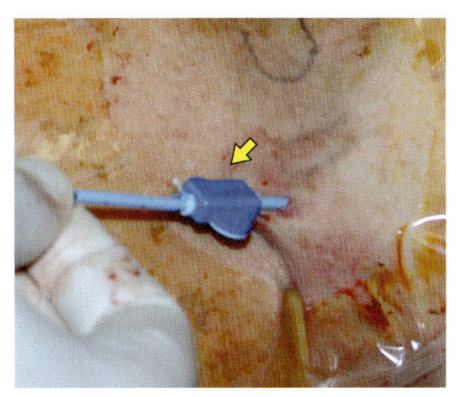

Abb. 109.4 Verschlusskappe 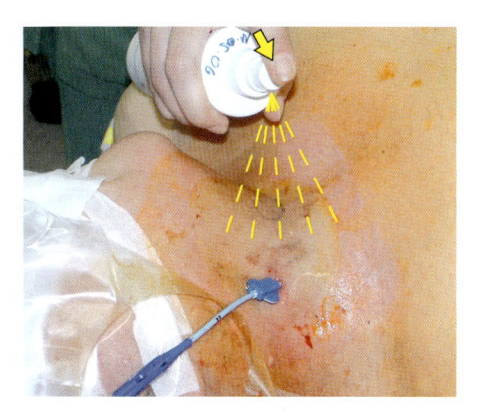   **Abb. 109.5** Hautdesinfektion 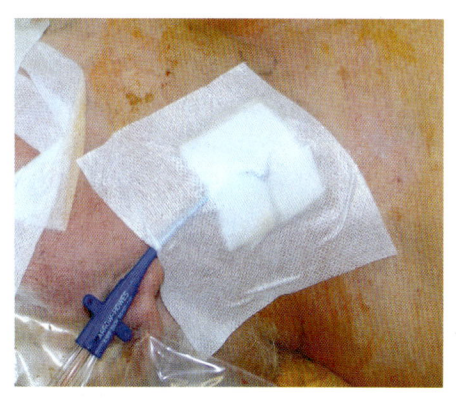   **Abb. 109.6** Schutzverband

Zum Abschluss sollte entweder eine Schwerkraftinfusion (also ohne den Druck eines Injektomaten oder Perfusors) und / oder eine Messung des zentralvenösen Drucks (ZVD, Kap. 5) erfolgen. Damit verifiziert man nochmals die korrekte intravenöse Lage des ZVK, bevor z.B. hochkalorische Lösungen oder kreislaufwirksame Medikamente darüber infundiert werden. Die Kriterien alternativer Kontrollmöglichkeiten durch eine Röntgen-Thoraxaufnahme oder eine EKG-Ableitung über den ZVK (nur bei speziellen ZVK-Typen möglich) sind auf der nächsten Seite beschrieben.

17 ZVK – V. jugularis interna (VJI)

Alternativ kann eine EKG-kontrollierte Katheteranlage erfolgen. Dabei wird über die Katheterspitze kontinuierlich ein EKG abgeleitet (Abb. 110.1). Im venösen Gefäßsystem zeigt sich bis in die Vena cava superior ein normaler Stromkurvenverlauf (A). Beim Vorhofeintritt zeigt die p-Welle (⬇) eine charakteristische Veränderung von einem monophasischen (eingipfeligen) (B) zu einem biphasischen (C) Ausschlag im EKG (Abb. 110.1). Bei der Passage des Sinusknotens nimmt die p-Welle wieder ab und wird schließlich negativ (D). Diese bleibt auch bei versehentlicher Lage der Katheterspitze in der Vena cava inferior negativ (E) (Abb. 110.2). Bei der Anlage wird der Katheter dann soweit vorgeschoben, bis sich die p-Welle vergrößert (C). Daraufhin wird der Katheter bis zur Normalisierung der p-Welle zurückgezogen (B).

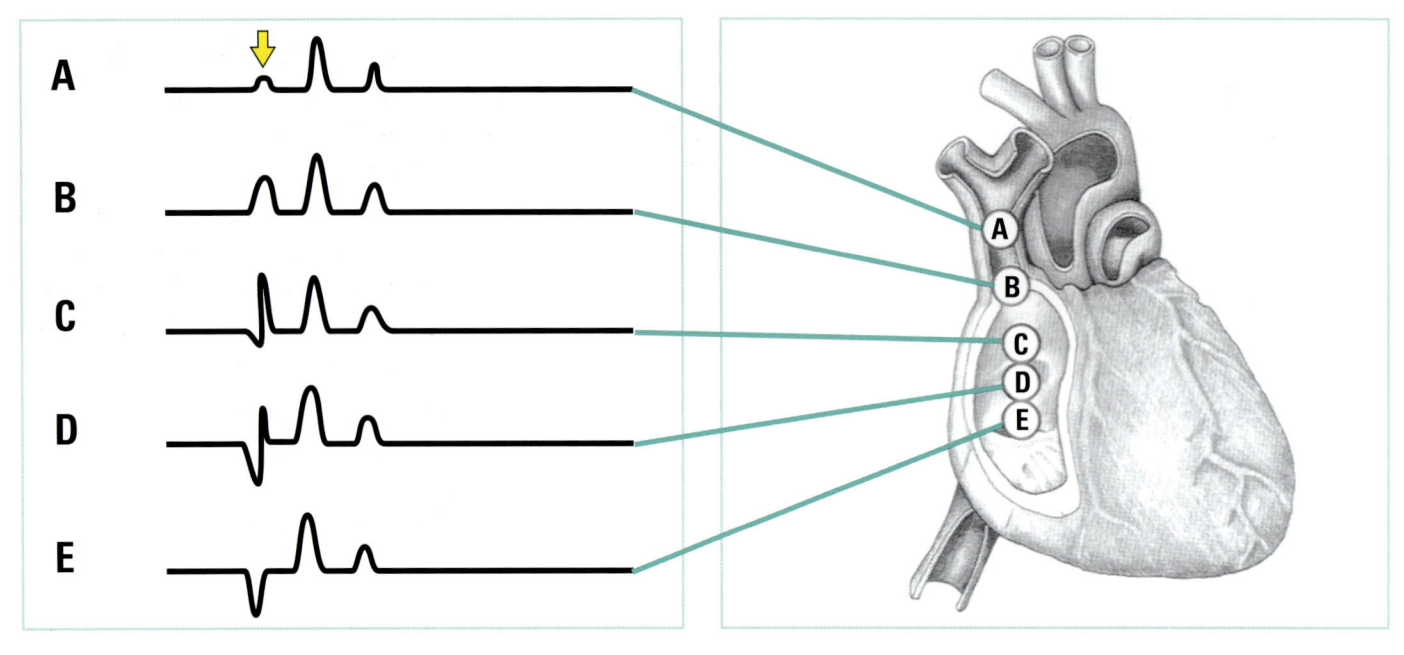

Abb. 110.1 typische EKG-Kurven …

Abb. 110.2 … je nach Ableitungsort

Von dieser Stelle erfolgt nochmals ein Rückzug um mindestens weitere 2 cm. Dadurch liegt der Katheter dann sicher in der Vena cava superior (Abb. 110.3). Die Abb. 110.4 zeigt eine Röntgenaufnahme einer korrekt platzierten ZVK-Spitze (➡) in der Vena cava superior (1), hier jedoch am Beispiel eines ZVK, der über die rechte V. subclavia vorgeschoben wurde (vgl. S. 111-114). Neben der Lagekontrolle bietet die Röntgenaufnahme zusätzlich die Aussage über anlagebedingte Komplikationen, wie z.B. einen Pneumothorax oder (seltener) einen Hämatothorax.

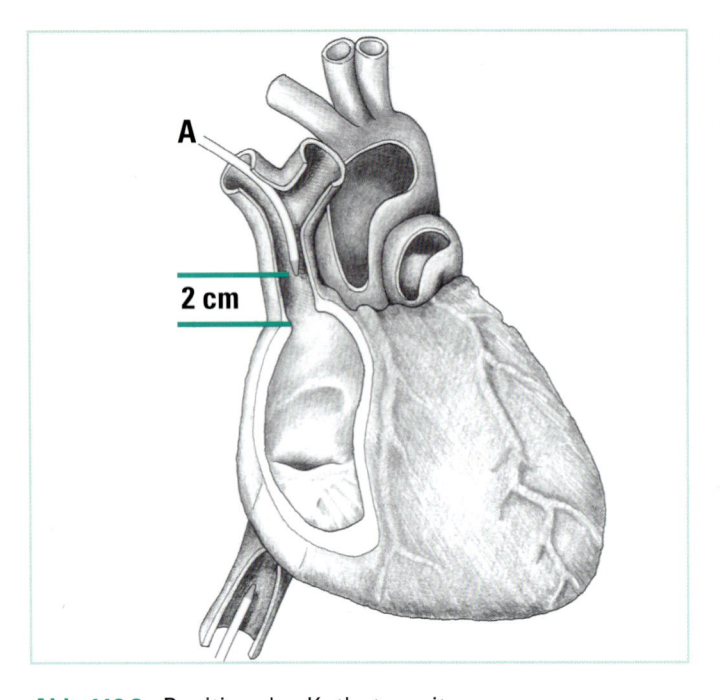

Abb. 110.3 Position der Katheterspitze

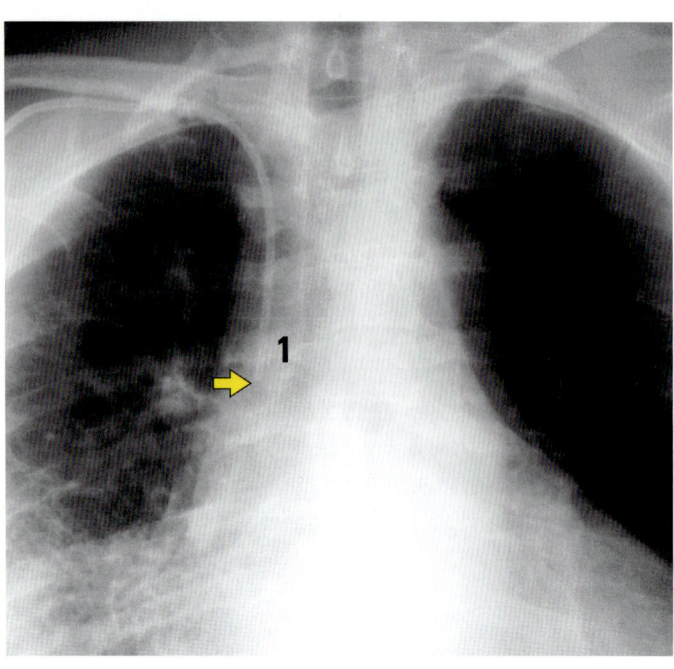

Abb. 110.4 …in Höhe der V. azygos (1)

ZVK – Vena subclavia 18

Zugangsweg über V. subclavia

Für die (Kontra-) Indikationen und möglichen Komplikationen gelten dieselben Angaben wie für den alternativen Zugangsweg über die V. jugularis interna (vgl. S. 105). Auch die Vorbereitung des Materials ist natürlich ähnlich:

Vorbereitung

Für den Punktierenden werden ein steriler (!) Kittel und sterile Handschuhe (in passender Größe) benötigt. Auf dem Instrumententisch werden folgende Dinge zusammengestellt (Abb. 111.1):

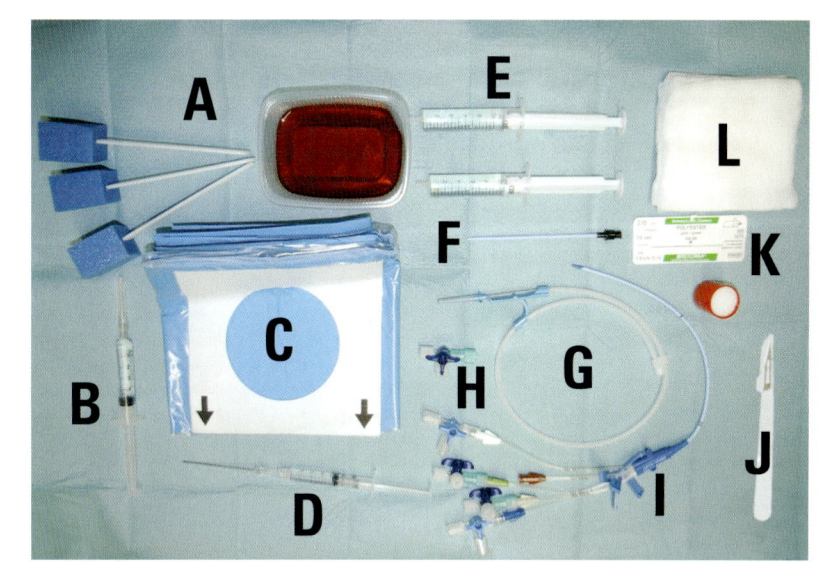

(A) Desinfektionsmittel mit Applikationshilfen
(B) 5-10 ml Spritze mit Lokalanästhesie, z.B. 2%ige Lidocainlösung
(C) steriles Lochtuch
(D) Spritze mit aufgesetzter Punktionskanüle
(E) Mehrere Spritzen mit steriler Kochsalzlösung (zum Aspirieren und Spülen der ZVK-Schenkel)
(F) Dilatator zur Vordehnung des Punktionskanals
(G) Führungsdraht mit Einfädelhilfe
(H) Dreiwegehahn für offenen distalen Schenkel
(I) den (hier mehrlumigen) ZVK mit aufgesetzten Dreiwegehähnen (außer am distalen Schenkel)
(J) Skalpellklinge zur evtl. Stichinzision der Haut
(K) Nahtmaterial
(L) sterile Kompressen und Pflaster

Abb. 111.1 Materialvorbereitung

Je nach Bewusstseinslage des Patienten können Sie vor Beginn noch einen Bolus eines Sedativums in individueller Dosierung geben (Abb. 111.2). Alle Schenkel des ZVK werden mit steriler Kochsalzlösung entlüftet – dafür müssen die Verschlusskappen der Dreiwegehähne kurz aufgedreht werden. Nur der distale Schenkel (⬇) bleibt wieder offen (Abb. 111.3), damit der Führungsdraht hier später beim Vorschub austreten kann. Falls Sie bereits einen Dreiwegehahn aufgeschraubt haben, lassen Sie diesen jedoch für den Durchtritt des Führungsdrahts geöffnet (vgl. Abb. 108.7).

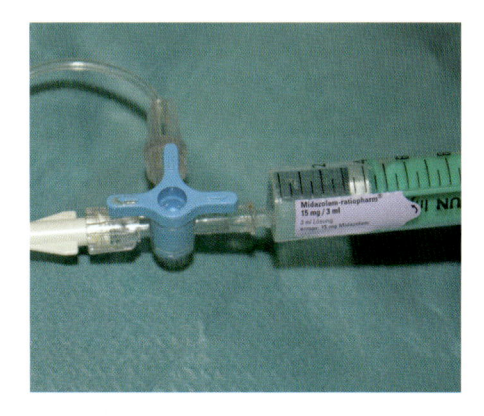

Abb. 111.2 evtl. Sedativum 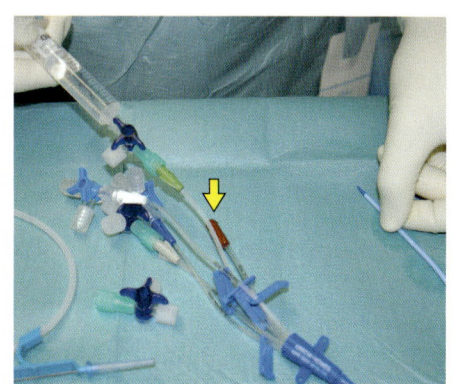   Abb. 111.3 Entlüftung 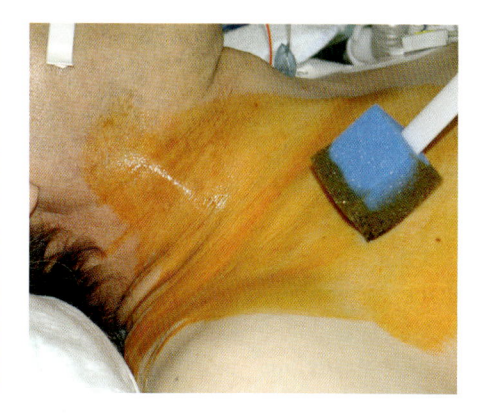   Abb. 111.4 Hautdesinfektion

Die Lagerung des Patienten erfolgt wieder auf dem Rücken in leichter Kopftieflage zur Vorbeugung einer Luftembolie. Das Areal um die Punktionsstelle (ca. 1-2 cm unterhalb der Clavicula in der MCL) herum wird mit einer Desinfektionslösung mit spiralförmigen Bewegungen von innen nach außen großflächig desinfiziert (Abb. 111.4).
Nach mehrfacher Desinfektion und adäquater Einwirkzeit können Sie feuchte Stellen noch steril abtrocknen, um der Klebefolie des Lochtuchs einen besseren Halt zu bieten.

18 ZVK – Vena subclavia

Nach Abdeckung der entsprechenden Thoraxseite mit einem sterilen Lochtuch wird mit dem Lokalanästhetikum die Subcutis und der Stichkanal (➡) bis zur Clavicula infiltriert **(Abb. 112.1)**. Denken Sie bitte daran, während der Infiltration immer wieder durch Aspirationen sicherzustellen, dass die Kanülenspitze nicht versehentlich intravasal liegt (Blutrückfluss testen).

Die eigentliche Punktion

erfolgt dann in zwei Schritten: Zunächst stechen Sie in einem flachen Winkel auf die Clavicula zu (↖) und führen die Punktionskanüle knapp unter den Knochen **(Abb. 112.2)**. Im zweiten Schritt wird der Punktionswinkel der Kanüle so verändert (↩), dass die Spitze auf das Jugulum zeigt **(Abb. 112.3)**: Der Mittelfinger verdeutlicht hier die Zielrichtung der Punktion.

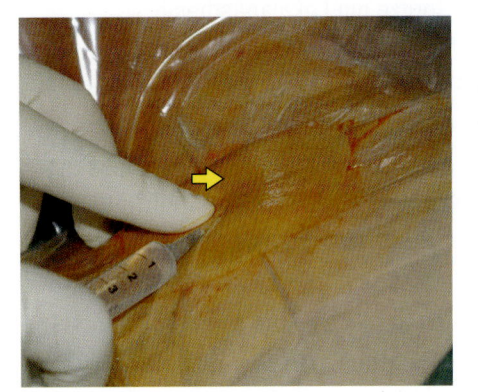

Abb. 112.1 Lokalanästhesie

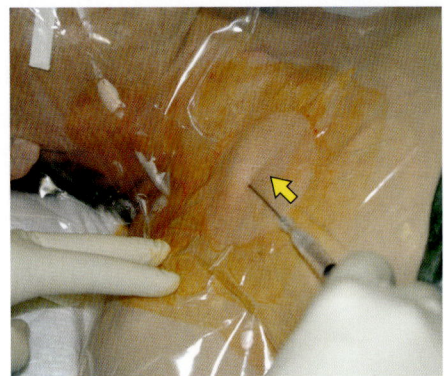

Abb. 112.2 flacher Einstich

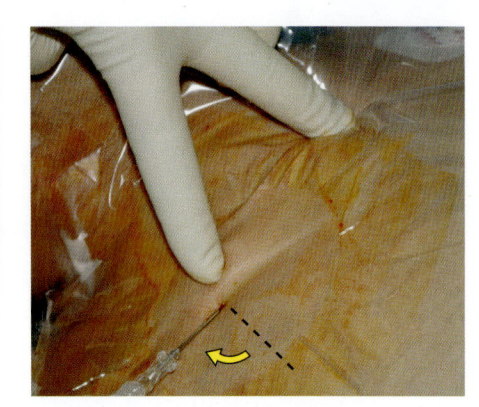

Abb. 112.3 Winkeländerung

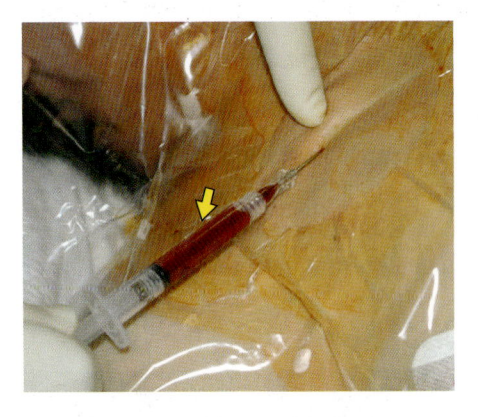

Abb. 112.4 bis Blut aspirierbar

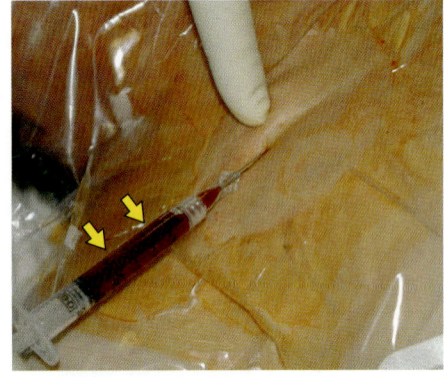

Abb. 112.5 dunkelrot?

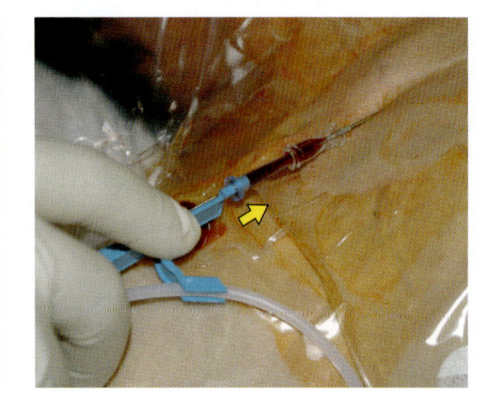

Abb. 112.6 Führungsdraht

Dann schieben Sie die Punktionskanüle unter ständiger Aspiration weiter vor, bis ein plötzlicher Bluteinstrom (↓) anzeigt, dass Sie nun mit der Spitze intravasal liegen **(Abb. 112.4)**. Zu Beginn kann ein nur geringer Bluteinstrom durch die Vermischung mit der NaCl-Lösung recht hell wirken, so dass Sie eventuell verunsichert werden, ob Sie nicht die A. subclavia getroffen haben. Wenn Sie den Spritzeninhalt noch einmal injizieren und aspirieren, sollte sich das Blut in der Spritze jedoch dunkelrot (↓↓) präsentieren **(Abb. 112.5)**, wenn Sie tatsächlich die Vene punktiert haben.
Manchmal kann eine eventuelle Pulsation der Blutsäule einen Hinweis auf eine versehentliche Punktion der A. sublcavia geben. In Zweifelsfällen gibt eine BGA (vgl. Kap. 10) oder eine angeschlossene Druckmessung Sicherheit. In einigen Fällen kann ein Zug des ipsilateralen Arms nach caudal unter leichter Außenrotation die Punktion erleichtern: Auf diese Weise wird die V. subclavia maximal gespannt, nach ventral verlagert, und ist somit einer Punktion etwas leichter zugänglich. Sobald die Punktionskanüle sicher im venösen Lumen liegt, wird der flexible Seldinger-Draht über die Kanüle eingeführt (↗) und ca. 20-25 cm vorgeschoben, soweit dies ohne Widerstand möglich ist **(Abb. 112.6)**.

ZVK – Vena subclavia

18

Danach wird die Punktionskanüle über den Draht ( ) zurückgezogen ( ) und entfernt (Abb. 113.1). Dann fädeln Sie den (hier hellblauen) Dilatator auf ( ) und inzidieren die Haut an der Einstichstelle ( ) mit Hilfe des Skalpells (Abb. 113.2). Jetzt erweitern Sie den Punktionskanal mit Hilfe des starren Dilatators, den Sie unter kreisenden Bewegungen ( ) vorsichtig vorschieben (Abb. 113.3). Achten Sie jedoch darauf, ihn nicht bis zum Anschlag zu tief vorzuschieben, damit die V. brachiozephalica nicht verletzt wird, deren schrägem Verlauf der Dilatator eventuell nicht folgen, sondern ihre Wand verletzen würde.

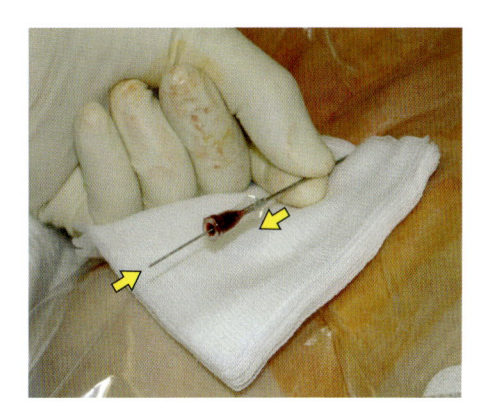

Abb. 113.1 Rückzug der Kanüle 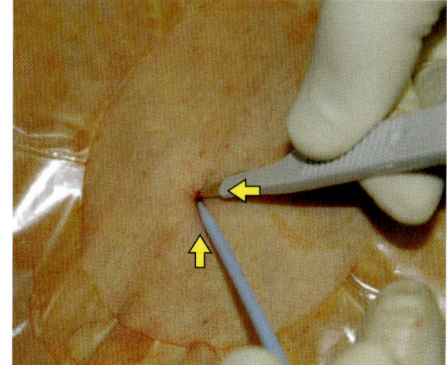   **Abb. 113.2** Stichinzision 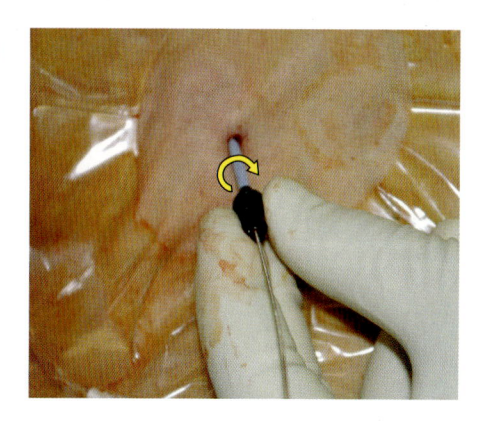   **Abb. 113.3** Dilatator vorschieben

Anschließend ziehen Sie den Dilatator zurück ( ) und fixieren dabei ( ) den liegenden Führungsdraht sorgfältig (Abb. 113.4). Nun fädeln Sie die Katheterspitze auf den Führungsdraht auf (Abb. 113.5) und schieben ihn mit einer Hand je nach Körpergröße des Patienten ca. 16-20 cm vor ( ), wenn dies ohne wesentlichen Widerstand möglich ist. Achten Sie unbedingt darauf, dass der Führungsdraht aus dem distalen Schenkel (hier: dunkelbraun) herausschaut und fixieren Sie ihn mit zwei Fingern der anderen Hand ( ), damit er nicht versehentlich mit hinein rutscht (Abb. 113.6). Hierbei wird der Draht unter leichter Spannung gehalten und ggfs. 2-3 cm zurückgezogen. Hoffentlich hatten Sie zuvor daran gedacht, alle ZVK-Schenkel vorher mit steriler Kochsalzlösung zu entlüften (vgl. S. 106)?

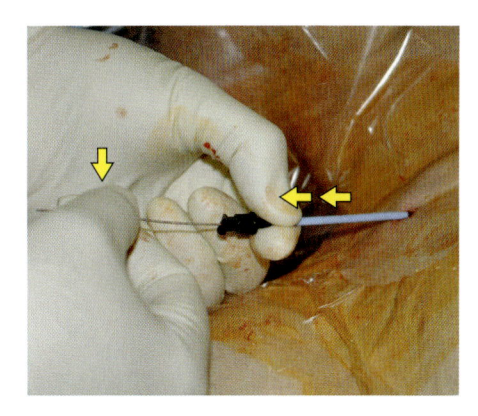

Abb. 113.4 Rückzug des Dilatators 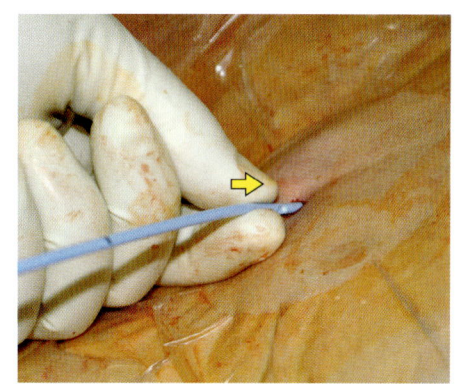   **Abb. 113.5** ZVK auffädeln 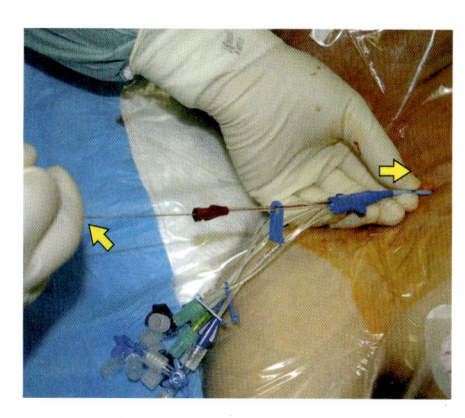   **Abb. 113.6** Draht fixieren

18 ZVK – Vena subclavia

Während Sie den Führungsdraht entfernen, sollte sofort Blut ( ) nachströmen - denken Sie daran, den Schenkel dann sofort mit Hilfe der Klemme ( ) oder mit Hilfe eines Dreiwegehahns zu verschließen (Abb. 114.1), um einer Luftembolie vorzubeugen. Über den aufgesetzten Dreiweghahn wird dann der distale Schenkel mit steriler Kochsalzlösung frei gespült ( ), damit er nicht thrombosiert (Abb. 114.2). Achten Sie darauf, vor Entfernen der Spülungsspritze den jeweiligen Dreiwegehahn wieder durch 45°-Schrägstellung zu verschließen, um erneut Luftembolien vorzubeugen. Nun überprüfen Sie auch alle anderen ZVK-Schenkel, indem Sie a) testen, ob Blut frei aspirierbar ist, b) mit steriler Kochsalzlösung spülen ( ) und c) den Dreiweghahn in 45°-Stellung ( ) verschließen (Abb. 114.3).

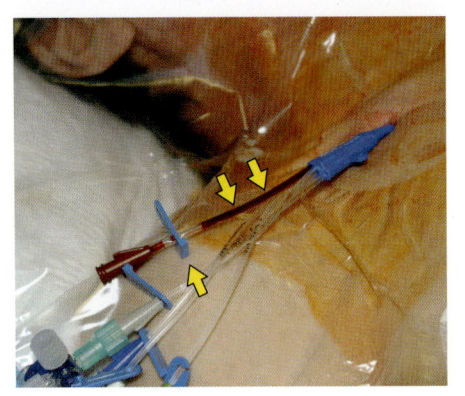

Abb. 114.1 Blut rückläufig?

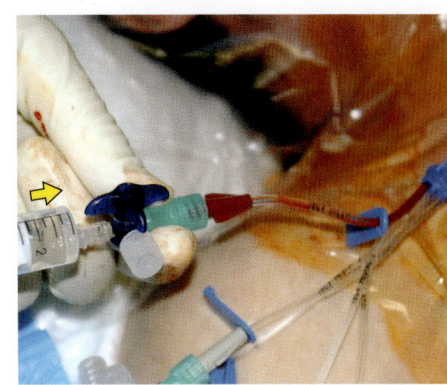

Abb. 114.2 NaCl-Spülung

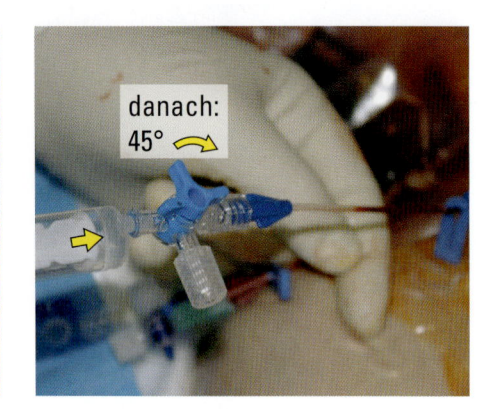

Abb. 114.3 … aller Schenkel!

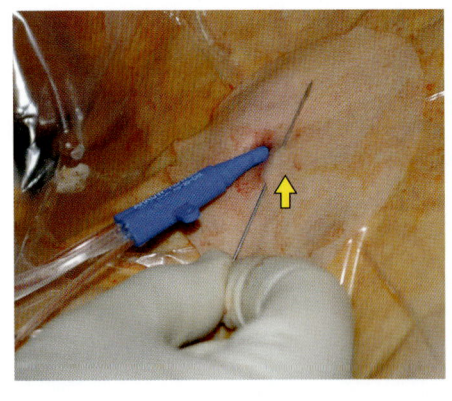

Abb. 114.4 Haut durchstechen

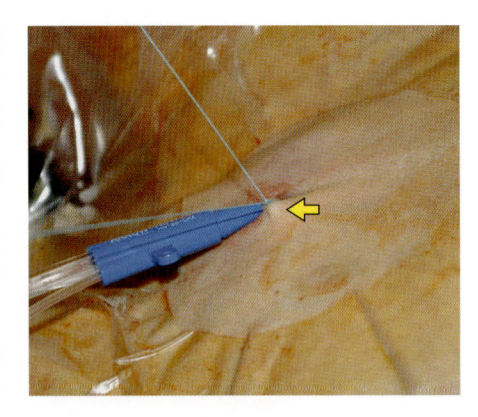

Abb. 114.5 „Luftknoten"

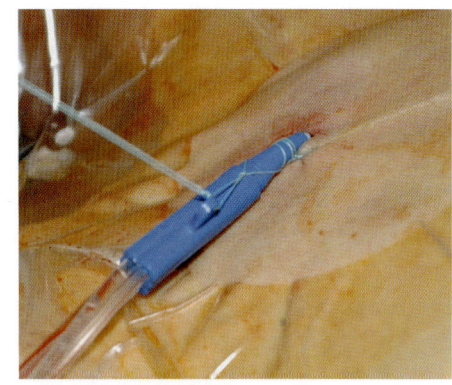

Abb. 114.6 ZVK festknoten

Zur korrekten Fixierung des ZVK durchstechen ( ) Sie nun die Haut neben der Punktionsstelle (Abb. 114.4), knoten einen sogenannten „Luftknoten" ( ) mit 1-2 mm Abstand zur Haut (Abb. 114.5), führen den Faden durch die Öse des ZVK-Ansatzstückes und knoten ihn fest (Abb. 114.6).

Pflasterstreifen dienen zur Sicherung (Abb. 114.7), und ein blicktransparentes Schutzpflaster (Abb. 114.8) ermöglicht die frühzeitige Erkennung lokaler Infektionszeichen. Möglichst unmittelbar im Anschluss sollte eine Röntgenaufnahme zur Lagekontrolle (vgl. Abb. 110.4) und zum Ausschluss von Komplikationen (Pneumothorax oder Hämatom) erfolgen.

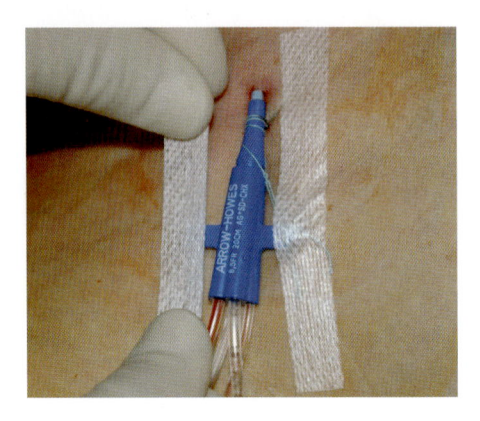

Abb. 114.7 Pflaster und …

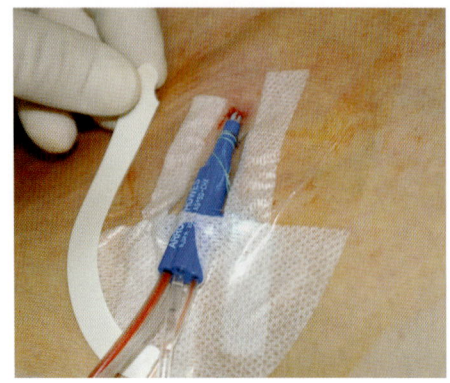

Abb. 114.8 Schutzverband

Arterielle Verweilkanüle 19

Indikation
Eine arterielle Verweilkanüle ermöglicht nicht nur die ständige Überwachung („Monitoring") der aktuellen Kreislaufsituation bei zumeist beatmeten Patienten auf der Intensivstation, sondern bietet auch eine schonende Möglichkeit, wiederholte Blutgasanalysen (BGA) durchzuführen: Hierbei werden bei Intensivpatienten häufig deren Lungenfunktion (Sauerstoffsättigung, pO_2 und pCO_2) und der Säure-Basen-Haushalt (pH und Säure- bzw. Basenüberschuss) überprüft. Bei beatmeten Patienten werden i.d.R. die normalen Blutgaswerte unter Spontanatmung angestrebt (Tab. 115.1) und die Beatmungsparameter (z.B. Beatmungsdruck oder der Fi O_2 = Sauerstoff-Konzentration in der Beatmungsluft) dementsprechend angepasst.

Hier wird die Punktion der A. radialis am Handgelenk dargestellt, die häufiger zu diesen Zwecken punktiert wird als die A. femoralis in der Leistenbeuge.

Kontraindikationen
Vorsicht ist geboten bei Patienten mit Blutgerinnungsstörungen (Gefahr der arteriellen Blutung), daher immer auch unter Antikoagulantientherapie (Kontrolle der Gerinnungsparameter) und bei Hautinfektionen an der beabsichtigten Punktionsstelle (Gefahr der Infektion oder Sepsis).

Normwerte Blutgasanalyse (BGA)

Sauerstoffsättigung	95 - 97 %
pH	7,38 - 7,42
pO_2 (Sauerstoff-Partialdruck)	75 - 98 mm Hg
	10 - 13 kPa
pCO_2 (Kohlendioxid-Partialdruck)	35 - 45 mm Hg
	4,7 - 6,0 kPa
Standardbicarbonat	20 - 28 mmol / l
Basenabweichung	-2 bis +2

Tab 115.1

Mögliche Komplikationen
Dazu gehören die langstreckige Verletzung der Gefäßwand (daher werden der Führungsdraht und die Verweilkanüle nur vorgeschoben, wenn dies ohne Widerstand möglich ist!), eine versehentliche Durchtrennung der Führungssonde (am Schliff der Punktionsnadel) und eine Infektion durch den Führungsdraht: Er ist flexibel und entwickelt gelegentlich einen gewissen „Eigenwillen", so dass er entweder in einer Schutzhülle verwendet wird oder die Umgebung des Punktionsbereiches zur Prophylaxe etwas großflächiger steril abgedeckt wird.

Vorbereitung des Materials
Auf den Instrumententisch werden folgende Dinge vorbereitet (Abb. 115.2):

(A) sterile Abdecktücher
(B) Ansatzschlauch
(C) Punktionskanüle
(D) flexibler, weicher Führungsdraht
(E) Verweilkanüle 20 G (0,9 x 80 mm)
(F) sterile Kompressen
(G) geschlitzter Klebeverband
(H) Lokalanästhesie: kleine Spritze mit ca. 2 ml einer 1%igen Lidocainlösung und mit dünner Injektionsnadel (22 G, 0,7 mm)

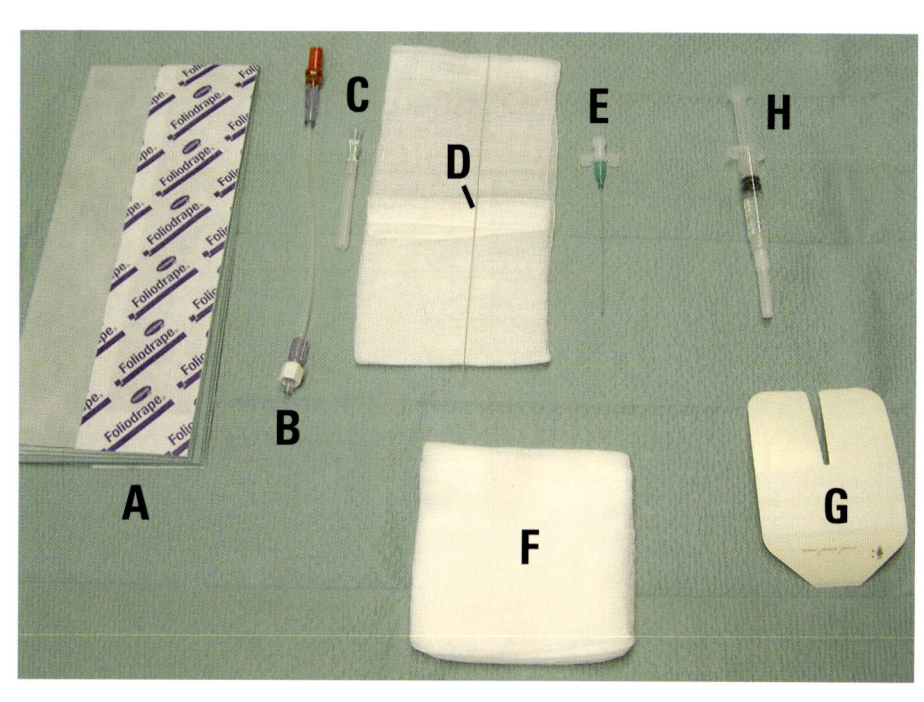

Abb. 115.2 Materialvorbereitung

19 Arterielle Verweilkanüle

Allen-Test

Vor Beginn der Punktion kann mit Hilfe des Allen-Tests überprüft werden, ob im Fall einer arteriellen Thrombosierung der punktierten A. radialis die Kollateralisation über die ipsilaterale A. ulnaris gewährleistet ist. Dieser Test ist nur im Vorfeld bei Bewusstsein des Patienten durchführbar: Dafür lokalisiert der Untersucher beide Unterarmarterien von palmar her am proximalen Handgelenk durch Palpation mit seinem 2.-4. Finger (Abb. 116.1) und komprimiert dann beide Arterien (⇨⇦) in Richtung seiner beiden Daumen, die vom Handrücken her ein Gegenlager bilden (Abb. 116.2). Nun bittet man den Patienten um schnell-repetitves Öffnen und Schließen der Hand, bis die Hand unter Kompression nach ca. 15-20 Handöffnungen abgeblasst ist (Abb. 116.3).

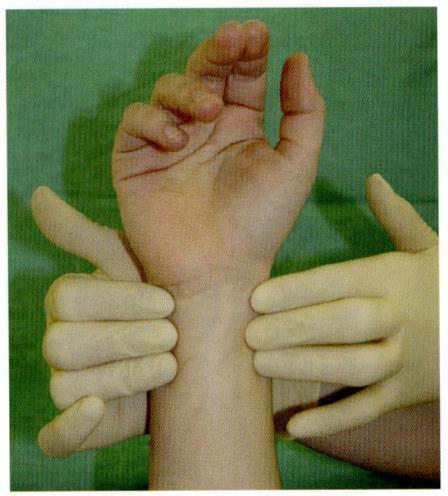

Abb. 116.1 Arterien-Palpation 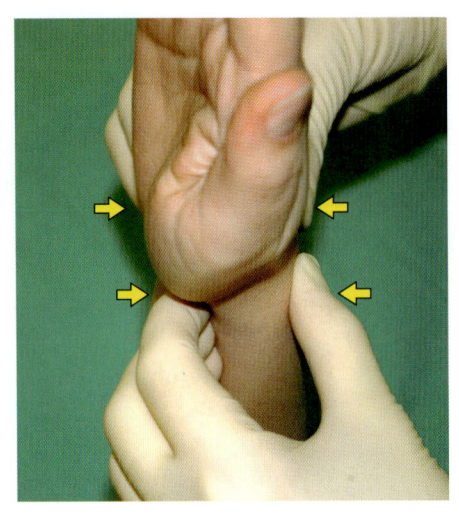   **Abb. 116.2** Kompression 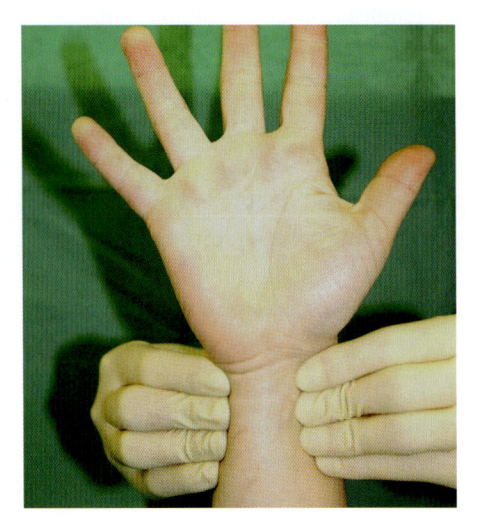   **Abb. 116.3** „Pumpen"

Jetzt öffnet der Untersucher die ulnare Kompression und zählt die Sekunden, bis die palmare Handfläche wieder rosig (arteriell perfundiert) erscheint (Abb. 116.4). Im Normalfall sollte dies innerhalb von 7 Sekunden (spätestens nach 15 Sekunden) der Fall sein: Dann, so sagt der Allen-Test, soll eine ausreichende Kollateralisation durch die A. ulnaris vorliegen, falls es später zu einer Thrombose der punktierten A. radialis kommen sollte. Neuere Arbeiten weisen jedoch darauf hin, dass die Aussagekraft des Allen-Tests eingeschränkt sein könnte [19.1].

Die arterielle Verweilkanüle wird in sogenannter Seldinger-Technik positioniert, d.h. mit Hilfe eines flexiblen Führungsdrahtes als Führungshilfe. In der Reihenfolge der Punktion benötigt man daher zunächst eine Punktionskanüle **(1)**, dann den Führungsdraht **(2)** und schließlich nach zwischenzeitlichem Rückzug der Punktionskanüle die Verweilkanüle **(3)**, die nicht aus Metall, sondern aus Kunststoff hergestellt wird (Abb. 116.5): Diese Verweilkanüle besitzt an ihrer Seite zwei „Flügelchen" (⬈), die zur späteren Fixation (Pflaster oder Annaht) dienen.

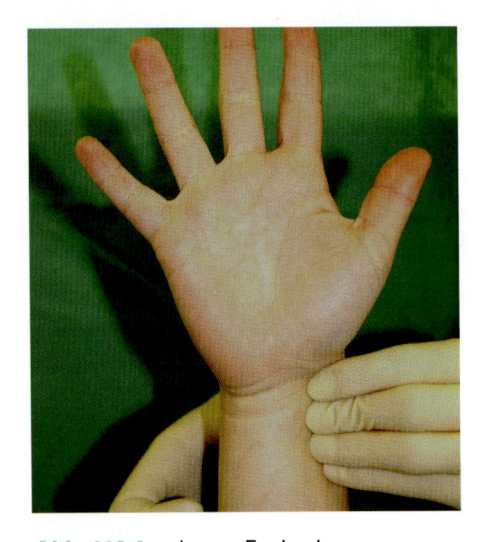

Abb. 116.4 ulnare Freigabe 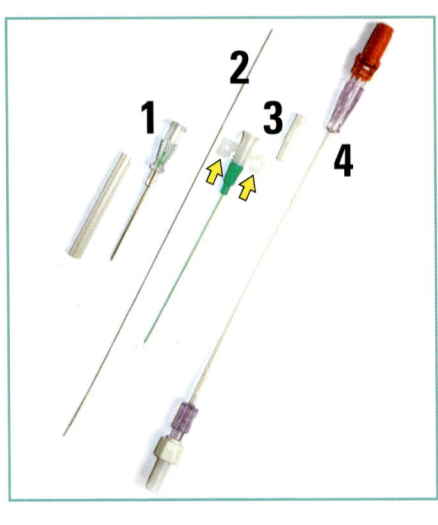   **Abb. 116.5** Bestandteile

Markierung in Signalfarbe

Verwenden Sie zur klaren Kennzeichnung später am besten nur den **roten Ansatzschlauch (4)**, **rote Pflaster** und **rote Dreiwegehähne**, damit der arterielle Zugang später nicht mit einem peripheren ZVK verwechselt wird. Am besten beschriften Sie den Verband auch mit roter Schrift **„Arterie"**, damit nicht versehentlich Injektionen oder Infusionen über diesen Zugang erfolgen.

Arterielle Verweilkanüle 19

Lagerung und Lokalanästhesie

Der Unterarm wird auf einem Polster („**Arterienbänkchen**") mit abduziertem Daumen gelagert und die Mittelhand in Hyperextension mit Hilfe eines Pflasters ( ) fixiert. Anschließend erfolgt die Sprühdesinfektion und die sterile Abdeckung des palmaren Handgelenks **(Abb. 117.1)**. Mit sterilen Handschuhen setzt der Untersucher zunächst eine cutane Lidocain-Quaddel **(Abb. 117.2)** und dann unter vorsichtiger Aspiration (es soll nicht in das arterielle Lumen, sondern in das periarterielle Bindegewebe injiziert werden) ein subcutanes Infiltrationsdepot ( ) von ca. 1 ml zur Lokalanästhesie **(Abb. 117.3)**.

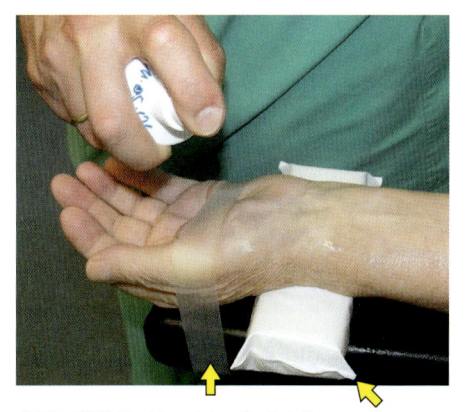

Abb. 117.1 Hautdesinfektion 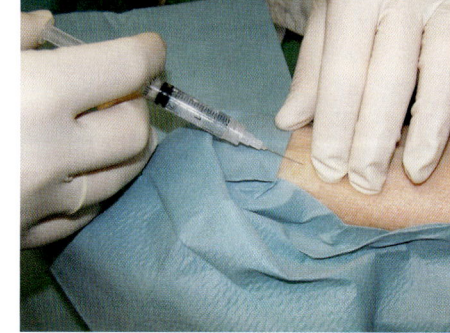   **Abb. 117.2** Lokalanästhesie 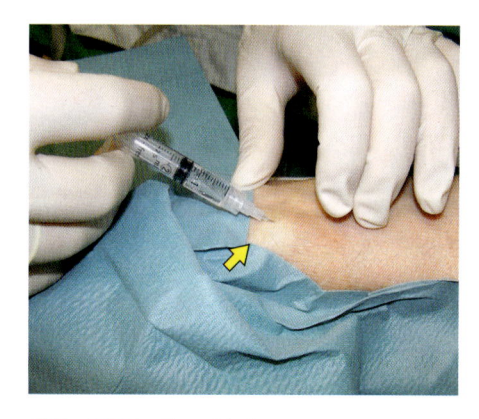   **Abb. 117.3** Quaddel

Punktion

Die Punktion ( ) erfolgt bei Rechtshändern mit der rechten Hand in ca. 30-40° zur Hautoberfläche (nicht zu steil) durch langsames vorsichtiges Vorschieben in Richtung auf die mit der linken Hand palpierte A. radialis **(Abb. 117.4)**, bis Blut ( ) zurückkommt **(Abb. 117.5)**. Wichtig: Falls der Blutrückstrom nicht pulsierend ist oder sistiert, muss die Punktionsnadel evtl. leicht korrigiert werden, bis ein pulsierender Blutrückstrom auftritt.

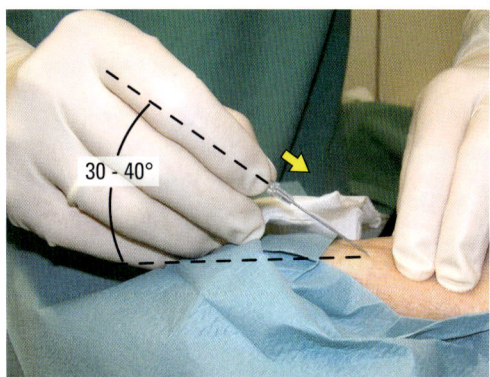

Abb. 117.4 Punktionswinkel 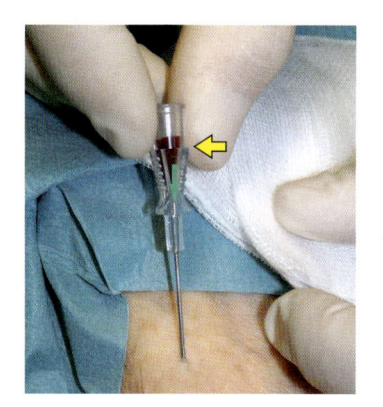   **Abb. 117.5** bis Blut spritzt! 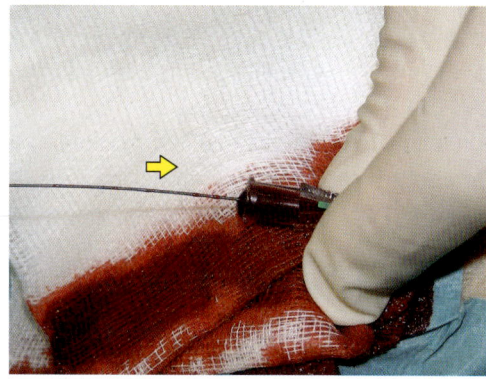   **Abb. 117.6** Führungsdraht

Jetzt wird schnell der flexible Führungsdraht über das Lumen der Punktionskanüle vorgeschoben ( ), soweit dies **leicht und ohne Widerstand** möglich ist **(Abb. 117.6)**. Er wird einige cm vorgeschoben, damit er sich sicher im arteriellen Lumen befindet, sollte jedoch anfangs aus der Punktionskanüle herausragen, damit er zu Beginn des nächsten Schrittes noch fixiert werden kann (vgl. S. 118).

19 Arterielle Verweilkanüle

Dann wird die Punktionskanüle über den liegenden Führungsdraht mit der rechten Hand entfernt ( ), wobei der Führungsdraht initial mit einer Hand fixiert werden sollte, damit er nicht herausrutscht **(Abb. 118.1)**. Lassen Sie sich nicht davon irritieren, wenn in dieser Phase etwas Blut ( ) aus der punktierten Arterie an der Punktionsstelle austritt **(Abb. 118.2)**: Ein zügiges Arbeiten oder eine kurze Kompression helfen in dieser Phase, ein größeres Hämatom zu verhindern. Anschließend wird der Schlauch der arteriellen Verweilkanüle (VK) schnell auf den Führungsdraht aufgefädelt (in **Abb. 118.3**) und in das Lumen der punktierten A. radialis vorgeschoben (in **Abb. 118.4**).

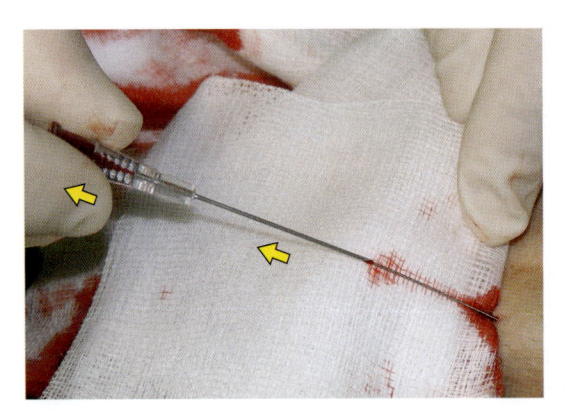

Abb. 118.1 Rückzug der Kanüle

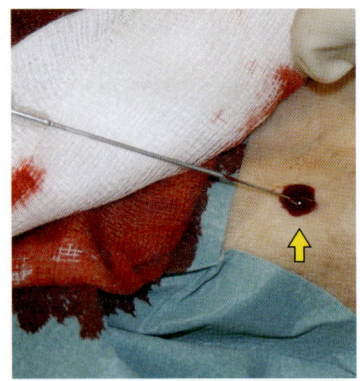

Abb. 118.2 evtl. komprimieren

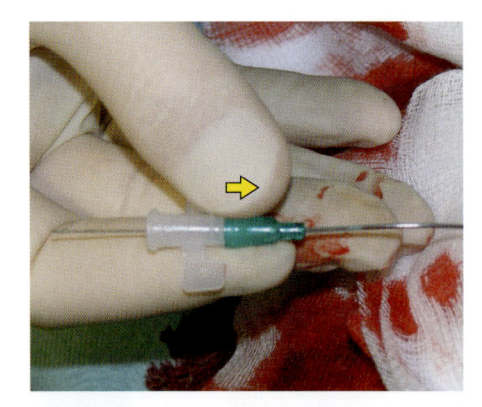

Abb. 118.3 auffädeln

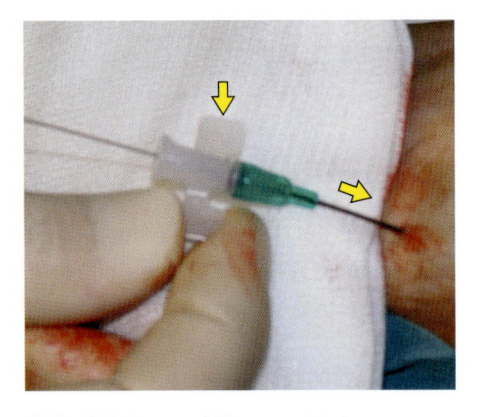

Abb. 118.4 art. VK vorschieben

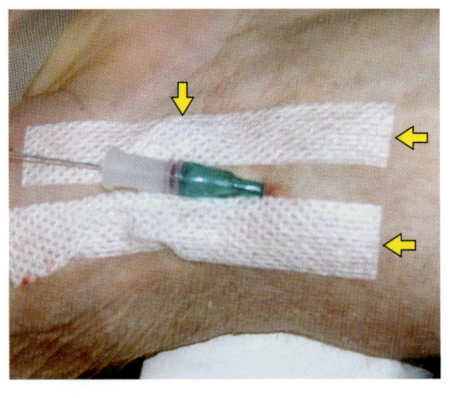

Abb. 118.5 Pflaster oder Naht

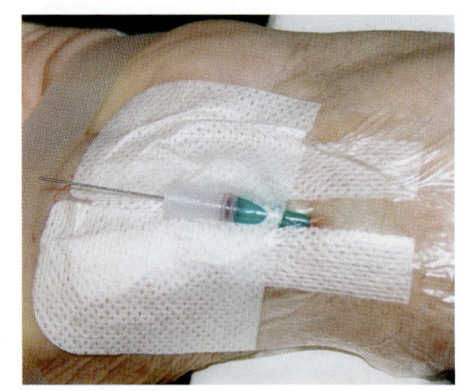

Abb. 118.6 Verband

Die seitlichen „Flügelchen" ( ) werden entweder mit Hilfe von zwei sterilen Klebestreifen ( ) oder durch Annähen der arteriellen Verweilkanüle an der Haut fixiert **(Abb. 118.5)**. Nun wird ein steriler Schlitzverband darüber geklebt **(Abb. 118.6)**. Mit der linken Hand wird der noch liegende Führungsdraht gezogen ( ) und mit der rechten Hand zügig der Verbindungsschlauch aufgesetzt ( ), damit nicht unnötig viel Blut austritt **(Abb. 118.7)**. Vergessen Sie nicht, den Schlauch im Uhrzeigersinn gut festzudrehen (in **Abb. 118.8**) und das durch die arterielle Pulsation heraus gedrückte Blut ( ) direkt aus dem Schlauchsystem auszuspülen (in **Abb. 118.9**).

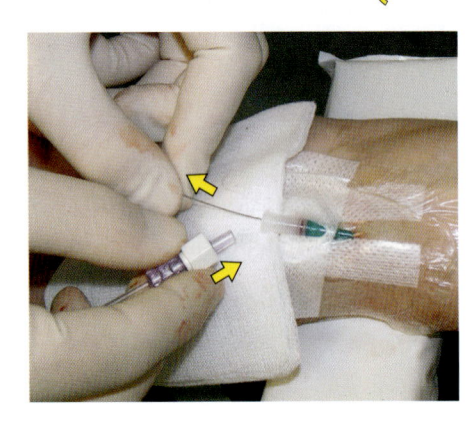

Abb. 118.7 Anschluss

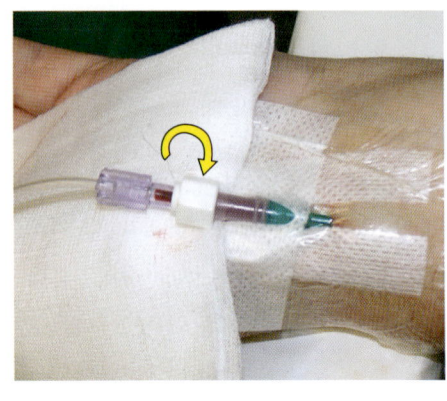

Abb. 118.8 festdrehen!

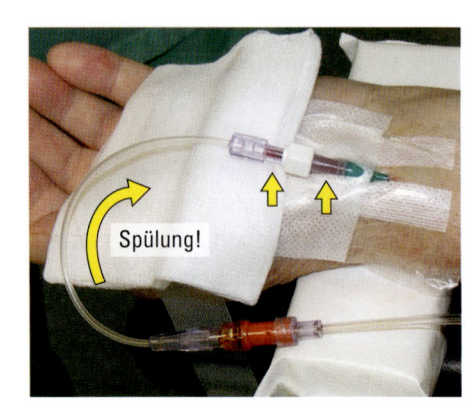

Abb. 118.9 NaCl-Spülung

Arterielle Verweilkanüle 19

Für diese erstmalige Spülung wird der Verbindungsschlauch an einen roten Dreiwegehahn ( ) angeschlossen und mit Hilfe einer Spritze entlüftet ( ), so dass Blut aspiriert wird (Abb. 119.1). Anschließend wird der Dreiwegehahn um 180° gedreht ( ), so dass der Schenkel zum Patienten verschlossen ist. Das aspirierte Blut wird verworfen, die Spritze wieder angeschlossen und aus dem System des Druckwandlers mit isotoner Kochsalzlösung gefüllt (in Abb. 119.2). Nun wird der Dreiwegehahn wieder um 180° zurückgedreht ( ) und der Verbindungsschlauch zum Patienten gespült ( ), bis kein Restblut mehr im Schlauch erkennbar ist (Abb. 119.3).

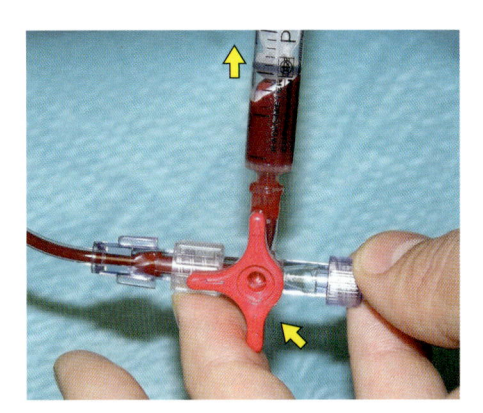

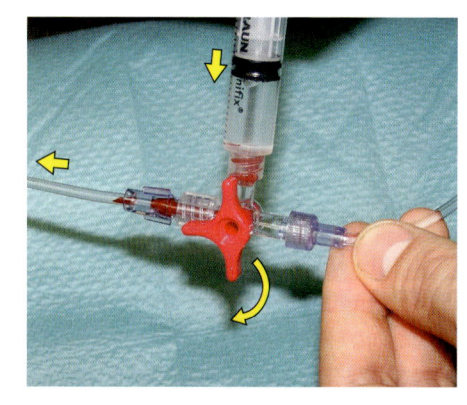

Abb. 119.1 Entlüftung

Abb. 119.2 NaCl-Füllung

Abb. 119.3 Spülung

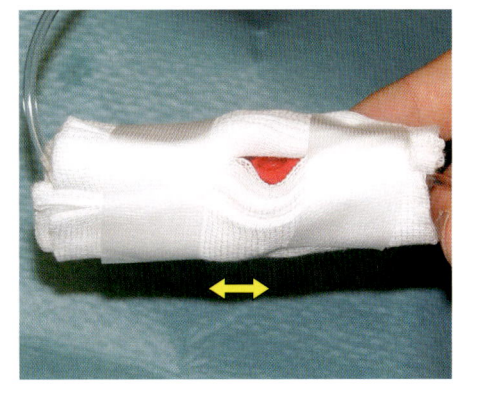

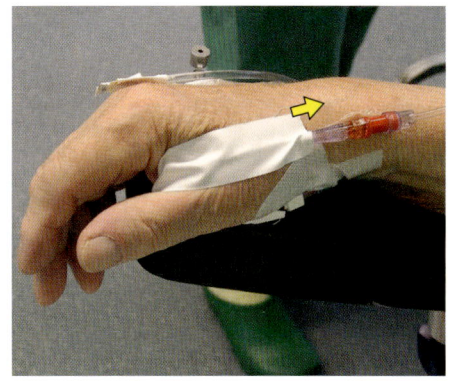

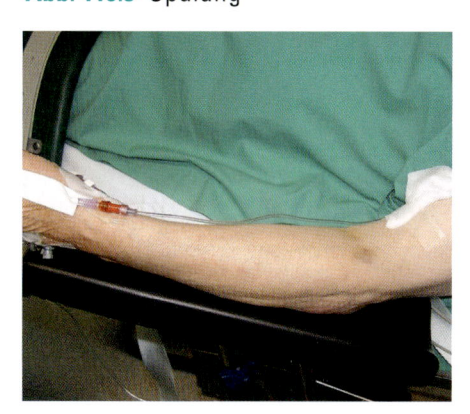

Abb. 119.4 Polsterung

Abb. 119.5 Fixation unter Zug

Abb. 119.6 Lagerung

Nach Entfernen der Spritze und Verschluss des offenen Schenkels wird der Dreiwegehahn mit einer kleinen Kompresse gepolstert (Abb. 119.4), damit er später keine Druckstellen auf der Haut des Patienten verursacht. Er muss dabei in der Drehstellung fixiert sein, die einen freien Durchfluss vom Patienten zum Druckwandler hin ( ) gewährleistet. Um eine leichte Streckung des Verbindungsschlauches zu erreichen, wird das Fixationspflaster unter leichtem Zug ( ) aufgeklebt (Abb. 119.5). Im OP-Vorbereitungsraum kann jetzt der Arm auf einer Unterarmschiene gelagert und fixiert werden (Abb. 119.6).

Nun kann der Druckwandler (Abb. 119.7) die Druckkurve ( ) auf den Überwachungsmonitor übertragen (Abb. 119.8). Über den Druckwandler fließt in der Regel eine kontinuierliche Spülung mit steriler NaCl-Lösung zur Thromboseprophylaxe mit 3–6 ml / h.
Nach Blutentnahmen für eine BGA spült man zusätzlich im Bolus das Schlauchsystem über ein Ventil.

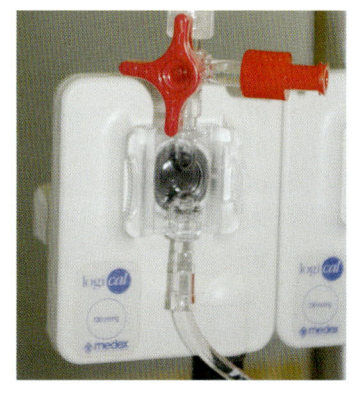

Abb. 119.7 Druckwandler

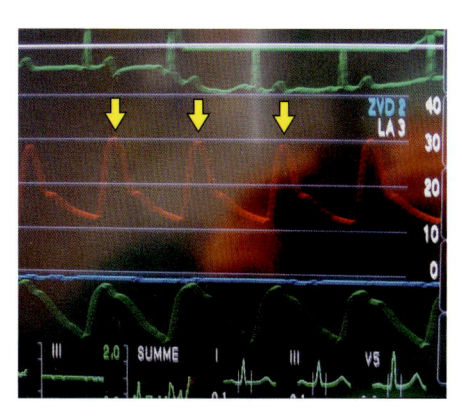

Abb. 119.8 arterielle Pulskurve

19 Arterielle Verweilkanüle

Interpretation einer Blutgasanalyse (BGA)
Der Hauptzweck einer arteriellen Verweilkanüle bei beatmeten Patienten auf Intensivstationen liegt neben der Kreislaufüberwachung in einer frühzeitigen Erkennung von Störungen der Lungenfunktion oder des Säure-Basen-Haushaltes. Daher werden hier im Vergleich zum Normalbefund (vgl. S. 115) einige Befunde und deren Interpretation vorgestellt.

Bei respiratorischen Störungen kann als Interpretationshilfe zunächst die **Faustregel** helfen, dass der **pCO_2** und der **pH** sich in der Regel **gegenläufig** verhalten. Der Körper versucht, metabolisch gegenzusteuern, so dass sich der BE leicht verschieben kann (negativer BE bei resp. Alkalose bzw. positiver BE bei resp. Azidose).

Sinkt der pCO_2 (z.B. bei Hyperventilation und vermehrter CO_2-Abatmung), steigt der pH und es entsteht eine **respirator. Alkalose** (pH steigt über 7,42 an):	pCO_2 ↓ > pH ↑ (resp. Alkalose)
Steigt der pCO_2 (z.B. durch Hypoventilation und daher verminderter CO_2-Abatmung), sinkt der pH und es entsteht eine **respirator. Azidose** (pH sinkt unter 7,38):	pCO_2 ↑ > pH ↓ (resp. Azidose)

Bei metabolischen Störungen achtet man auf die Verschiebung des pH-Wertes in Kombination mit einer Veränderung des Basengleichgewichtes („Base excess" = BE): Besteht eine pH-Verschiebung ohne gegenläufige pCO_2-Veränderung oder mit sogar gleichläufiger Veränderung, so handelt es sich nicht um ein respiratorisches Problem, sondern um eine evtl. respiratorisch (teil-)kompensierte, metabolische Störung:

Sinkt der pH bei gleichzeitig negativem BE und normalem bzw. leicht erniedrigtem pCO_2, ist dies typisch für eine **metabolische Azidose**:	pCO_2 n / ↓ & pH ↓ & BE negativ
Steigt der pH bei gleichzeitig positivem BE und normalem bzw. leicht erhöhtem pCO_2, ist dies typisch für eine **metabolische Alkalose**:	pCO_2 n / ↑ & pH ↑ & BE positiv

Bei spontan atmenden Patienten versucht der Organismus, einer metabolischen pH-Verschiebung respiratorisch gegenzusteuern. Bei beatmeten Patienten ist dies je nach Wahl der Beatmungsfunktionen / -parameter eventuell nicht möglich – dann bleibt der pCO_2 normal.

Selbsttest

Überprüfen Sie nun Ihr Verständnis bzw. Ihre Interpretationskompetenz an den folgenden Beispielen und notieren Sie sich mögliche Therapieoptionen (die Lösungen stehen jeweils darunter):

1 Beatmeter Patient mit …

O_2-Sättigung	98%
pH	7.27
pO_2	99 mm Hg
pCO_2	38 mm Hg
Bicarbonat	18 mmol / l
BE	-8 mmol / l

→ Lösung 1: Metabol. Azidose
Therapie 1: Bicarbonatgabe oder Trispuffer bei hohen Na⁺-Werten

2 Beatmeter Patient mit …

O_2-Sättigung	98%
pH	7.52
pO_2	94 mm Hg
pCO_2	27 mm Hg
Bicarbonat	25 mmol / l
BE	0.1 mmol / l

→ Lösung 2: frische, respirator. Alkalose bei Hyperventilation
Therapie 2: AF (↓) oder AZV ↑

3 Extubierter Patient mit …

O_2-Sättigung	95%
pH	7.35
pO_2	77 mm Hg
pCO_2	55 mm Hg
Bicarbonat	22 mmol / l
BE	-1.7 mmol / l

→ Lösung 3: Hypoventilation bei resp. Azidose
Therapie 3: CPAP-Übungen (nicht-invasive Atemmaske) Wecken!

Hickman- / Broviac-Katheter 20

Indikation
Bei intravenösen Chemotherapien oder länger andauernden parenteralen Ernährungstherapien werden Hickman-/Broviac-Katheter über einige Monate oder auch über mehrere Jahre eingesetzt. Eine andere Patientengruppe sind Hämophilie-Patienten, die eine Substitution ihrer Faktoren in der Regel dreimal wöchentlich bekommen müssen. Immer dann, wenn absehbar ist, das zusätzlich (oft alkalische) Antibiotika, Morphin (sauer) oder z.B. Cyclosporin A, etwa bei einer Knochenmarkstransplantation gleichzeitig gegeben werden müssen, werden mehrlumige Kathetersysteme verwendet, da oft die Substanzen untereinander nicht kompatibel sind.

Komplikationen
Zu den möglichen Komplikationen, über die der Patient bzw. die Eltern informiert werden müssen, zählen neben einer Thrombose des Katheters vor allem Infektionen an der Hauteintrittsstelle des Katheters bis hin zur septischen Streuung, der daher auch in einem subkutanen Tunnel als Infektionsschutz gelegt wird. Seltener oder bei unsachgemäßer Handhabung kann es auch zu Luftembolien kommen, wenn die Katheterklemmen nicht bei jedem Öffnen, Anschließen oder Wechsel einer Spritze oder Infusion abgeklemmt werden.

Vorbereitung
Wenn ein Hickman- (synonym: Broviac-) Katheter punktiert werden soll, um daraus Blut abzunehmen oder z.B. eine Infusion zu geben, werden folgende Dinge bereit gelegt, die meisten davon auf einer sterilen Unterlage, die unsterilen Dinge (**B** und **G**) separat (**Abb. 121.1**):

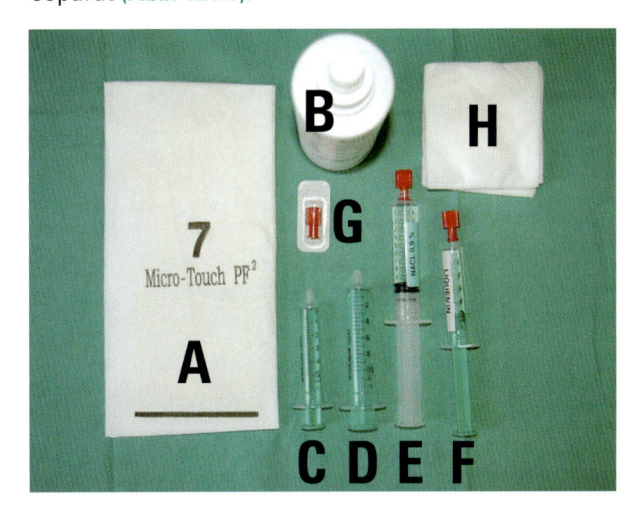

(A) sterile Handschuhe (richtige Größe?)
(B) Desinfektionsspray (bleibt separat)
(C) 5 ml Spritze für die Blutabnahme
(D) 10 ml Spritze für die Aspiration
(E) 10 ml Spritze mit 0.9% NaCl-Lösung
(F) 5 ml Spritze mit verdünnter Heparinlösung (100 i.E. / ml)
(G) steriler Stöpsel (später dazugeben)
(H) mehrere sterile Kompressen

Abb. 121.1 Materialvorbereitung

Zunächst holen Sie die Anschlussstücke beider Schenkel aus ihrer Schutztasche und legen die Verschlüsse auf einer sterilen Unterlage ab (**Abb. 121.2**). Dann werden diese Anschlüsse sprühdesinfiziert (**Abb. 121.3**) und Sie ziehen sterile Handschuhe an. Einige Kliniken lassen jedoch lediglich die Hände desinfizieren und praktizieren die „no touch-Technik" (s.u.). Achten Sie darauf, dass die Verschlussklemme (⇐) des Schenkels geschlossen ist, den Sie nun mit Ihrer linken Hand fixieren, um mit Ihrer rechten Hand den Stöpsel gegen den Uhrzeigersinn (↺) abzudrehen (**Abb. 121.4**).

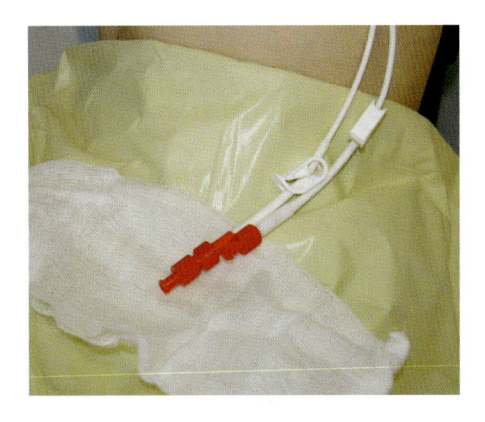

Abb. 121.2 Schenkel freilegen

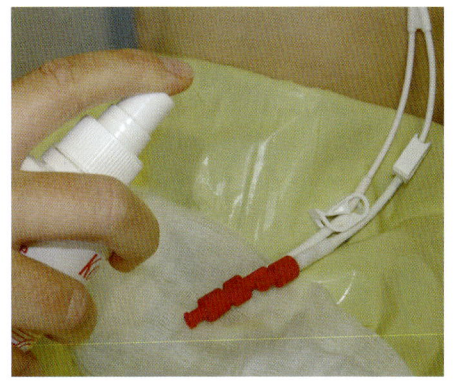

Abb. 121.3 Sprühdesinfektion

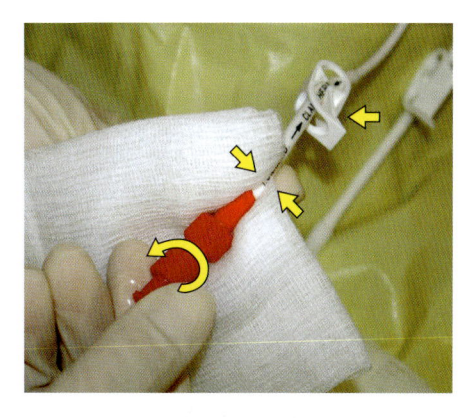

Abb. 121.4 Stöpsel abdrehen

20 Hickman- / Broviac-Katheter

Nachdem Sie den Stöpsel entfernt (⇐) haben **(Abb. 122.1)**, wird das offene Verbindungsstück nochmals desinfiziert **(Abb. 122.2)**, um die Gefahr einer Keimeinschleppung zu minimieren. Dann stecken Sie eine der Spritzen fest auf **(Abb. 122.3)** und öffnen ( ) jetzt erst die Klemme **(Abb. 122.4)**. Schieben Sie dann ( ) die Klemme ca. 2 cm nach distal **(Abb. 122.5)** und kneten ( ) Sie die Stelle des Katheters, an der zuvor die Klemme gesessen hatte **(Abb. 122.6)**. Dort sind die Wände manchmal adhärent und können so eine vermeintliche Thrombose des Katheters vortäuschen.

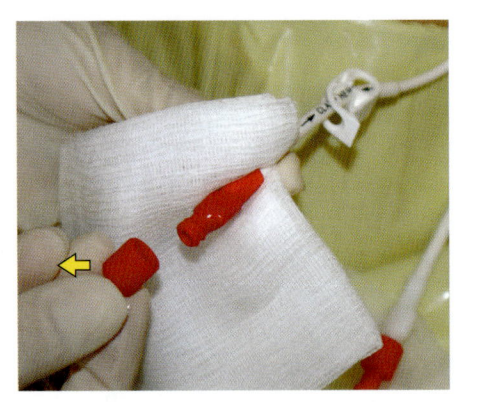

Abb. 122.1 Stöpsel entfernen

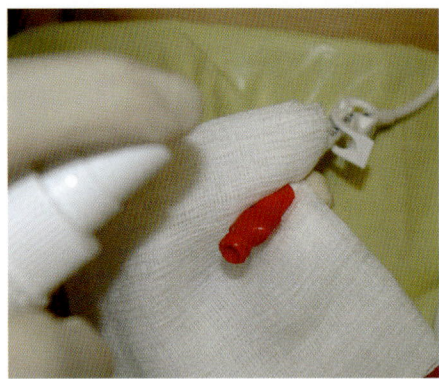

Abb. 122.2 erneute Desinfektion

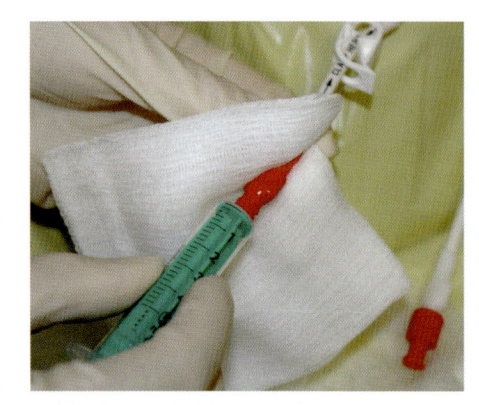

Abb. 122.3 Spritze aufsetzen

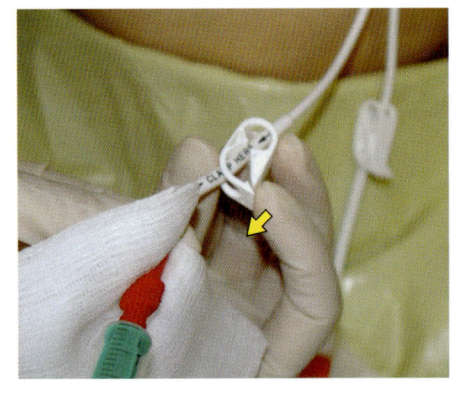

Abb. 122.4 Klemme öffnen

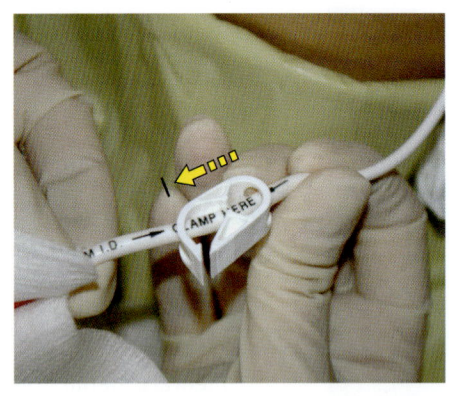

Abb. 122.5 Klemme verschieben

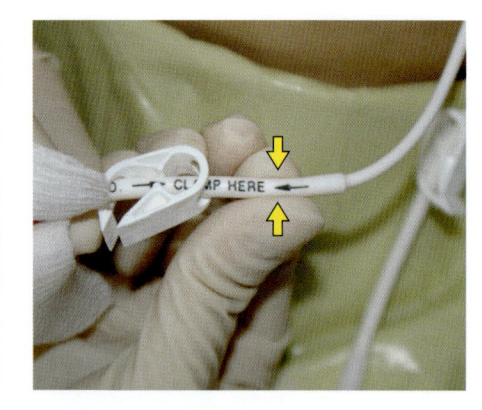

Abb. 122.6 Schlauch „kneten"

Dann aspirieren ( ) Sie ca. 10 ml Blut und verwerfen es **(Abb. 122.7)**, bevor Sie die tatsächliche Blutprobe mit einer neuen Spritze entnehmen **(Abb.122.8)**. Gerinnungswerte können jedoch nicht aus Kathetern bestimmt werden, die zuvor mit Heparin geblockt waren und gespült wurden. Vergessen Sie nicht, vor jedem Spritzenwechsel die Klemme wieder zu schließen! Anschließend spülen ( ) Sie den Katheter bei Schulkindern mit 8–10 ml isotoner Kochsalzlösung durch, bei Erwachsenen ruhig auch mit 10–20 ml **(Abb.122.9)**.

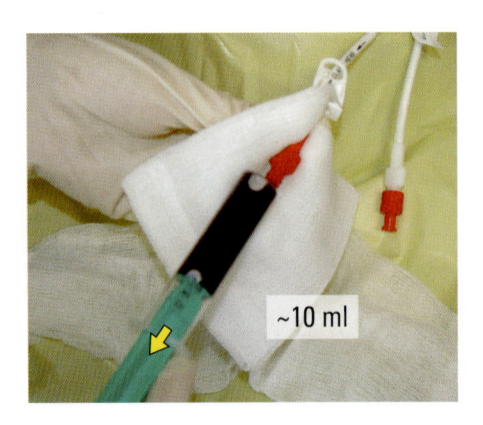

Abb. 122.7 10 ml verwerfen

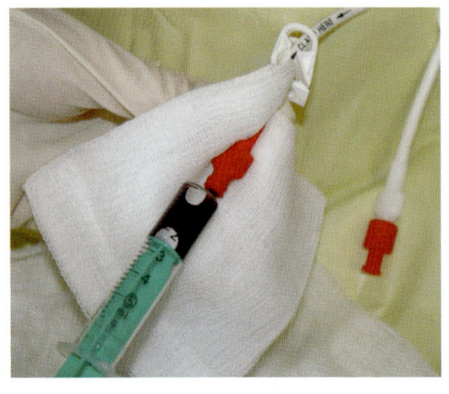

Abb. 122.8 Blutprobe nehmen

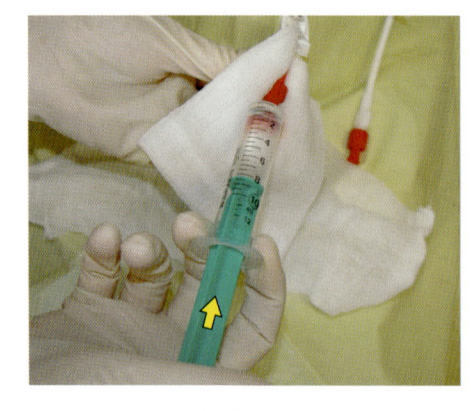

Abb. 122.9 NaCl-Spülung

Hickman- / Broviac-Katheter 20

Nachdem Sie die Klemme wieder verschlossen ( ) haben **(Abb. 123.1)**, setzen Sie nun die nächste Spritze mit z.B. verdünnter Heparinlösung (100 i.E./ml) oder anderen Blockungslösungen auf, öffnen die Klemme und blocken ( ) damit diesen Schenkel des Katheters **(Abb. 123.2)**. Das Katheterlumen fasst nur 1,5 bis 2 ml. Auch danach muss natürlich die Klemme wieder verschlossen werden (in **Abb. 123.3**). Zum Abschluss desinfizieren Sie wieder das Ansatzstück **(Abb. 123.4)**, schrauben im Uhrzeigersinn ( ) einen neuen, sterilen Stöpsel auf **(Abb. 123.5)** und verpacken den Katheter in einer sterilen Kompresse **(Abb. 123.6)**.

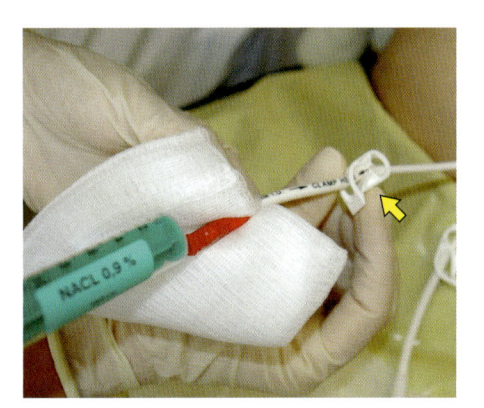

Abb. 123.1 Klemme schließen

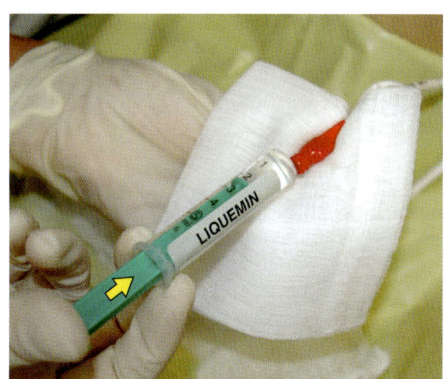

Abb. 123.2 mit Heparin blocken

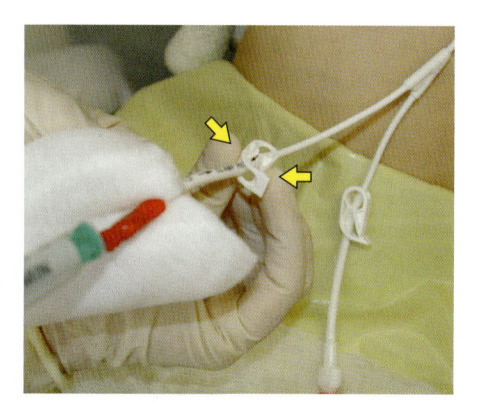

Abb. 123.3 Klemme schließen

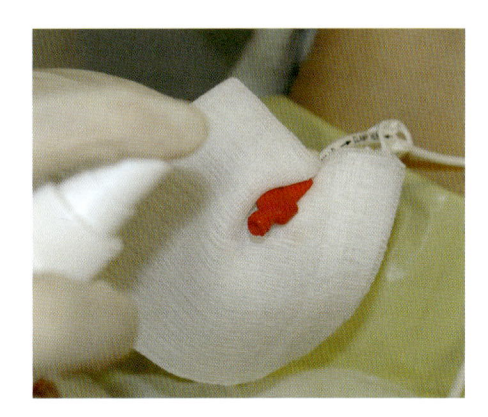

Abb. 123.4 Abschluss-Desinfektion

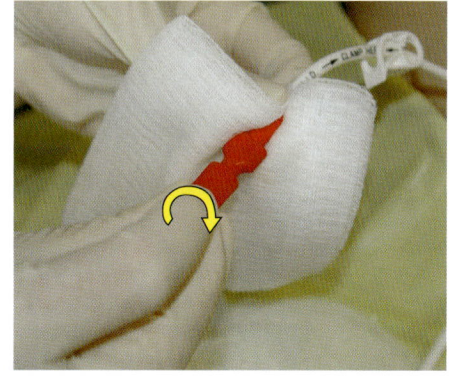

Abb. 123.5 neuer Stöpsel

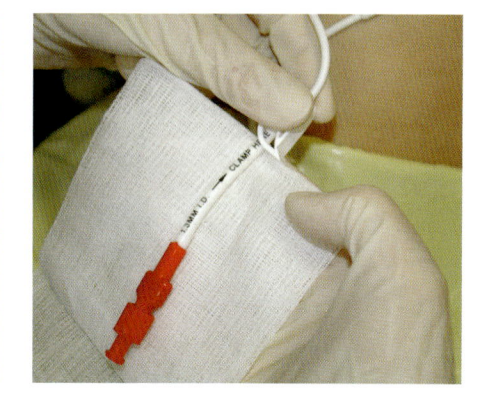

Abb. 123.6 sterile Kompresse

Schlagen Sie am besten beide Schenkel des Katheters in die sterile Kompresse ein **(Abb. 123.7)** und kleben Sie diese Hülle mit zwei Klebestreifen zu **(Abb. 123.8)**. Dieses Gebilde wird dann in kleinen Stofftaschen eingelegt ( ), die die Patienten unter der Kleidung um den Hals binden und vor der Brust tragen können **(Abb. 123.9)**.

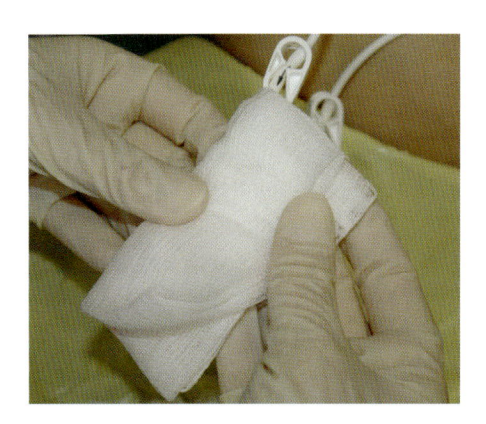

Abb. 123.7 sterile Kompresse

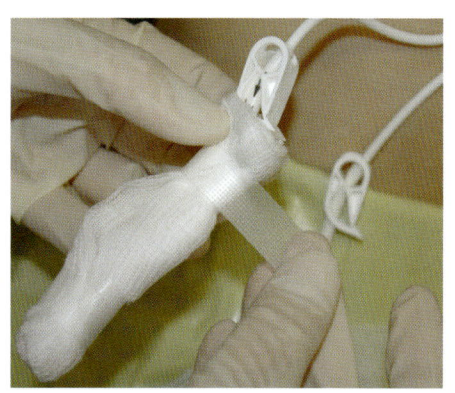

Abb. 123.8 einwickeln / zukleben

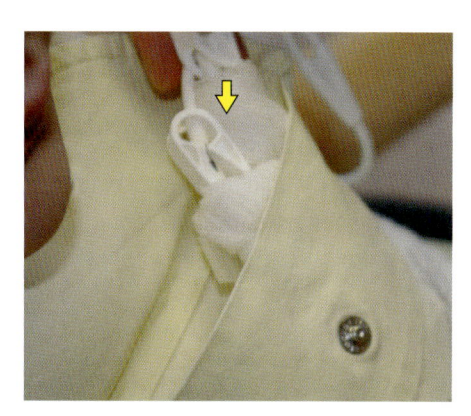

Abb. 123.9 Tragetäschchen

Port-Katheter

Indikation
Auch Portkatheter werden ähnlich wie Hickman- (Broviac-) Katheter (vgl. S. 121) bei intravenösen Chemo-, Ersatz- oder langfristigen parenteralen Ernährungstherapien über einige Monate oder auch über mehrere Jahre eingesetzt, wenn sich zwischenzeitlich keine Komplikationen ergeben (s.u.).

Aufbau
Portsysteme bestehen aus einer runden, ca. 2 bis 3 cm großen Portkammer und aus einem Katheter, der von dieser Kammer in eine größere, zentrale Vene abgeleitet wird (V. subclavia, V. brachiocephalica oder V. cava superior). Das Gehäuse der Kammer wird meistens infraclaviculär subcutan implantiert und auf dem M. pectoralis major fixiert. Am Boden der Kammer befindet sich ein harter Titanboden (Abb. 124.1). Die Oberfläche der Kammer bildet eine Silikonmembran ( ), die für wiederholte Punktionen mit einer speziellen Port-Punktionskanüle (Abb. 124.2) durchstochen werden muss. Diese Kanülen weisen einen stanzarmen Kanülenschliff ( ) und gehärtete Spitzen ( ) auf, damit im Vergleich zum Standardschliff ( ) die Silikonmembran bei häufigen Punktionen weniger beschädigt wird und die Spitze beim Aufprall auf die Rückwand der Kammer nicht abknickt (Abb. 124.3). Auf diese Weise sind bei sachgemäßer Anwendung viele Hundert, bis hin zu zwei- oder dreitausend Punktionen möglich.

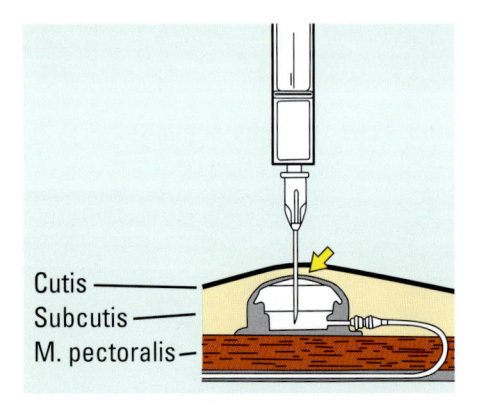

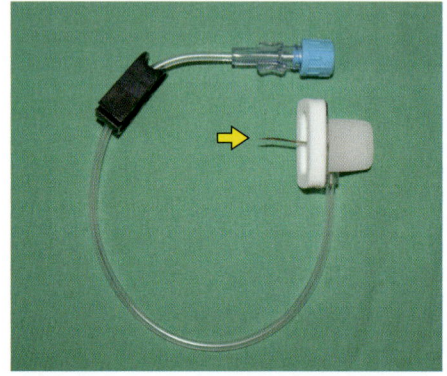

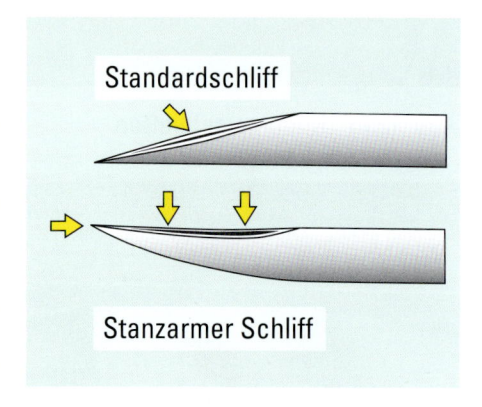

Abb. 124.1 Port-Kathetersystem

Abb. 124.2 Port-Punktionskanüle

Abb. 124.3 stanzarmer Schliff

Ist zum Zeitpunkt der Implantation bereits absehbar, dass zueinander inkompatible Substanzen gleichzeitig infundiert werden müssen, werden mehrlumige Portsysteme oder auch Hickman- bzw. Broviac-Katheter verwendet (vgl. S. 121).

Komplikationen
Da diese Katheter oft neun oder mehr Monate im Körper verbleiben, ist ein besonders steriler Umgang mit den Kathetern essentiell, um keine Infektionen bis hin zur Sepsis zu verursachen. Außerdem muss beim Wechsel der jeweiligen Infusionen streng darauf geachtet werden, dass keine Luftembolien entstehen können. Wird der liegende Katheter nach seiner Nutzung nicht regelmäßig z.B. mit verdünnter Heparinlösung geblockt, kann er thrombosieren und muss gegebenenfalls entfernt und mit großem Aufwand ausgetauscht werden.

Kontraindikationen
Eine hämorrhagische Diathese, eine Antikoagulantientherapie oder eine Hautinfektion an der beabsichtigten Punktionsstelle sind mögliche Kontraindikationen für eine Punktion des Systems bzw. für die vorausgehende Katheterimplantation, die hier jedoch nicht beschrieben werden soll. Die nachfolgenden Seiten betreffen den Umgang mit bereits implantierten Portsystemen.

Port-Katheter 20

Vorbereitungen

Besonders bei Kindern kann die Angst vor der Punktion ihres Port-Katheters dadurch reduziert werden, dass man zwei Stunden vor der Punktion ein anästhesierendes Pflaster, z.B. ein Emla-Pflaster (Abb. 125.2) auf das Hautareal klebt, das später punktiert werden soll. Dann legt man einen Mundschutz an (Abb. 125.3) und bereitet die folgenden Dinge vor (Abb. 125.1):

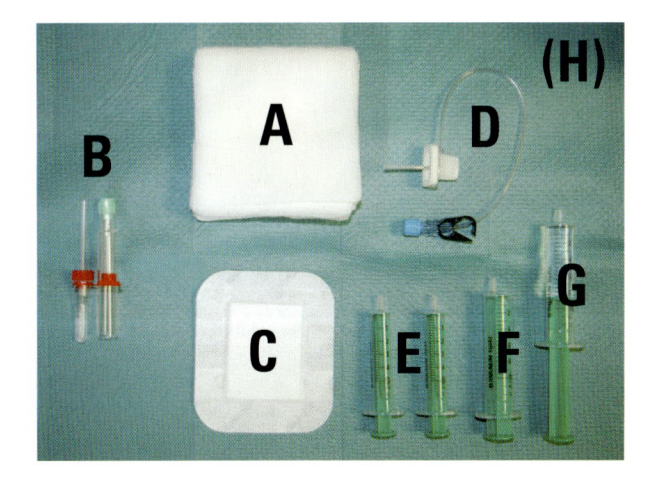

(A) mehrere sterile Kompressen
(B) evtl. Blutabnahmeröhrchen
(C) steriles Pflaster
(D) Port-Punktionsnadel
(E) 2 x 5 ml Spritze für evtl. Blutprobe und anschließende Heparinspülung
(F) 10 ml Spritze für die Aspiration
(G) 10 ml Spritze mit 0.9 % NaCl-Lösung
(H) steriler Stöpsel (evtl. angeben lassen)

Abb. 125.1 Materialvorbereitung

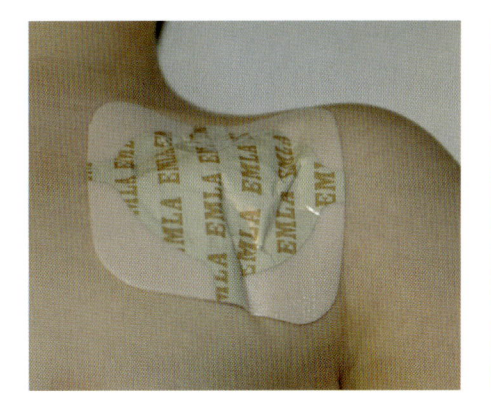

Abb. 125.2 Anästhesie-Pflaster

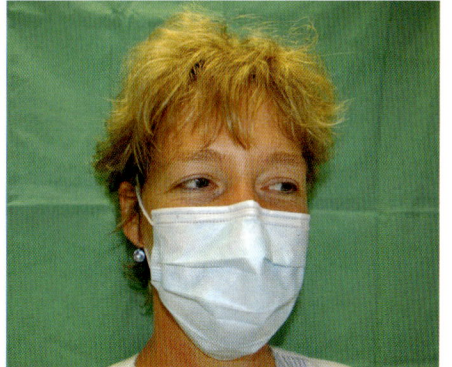

Abb. 125.3 Mundschutz anlegen

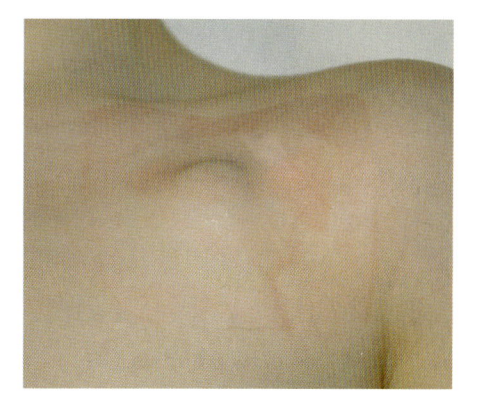

Abb. 125.4 Pflaster entfernen

Punktion eines Portsystems

Nachdem Sie das Pflaster und Gelrückstände entfernt haben (Abb. 125.4), verwenden Sie bei Kindern am besten ein nichtbrennendes Desinfektionsspray (für Schleimhäute, z.B. Octenisept) zur Desinfektion der Punktionsstelle. Vergessen Sie jedoch nicht, zunächst Handschuhe anzuziehen (↓), bevor Sie eine sterile Kompresse damit tränken (Abb. 125.5). Dann desinfizieren Sie mit von innen nach außen kreisenden Bewegungen (⟳) mehrfach die Haut über der Portkammer und halten zwischendurch die Einwirkzeit (30-60 Sekunden) ein (Abb. 125.6). Dann entlüften (↘) Sie den Schlauch der Punktionsnadel mit steriler NaCl-Lösung und schließen danach die schwarze Klemme (↗) wieder (Abb. 125.7).

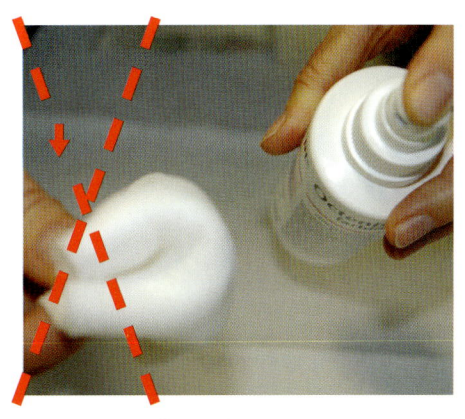

Abb. 125.5 Octenisept

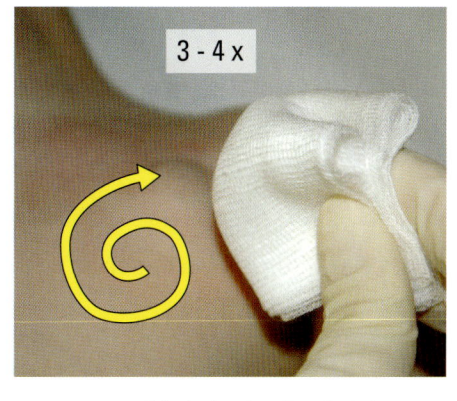

Abb. 125.6 Mehrfache Desinfektion

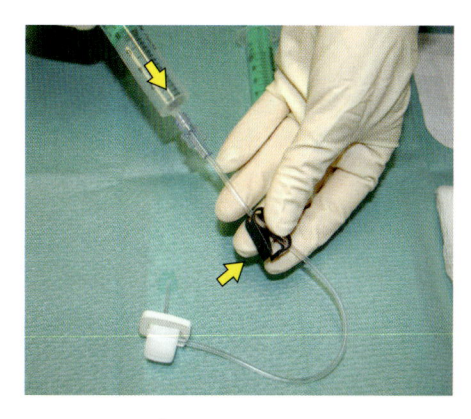

Abb. 125.7 Schlauch entlüften

20 Port-Katheter

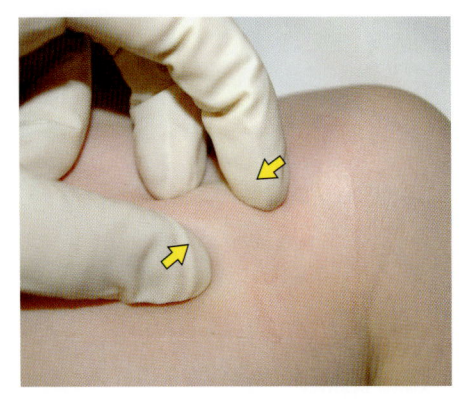

Infusion über Port

Dann fassen Sie die subcutan gelegene Portkammer fest (↗↖) mit Ihren Fingern **(Abb. 126.1)** und stechen die Punktionsnadel bei geschlossener Klemme fest (↙↙) durch die Haut und die Membran der Kammer **(Abb. 126.2)**, so dass der Punktionsgriff eng der Haut anliegt (↖ in **Abb. 126.3**).

Abb. 126.1 Portkammer fassen

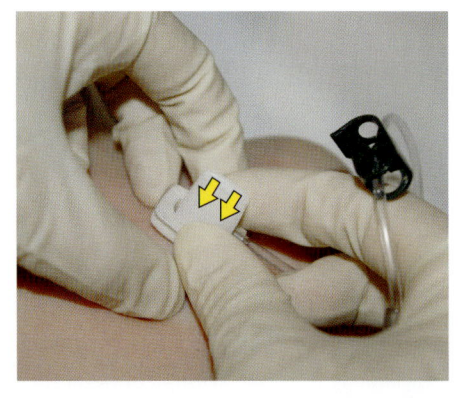

Abb. 126.2 fest punktieren

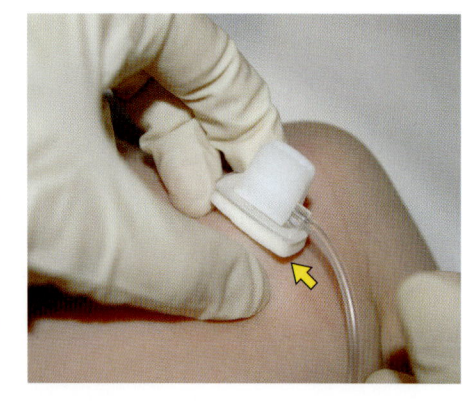

Abb. 126.3 Griff liegt eng an

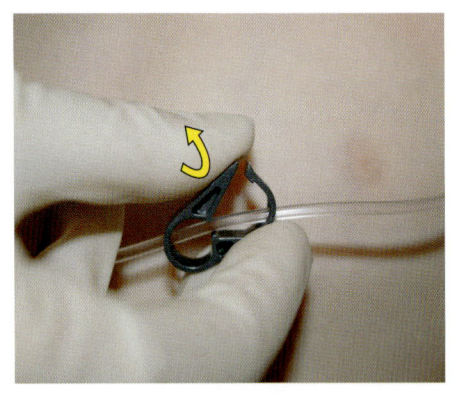

Abb. 126.4 Klemme öffnen

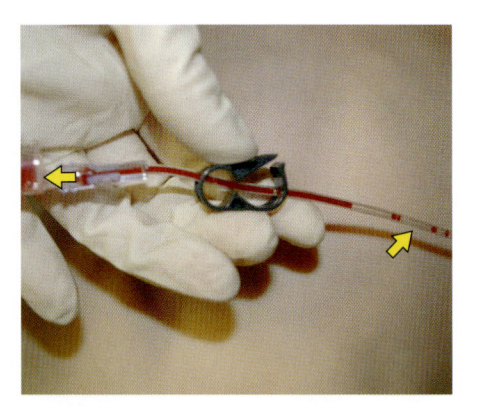

Abb. 126.5 Blut rückläufig?

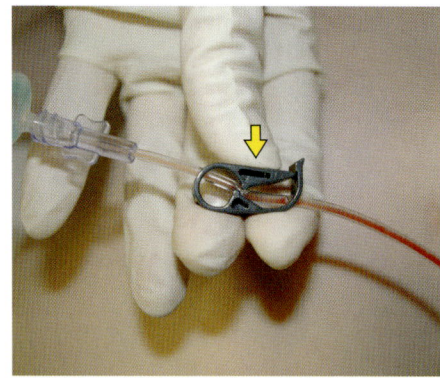

Abb. 126.6 Klemme schließen

Nun öffnen Sie die Klemme (↰ in **Abb. 126.4**) und überprüfen, ob unter Aspiration (←) Blut rückläufig ist **(Abb. 126.5)**. Mitunter legt sich die Spitze des Port-Katheters einer Venenwand an und der Blutrückfluss stoppt (↗ in **Abb. 126.5**). In einem solchen Fall schließen (↓) Sie die Klemme wieder **(Abb. 126.6)**, setzen eine Spritze mit isotoner NaCl-Lösung auf und spülen (↘) den Katheter damit an **(Abb. 126.7)**. Wenn sich ein freier Abfluss zeigt, schließen Sie die Klemme wieder (↓ in **Abb. 126.8**), ziehen die Spritze ab und desinfizieren nochmals das Schlauchende **(Abb. 126.9)**.

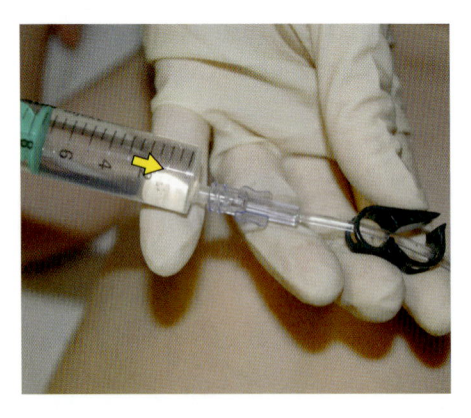

Abb. 126.7 mit NaCl anspülen

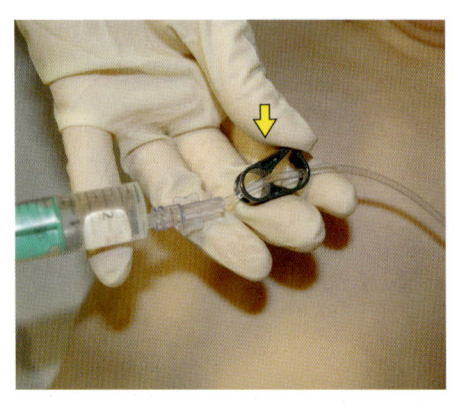

Abb. 126.8 Klemme wieder zu

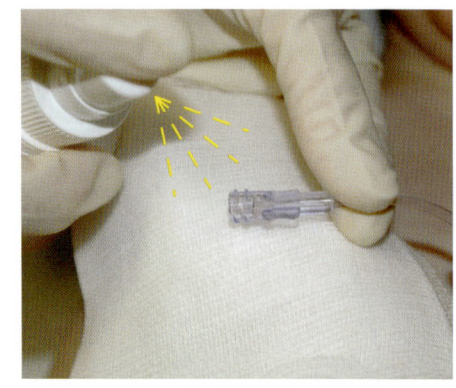

Abb. 126.9 Desinfektion

Port-Katheter 20

Erst danach drehen Sie den Verbindungsschlauch der vorbereiteten Infusion gegen den Uhrzeigersinn (↺) vom Stöpsel ab **(Abb. 127.1)** und drehen ihn mit dem Uhrzeigersinn (↻) auf das Anschlussstück **(Abb. 127.2)**. Dann nehmen Sie den Clip von der Punktionskanüle ab (↗ in **Abb. 127.3**) und schützen das Punktionsset mit einem sterilen Pflaster **(Abb. 127.4)**.

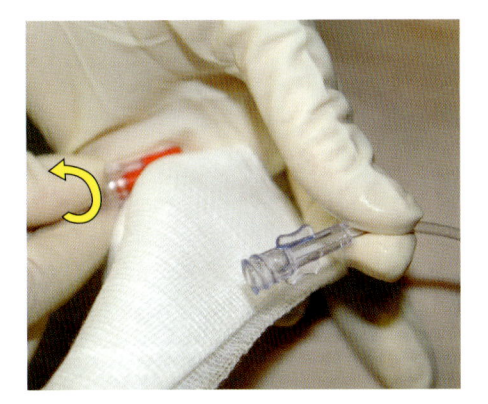

Abb. 127.1 Stöpsel von Infusion

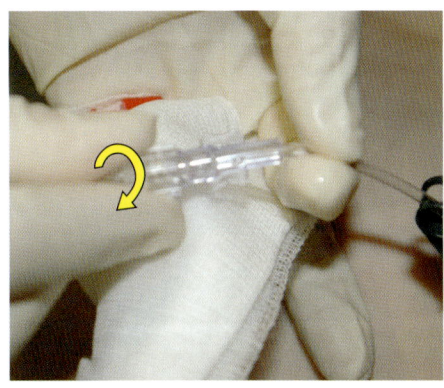

Abb. 127.2 Anschluss der Infusion

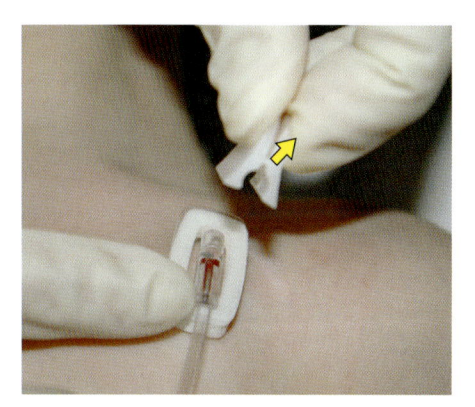

Abb. 127.3 Clip abnehmen

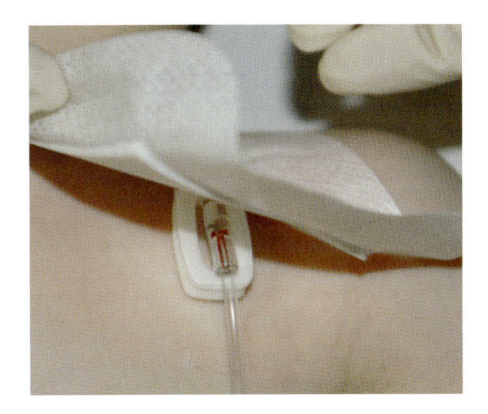

Abb. 127.4 steriles Schutzpflaster

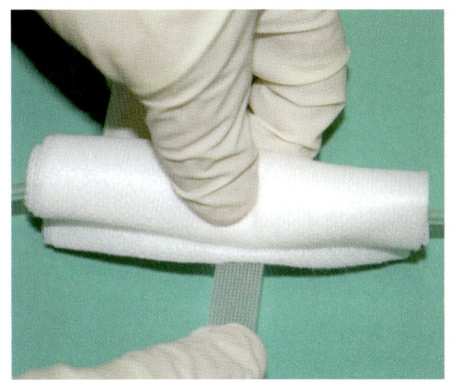

Abb. 127.5 Schlauchverbindung

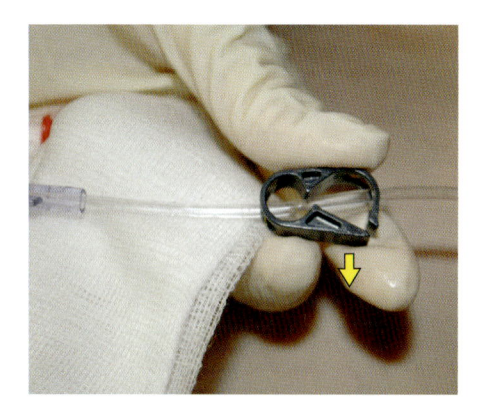

Abb. 127.6 Klemme öffnen

Am besten wickeln Sie die Verbindungsstelle noch in eine sterile Kompresse und kleben diese wie eine Rolle zusammen **(Abb. 127.5)**. Dann öffnen (↓) Sie die Klemme **(Abb. 127.6)** und starten (←) die vorbereitete Infusion **(Abb. 127.7)**.

Am Ende der Infusion muss der Port-Katheter genau wie ein Broviac- oder Hickman-System mit steriler NaCl-Lösung gespült und mit z.B. ca. 3 ml verdünnter Heparinlösung (100 i.E./ml) geblockt werden, bevor Sie die Kanüle herausziehen (vgl. S. 122/123). Wenn der Port-Katheter längere Zeit nicht benutzt wird, ist es ratsam, mindestens einmal monatlich diese Blockade zu erneuern. Einige Kliniken handhaben die gezeigten Katheter auch ohne sterile Handschuhe und halten stets eine sterile Kompresse zwischen Hand und Katheter („no touch-Technik").

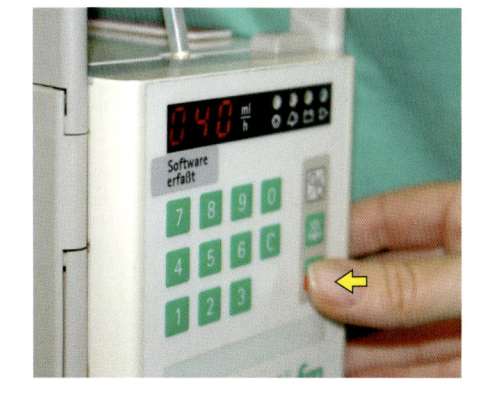

Abb. 127.7 Infusion starten

Für eine Gabe von Röntgen-Kontrastmitteln sind weder Hickman-, noch Port-Katheter zugelassen: Diese Kontrastmittel weisen eine etwas klebrige Konsistenz auf und führen schnell zu Katheterverschlüssen. Außerdem droht beim Einsatz automatischer Kontrastmittelpumpen eine Ruptur des Katheters. Sollte ein Port-tragender Patient Fieber und andere Entzündungszeichen entwickeln, ohne dass andere Entzündungsherde (Nasen-Rachen-Raum, ableitende Harnwege oder Lunge) gefunden werden, muss das Portsystem in der Regel ausgetauscht werden, um einer Sepsis vorzubeugen.

Notizen

Magensonde 21

Indikation

Magensonden werden zum einen diagnostisch gelegt, um z.B. eine pH-Messung des Magensaftes oder bei V.a. Tuberkulose säurefeste Stäbchen nachzuweisen. Zum anderen können Magensonden auch therapeutisch für eine parenterale Ernährung, eine Magenspülung nach Intoxikation oder eine Magenentleerung bei Ileus, Magenausgangsstenose oder vor Operationen eingesetzt werden. In den letztgenannten Fällen werden Magensonden mit etwas größeren Lumina verwendet, die bereits primär etwas steifer sind als die dünneren Sonden.

Mögliche Komplikationen

Beim Legen der Magensonde kann sich diese unter Umständen im Mund aufrollen oder versehentlich in die Trachea geraten (starker Hustenreiz). In diesen Fällen ziehen Sie die Magensonde zurück und beginnen erneut. Dünnere Magensonden sind primär etwas weich und werden daher im Kühlschrank zur vorübergehenden Härtung aufbewahrt (vgl. **Abb. 130.1**) oder mit einem Mandrin eingeführt. Bei längerer Liegezeit können druckinduzierte Läsionen im Nasen-Rachen-Raum, seltener auch im Ösophagus und Magen bis hin zu Blutungen entstehen.

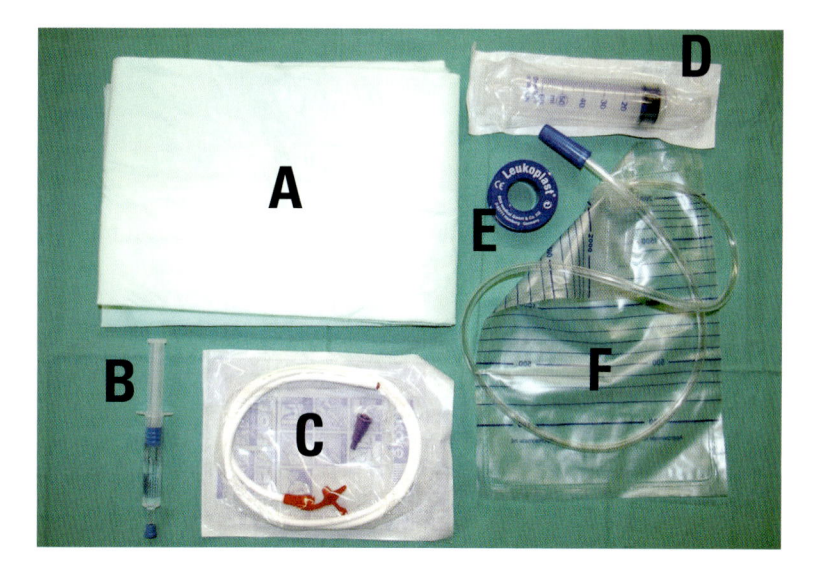

Materialvorbereitung

Folgende Dinge werden vorbereitet (**Abb. 129.1**):

(A) Zellstoff oder Unterlage
(B) anästhesierendes Gleitgel
(C) Magensonde aus dem Kühlschrank
(D) Blasenspritze zum Lagetest
(E) Klebeband zur Fixation
(F) Auffangbeutel

Abb. 129.1 Materialvorbereitung

Für einen eventuellen Brechreiz sollten Sie noch eine Nierenschale bereit halten. Vor dem Legen der Magensonde klären Sie den Patienten über die individuelle Indikation und das Vorgehen sowie mögliche Komplikation auf und wirken beruhigend auf ihn ein.

Dann lassen Sie bewusstseinsklare Patienten zunächst testen, welches der beiden Nasenlöcher momentan besser durchgängig ist, indem abwechselnd jeweils ein Nasenloch verschlossen (↗, ⇐) und kräftig kurz ausgeatmet wird (**Abb. 129.2+3**). Die Nasenschleimhäute schwellen im 6- bis 8-Stunden-Rhythmus an und ab, so dass nicht immer die gleiche Seite die durchgängigere ist. Dann benetzen Sie die ersten cm der Magensonde mit einem anästhesierenden Gleitgel (**Abb. 129.4**). Bei bewusstlosen oder narkotisierten Patienten können Sie die Sonde in Rücken- oder in Linksseitenlage einführen, bei Problemen helfen Sie sich mit einem Laryngoskop und einer Magillzange (vgl. S. 150).

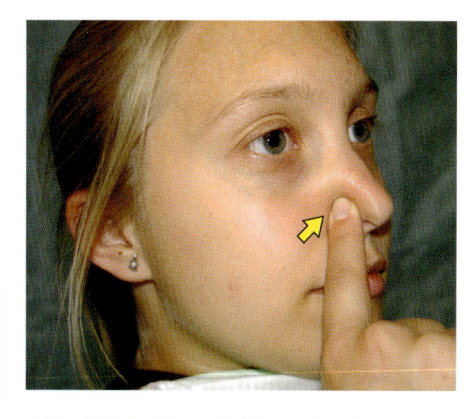

Abb. 129.2 Test li. Nasenloch …
Abb. 129.3 … oder das rechte? 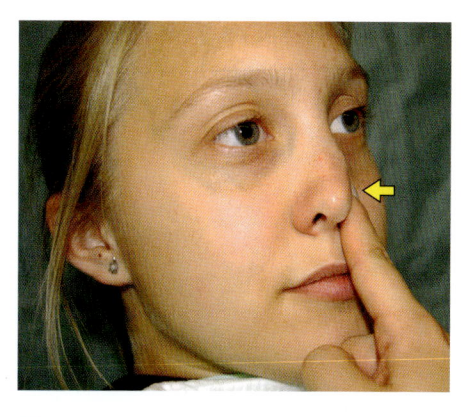
Abb. 129.4 Gleitgel

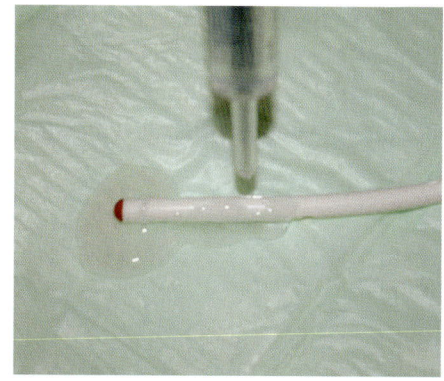

21 Magensonde

Einführen der Magensonde

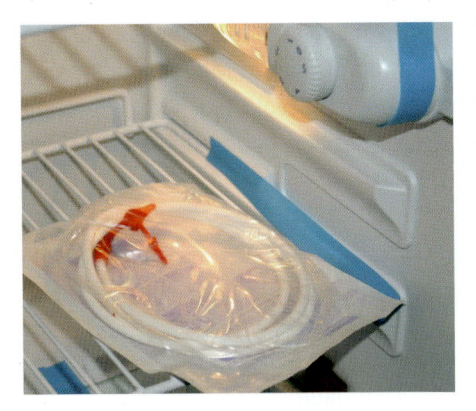

Weichere Magensonden nehmen Sie erst unmittelbar vor dem Legen aus dem Kühlschrank (Abb. 130.1), da sie dann etwas steifer sind und sich besser einführen lassen. Durch die Körpertemperatur werden sie schnell wieder weicher. Denken Sie bitte daran, dass der Weg, den die Magensonde nehmen soll, nicht parallel zum Nasenrücken nach oben führt (Abb. 130.2), sondern nahezu waagerecht nach dorsal (Abb. 130.3), bis Sie einen leichten Widerstand spüren. Manchmal weichen die Patienten dabei instinktiv etwas zurück und geraten in eine Überstreckung ihres Kopfes. Der anatomische Weg ist jedoch besser gebahnt, wenn die Patienten das Kinn leicht auf die Brust nehmen, ihren Kopf also etwas vorbeugen.

Abb. 130.1 frisch aus dem Kühlschrank

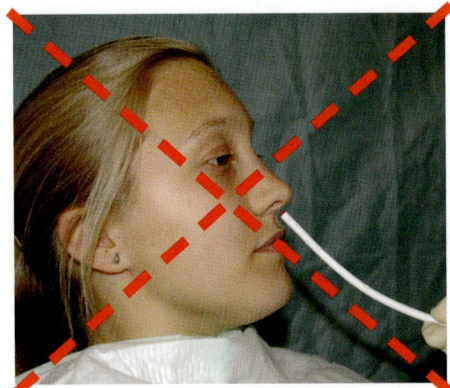

Abb. 130.2 nicht nach oben

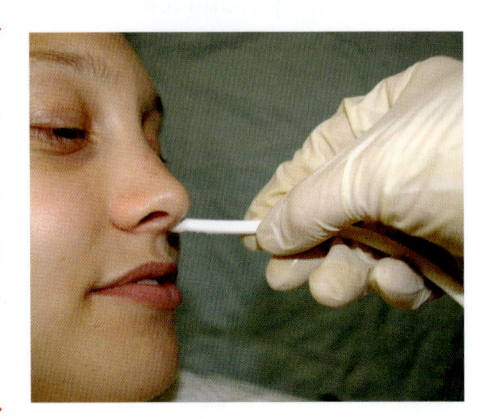

Abb. 130.3 sondern waagerecht

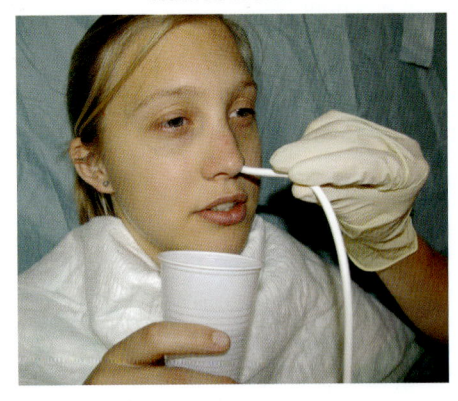

Abb. 130.4 ein Mundvoll Wasser

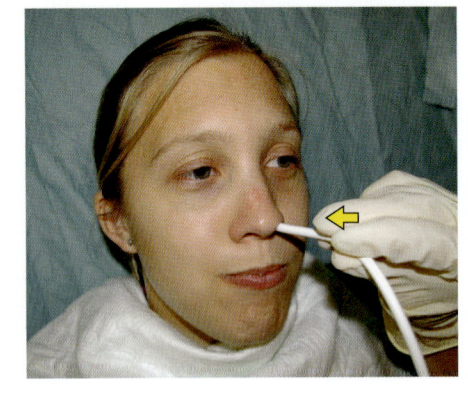

Abb. 130.5 beim Schlucken vorschieben

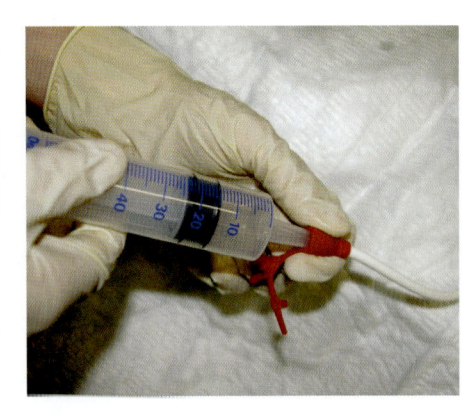

Abb. 130.6 Blasen-Spritze anschließen

Oft ist das Vorschieben an dieser Stelle einfacher, wenn Sie den Patienten etwas Wasser in den Mund nehmen lassen (Abb. 130.4), dann auf Kommando schlucken lassen und gleichzeitig die Magensonde mit dem Schluckakt zügig mitschieben (⬅), ohne jedoch brutal vorzugehen (Abb. 130.5). Falls jedoch die basale Säuresekretion des Magens bestimmt werden soll, darf kein Wasser getrunken werden. Lassen Sie sich durch einen leichten Würgereiz nicht verunsichern und schieben Sie konsequent weiter, falls kein Hustenreiz auftritt (dann wäre die Sonde eher in der Trachea gelandet).

Nachdem Sie die Magensonde vorgeschoben haben, schließen Sie eine Blasenspritze an (Abb. 130.6), um damit die korrekte Lage im Magen durch Luftinsufflation zu testen: Ziehen Sie jedoch nicht gleich 50 ml Luft auf, sondern nur 10 bis 20 ml, damit Sie dem Patienten nicht unnötig stark den Magen aufblasen. Diese Menge reicht völlig aus, um das typische Geräusch bei der anschließenden Auskultation wahrzunehmen (vgl. S. 131).

Magensonde 21

Lagetest und Fixation

Während der Patient oder eine Hilfsperson die Magensonde festhält, haben Sie beide Hände frei, um Ihr Stethoskop auf das Epigastrium aufzusetzen und etwas Luft in die Magensonde zu geben (⬈ in **Abb. 131.1**). Bei korrekter Lage sollte dort ein entsprechendes Blubbern zu hören und eventuell schon Magensekret rückläufig oder aspirierbar sein.

Anschließend nehmen Sie einen Pflasterstreifen und kleben diesen in seiner Mitte an die Magensonde unmittelbar vor der Nase (**Abb. 131.2**). Die beiden Enden des Plasterstreifens werden dann auf dem Nasenrücken und der Nase angedrückt und müssen auch nicht so lang sein wie hier abgebildet (**Abb. 131.3**). Zum Abschluss entfernen Sie die Blasenspritze wieder und schließen z.B. die parenterale Ernährung oder einen Beutel an (⬈), der meistens seitlich am Patientenbett befestigt wird (**Abb. 131.4**).

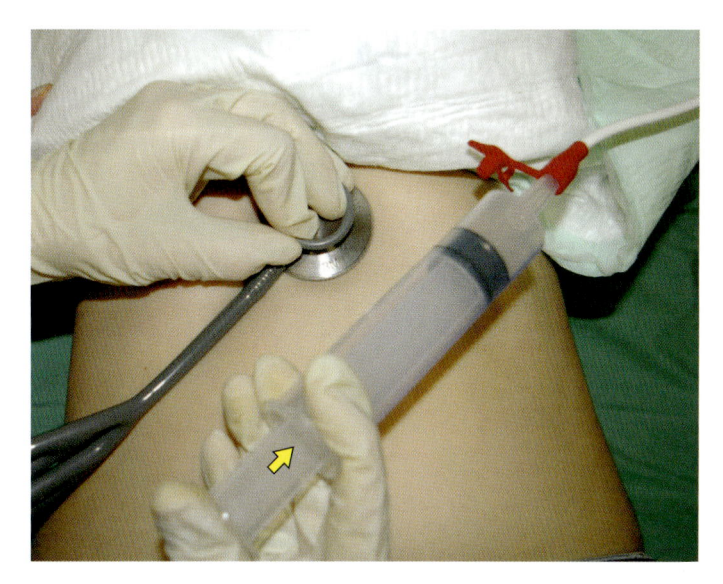

Abb. 131.1 Auskultationstest: Im Magen?

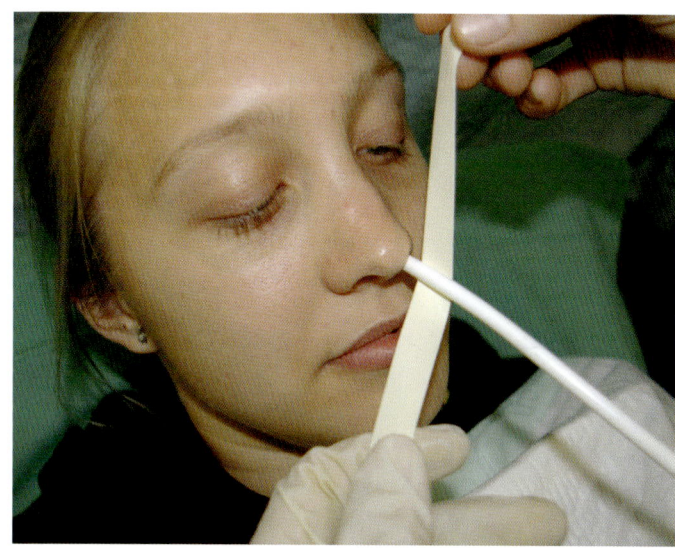

Abb. 131.2 Pflasterstreifen ansetzen ...

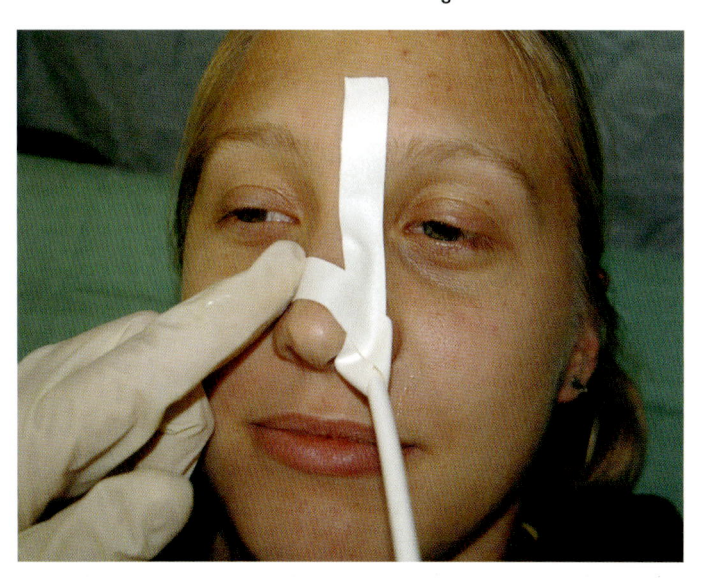

Abb. 131.3 ... und am Nasenrücken fixieren

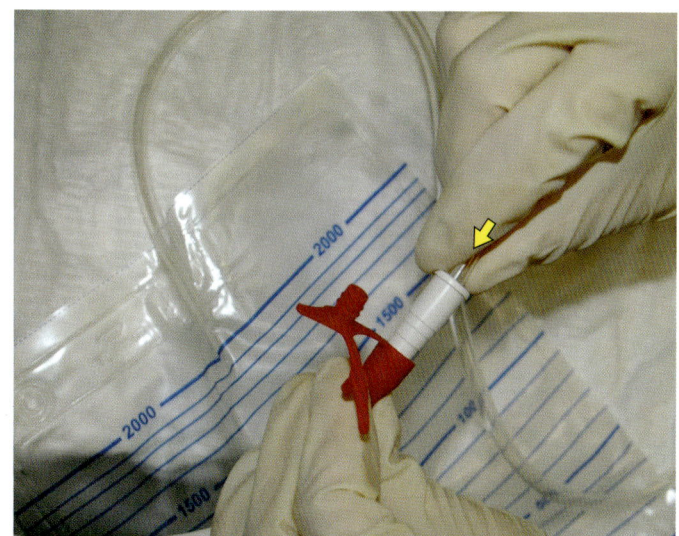

Abb. 131.4 Auffangbeutel anschließen

Wenn Sie die Magensonde entfernen möchten, legen Sie eine Unterlage oder Zellstoff vor oder auf die Brust des Patienten und sorgen Sie für eine aufrechte Sitzposition. Dann klemmen Sie die Sonde mit einer Klemme ab und ziehen sie zügig heraus.

Notizen

Internistische Thoraxdrainage 22

Indikation

Die Anlage einer Saugdrainage mit kontinuierlichem Unterdruck ("Bülau-Drainage") von etwa 5-20 cm H_2O ist z.B. bei einem größeren Pneumothorax oder bei drohendem Spannungspneumothorax indiziert, um die kollabierte Lunge wieder zu entfalten. In diesen Fällen wird der Thorakalraum meistens im 3. oder 4. Intercostalraum (ICR) in der Medioclavicularlinie (MCL) oder in der vorderen Axillarlinie (VAL) im 5. oder 6. ICR punktiert.

Soll dagegen bei Sero-, Hämato- oder Pyothorax eine Flüssigkeitsansammlung aus der Pleurahöhle drainiert werden, wird eher im 5. / 6. ICR (oder noch tiefer) in der mittleren oder hinteren Axillarlinie punktiert. Wird kein kontinuierlicher Sog angeschlossen, sondern nur ein Auffanggefäß / -beutel, wird die Drainage auch "Heber-Drainage" genannt. Dargestellt ist zunächst die Drainage eines malignen Begleitergusses, demnach keine Notsituation. Diese Anlagetechnik wird vielerorts noch von internistischen Kollegen angewendet, auch wenn sie unter chirurgischen Kollegen wegen des Einsatz eines Trokars und einer erhöhten Verletzungsgefahr der Lunge als umstritten gilt (vgl. Kap. 22, [22.1]). Die Beschreibung einer chirurgischen Drainageanlage finden Sie auf den Seiten 137-141.

Vorbereitung

Bewusstseinsklare Patienten sollten Sie im Vorfeld über den Zweck der Drainage (s.o.) aufklären und Ihnen auch das Prozedere erklären. Für viele Patienten ist die Erwähnung der Lokalanästhesie dabei wichtig, damit sie wissen, dass dadurch die Schmerzen besonders beim Durchstoßen der Pleura parietalis reduziert werden. Auf dem Materialtisch werden folgende Dinge vorbereitet (Abb. 133.1):

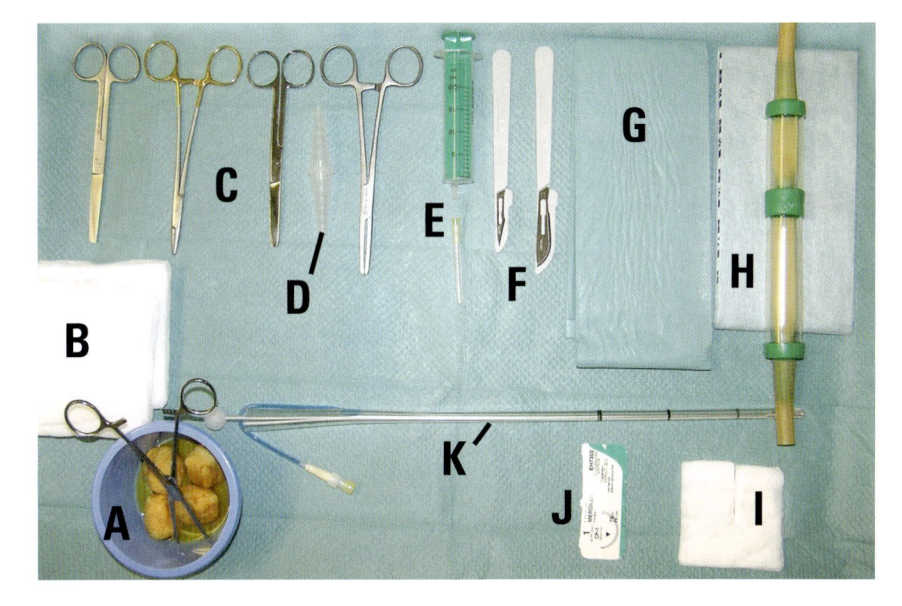

(A) sterile Tupfer mit Klemme und Hautdesinfektionsmittel
(B) sterile Kompressen
(C) Schere, Nadelhalter und Klemme
(D) Anschlussstück
(E) 10 ml-Spritze mit Injektionsnadel für die Lokalanästhesie
(F) Skalpelle für die Hautinzision
(G) steriles Abdeck- / Lochtuch
(H) Ventil
(I) Schlitzkompresse
(J) Nahtmaterial
(K) Drainage mit Mandrin

Abb. 133.1 Materialvorbereitung

Da es sich hierbei nicht um eine Notfallsituation handelte, konnte die Punktionsstelle zunächst mit einer Büroklammer markiert (Abb. 133.2) und unter Durchleuchtung (Abb. 133.3) identifiziert (⇨) werden, ob sie auch in der korrekten Höhe des Ergusses ( ) liegt (Abb. 133.4). Wichtig ist dabei die Überprüfung, bei welcher Inspirationstiefe das Zwerchfell ( ) und hier auch die Leber sicher caudal der beabsichtigten Punktionsstelle liegt.

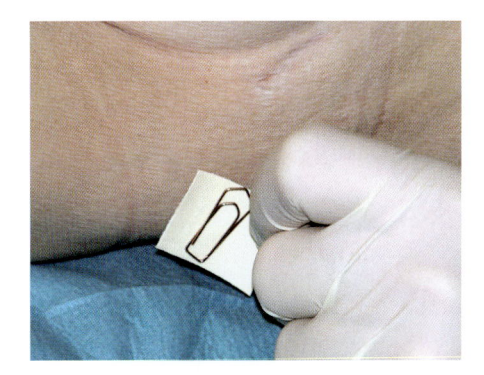

Abb. 133.2 Markierung der Punktionsstelle

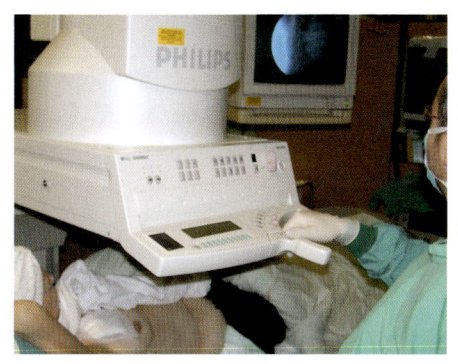

Abb. 133.3 Durchleuchtung

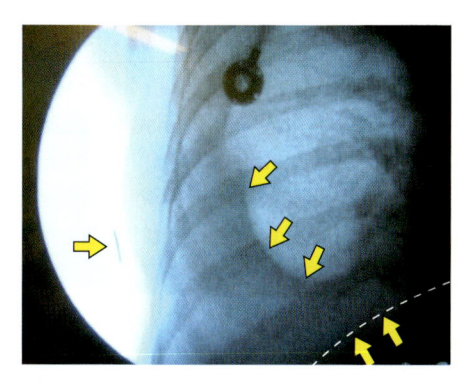

Abb. 133.4 Kontrolle der Höhe

22 Internistische Thoraxdrainage

Nach dieser Überprüfung, die auch mit der Sonographie durchgeführt werden kann, markieren Sie den Verlauf der Rippen, bzw. des ICR und die geplante Punktionsstelle auf der Haut **(Abb. 134.1)** und führen eine Sprühdesinfektion ( ) durch **(Abb. 134.2)**. Die Anlage einer Thoraxdrainage kann recht schmerzhaft sein, deshalb empfiehlt sich bei bewusstseinsklaren Patienten eine ausgiebige Infiltration ( ) mit 10-20 ml Lokalanästhetikum, z.B. mit 2%iger Lidocainlösung. Dies erfolgt am besten nicht nur in Form eines subcutanen Depots ( ), sondern auch durch Infiltration des tiefer gelegenen Stichkanals und besonders der Pleura **(Abb. 134.3)**. Bleiben Sie während dieser Infiltration immer am Oberrand der caudalen Rippe, um eine Verletzung der intercostalen Leitungsbahnen zu vermeiden (vgl. S. 85).

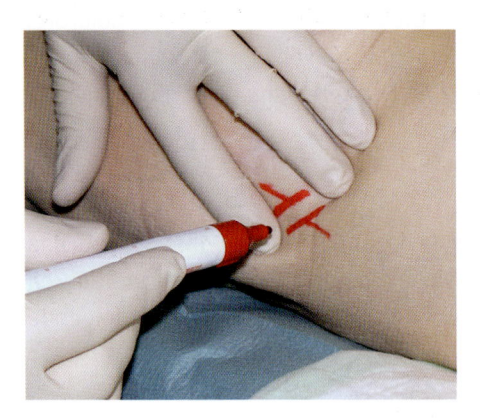

Abb. 134.1 ICR-Markierung

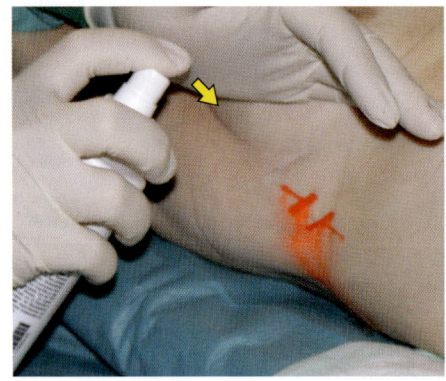

Abb. 134.2 Sprühdesinfektion

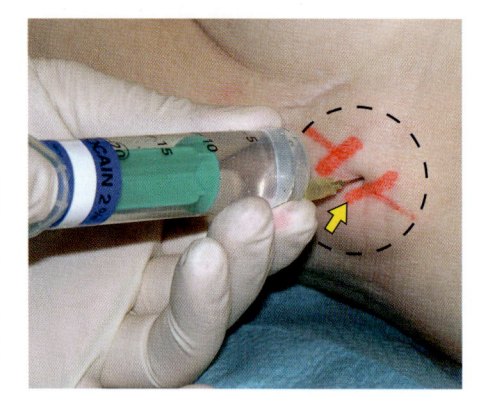

Abb. 134.3 Lokalanästhesie

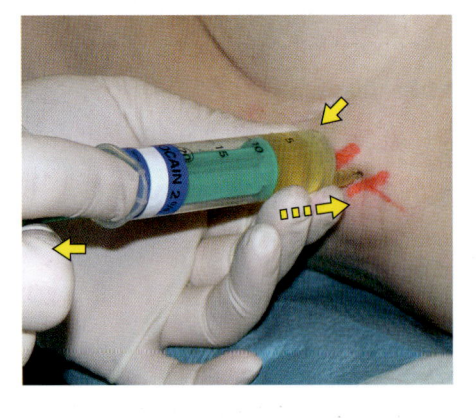

Abb. 134.4 vorsichtiger Vorschub

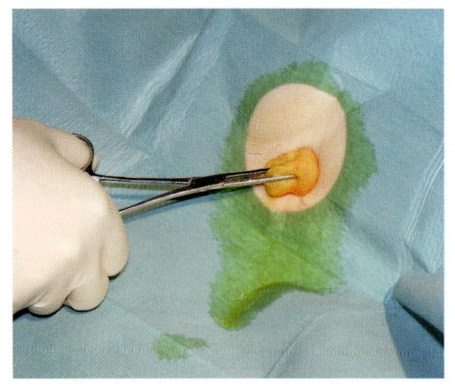

Abb. 134.5 Hautdesinfektion

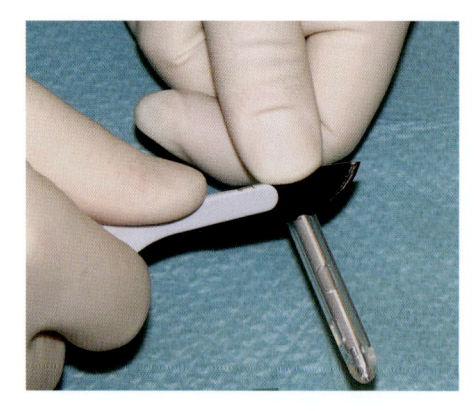

Abb. 134.6 zusätzliche Löcher

Während der Infiltration schieben Sie die Punktionsnadel solange vorsichtig tiefer ( ), bis Sie bei intermittierender Aspiration ( ) den (in der Regel leicht gelblichen) Erguss ( ) bzw. ein rötliches Hämatom bei Hämatothorax oder Luft bei Pneumothorax in die Spritze ziehen **(Abb. 134.4)**. Dann ist eine Anästhesie des gesamten Punktionsweges sichergestellt.

Nun decken Sie die Punktionsstelle mit einem sterilen Lochtuch ab und führen eine sorgfältige Hautdesinfektion durch **(Abb. 134.5)**. Je nachdem, welchen Drainagetypus Sie verwenden, kann einer späteren Verstopfung durch Fibrin oder Blutkoagel vorgebeugt werden, indem Sie am distalen Ende der Drainage mit dem Skalpell noch zwei bis drei zusätzliche Löcher schnitzen **(Abb. 134.6)**. Dabei sollte das letzte Loch jedoch nicht über den röntgendichten Streifen ( ) hinausreichen, der bei späteren Röntgenkontrollen als Orientierung dient, ob die Löcher der Drainage noch komplett im Pleuraraum liegen **(Abb. 134.7)**.

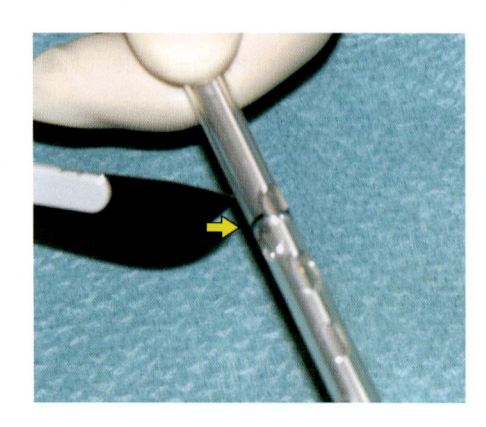

Abb. 134.7 Röntgenstreifen

Internistische Thoraxdrainage 22

Jetzt erfolgt die Hautinzision mit dem Skalpell **(Abb. 135.1)** und das Einführen der Drainage mit Hilfe des starren Mandrins **(Abb. 135.2)**. Handelt es sich jedoch nicht um eine Ergussdrainage wie in diesem Fall, sondern um eine Saugdrainage bei Pneumothorax, kann es vorteilhaft sein, eine Klemme einzuführen und den Drainagetunnel durch wiederholtes Spreizen der Klemme zu bahnen bzw. zu erweitern. Dabei können Sie ein versehentliches Eindringen der Klemme in die Pleurahöhle vermeiden, indem Sie die Klemme mit dem Zeigefinger der freien Hand durch die Haut hindurch führen (vgl. S. 138). Wenn Sie einen Tunnel anlegen möchten (hier nicht dargestellt), führen Sie die Spitze der geschlossenen (!) Klemme zum **Ober**rand der nächsthöheren Rippe und perforieren erst dort die Pleura:

Beim Vorschieben der Drainage unter Druck (➡), hier für Rechtshänder mit der rechten Hand demonstriert, dient Ihre linke Hand als dosierte „Bremse" (↘), damit die Drainage beim Durchstoßen der Pleura parietalis nicht unkontrolliert tief in die Pleurahöhle eindringt **(Abb. 135.3)**. Wenn ein Spannungspneumothorax vorliegt, wird sich in diesem Moment plötzlich die unter Druck stehende Luft nach außen entleeren (nicht erschrecken). Im Fall eines Ergusses oder eines Hämatoms entleert sich dann plötzlich ein Teil der Flüssigkeit nach außen.

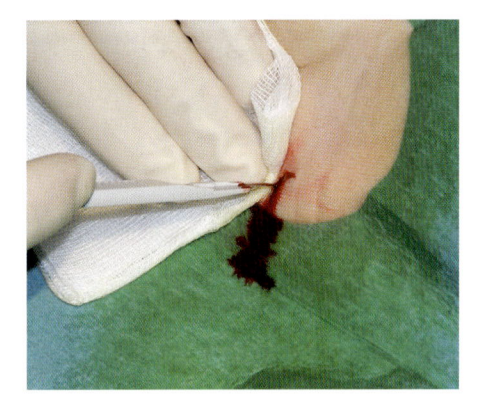

Abb. 135.1 Hautinzision 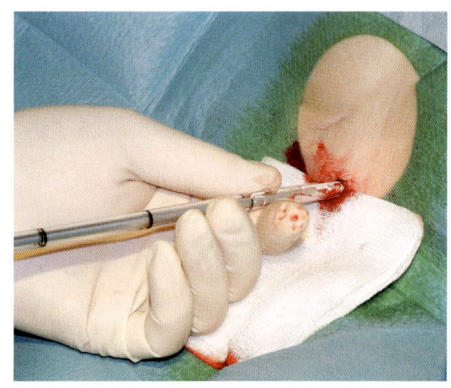 **Abb. 135.2** Drainage einführen 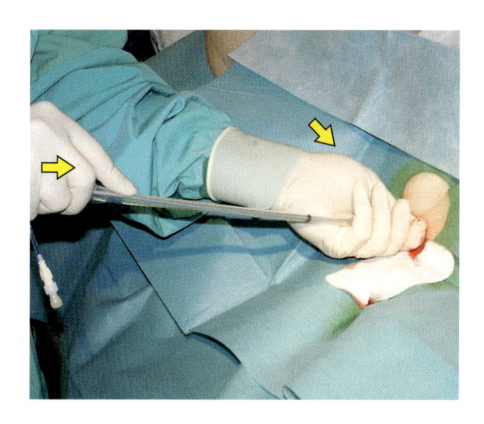 **Abb. 135.3** Drainage vorschieben

Nun positionieren Sie unter Durchleuchtung **(Abb. 135.4)** die Drainage (↗↗) möglichst am Boden der Pleurahöhle (nur bei Erguss bzw. Hämatothorax). Bei einem Pneumothorax streben Sie dagegen eine höhere Position des intrathorakalen Drainageteils an. Anschließend ziehen Sie den Mandrin (↙) zurück **(Abb. 135.5)** und klemmen (↘↶) die Drainage ab **(Abb. 135.6)**.

Beim nachfolgenden Anschluss des Ventils variieren die Symbole der Markierungen je nach Hersteller etwas: Oft meint eine Skizze der Lunge die dem Patienten zugewandte Seite und ein stilisiertes Auffanggefäß die Seite, die vom Patienten wegführen soll (vgl. **Abb. 136.2**).

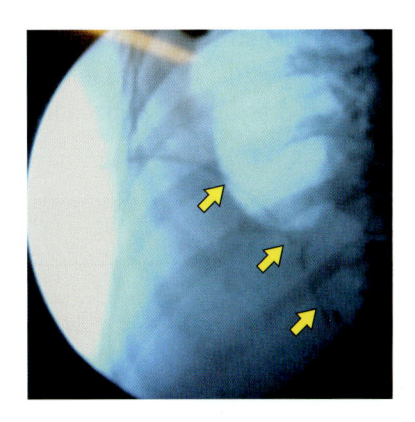

Abb. 135.4 Lagekontrolle 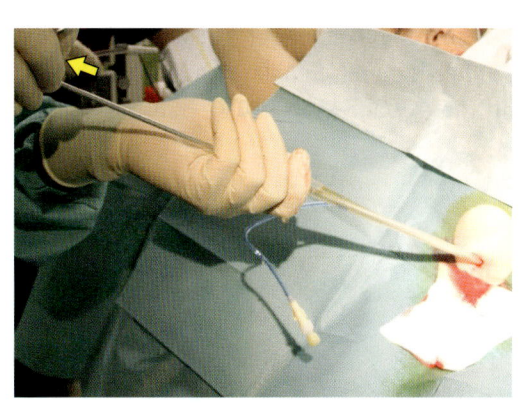 **Abb. 135.5** Mandrin entfernen 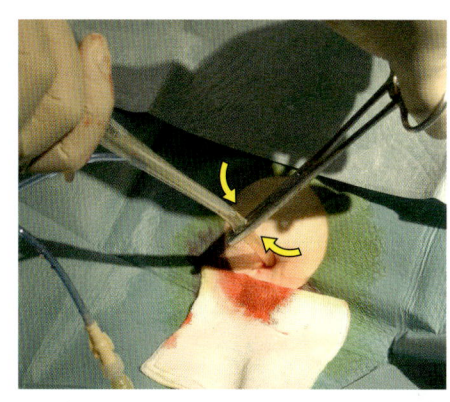 **Abb. 135.6** Abklemmen

22 Internistische Thoraxdrainage

Nehmen Sie jetzt das Anschlussstück ( ), das sich zu beiden Enden hin verjüngt, und stecken eine Seite davon fest in das Ende der Thoraxdrainage **(Abb. 136.1)**. Dann schließen Sie das Ventil an und achten darauf, dass das richtige (Lungen-) Symbol ( ) zur Patientenseite zeigt **(Abb. 136.2)**. An das andere Ventilende schließen Sie einen Auffangbeutel an **(Abb. 136.3)** bzw. den Sog im Fall eines Pneumothorax (vgl. S.142). Bei Ergusspunktionen ist es ratsam, nicht mehr als 1000 ml Flüssigkeit auf einmal abzulassen, damit die Lunge kein sogenanntes „Entfaltungstrauma" mit der Folge eines Lungenödems erleidet [22.1]. An einem Tag sollten auch wegen der Gefahr eines größeren Eiweißverlustes nicht mehr als 1500 ml abgelassen werden.

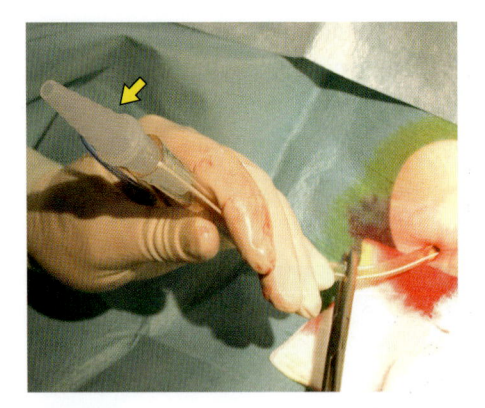

Abb. 136.1 Zwischenstück

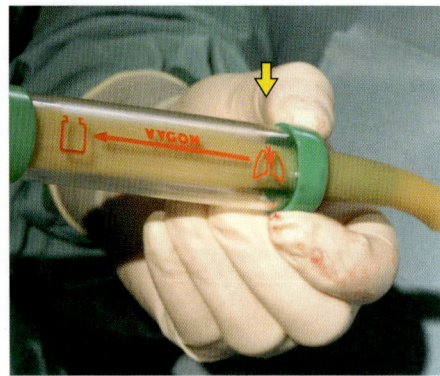

Abb. 136.2 Ventilrichtung ok?

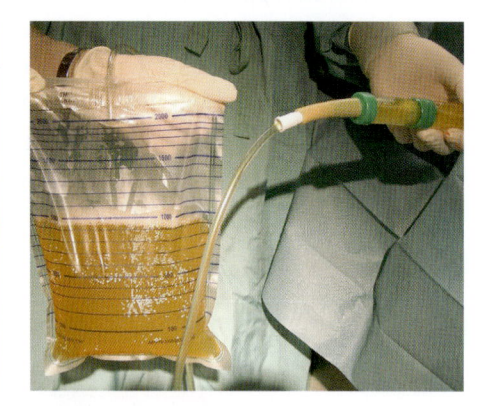

Abb. 136.3 Auffangbeutel

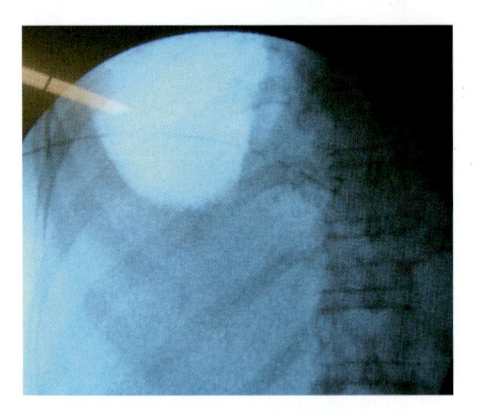

Abb. 136.4 Kontrolle unter DL

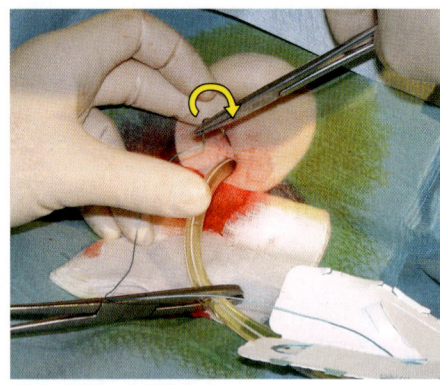

Abb. 136.5 Haut durchstechen

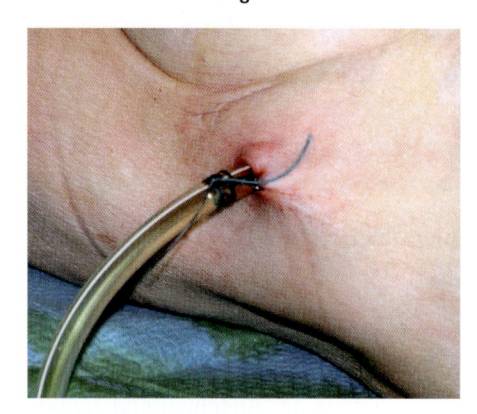

Abb. 136.6 Fixation

Vor der Annaht der Drainage können Sie noch einmal ihren korrekten Sitz und die Entfaltung der Lunge mit Hilfe der Durchleuchtung (DL) kontrollieren **(Abb. 136.4)**.
Dann durchstechen Sie ( ) mit einem Nadelhalter die benachbarte Haut **(Abb. 136.5)** und nähen die Drainage fest: Dabei soll der Faden nicht zu locker sitzen, sondern so eng geknüpft sein, dass die Drainage leicht komprimiert wird **(Abb. 136.6)**. Geben Sie etwas Desinfektionssalbe ( ) auf eine sterile Schlitzkompresse **(Abb. 136.7)** und verkleben die Kompresse und die Drainage sorgfältig mit der benachbarten Thoraxwand **(Abb. 136.8)**. Den Abschluss bildet eine Klebefolie als schützender Überzug **(Abb. 136.9)**.

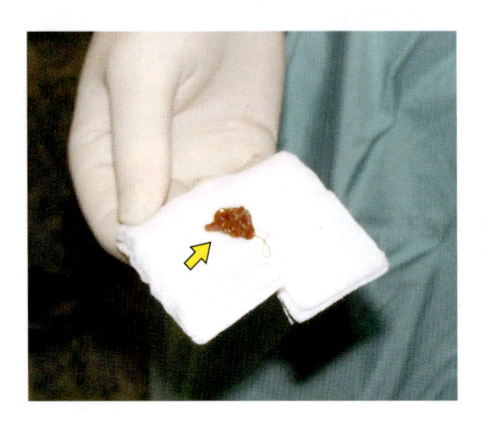

Abb. 136.7 Schlitzkompresse

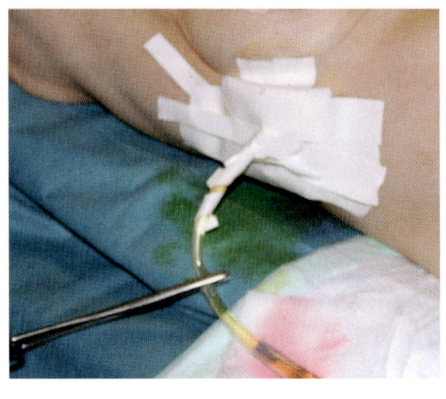

Abb. 136.8 Klebeverband

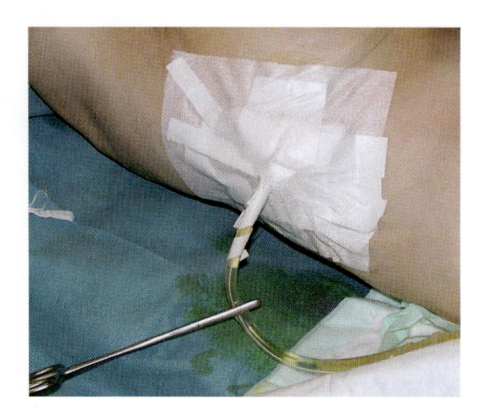

Abb. 136.9 Schutzverband

Chirurgische Thoraxdrainage 22

Indikation
Die Anlage einer Saugdrainage mit kontinuierlichem Unterdruck („Bülau-Drainage") von etwa 5-20 cm H_2O ist z.B. bei einem größeren Pneumothorax oder bei drohendem Spannungspneumothorax indiziert, um die kollabierte Lunge wieder zu entfalten. In diesen Fällen wird der Thorakalraum meistens im 3. oder 4. Intercostalraum (ICR) in der Medioclavicularlinie (MCL) oder in der vorderen Axillarlinie (VAL) im 5. oder 6. ICR punktiert. Soll dagegen bei Sero-, Hämato- oder Pyothorax eine Flüssigkeitsansammlung aus der Pleurahöhle drainiert werden, wird eher im 5./6. ICR (oder noch tiefer) in der mittleren oder hinteren Axillarlinie punktiert.

Vorbereitung
Hier folgt nun die Beschreibung der Anlagevariante mit Anlage eines Tunnels in den Weichteilen des lateralen Thoraxmantels [23.1]. Tragen Sie Mundschutz und OP-Haube. Folgende Dinge werden vorbereitet (Abb. 137.1):

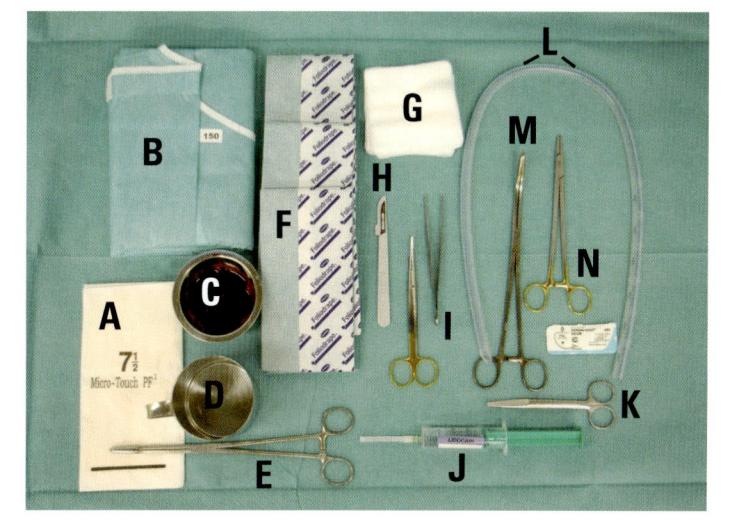

(A) sterile Handschuhe
(B) steriler Kittel
(C) Desinfektionsmittel
(D) Abwurfbehälter
(E) Klemme für die Desinfektion
(F) sterile Abdecktücher
(G) mehrere sterile Kompressen / Tupfer sowie Schlitzkompressen
(H) Skalpell für den Hautschnitt
(I) abgerundete Schere & chirurg. Pinzette

(J) Spritze mit 20 ml Lokalanästhetikum
(K) 2. Schere zum Kürzen der Drainage
(L) Drainage mit Löchern
(M) gebogene Kornzange zum Einführen
(N) Nadelhalter und Nahtmaterial

Abb. 137.1 Materialvorbereitung

Zunächst wird die ventrolaterale Thoraxwand in Nachbarschaft zur beabsichtigten Punktionsstelle desinfiziert (Abb. 137.2) und nach angemessener Einwirkzeit mit sterilen Tupfern abgetrocknet (Abb. 137.3), damit die sterilen Abdecktücher mit ihren Klebestreifen auf der Haut fixiert werden können (Abb. 137.4). Zur Lokalanästhesie wird zunächst eine Hautquaddel gesetzt (Abb. 137.5) und danach der Stichkanal mit 1%iger Lidocainlösung infiltriert (➡ in Abb. 137.6), bis hin zum Oberrand der nächst höher gelegenen Rippe (Abb. 137.7).

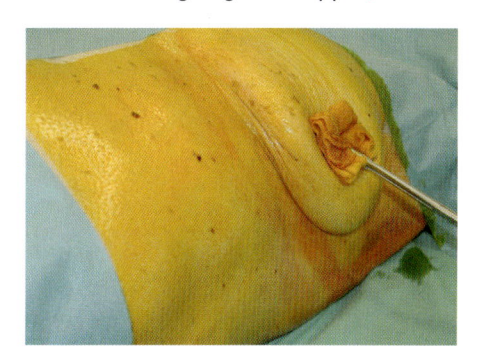

Abb. 137.2 Hautdesinfektion
Abb. 137.3 sterile Abtrocknung 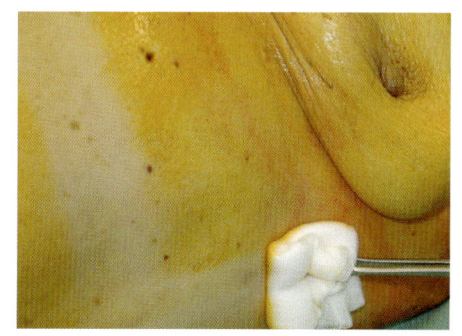
Abb. 137.4 Abdecktücher 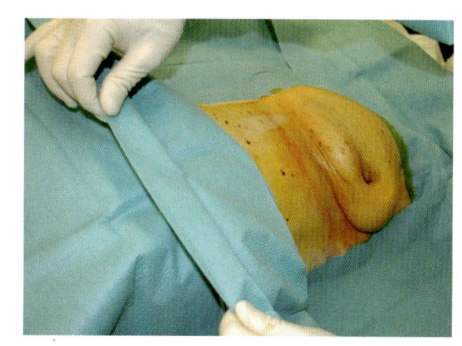
Abb. 137.5 Hautquaddel setzen 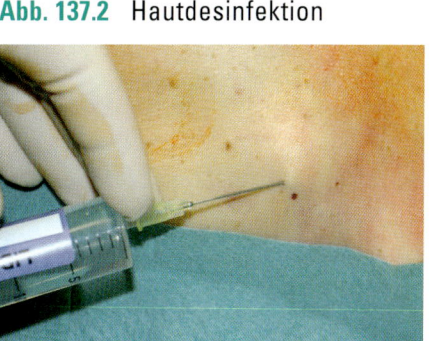
Abb. 137.6 LA des Stichkanals 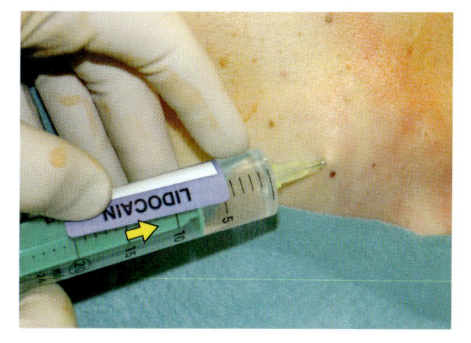
Abb. 137.7 bis zur Rippe

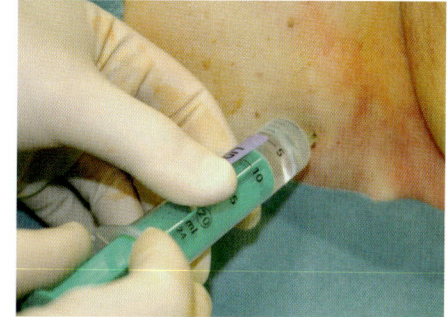

22 Chirurgische Thoraxdrainage

Dann infiltrieren (↗) Sie großzügig auch die Umgebung des Stichkanals **(Abb. 138.1)** in mehreren Richtungen **(Abb. 138.2)**. Verwenden Sie insgesamt 15 bis 20 ml des Lokalanästhetikums, um eine ausreichende Anästhesie zu erreichen. Die Thoraxdrainage sollte grundsätzlich mit einer Schere so weit gekürzt (↓) werden **(Abb. 138.3)**, dass nach Einlage alle Löcher sicher im Thorax liegen und die Drainage nicht durch Anstoßen umknickt.

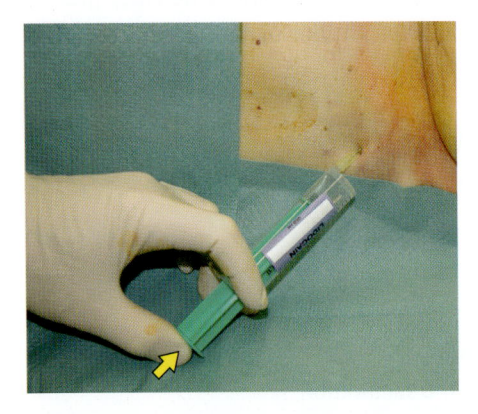

Abb. 138.1 Lidocain-Infiltration

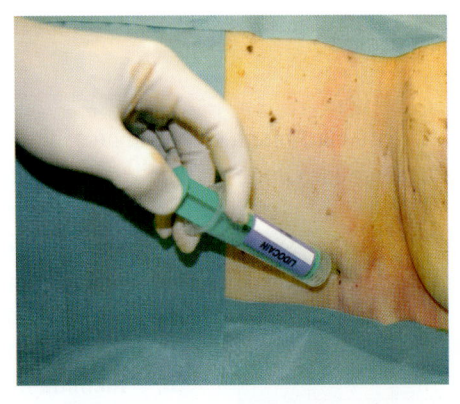

Abb. 138.2 insgesamt 15-20 ml

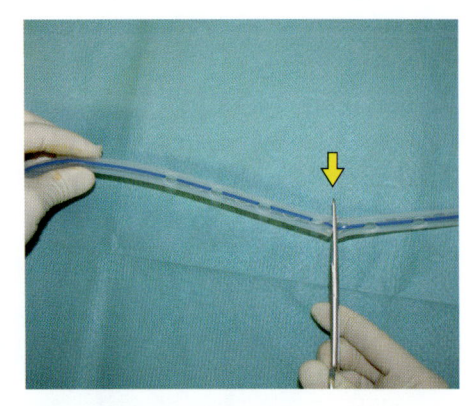

Abb. 138.3 Drainage ggfs. kürzen

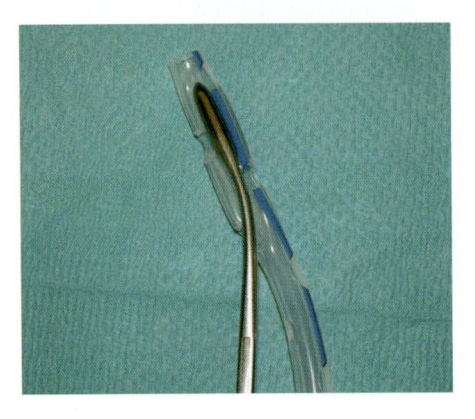

Abb. 138.4 Drainage einklemmen

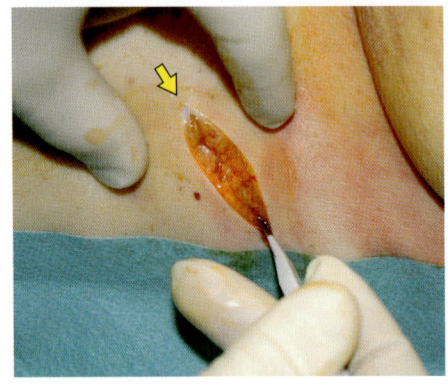

Abb. 138.5 Hautschnitt / ICR

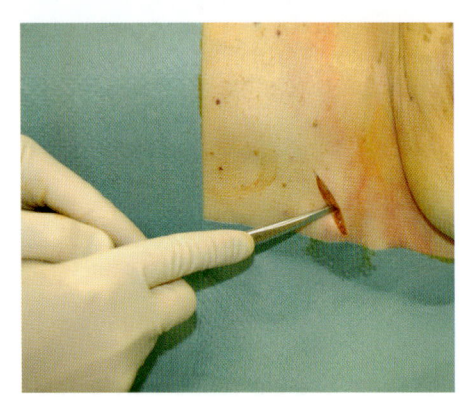

Abb. 138.6 Schere einführen

Spannen Sie nun die Drainage am gelochten Ende in die gebogene Kornzange ein **(Abb. 138.4)**. Setzen Sie den Hautschnitt parallel zum schräg (↘) verlaufenden 7. Intercostalraum **(Abb. 138.5)** in ausreichender Breite von einigen Zentimetern. Dann führen Sie die Schere ein **(Abb. 138.6)** und spreizen zunächst leicht (↕) einen subcutanen Kanal zum nächst höheren ICR **(Abb. 138.7)**. Anschließend schieben (↑) Sie die Schere auf die höhere Rippe zu **(Abb. 138.8)** und spreizen wiederholt und stärker (↻) den subcutanen Tunnel auf **(Abb. 138.9)**.

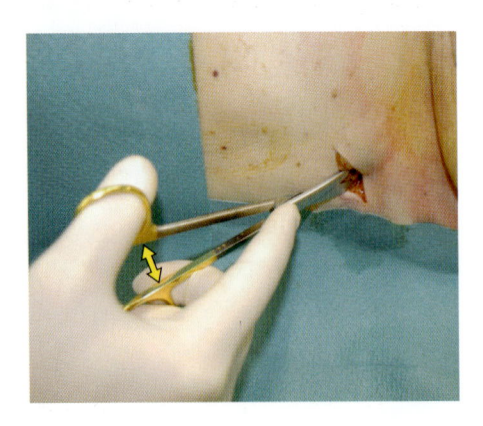

Abb. 138.7 Kanal aufspreizen

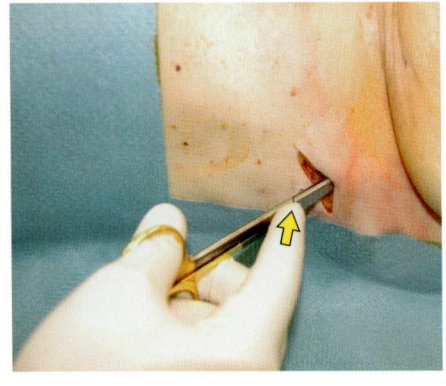

Abb. 138.8 Schere vorschieben

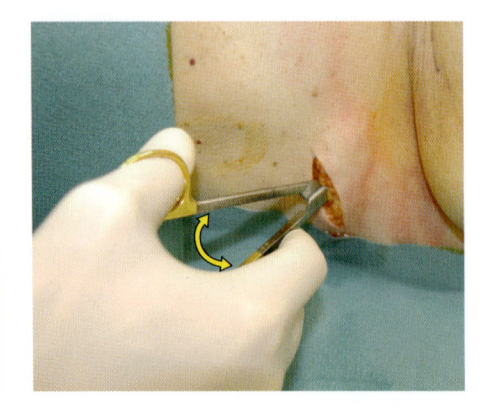

Abb. 138.9 stärkeres Spreizen

Chirurgische Thoraxdrainage 22

Ertasten Sie dann den Oberrand der nächst höheren Rippe, durchstoßen (↗) dort, d.h. im 6. ICR die Pleura mit einem kurzen Ruck **(Abb. 139.1)** und spreizen Sie kräftig (↶) das pleurale Loch auf **(Abb. 139.2)**. Erschrecken Sie bitte nicht, wenn sich in diesem Moment plötzlich Luft (Pneumothorax), Blut (Hämatothorax) oder Flüssigkeit (Pleuraerguss) entleeert. Dann palpieren Sie den Stichkanal und überprüfen, ob er ausreichend Platz für die Drainage bietet **(Abb. 139.3)**. Scheuen Sie sich nicht, bis zur Pleuraperforation vorzufühlen **(Abb. 139.4)** und sich innerhalb der Pleurahöhle durch drehendes Austasten (↷ in **Abb. 139.5**) zu vergewissern, dass keine pleuralen Verwachsungen die Lunge dort an der Thoraxwand fixiert haben. Drehen Sie dafür die Hand in beide Richtungen (↺ in **Abb. 139.6**).

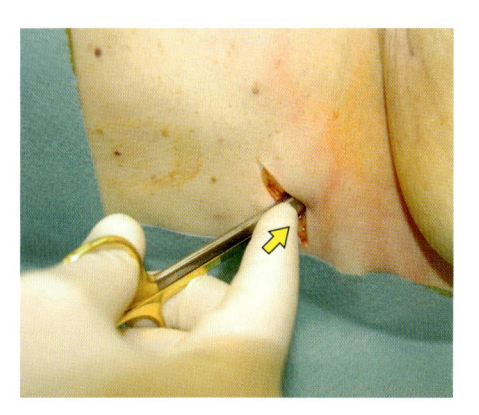

Abb. 139.1 Pleura durchstoßen

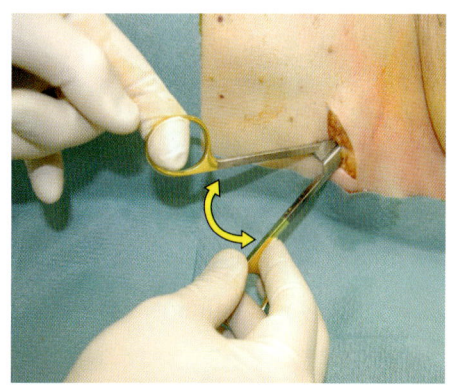

Abb. 139.2 Loch aufspreizen

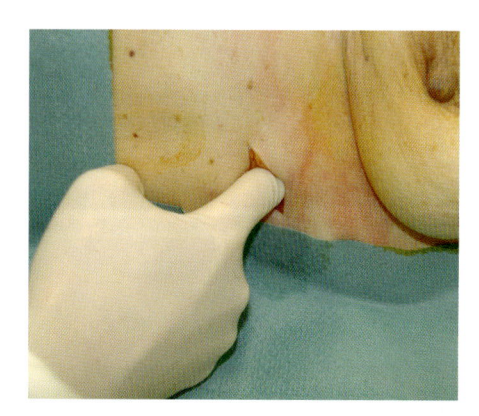

Abb. 139.3 Kanal weit genug?

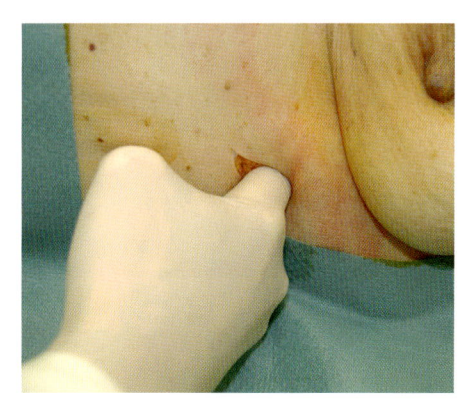

Abb. 139.4 Bis zur Pleurahöhle …

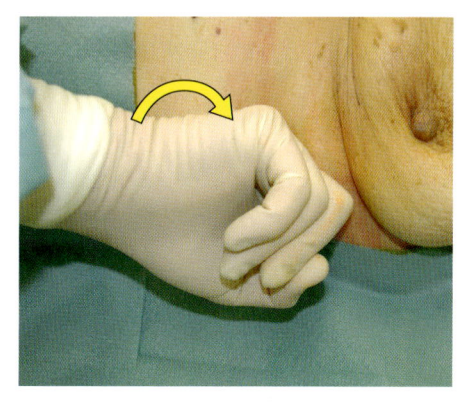

Abb. 139.5 … austasten, ob …

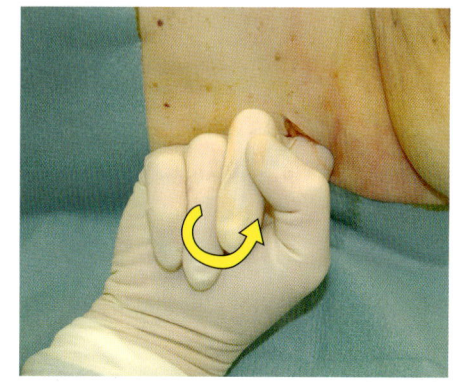

Abb. 139.6 … Lunge adhärent?

Wenn es sich um eine Punktion eines Hämatothorax oder Pleuraergusses handelt, halten Sie die gebogene Klemme so **(Abb. 139.7)**, dass die Drainage eher nach dorsal eingeführt werden kann und schieben (⇒) sie weiter vor **(Abb. 139.8)**, bis ca. 10 cm über das letzte Loch (⇓) hinaus. Dann wird sich der Erguss (↙) bzw. das Hämatom über die Drainage entleeren **(Abb. 139.9)**.

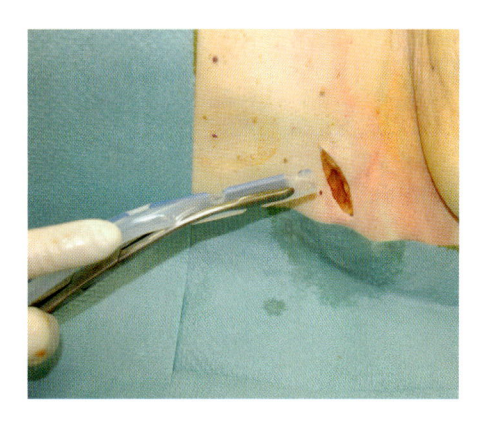

Abb. 139.7 Richtung für Erguss

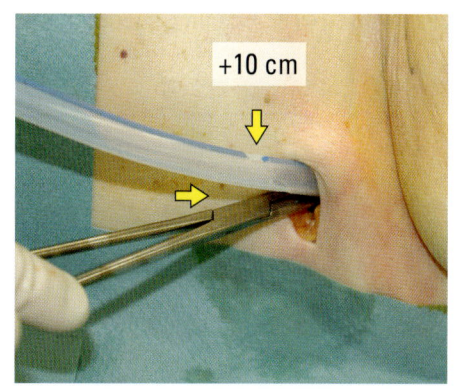

Abb. 139.8 Vorschieben, bis …

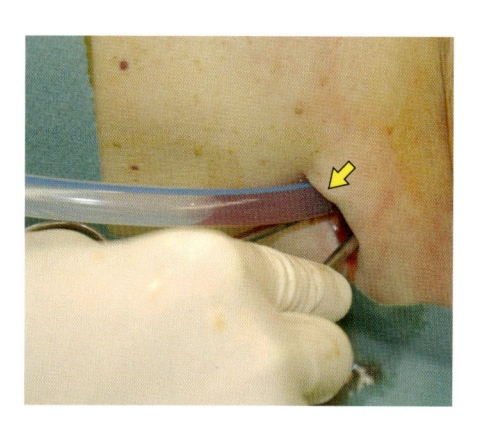

Abb. 139.9 … Loch plus 10-12 cm

22 Chirurgische Thoraxdrainage

Handelt es sich dagegen um eine Drainage zur Entlastung eines Pneumothorax, führen Sie die Drainage so ein, dass sie eher nach ventral (↗) gerichtet ist (Abb. 140.1). Auch hier schieben Sie die Drainage mit Hilfe der gebogenen Klemme tiefer vor (Abb. 140.2), bis ca. 10 cm über das letzte Loch hinaus (Abb. 140.3) und überprüfen mit Ihrem Finger, dass die Drainage auch nicht abgeknickt ist, sondern regelrecht in der Pleurahöhle liegt (Abb. 140.4).

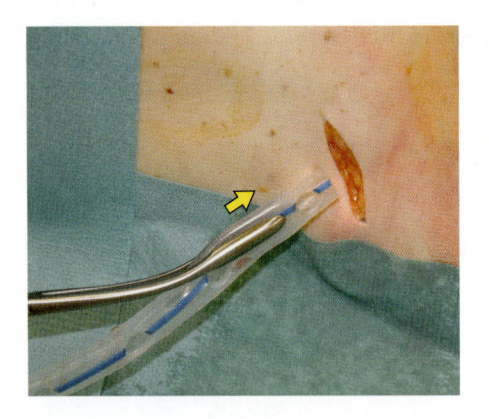

Abb. 140.1 Pneu? Nach ventral!

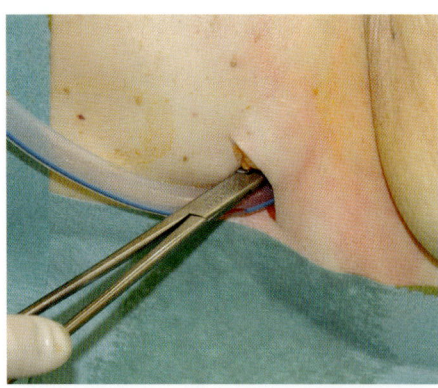

Abb. 140.2 vorschieben

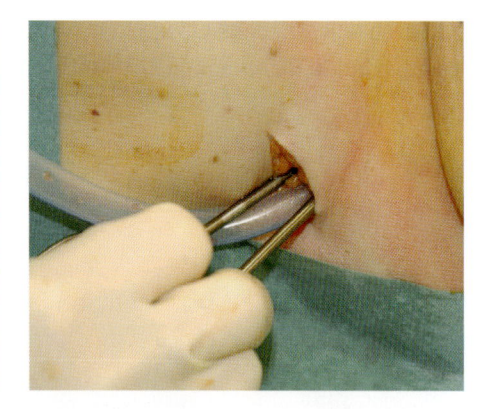

Abb. 140.3 Loch plus 10 cm

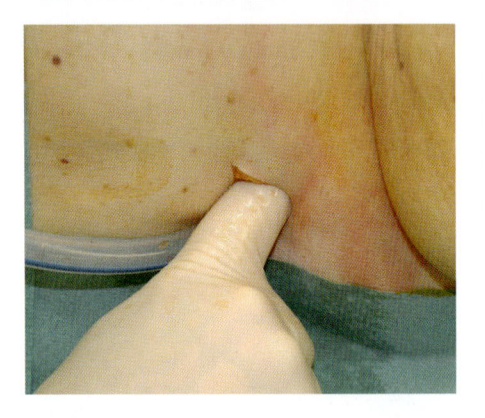

Abb. 140.4 Abknickung ausschließen

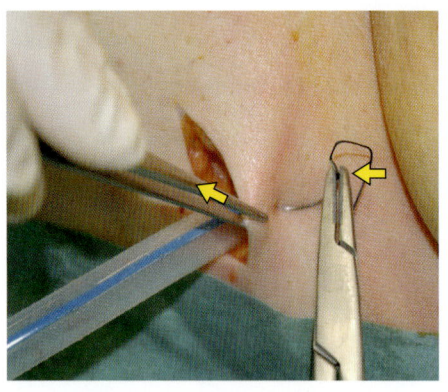

Abb. 140.5 Einstich 5-6 mm

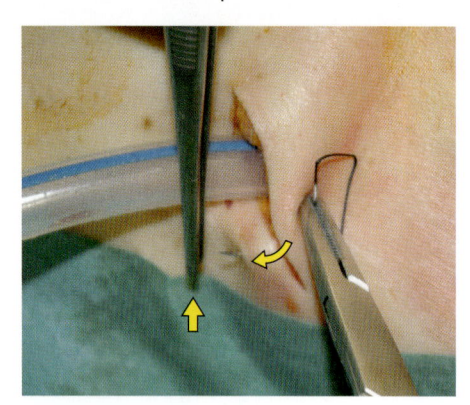

Abb. 140.6 Durchstich

Dann fassen Sie mit dem Nadelhalter die gebogene Nadel nicht in ihrer Mitte, sondern an ihrem hinteren Ende (⇐) und durchstoßen die Haut in ca. 4 bis 5 mm Abstand zum Schnittrand (Abb. 140.5). Spannen Sie dabei die Haut am Schnittrand leicht (↖) mit einer chirurgischen Pinzette an – dann fällt das Durchstechen deutlich leichter. Dann führen Sie die Nadel in einem Bogen (↗) durch die Weichteile hindurch und stechen sie auf der anderen Seite wieder heraus, um deren Spitze dort mit der Pinzette (↑) anzunehmen und durchzuziehen (Abb. 140.6). Dies hätte nicht funktioniert, wenn Sie zuvor die Nadel in ihrer Mitte in den Nadelhalter eingespannt hätten.

Dann fassen Sie die Rundnadel erneut am hinteren Ende und stechen zurück (↶), jedoch dieses Mal auf beiden Schnittseiten näher (1-2 mm) am Wundrand (Abb. 140.7). Die durchgestochene Nadelspitze (↓) fassen Sie wieder mit der Pinzette (↘↙) und ziehen daran die Rundnadel wieder heraus (Abb. 140.8), wie im Schema der Abb. 140.9 gezeigt.

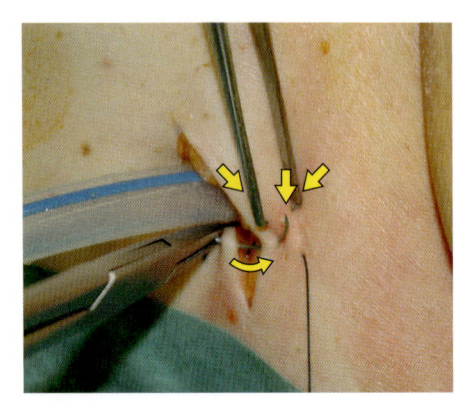

Abb. 140.7 Rückstich 1-2 mm

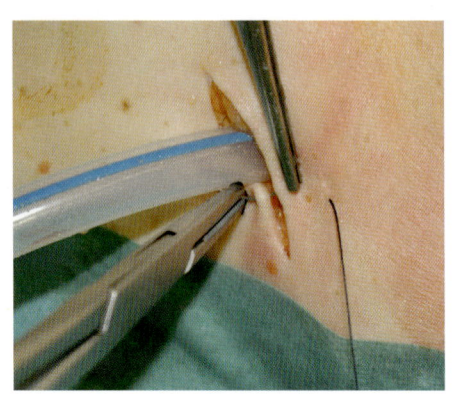

Abb. 140.8 durchziehen

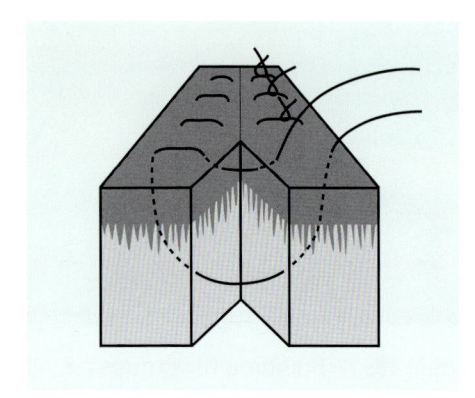

Abb. 140.9 Schema Donati-Naht

Chirurgische Thoraxdrainage 22

Dann ziehen Sie den Faden so weit durch, dass beide Enden etwa gleich lang sind, wickeln das eine Ende zweimal um den Nadelhalter, greifen damit das andere Ende und ziehen den Knoten fest (vgl. S. 97-99). Anschließend knüpfen Sie in gleicher Weise einen „Luftknoten" in ca. 1.0-1.5 cm Abstand (⟷) zum ersten Knoten (Abb. 141.1). Wickeln Sie den Faden nun um die Drainage herum und ziehen Sie einen Doppelknoten so weit fest (↙↓), dass er die Drainage leicht einengt (Abb. 141.2). Jetzt kontern Sie den ersten Knoten durch zwei weitere Knoten in gegenläufiger Richtung (Faden anders herum um den Nadelhalter wickeln und festziehen) und schneiden abschließend den Faden in 1-2 cm Abstand zum Knoten ab (Abb. 141.3).

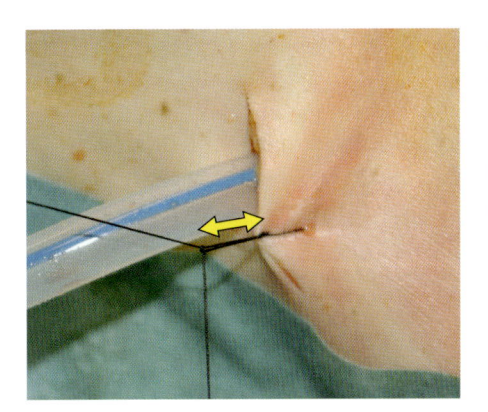

Abb. 141.1 „Luftknoten"

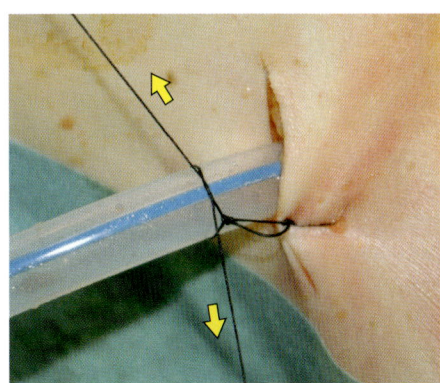

Abb. 141.2 Drainage festknoten

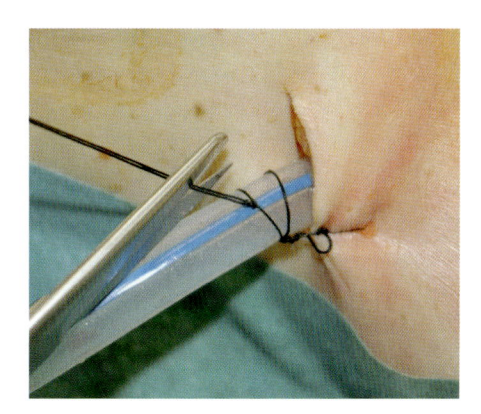

Abb. 141.3 Faden abschneiden

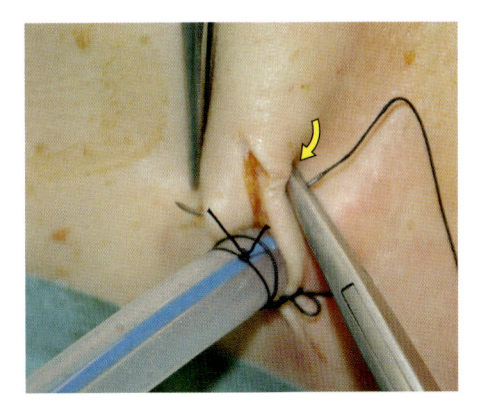

Abb. 141.4 2. Seite durchstechen

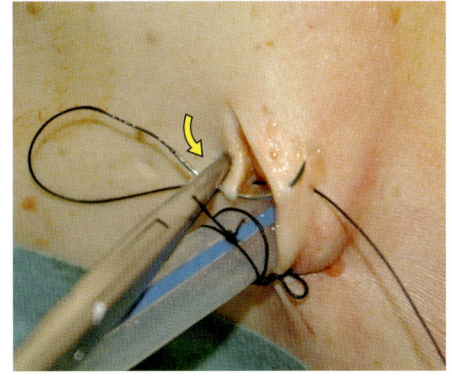

Abb. 141.5 Rückstich

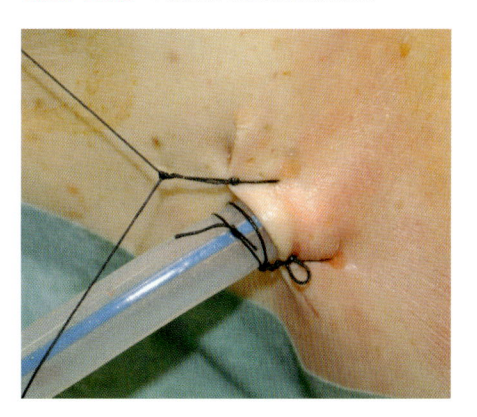

Abb. 141.6 erneuter Luftknoten

Dann wiederholen Sie den Einstich (↙) auf der anderen Seite der Drainage (Abb. 141.4). und führen den Rückstich (↙) wieder etwas näher am Hautschnitt durch (Abb. 141.5). Auch hier knüpfen Sie einen „Luftknoten" zum Schutz der Haut gegen zu starke Zugkräfte (Prophylaxe wegen der Gefahr einer Hautnekrose, Abb. 141.6). Wickeln Sie den Faden zweimal herum, knoten ihn mit 3 gegenläufigen Knoten fest (Abb. 141.7) und schneiden den Faden ab (Abb. 141.8).

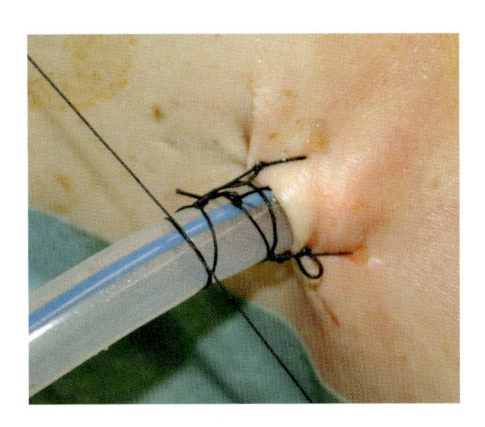

Abb. 141.7 Umwickeln und festknoten

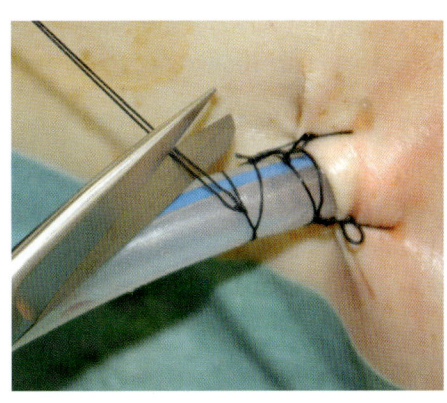

Abb. 141.8 2. Faden abschneiden

Chirurgische Thoraxdrainage

Da während der Anlage oft etwas Luft in den Pleuraspalt eindringt, schließen Sie jetzt unverzüglich den Sog mit einem anfänglichen Unterdruck von 20 cm Wassersäule an (Abb. 142.1)., damit sich die Lunge der betroffenen Seite wieder ganz entfalten kann. Achten Sie auf eine feste Verbindung (⇒⇐) der Drainage zum Ansatzstück (Abb. 142.2). Die Ansatzstelle können Sie eventuell mit einem stabilen Pflaster umwickeln und sichern. Nach einer nochmaligen Desinfektion und Trocknung decken Sie die Punktionsstelle mit sterilen Schlitzkompressen ab (Abb. 142.3), die in zwei Lagen unterschiedlich ausgerichtet sind (Abb. 142.4).

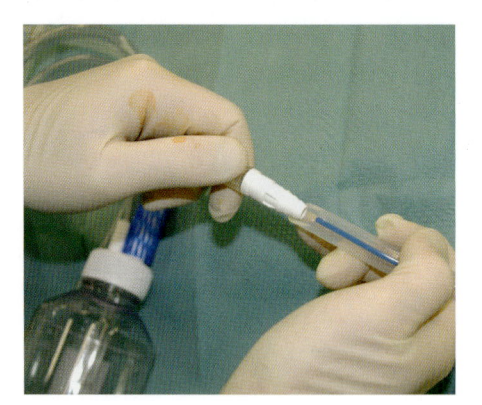

Abb. 142.1 Sog anschließen

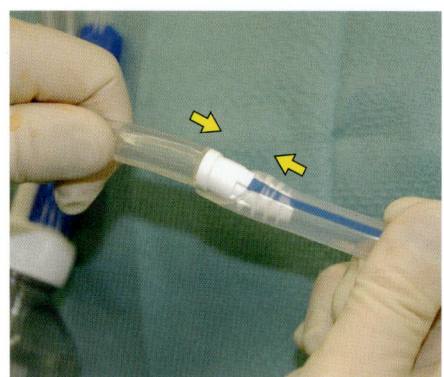

Abb. 142.2 fest verbinden!

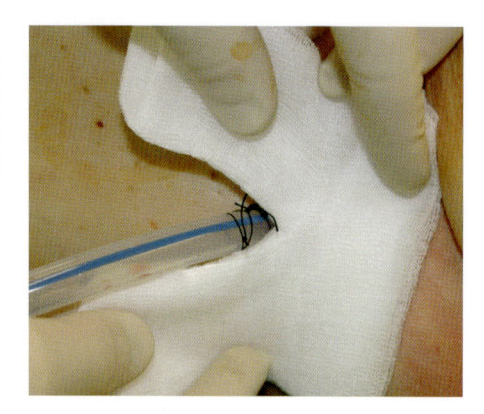

Abb. 142.3 Schlitzkompresse

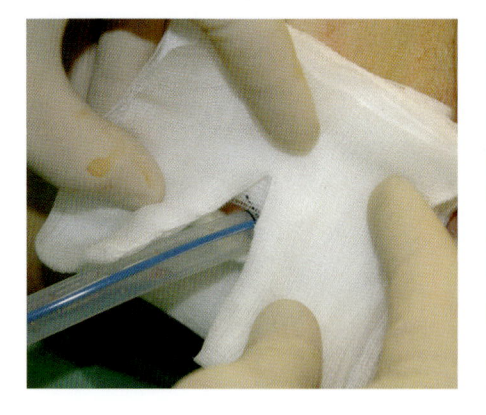

Abb. 142.4 in zwei Lagen

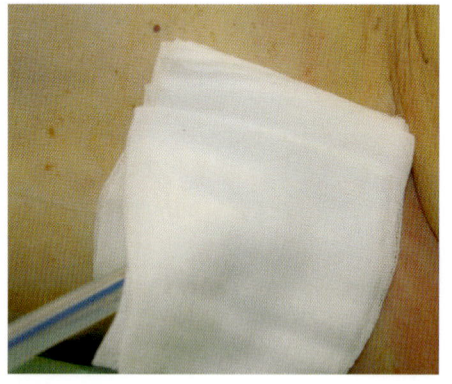

Abb. 142.5 Kompressen

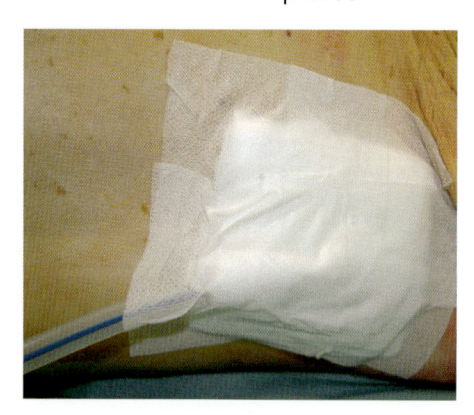

Abb. 142.6 Druckverband

Darüber werden noch weitere, sterile Kompressen gelegt (Abb. 142.5), bevor Sie unter Zug auf das elastische Pflaster einen Druckverband darüber kleben (Abb. 142.6). Üblich ist eine Röntgenaufnahme des Thorax zur Lagekontrolle sowie tägliche Röntgenkontrollen zur Überwachung der Lungenentfaltung und der Rückbildung des Pneumothorax bzw. des Ergusses.

Entfernung einer Thoraxdrainage
Nach vollständiger Entfaltung der betroffenen Lunge wird zunächst der Sog abgestellt. Wenn nach einem weiteren Tag immer noch eine komplette Entfaltung der Lunge vorliegt, kann die Thoraxdrainage in der Regel wieder entfernt werden. Gelegentlich ist die Gabe eines Analgetikums sinnvoll.
Nachdem Sie den Schutzverband entfernt und die Durchtrittsstelle desinfiziert haben, durchtrennen Sie zunächst die beiden Haltefäden. Ein umständliches Lösen der Knoten ist damit überflüssig. Dann lassen Sie den Patienten tief einatmen und fordern ihn auf, wieder auszuatmen. Während der Exspiration ziehen Sie die Drainage mit einer zügigen Bewegung heraus und decken die Austrittsstelle mit einem mehrschichtigen, sterilen Kompressenverband ab. Ein Nahtverschluss der Austrittstelle ist wegen des schräg untertunnelnden Verlaufs des Drainagekanals nicht erforderlich. Abschließend erfolgt eine Röntgenkontrolle zum Ausschluss eines Pneumothorax.

Harnblasen-Katheter 23

Indikation
Bei beatmeten Patienten auf der Intensivstation kann die adäquate Bilanzierung der Flüssigkeitsgabe versus der renalen Ausscheidung nur mit Hilfe einer Katheterisierung der Harnblase gewährleistet werden. Auch im Fall eines Harnverhalts oder bei Inkontinenz können eine einmalige Katherisierung der Harnblase (HB) oder ein Dauerkatheter (DK) hilfreich sein.

Vorbereitung
Bewusstseinsklare Patienten sollten Sie im Vorfeld über den Zweck der Katherisierung (s.o.) aufklären und Ihnen auch das Prozedere erklären. Dabei ist es für viele Patienten beruhigend, wenn ihnen erklärt wird, dass wegen des betäubenden Gleitgels keine Schmerzen zu befürchten sind, sondern es lediglich als „etwas unangenehm" empfunden werden kann. Achten Sie darauf, dass Besucher oder Mitpatienten nach Möglichkeit das Zimmer verlassen oder sorgen Sie wenigstens für eine angemessene Blickbarriere, um die Intimsphäre des Patienten zu schützen. Auf dem Materialtisch werden folgende Dinge vorbereitet (Abb. 143.1):

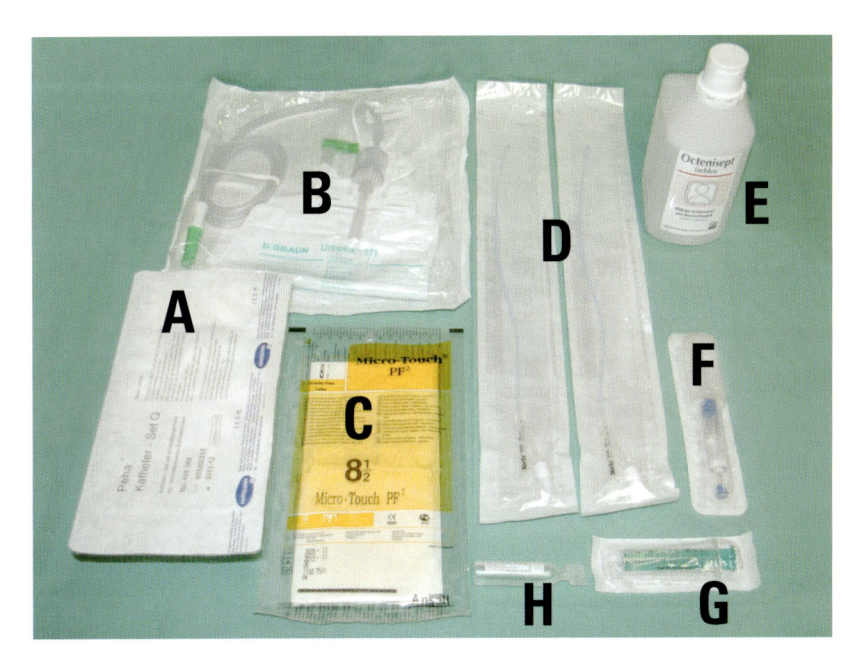

(A) Katheterset (enthält Tupfer, Zange, sterile Tücher und Auffangwanne – eventuell auch sterile Handschuhe)
(B) Ablaufgefäß für die Bilanzierung, Auffangbeutel
(C) sterile Handschuhe in der eigenen Größe, falls nicht im Set
(D) 2 sterile Dauerkatheter (DK)
(E) Desinfektionsmittel für Schleimhäute
(F) anästhesierendes Gleitgel
(G) Blockungsspritze für Katheter
(H) Auqa dest. für die Blockung

Abb. 143.1 Materialvorbereitung

Die Größen der verwendeten Katheter werden in Charrière (Ch) angegeben, 1 Ch entspricht dabei 0.33 mm Innendurchmesser. Für Kinder werden 8-10 Ch verwendet, für Frauen meistens 14 Ch und für Männer 14-18 Ch. Während die Katheter für weibliche Patienten am Ende gerade geformt sind (Typ Nélaton, Abb. 143.2a), weisen die Katheter für Männer am Ende einen leichten Knick ( ) auf, um den Vorschub durch die Prostata zu erleichtern (Typ Tiemann oder Mercier, Abb. 143.2b). Die üblichen Kathetersets enthalten sterile Tupfer ( ), eine sterile Fasszange aus Kunststoff ( ), mehrere sterile Abdecktücher ( ) und häufig auch sterile Handschuhe (Abb. 143.3). Nehmen Sie das erste sterile Tuch vorsichtig an einer Ecke heraus ( ) und verwenden es als Unterlage für den Materialtisch (Abb. 143.4).

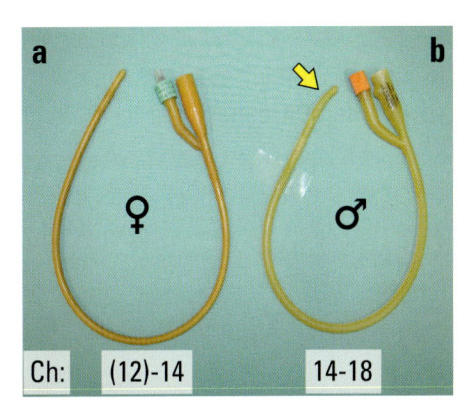

Abb. 143.2 Katheterarten

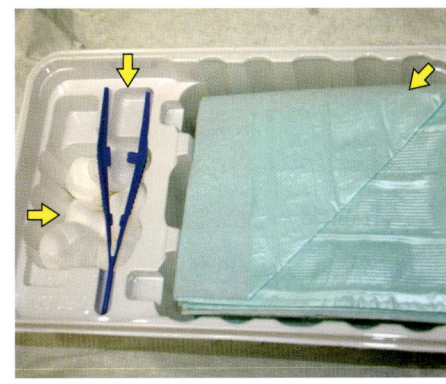

Abb. 143.3 Katheterisierungs-Set

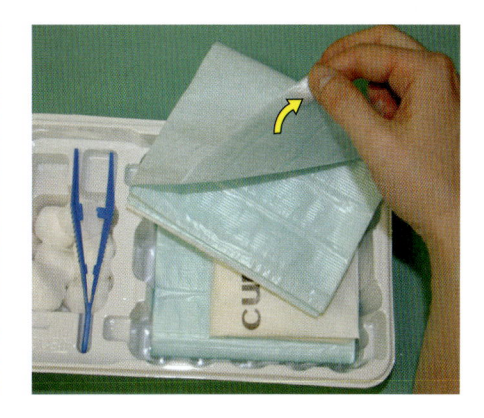

Abb. 143.4 1. Tuch entnehmen

143

23 Harnblasen-Katheter

Vorgehen bei Frauen

Frauen werden gebeten, in flacher Rückenlage mit leicht angehobenem Becken (evtl. ein Kissen unterlegen) die Beine etwas zu spreizen und mit leicht angezogenen Knien auf die Fersen zu stellen. Legen Sie eine wasserdichte Unterlage unter das Becken und die Oberschenkel.

Nachdem Sie nun das Set auf dem ersten Tuch abgestellt haben, entnehmen Sie bitte die sterilen Handschuhe **(Abb. 144.1)** und legen sie daneben ab. Nun entnehmen Sie das zweite Tuch (⤢ in **Abb. 144.2**) vorsichtig an der Knickkante und legen es zunächst nur locker zwischen den Oberschenkeln der Patientin ab **(Abb. 144.3)**.

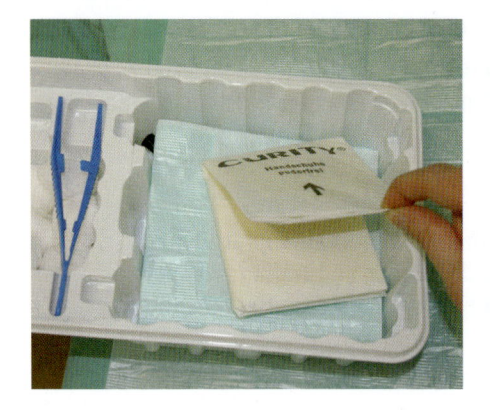

Abb. 144.1 Handschuhe entnehmen

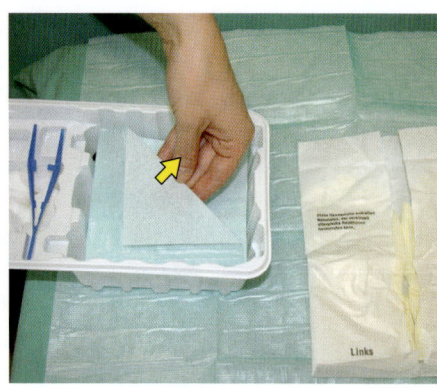

Abb. 144.2 2. Tuch entnehmen

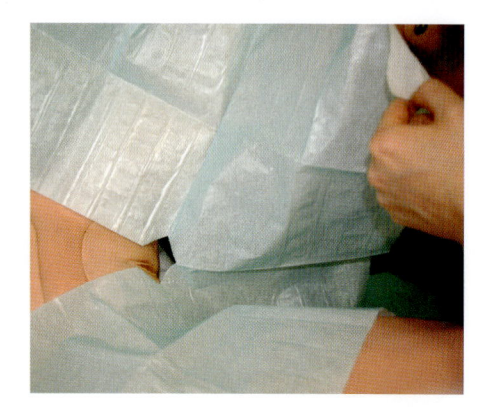

Abb. 144.3 2. Tuch zw. die Oberschenkel legen

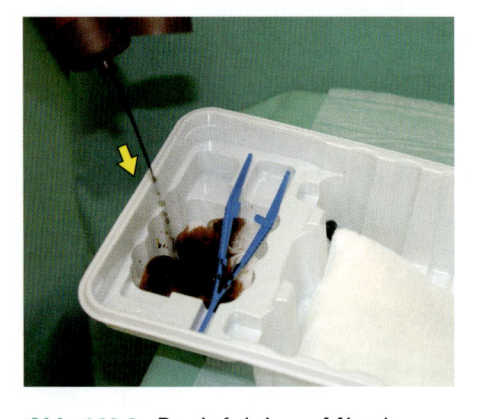

Abb. 144.4 Desinfektions-Mittel

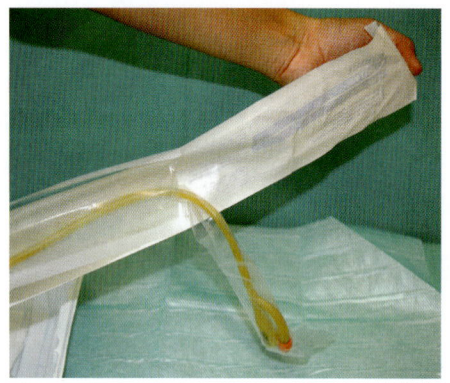

Abb. 144.5 DK steril ablegen

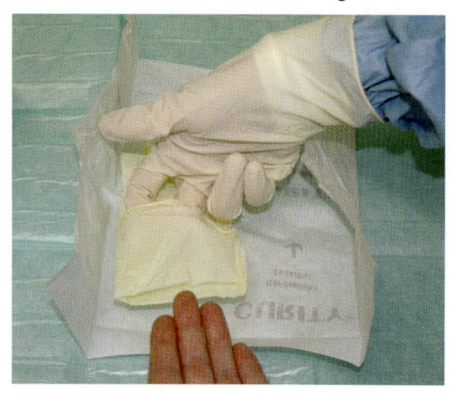

Abb. 144.6 sterile Handschuhe anziehen

Anschließend gibt Ihnen ein Assistent (oder Sie selbst) Desinfektionsmittel (⤓) auf die „Pflaumentupfer" im Set **(Abb. 144.4)**. Hier wurde jodhaltige Desinfektionslösung verwendet – alternativ können Sie z.B. bei bekannter Jodallergie auch spezielle Mittel für die Desinfektion von Schleimhäuten (vgl. **Abb. 143.1**) verwenden. Dann reißen Sie die äußere Verpackung Ihres sterilen DK auf und legen ihn in der zweiten Hülle steril auf Ihrem Arbeitstisch ab **(Abb. 144.5)**.

Erst jetzt ziehen Sie steril die Handschuhe an **(Abb. 144.6)**, die entweder dem Set beiliegen oder zuvor in Ihrer Größe bereit gelegt worden sind.

Je nachdem, welche Technik Sie anwenden möchten, können Sie nun auf der rechten Hand einen dritten, sterilen Handschuh aufziehen, den Sie später nach der Vulva-Desinfektion wieder auszuziehen könnten, bevor Sie den DK danach mit Ihrer Hand anfassen, um ihn einzuführen (vgl. S. 145).

Harnblasen-Katheter 23

Jetzt entnehmen Sie den DK an seiner Perforation aus seiner sterilen Innenverpackung (↶↷ in **Abb. 145.1**), drehen die Verschlusskappe (↺) der 10 ml-Spritze mit destilliertem Wasser ab **(Abb. 145.2)** und testen (↗), ob sich der Blockungsballon einwandfrei aufpumpen lässt **(Abb. 145.3)**. Überprüfen Sie zur Sicherheit die Dichtigkeit des Ballons (⇒⇐) durch leichten Druck Ihrer Finger **(Abb. 145.4)** und ziehen Sie danach das Aqua dest. komplett wieder heraus (↙ in **Abb. 145.5**). Bei Einmalkathetern entfallen diese Schritte natürlich mangels Ballon. Dann breiten Sie das zuvor bereitgelegte, sterile Tuch zwischen den Oberschenkeln der Patientin aus **(Abb. 145.6**, hier am Modell gezeigt) und desinfizieren mit den ersten beiden Tupfern die Labia majora **(Abb. 145.7)**. In den meisten Sets sind sechs Tupfer oder mehr enthalten.

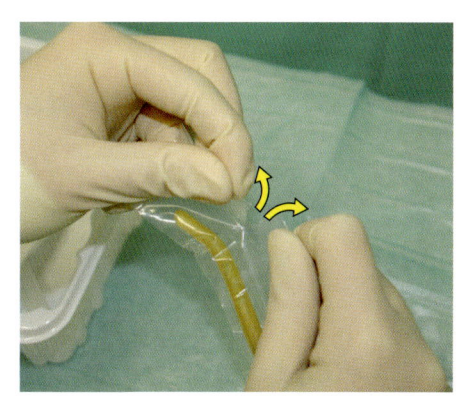

Abb. 145.1 DK entnehmen

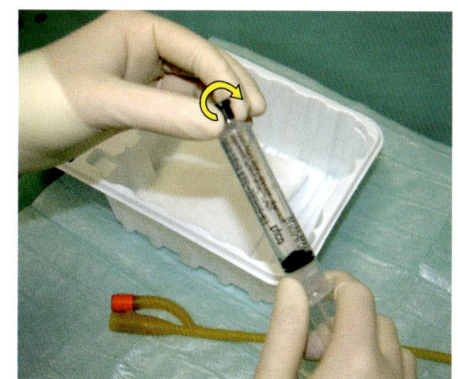

Abb. 145.2 Spritze mit dest. H_2O

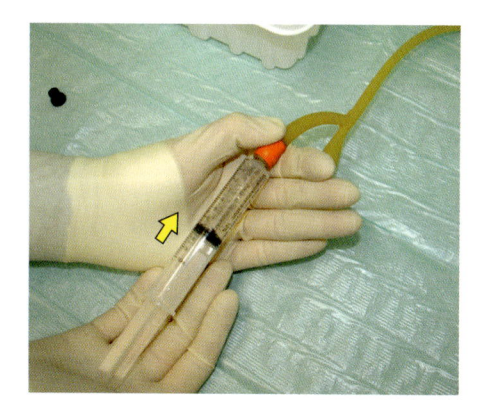

Abb. 145.3 Testinjektion

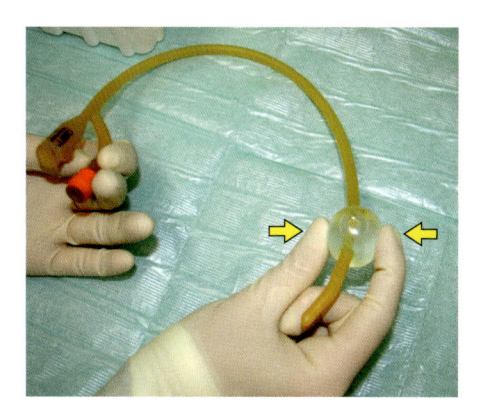

Abb. 145.4 Ballon dicht?

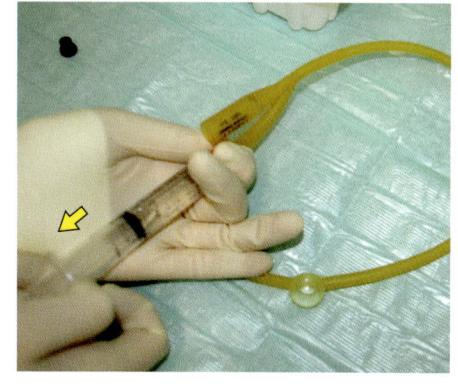

Abb. 145.5 Ballon entleeren

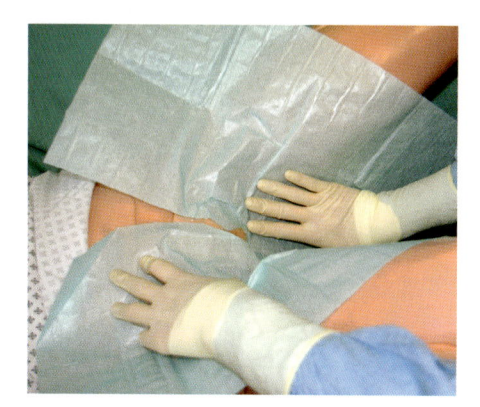

Abb. 145.6 Tuch ausbreiten

Dann spreizen Sie mit Ihrer linken Hand die großen Schamlippen auseinander (⇧⇩) und desinfizieren mit dem dritten und vierten Tupfer die Labia minora **(Abb. 145.8)**. Mit dem 5. Tupfer desinfizieren Sie den Eingang zur Urethra **(Abb. 145.9)** und mit dem 6. Tupfer den Eingang zur Vagina **(Abb. 145.10)**. Der letzte Tupfer kann auch vor dem Scheideneingang liegen bleiben.

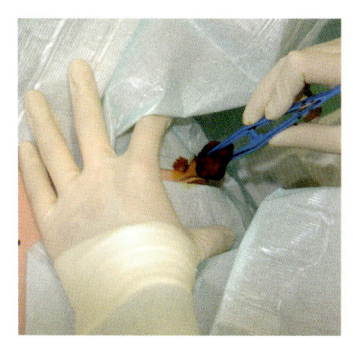

Abb. 145.7 1./2.: Labia majora

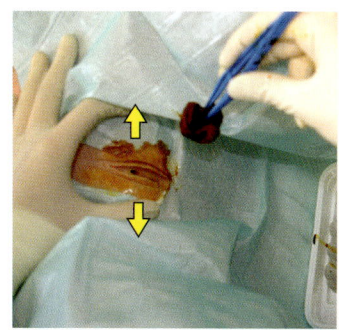

Abb. 145.8 2./3.: Labia minora

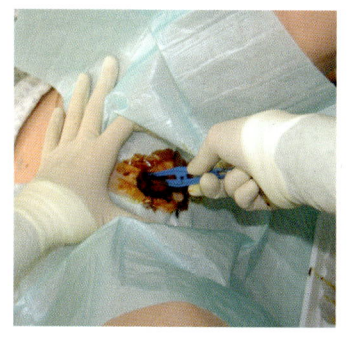

Abb. 145.9 5.: Urethra

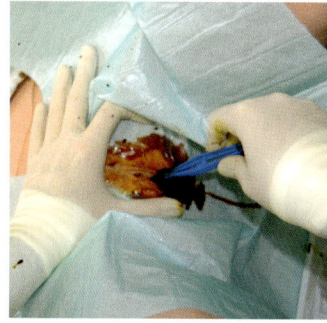

Abb. 145.10 6.: Introitus vaginae

23 Harnblasen-Katheter

Nehmen Sie den DK in Form einer Schlaufe so in Ihre rechte Hand, dass Sie ihn sicher zweimal fixiert haben: Einmal nahe seiner Spitze zwischen Daumen und Zeigefinger (⬆⬇) und einmal zwischen Ringfinger und kleinem Finger (↗↙) am hinteren Drittelpunkt (Abb. 146.1). Damit soll verhindert werden, dass Ihnen der DK wegen seiner Eigenelastizität außer Kontrolle gerät und unsteril wird.

Nachdem Sie etwas Gleitgel auf die Katherspitze gegeben haben, schieben Sie den Katheter zunächst mit der Hand unter drehenden Bewegungen (↻) in das Ostium der Urethra (⬅ in Abb. 146.2) und dann mit Hilfe der Fasszange weiter vor (⬆ in Abb. 146.3), bis Harn zurückfließt (➡ in Abb. 146.4). Dabei bleibt die linke Hand (hier am Beispiel für Rechtshänder) stets an den Schamlippen und soll den Katheter nicht berühren.

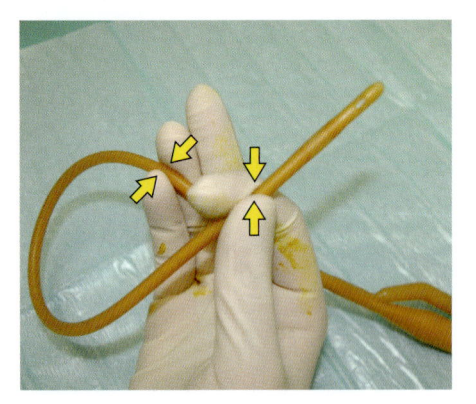

Abb. 146.1 DK doppelt fixieren!

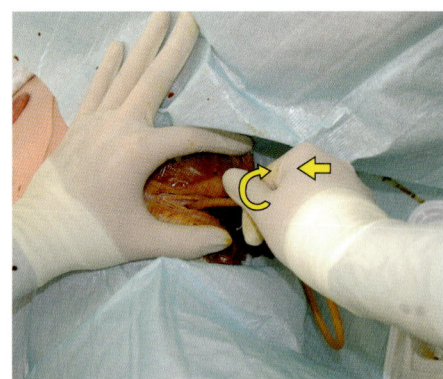

Abb. 146.2 drehender Vorschub

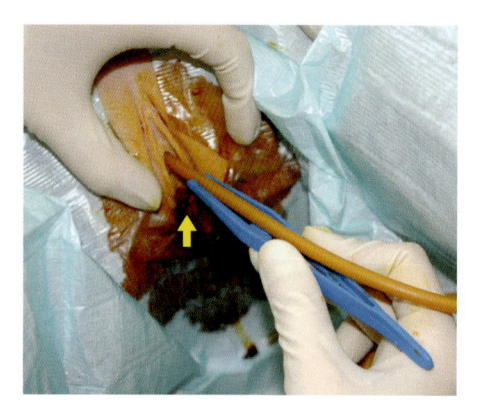

Abb. 146.3 nachschieben

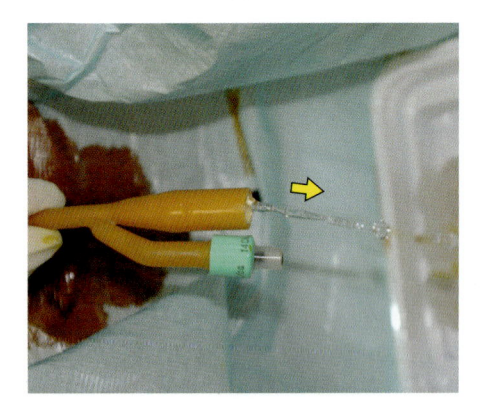

Abb. 146.4 bis Harn zurückfließt

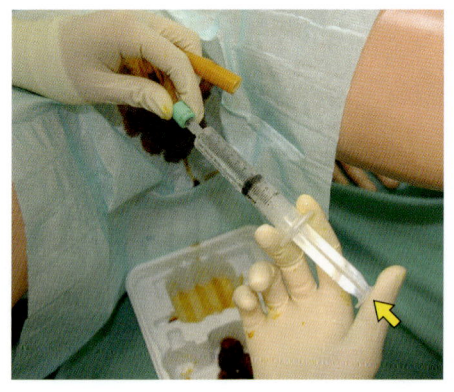

Abb. 146.5 mit 10 ml blocken

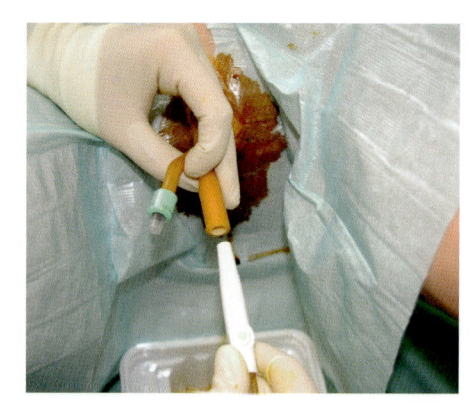

Abb. 146.6 Anschluss

Nun komprimieren Sie den Katheter, blocken den Ballon (↙) mit 10 ml destilliertem Wasser (Abb. 146.5), ziehen den Katheter vorsichtig bis zum Widerstand des Ballons zurück und schließen das Ansatzstück zum Auffangbeutel an (Abb. 146.6). Zur Vereinfachung der Flüssigkeitsbilanzierung kann dem Auffangbeutel ein Messgefäß vorgeschaltet werden, im dem je nach Protokoll stündlich oder zweistündlich die Ausscheidung präzise abgelesen und fraktioniert in den Beutel abgelassen (↙) werden kann. Dieses wird in der Regel am Patientenbett fixiert (Abb. 146.7). Achten Sie darauf, dass der Auffangbeutel tiefer hängt als das Harnblasen-Niveau des Patienten, damit kein Rücklauf resultiert. Der Verbindungsschlauch kann mit Hilfe einer Klemme (➡) zugeklemmt werden, wenn Sie z.B. aus dem Ansatzstück eine Urinprobe für eventuelle mikrobiologische oder andere Untersuchungen gewinnen möchten (Abb. 146.8). Dann entfernen Sie alle Tücher und Materialien. Zuletzt notieren Sie bitte die Größe (Ch) und das Datum in der Patientenakte.

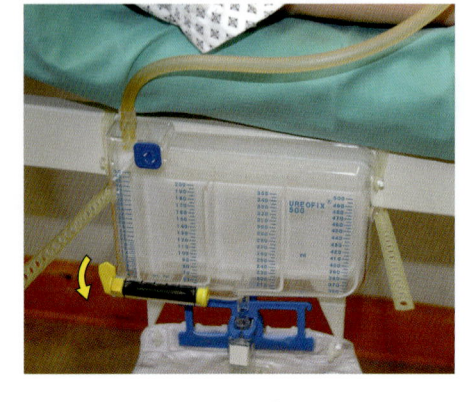

Abb. 146.7 Messgefäß mit Auffangbeutel

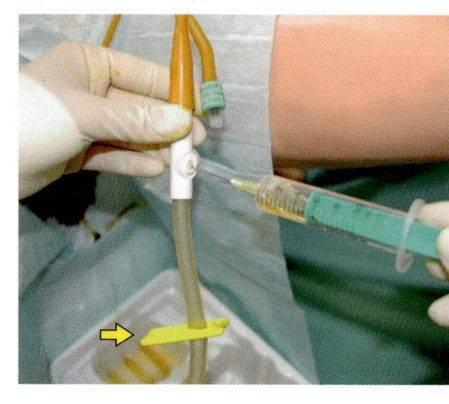

Abb. 146.8 abklemmen / Probe gewinnen

Harnblasen-Katheter 23

Vorgehen bei Männern

Die Vorbereitung erfolgt analog zur Katheterisierung weiblicher Patienten wie auf den Seiten 143-146 beschrieben. Männer werden gebeten, in flacher Rückenlage ihre Beine leicht geöffnet liegen zu lassen. Das benötigte Material wird am besten zwischen die Beine des Patienten auf eine sterile Unterlage gelegt **(Abb. 147.1)** – hier muss in jedem Fall ein steriles Gleitgel ( ) hinzugefügt werden.

Nachdem Sie mit Hilfe eines Assistenten, der den Penis des Patienten kurz anhebt, den Penis in ein steriles Lochtuch eingeschlagen haben **(Abb. 147.2)**, heben Sie ihn mit Ihrer linken Hand (als Rechtshänder) etwas nach cranial an (in **Abb. 147.3**) und ziehen ggfs. die Vorhaut etwas zurück, hier am Modell gezeigt.

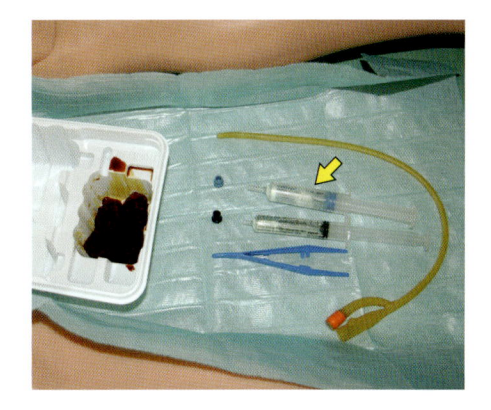

Abb. 147.1 sterile Unterlage

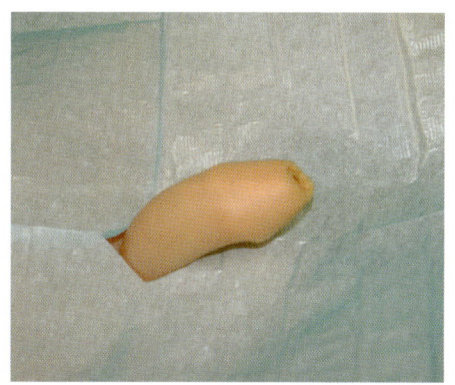

Abb. 147.2 Lochtuch/Hilfsperson

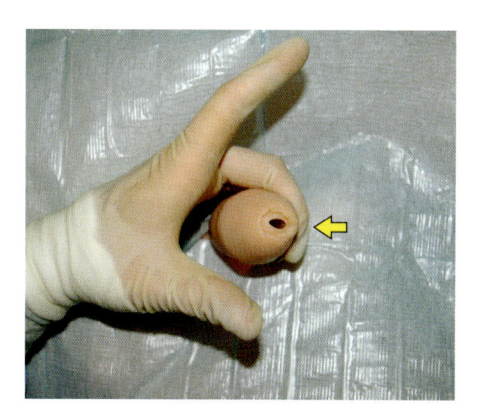

Abb. 147.3 etwas anheben

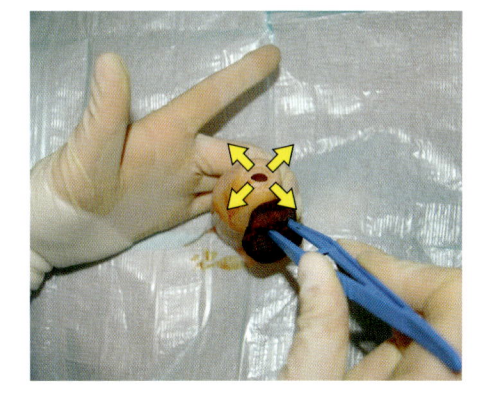

Abb. 147.4 sternförmige Desinfektion

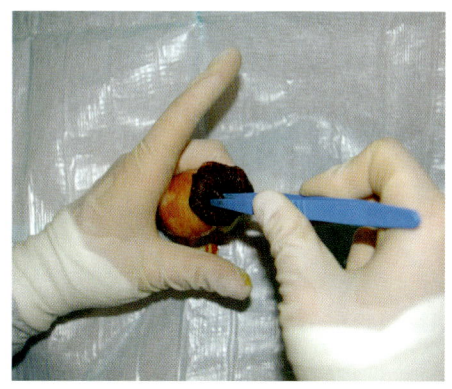

Abb. 147.5 Urethramündung

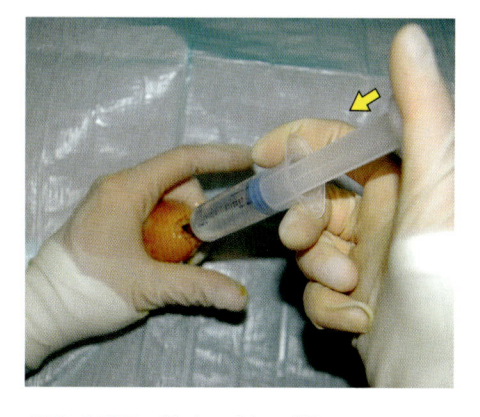

Abb. 147.6 Gleitgel instillieren

Dann desinfizieren Sie die Glans penis mit Ihrer rechten „Arbeitshand" von der Öffnung der Urethramündung weg sternförmig ( ) bis zur Vorhaut mit mindestens drei getränkten Tupfern **(Abb. 147.4)**. Danach desinfizieren Sie nochmals die Mündungsstelle der Urethra mit einem frischen Desinfektionstupfer **(Abb. 147.5)** und instillieren ( ) das anästhesierende Gleitgel **(Abb. 147.6)**. Halten Sie sofort danach die Urethramündung mit dem linken Daumen zu, damit das Gleitgel nicht sofort wieder austritt und seine betäubende Wirkung (Einwirkzeit: ca. 2-3 Minuten) ausüben kann **(Abb. 147.7)**. Lassen Sie den Penis während dessen nicht los, damit die Glans nicht unsteril wird **(Abb. 147.8)**.

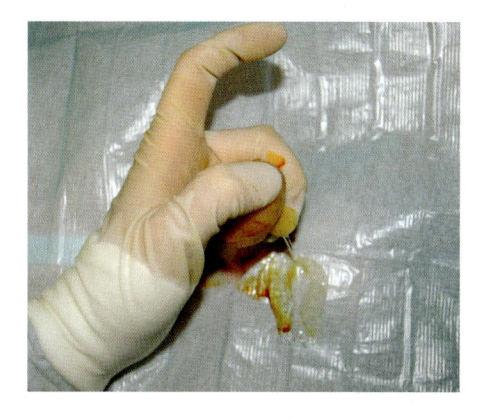

Abb. 147.7 2-3 Minuten zuhalten

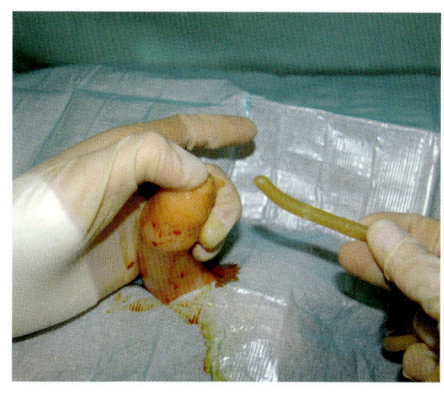

Abb. 147.8 nicht loslassen

23 Harnblasen-Katheter

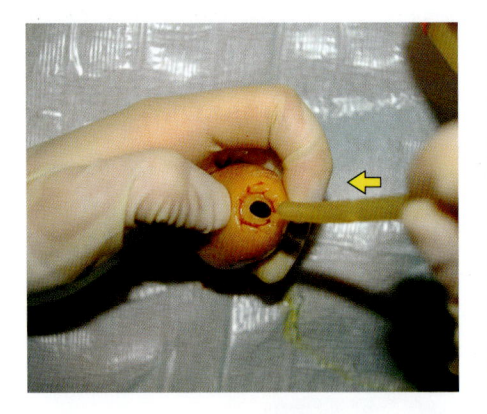

Nachdem die Einwirkzeit verstrichen ist, komprimieren Sie mit Daumen und Zeigefinger der linken Hand das ursprünglich schlitzförmige Ostium der Urethra in der Sagittalebene (dadurch wird es eher kreisrund) und führen die Kathterspitze in die Urethra ein (⬅ in **Abb. 148.1**). Dabei halten Sie den Penis zunächst senkrecht nach ventral und schieben den Katheter vor (⬇), bis Sie auf einen leichten Widerstand stoßen, der durch die Prostata hervorgerufen wird (**Abb. 148.2**). Jetzt angulieren Sie den Penis unter leichtem Zug nach distal (↗) mit der linken Hand nach caudal (↘) und schieben den Katheter (↖) weiter vor (**Abb. 148.3**), bis Harn (➡) in die bereitgestellte Auffangschale austritt (**Abb. 148.4**).

Abb. 148.1 Urethra aufdrücken

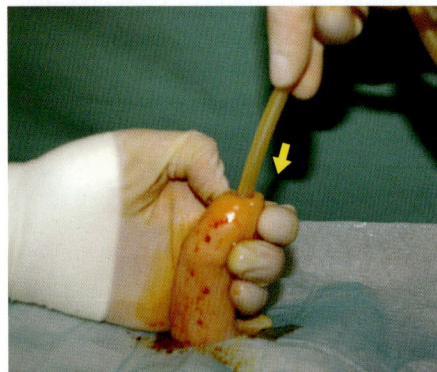

Abb. 148.2 Katheter einführen

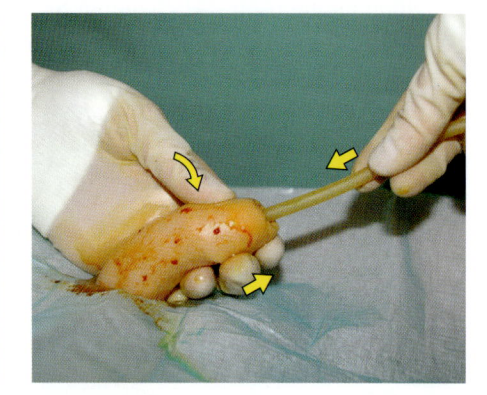

Abb. 148.3 Angulation ...

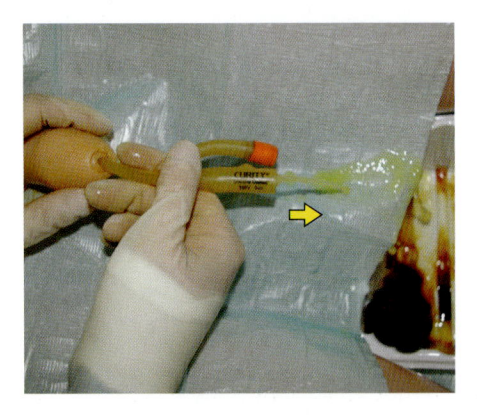

Abb. 148.4 ... bis Urin austritt

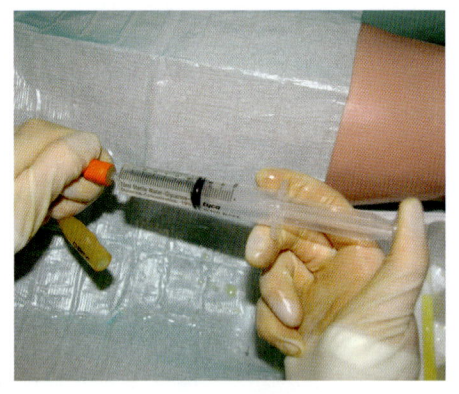

Abb. 148.5 Ballon blocken

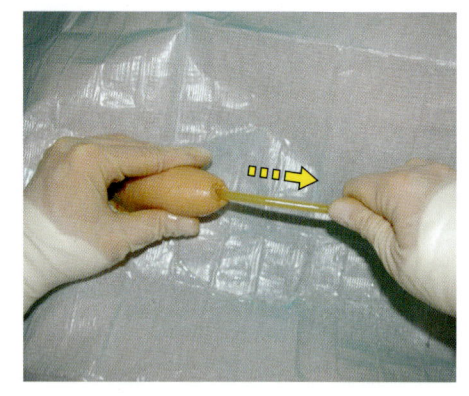

Abb. 148.6 vorsichtiger Rückzug

Anschließend wird der Ballon mit 10 ml Aqua dest. geblockt (**Abb. 148.5**) und durch vorsichtigen Rückzug (⇢) getestet, ob der Katheter gegen ein ungewolltes Herausrutschen gesichert ist (**Abb. 148.6**). Dabei wird der Blockungsballon gleichzeitig zum Boden der Harnblase zurückgezogen.

Abschließend schließen Sie analog zum Vorgehen auf S. 146 den Abfluss (↙) zum Sammelbeutel an (**Abb. 148.7**) und entfernen die Unterlagen und das Material. Bitte vergessen Sie nicht, den Abflussschlauch einmal mit einem Pflaster am Oberschenkel des Patienten zu fixieren, damit der Katheter nicht versehentlich im geblockten Zustand herausgerissen werden kann. Wenn Sie den DK später wieder entfernen (➡) möchten (**Abb. 148.9**), denken Sie bitte daran, vorher den Ballon durch Aspiration (↘) mit einer Spritze vollständig zu entblocken (**Abb. 148.8**).

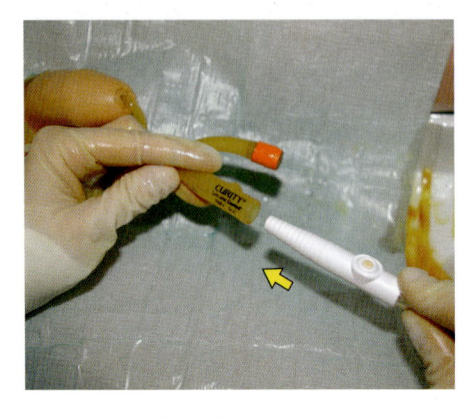

Abb. 148.7 Anschluss

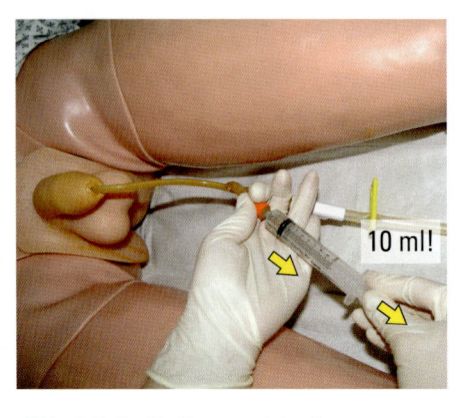

Abb. 148.8 Ballon entblocken

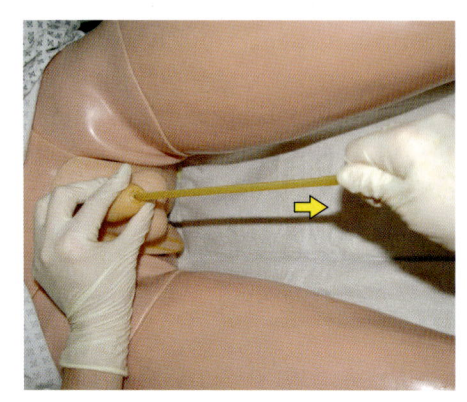

Abb. 148.9 Katheter entfernen

Intubation 24

Indikation
Allgemein steht die Sicherung der Atemwege im Rahmen einer Beatmung bei operativen Eingriffen oder bei respiratorischer Insuffizienz bei Patienten auf der Intensivstation im Vordergrund. Diese Routineintubation bei elektiven operativen Eingriffen soll hier beschrieben werden. Eine Notfallintubation erfordert oft ein anderes Procedere und wird z.B. bei einem Larynxödem, einer akuten Epiglottitis, einem retropharyngealen Abszess oder durch inhalative Noxen notwendig. Schließlich strebt man bei komatösen Patienten (z.B. vor einer Magenspülung bei Intoxikation) und bei schwerem Schädel-Hirn-Trauma sowie bei Unfallpatienten mit instabilem Thorax, Lungenkontusion oder Schock eine Intubation für eine kontrollierte Beatmung und zum Schutz vor einer Aspiration an.

Mögliche Komplikationen
Wird der Tubus nicht in der Trachea, sondern im Ösophagus positioniert, droht neben einer Magensaftaspiration eine akute respiratorische Insuffizienz. Auch bei korrekter intratrachealer Lage kann der Tubus zu weit bis in einen der Hauptbronchien vorgeschoben sein, so dass nur eine Lunge (meistens die rechte) belüftet wird.
Im Rahmen der Intubation ist eine Beschädigung der oberen Schneidezähne möglich, sowie eine Verletzung der Schleimhaut im Mund-, Nasen- und Rachenbereich. Durch Vagusreizung kann unter Umständen ein Laryngospasmus und eine Bradykardie bis hin zur Asystolie ausgelöst werden. Daher hält man stets eine aufgezogene Ampulle Atropin und auch Adrenalin (Suprarenin®) bereit, um im Bedarfsfall z.B. schnell 0.5 - 1 mg Atropin i.v. injizieren zu können.

Besondere Vorsicht ist bei Patienten geboten, die wegen respiratorischer Erschöpfung intubiert werden müssen: Diese Patienten befinden sich oft im Stadium einer (zuvor gewollten) Flüssigkeitsrestriktion mit relativem Volumenmangel. Wenn sich jetzt durch den erhöhten intrathorakalen Druck der venöse Rückstrom plötzlich vermindert und auch noch die endogene Katecholaminausschüttung entfällt, kann es zu einem sehr ausgeprägten Blutdruckabfall kommen.
Bei längerer Liegezeit kann schließlich der aufgeblasene Cuff, der zum Schutz vor Aspirationen dient (s.u.), eine Drucknekrose der trachealen Wand verursachen. Auch der Tubus selbst kann bei nasotrachealer Lage die Nasenschleimhaut schädigen und eine bakterielle Sinusitis bis hin zur Sepsisgefahr begünstigen. Als seltene Spätschäden sind Stimmbandgranulome, eine Tracheomalazie oder eine Trachealstenose möglich [24.1].

Vorbereitung
Wird der Patient nicht notfallmäßig intubiert, erfolgt zuvor eine Aufklärung des wachen Patienten über das Vorgehen und die vorgenannten Komplikationsmöglichkeiten, insbesondere über die Unfähigkeit, bei liegendem Tubus zu sprechen. Bei geplanter Intubation bleibt der Patient zum Schutz vor einer Aspiration vorher nüchtern – falls eine Magensonde liegt, wird der Magen darüber sorgfältig entleert. Denken Sie daran, Zahnprothesen vorher zu entfernen. Folgendes Material wird vorbereitet (Abb. 149.1):

(A) Stethoskop zur Lagekontrolle
(B) Beatmungsmaske (passende Größe) und Beatmungsbeutel mit O_2-Anschluss
(C) Laryngoskop mit Macintosh-Spatel
(D) Material zur Fixation
(E) Magillzange
(F) Blockungsspritze für den Cuff
(G) Guedeltubus
(H) Handschuhe
(I) Tubus in passender Größe
(J) vorgebogener Führungsstab
(K) Lokalanästhetikum-Spray

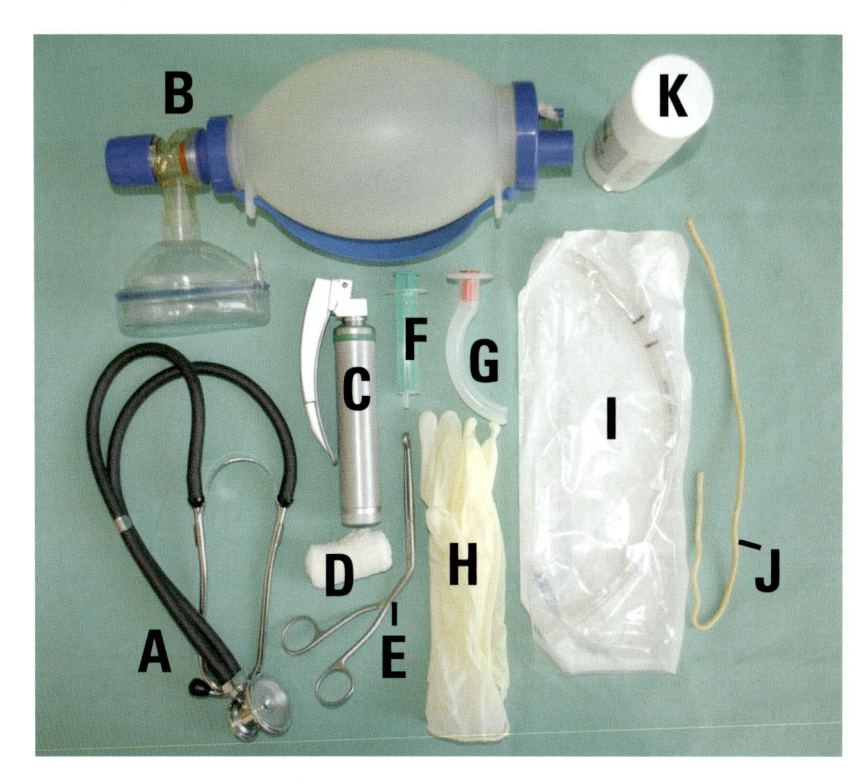

Abb. 149.1 Materialvorbereitung

24 Intubation

Für die Intubation von Kindern, Jugendlichen oder kleineren Erwachsenen stehen unterschiedliche Spatelgrößen zur Verfügung, die zusammen mit einer Magillzange (↗) bereit gelegt werden (Abb. 150.2). Für die Auswahl der geeigneten Tubusgröße gibt die Tab. 150.1 entsprechende Hinweise. Als Richtgröße werden bei Frauen Innendurchmesser (ID) von 7-8 mm (= 30-34 Charrière) und bei Männern von 8.0-8.5 mm (= 34-36 Ch) verwendet.

Bei Kindern gilt als Faustregel, dass der Durchmesser des kleinen Fingers ungefähr dem Durchmesser des Tubus entsprechen soll. Allgemein werden Tuben bevorzugt, deren Blockungsballon („Cuff") einen geringeren Druck auf die Trachealwand ausübt („High Volume / Low Pressure Cuff"). Somit wird einer Nekrose der Trachealwand vorgebeugt. Achten Sie darauf, schon vor Beginn der Intubation die Dichtigkeit des Cuff (↓) mit Hilfe einer Blockungsspritze (⇒) zu überprüfen (Abb. 150.3). Diese muss dafür fest in das Ventil (↘) des dünnen Schlauchs aufgesteckt werden, bevor der Cuff (↓) mit Luft gefüllt werden kann (Abb. 150.4).

Alter	Gewicht	Ch	ID	Einf.-Tiefe
Frühg.	< 2.5 kg	12	2.5	10 cm
Neug.	2.5 - 5 kg	14	3.0	11 cm
6 Mo.	5 - 8 kg	16	3.5	11 cm
1 Jahr	8 - 10 kg	18		12 cm
2 - 3 J.	10 - 15 kg	20	4.0	13 cm
4 - 5 J.	15 - 20 kg	22	4.5	14 cm
6 - 7 J.	20 - 25 kg	24	5.0	15 - 16
8 - 9 J.	25 - 30 kg	26	5.5	16 - 17
10 J.	30 - 45 kg	28	6.0	17 - 18
12 J.	45 - 60 kg	30	6.5	18 - 22
> 14 J.	Frauen	30 - 34	7.0	20 - 24
	Männer	34 - 38	7 - 8	20 - 24

Tab. 150.1 Größentabelle

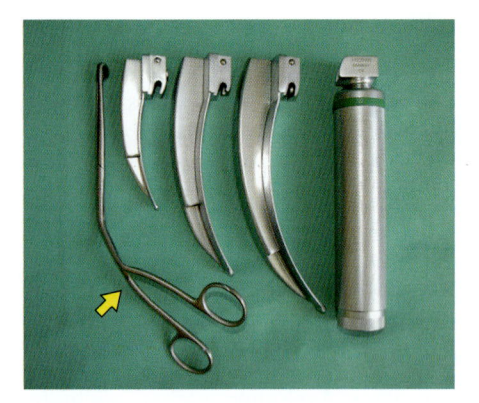

Abb. 150.2 Spatelgrößen

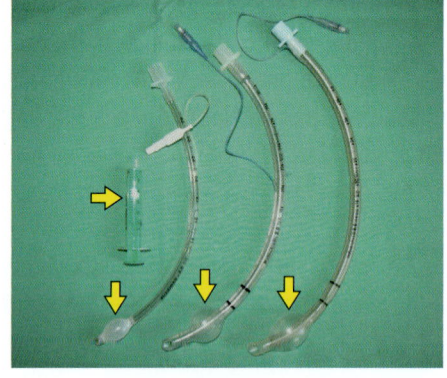

Abb. 150.3 Tubusgrößen

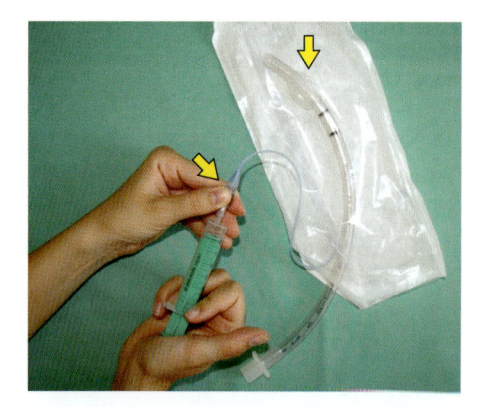

Abb. 150.4 Cuffdichtigkeit prüfen

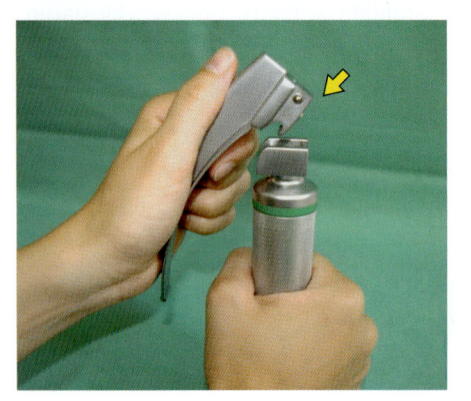

Abb. 150.5 Spatel einsetzen

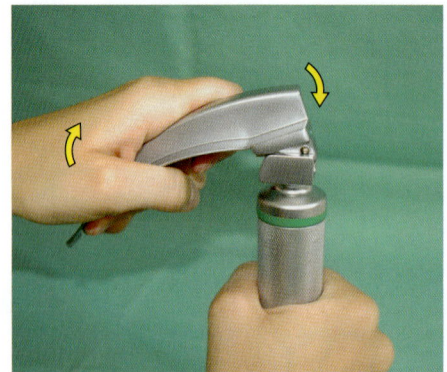

Abb. 150.6 einschnappen: Klick!

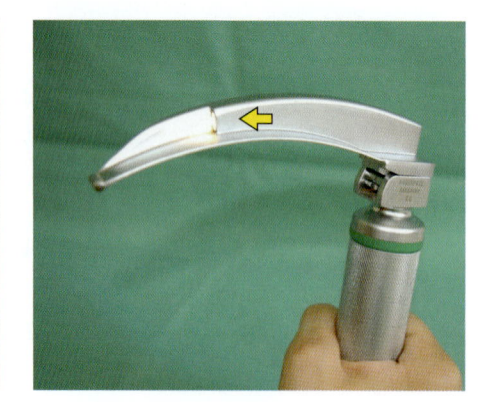

Abb. 150.7 Lichttest

Anschließend stecken Sie den Spatel schräg auf das Laryngoskop auf (↙ in Abb. 150.5) und lassen es gegen den leichten Widerstand mit einer leichten Drehbewegung (↶ , ↓) einschnappen (Abb. 150.6). Nach dem Einschnappen sollte das Licht (⇐) kräftig leuchten (Abb. 150.7), damit das Sichtfeld während der Intubation gut ausgeleuchtet sein wird.

Intubation 24

Meistens werden die kostengünstigeren Magilltuben (⇨) als Standardtuben verwendet, die aus PVC oder Weichgummi bestehen und wegen ihres Niederdruckcuffs auch gut für eine Langzeitintubation geeignet sind (vgl. S. 150). Ihr Nachteil besteht in einer möglichen Knickbildung und Komprimierbarkeit. Daher stehen als Alternative für schwierige Intubationsbedingungen oder für operative Eingriffe im HNO-Bereich nicht komprimierbare Woodbridge-Tuben (⇗) zur Verfügung, die aus einer Latex-, PVC- oder Silikonummantelten Stahlspirale bestehen (Abb. 151.1). Schließen Sie nach Möglichkeit anamnestisch eine Latexallergie aus, wenn Sie derartige Tuben verwenden wollen. Vor Beginn der Intubation wird noch ein leicht vorgebogener Führungsstab in den Tubus eingeführt (⇖ in Abb. 151.2), der jedoch an seiner distalen Spitze nicht herausschauen darf (⇘), um Verletzungen des Larynx oder der Trachea vorzubeugen (Abb. 151.3).

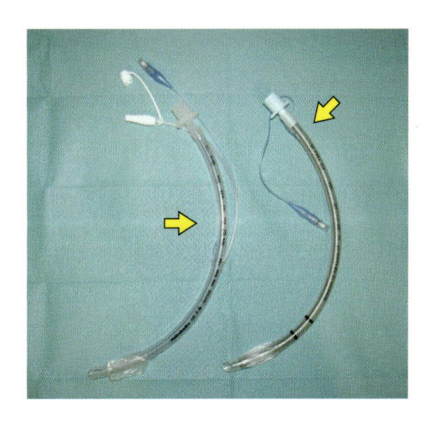

Abb. 151.1 Magill vs. Woodbridge 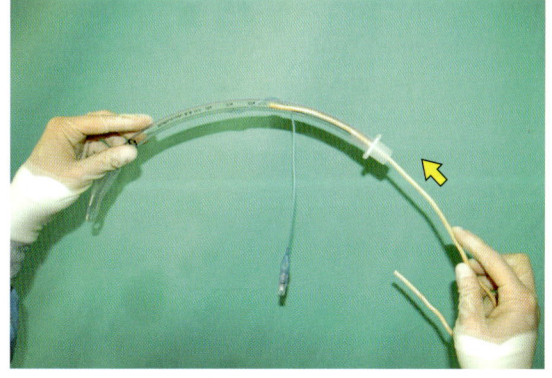   **Abb. 151.2** vorgebogener Führungsstab 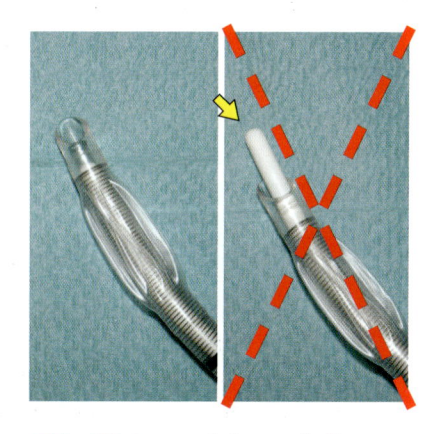   **Abb. 151.3** ... nicht zu tief!

Einleitung
Beschrieben wird hier nicht eine notfallmäßige, sondern die routinemäßige Intubation von Erwachsenen:
Dafür wird der Patient flach auf dem Rücken gelagert und der Intubierende steht hinter dessen Kopf (Abb. 151.4). Die Narkoseeinleitung beginnt mit einem Analgetikum, z.B. mit 0.1 - 0.3 mg Fentanyl i.v. als Standardmedikation für einen ca. 70 kg schweren Erwachsenen (Abb. 151.5). Bei Kindern beträgt die Dosierung ca. 1 - 5 µg / kg KG. Alternativ können bei Erwachsenen z.B. auch 1 - 3 ml Rapifen® (= 0.5 - 1.5 mg) i.v. gegeben werden.

Während der 3-5 Minuten bis zum Wirkungseintritt (der Patient wird schläfrig, entspannt und hat zunehmend „schwere Augen") wird mit Maske und 100 % Sauerstoff (O_2) präoxygeniert, um für die nachfolgende Intubation eine ausreichende pO_2-Reserve aufzubauen (Abb. 151.6).

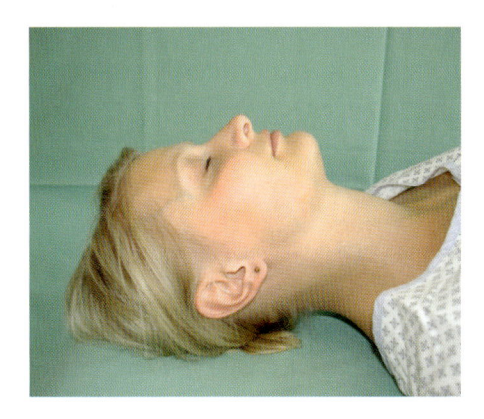

Abb. 151.4 Lagerung 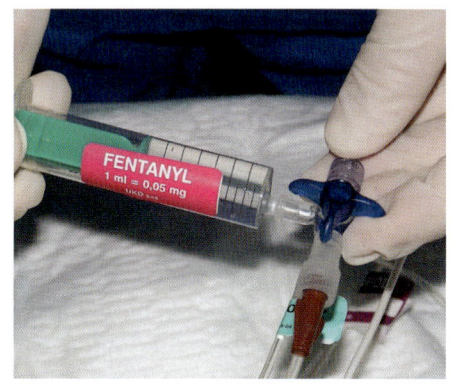   **Abb. 151.5** Analgetikum i.v. 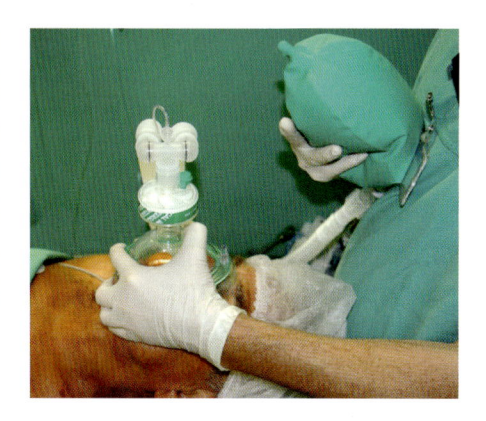   **Abb. 151.6** Präoxygenierung

24 Intubation

Danach können Sie im OP als Hypnotikum z.B. Propofol mit einer Dosierung von 2 mg / kg KG i.v. für normale Erwachsene verwenden (Abb. 152.1), da es als gewünschten Nebeneffekt auch die Rachenmuskulatur erschlaffen lässt. Es sollte langsam injiziert werden, weil ansonsten schmerzhafte Irritationen der Venenwand und vor allem hypotone Kreislaufreaktionen verstärkt auftreten können (vgl. S. 149). Falls Kinder Propofol erhalten (s.u.), kann die Dosierung u.U. auf 3-5 mg /kg KG erhöht werden, bei älteren Patienten über 60 Jahren wird sie wegen des begleitenden Blutdruckabfalls eher auf ca. 1 mg / kg KG erniedrigt.

Daher kann bei Patienten mit Herzinsuffizienz alternativ z.B. auch Etomidate (Hypnomidate®) mit einer Dosierung von ca. 0.2 mg / kg KG eingesetzt werden: Hierbei ist der Blutdruckabfall nicht so ausgeprägt (Abb. 152.2). Etomidate führt jedoch i.d.R. zu einer geringeren Narkosetiefe und zu einer vorübergehenden Suppression der Nebennierenrinde, so dass physiologische Stressreaktionen nur abgeschwächt ablaufen können. Als weitere Alternative steht u.a. auch Thiopental (Trapanal®) in einer Dosierung von ca. 3-5 mg / kg KG i.v. für Erwachsene zur Verfügung.

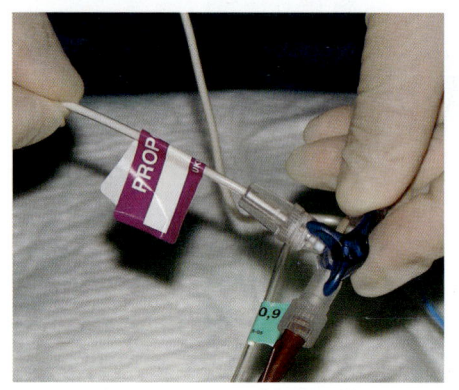

Abb. 152.1 Hypnotikum langsam i.v. 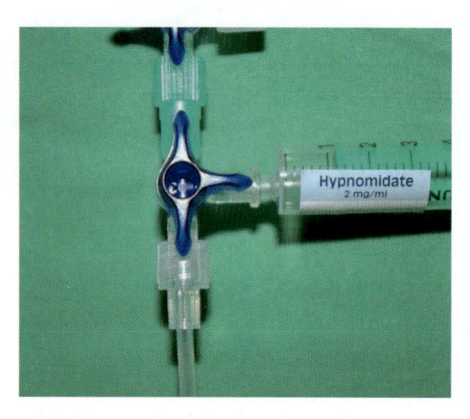   **Abb. 152.2** bei Herzinsuffizienz 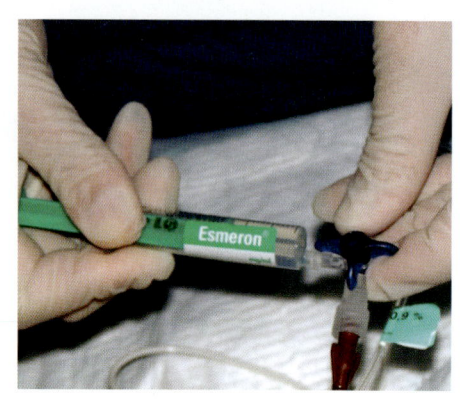   **Abb. 152.3** Relaxation

Testen Sie nun zunächst, ob eine Maskenbeatmung möglich ist (vgl. nächste Seite). Wenn die Maskenatmung nicht funktioniert, weil der Patient sich noch dagegen wehrt, kann es sinnvoll sein, die Narkosetiefe durch eine Nachinjektion des Propofols (~ 1 mg/kg KG i.v.) zu erhöhen oder es mit einer Larynxmaske zu versuchen (hier nicht dargestellt). Besonders bei Kindern kann Propofol jedoch auch paradoxe Reaktionen auslösen. Im Regelfall erfolgt aus Sicherheitsgründen eine Relaxation nur dann, wenn eine Maskenbeatmung möglich ist. Als ultima ratio müssten Sie den Patienten aufwachen lassen, wenn es sich nicht um eine obligate Notfallintubation handelt.

Diejenigen Kollegen, die im sog. „Air way management" nicht ausreichend routiniert sind, sollten möglichst außerhalb des Krankenhauses und besonders bei Notfallintubationen auf eine Relaxation verzichten. Dies gilt auch dann, wenn in der aktuellen Situation keine Supervision durch einen erfahrenen Anästhesiologen zur Verfügung steht: Notfallintubationen unterscheiden sich von den hier dargestellten Vorgehensweisen sowohl im Ablauf („Rapid Sequence Induction") als auch in der Auswahl der Medikamente [24.2, 24.3].

Nur im Fall einer Relaxation:
Als Muskelrelaxanz kann z.B. Rocuronium (Esmeron®) mit einer Dosierung von 0.6 mg / kg KG i.v. eingesetzt werden (Abb. 152.3). In dieser Dosierung beträgt die Anschlagszeit ca. 3 Minuten, in denen weiter mit 100 % O_2 beatmet wird. Die Wirkungsdauer der Relaxation beträgt dann etwas mehr als 30 Minuten. Höhere Dosierungen von ca. 1.0 mg / kg KG i.v. werden bei schnelleren Notfalleinleitungen eingesetzt (s.u.), relaxieren den Patienten dann jedoch auch für 1 ½ Stunden. Als Alternative dazu steht Succinylcholin (z.B. Lysthenon®) zur Verfügung, das in einer Dosierung von 1.0-1.5 mg / kg KG in nur 45 Sekunden noch schneller anschlägt, jedoch auch nur ca. 7 Minuten vorhält.

Intubation

Lagerung des Kopfes

Das Ziel der verbesserten „Jackson"- oder „Schnüffel"-Position ist die Angleichung der oralen Achse an die pharyngeale und laryngeale Achsen: In normaler Rückenlage verlaufen diese Achsen relativ ungünstig zueinander (Abb. 153.1). Durch die Unterpolsterung und Anhebung des Kopfes (⬆) werden schon einmal die Achsen des Pharynx und Larynx einander angenähert (Abb. 153.2). Wenn jetzt der Kopf noch leicht in eine „Schnüffelstellung" gestreckt wird (Abb. 153.3), verläuft auch die orale Achse günstiger, so dass eine bessere laryngoskopische Sicht auf den Kehlkopf resultiert. Vermeiden Sie jedoch eine zu ausgeprägte Hyperextension oder ein Überhängen des Kopfes über den Rand des Tisches.

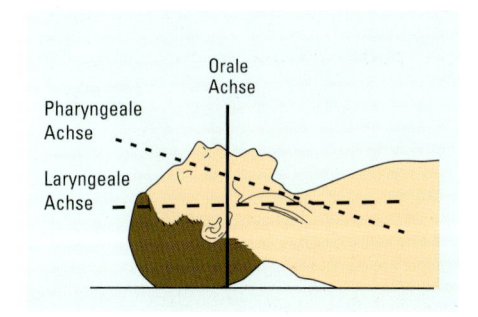

Abb. 153.1 normale Rückenlage

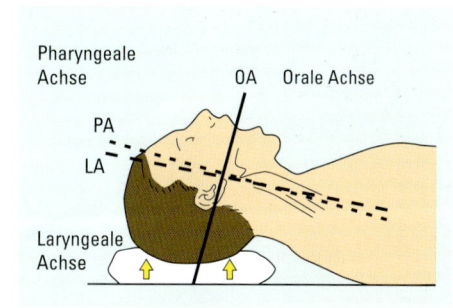

Abb. 153.2 Kopf angehoben ...

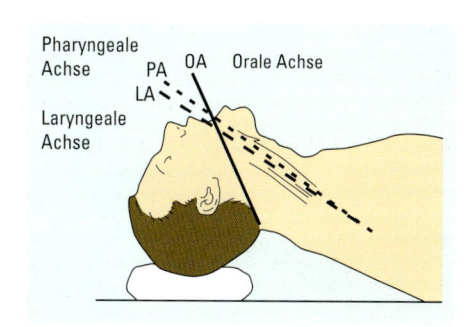

Abb. 153.3 ... plus Streckung

Üben Sie dies am besten zuvor an einer Trainingspuppe (Abb. 153.4) und gegenseitig (Abb. 153.5), indem Sie das Kinn nach ventrocranial (↖) ziehen und vorsichtig den Hinterkopf etwas nach caudal schieben (⇨), damit sich die Sichtachse vom Mund auf den Kehlkopf möglichst begradigt (Abb. 153.6). Dann öffnen Sie den Mund des Patienten mit Hilfe des Esmarch-Handgriffs, drücken mit beiden Daumen (⬇) den Unterkiefer nach caudal und ziehen gleichzeitig mit den anderen Fingern den Kieferwinkel nach ventral (⬆), um Mundboden und Zunge anzuheben und dadurch den Atemweg freizuhalten (Abb. 153.7). Jetzt pressen Sie die Beatmungsmaske dicht auf das Gesicht und heben dabei weiterhin den Kiefer mit Ihrem 3.-5. Finger etwas an (⬆), während Ihr Daumen und Zeigefinger die Maske halten (Abb. 153.8). Dabei formen Sie aus Ihrer Sicht ein „C" – daher auch „C-Griff" genannt (Abb. 153.9).

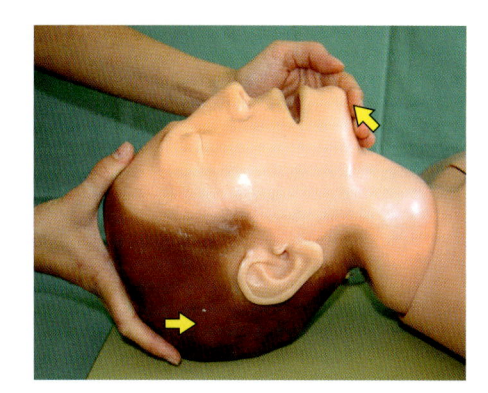

Abb. 153.4 Training an Puppe

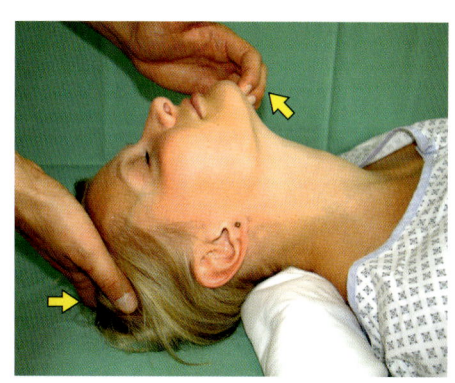

Abb. 153.5 gegenseitig üben

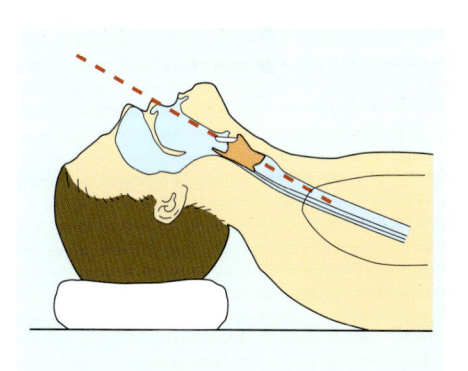

Abb. 153.6 gerade Sichtachse

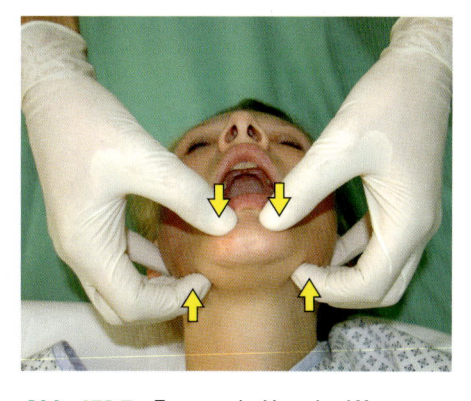

Abb. 153.7 Esmarch-Handgriff

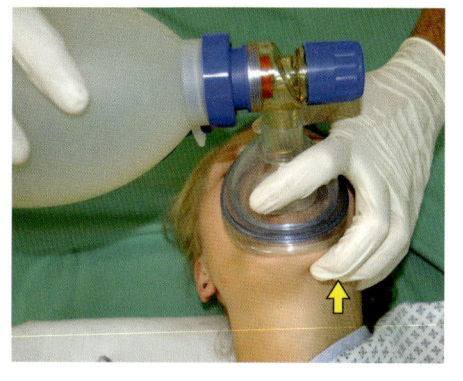

Abb. 153.8 Maske dicht aufsetzen

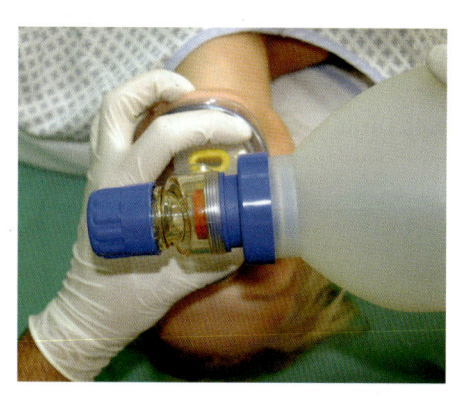

Abb. 153.9 „C-Griff"

24 Intubation

Probleme mit der Maskenabdichtung entstehen oft bei Bartträgern, so dass ein Maskenwechsel notwendig wird. Mitunter können Sie sich bei einem tief bewusstlosen Patienten auch helfen, indem Sie einen Guedeltubus ( ) verwenden, um eine freie Luftpassage herzustellen **(Abb. 154.1)**: Dafür führen Sie den Guedeltubus zunächst „verkehrt herum" ein **(Abb. 154.2)** und drehen ihn dann im Uhrzeigersinn ( ) in die Mundhöhle **(Abb. 154.3)**, so dass sich seine Krümmung dem Zungenverlauf anpasst. Nun wird ein Zurücksinken der Zunge verhindert und so der Atemweg freigehalten.

Abb. 154.1 Guedeltubus …

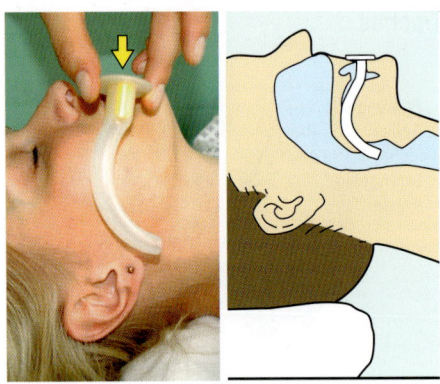

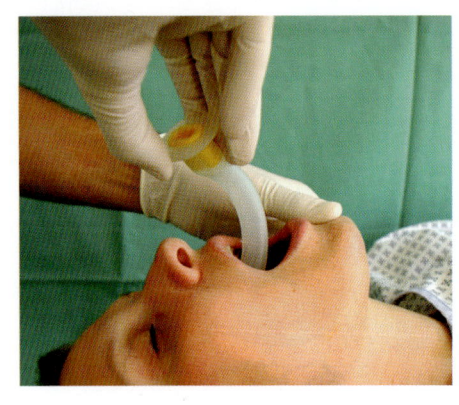

Abb. 154.2 einführen …

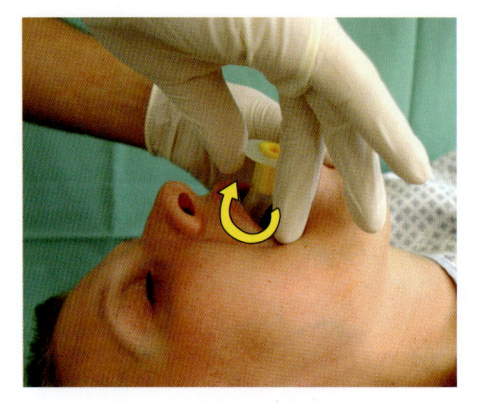

Abb. 154.3 … und eindrehen

Nachdem Sie nun den Patienten mit der Maske beatmet und präoxygeniert haben **(Abb. 154.4)**, existieren zwei Möglichkeiten für die Mundöffnung: Beim sogenannten „Kreuzgriff" drücken Sie mit Ihrem Daumen die Mandibula nach caudal ( ) und mit Ihrem Mittelfinger die Maxilla nach cranial ( ) in Gegenrichtung **(Abb. 154.5)**. Viele Kollegen bevorzugen die Alternative, mit dem Mittelfinger den Unterkiefer nach caudal zu öffnen ( ) und mit dem Zeigefinger den Oberkiefer nach cranial zu ziehen ( ), weil dann die eigene Hand weniger die Sicht in den Pharynx versperrt **(Abb. 154.6)**.

Dann nehmen Sie als Rechtshänder mit Ihrer linken Hand das bereits eingerastete Laryngoskop (Lampe leuchtet) an, das Ihnen von einem Helfer angereicht wird **(Abb. 154.7)**.

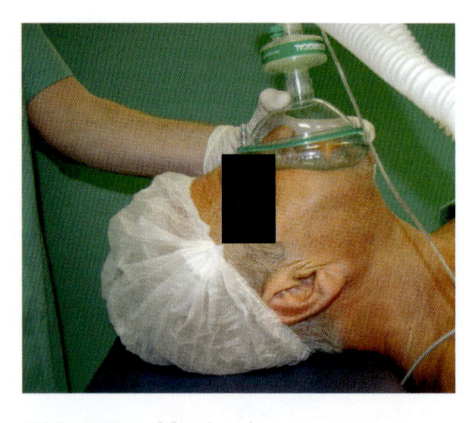

Abb. 154.4 Maskenbeatmung

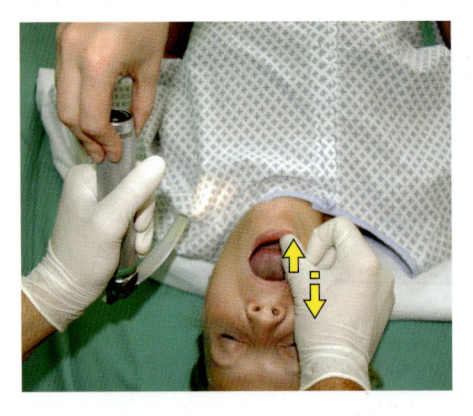

Abb. 154.5 Kreuzgriff zur Mundöffnung

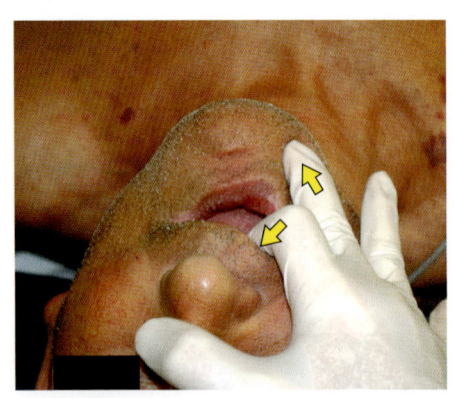

Abb. 154.6 Alternativgriff

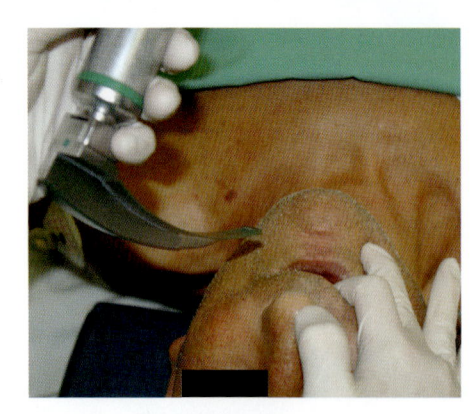

Abb. 154.7 Laryngoskop

Intubation 24

Nun führen Sie den Spatel entlang der Zunge in den Mund ein (↘ in **Abb. 155.1**), drängen damit die Zunge nach links (⇐) zur Seite ab (**Abb. 155.2**) und schauen dann oft lediglich auf die Epiglottis (**Abb. 155.3**). Führen Sie die Spatelspitze noch ein Stück ventral an der Epiglottis vorbei (↗ in **Abb. 155.3**). Jetzt ziehen Sie den Griff des Laryngoskops nach ventrocaudal (↗) und heben damit die Zunge und die Weichteile an (**Abb. 155.4 / 5**), so dass der Blick auf die Stimmritze frei wird (**Abb. 155.6**).

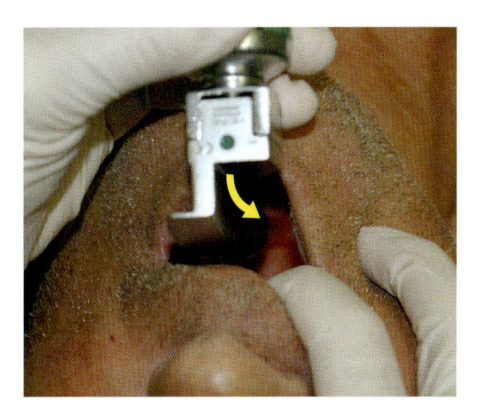

Abb. 155.1 Spatel einführen

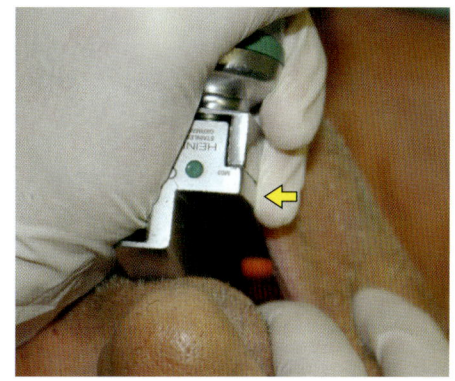

Abb. 155.2 Zunge abdrängen

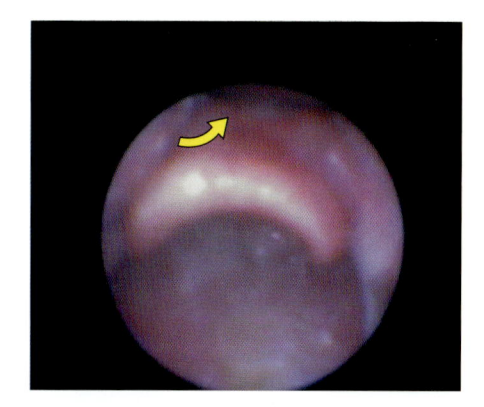

Abb. 155.3 Epiglottis

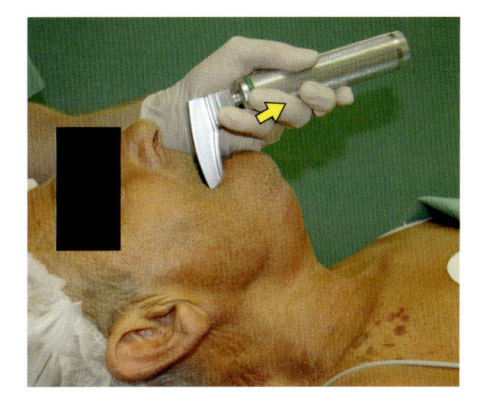

Abb. 155.4 Zug nach ventrocaudal

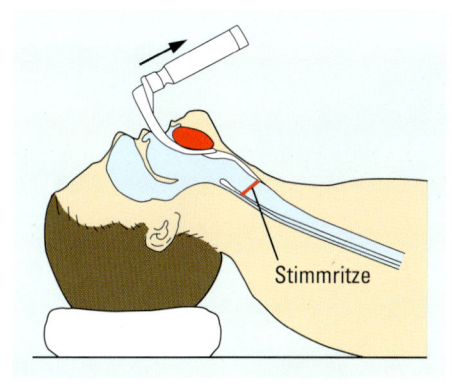

Abb. 155.5 Schemazeichnung

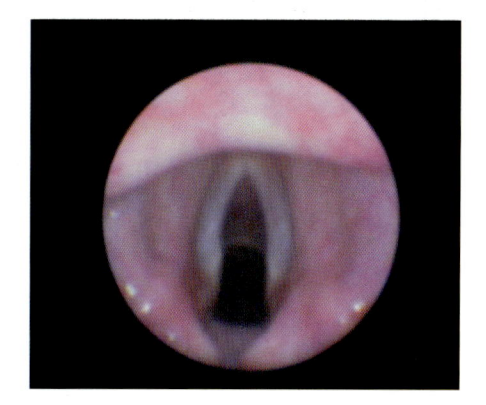

Abb. 155.6 Stimmritze

Vermeiden Sie unbedingt, mit dem Laryngoskop zu hebeln (↻ in **Abb. 155.7**), damit Sie nicht die vorderen Schneidezähne (↘) des Patienten verletzen (⚡ in **Abb. 155.8**). Falls Sie die Stimmritze nicht einstellen können, bitten Sie lieber eine Hilfsperson, Ihnen durch etwas Druck von außen auf den Kehlkopf (↙) zu helfen (**Abb. 155.9**). Schieben Sie den Tubus unter Sicht zwischen den Stimmbändern hindurch, bis die Oberkante des Cuffs die Stimmritze klar um 1 bis 2 cm passiert hat (**Abb. 156.1**). Das Vorschieben unter Sicht durch die Stimmritze hindurch ist ein sicheres Zeichen für eine korrekte Intubation – seien Sie unbedingt ehrlich zu sich selbst, wenn es Ihnen nicht auf Anhieb gelungen ist, da Sie ansonsten das Leben des Patienten gefährden würden.

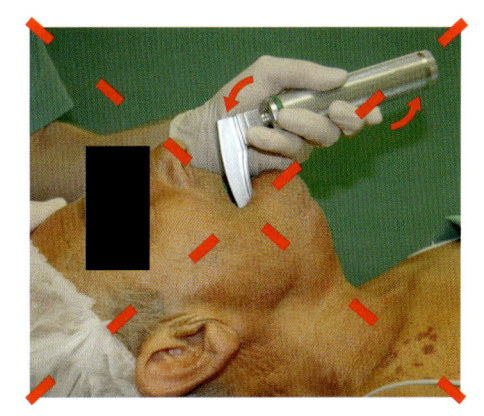

Abb. 155.7 nicht hebeln!

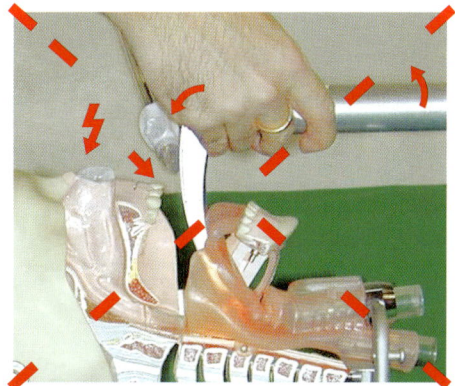

Abb. 155.8 cave: Zahnverletzung

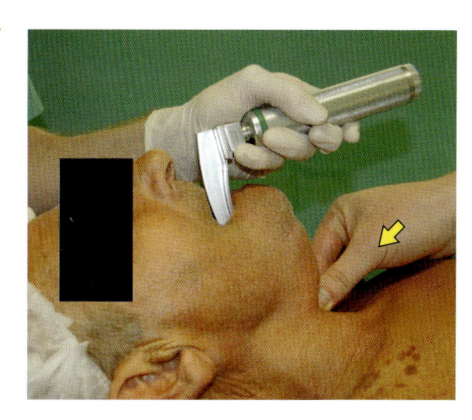

Abb. 155.9 Druck auf Kehlkopf

155

24 Intubation

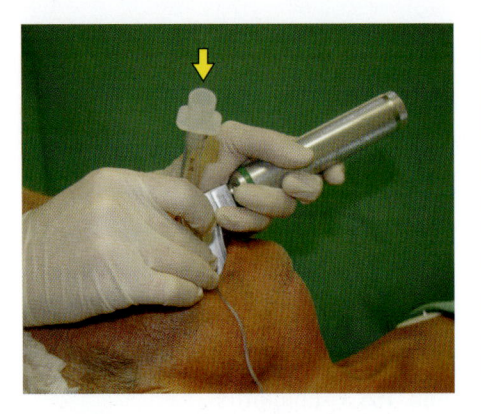

Nachdem Sie den Tubus unter Sicht durch die Stimmritze eingeführt (⬇) haben (Abb. 156.1), ziehen Sie das Laryngoskop heraus und fixieren (➡) den Tubus fest mit einer Hand, während der Cuff geblockt (✎) wird (Abb. 156.2) und Sie die Beatmung anschließen (Abb. 156.3). Bevor Sie den Tubus fixieren, überprüfen Sie auskultatorisch im Epigastrium (Abb. 156.4), über der rechten Lunge (Abb. 156.5) und an der linken Lunge (Abb. 156.6), ob tatsächlich beide Lungen seitengleich ventiliert werden oder der Tubus doch im Ösophagus positioniert ist.

Abb. 156.1 Tubus einführen

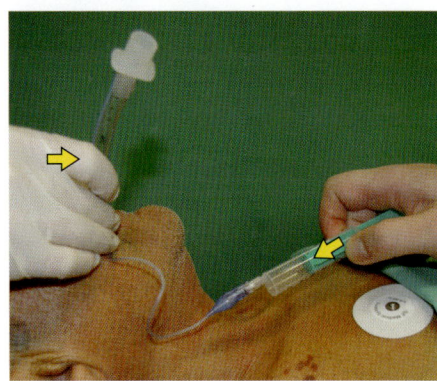

Abb. 156.2 Cuff blocken

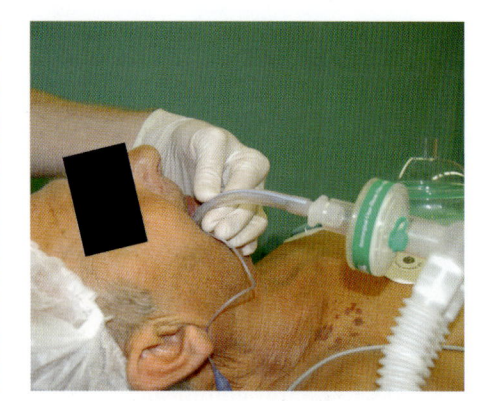

Abb. 156.3 Beatmung anschließen

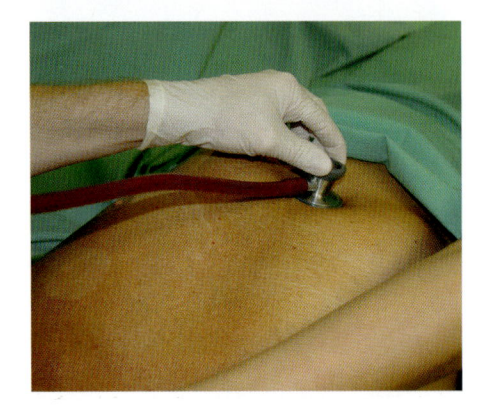

Abb. 156.4 epigastr. Auskultation

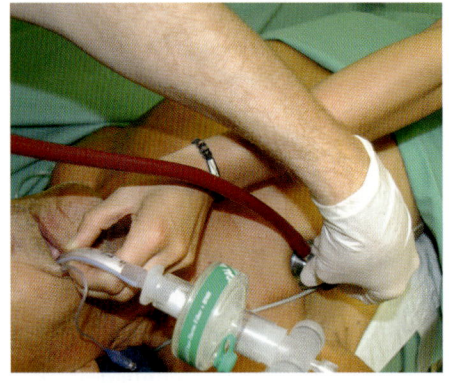

Abb. 156.5 rechte Lunge ok?

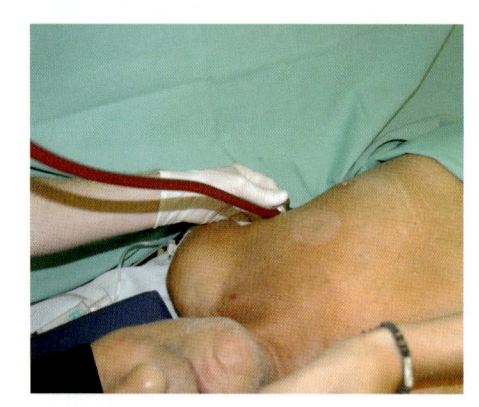

Abb. 156.6 linke Lunge ok?

Zusätzliche Hinweise geben Atemexkursionen des Thorax oder der Nachweis von exspiratorischem CO_2 (↗) über mehrere Atemzüge in der Kapnometrie (Abb. 156.7). Taucht das CO_2 nur ein bis zwei Atemzüge auf, könnte es theoretisch auch aus dem Magen stammen. Überprüfen Sie zur Sicherheit mit einem Manometer, ob der Druck im Cuff (Blockungsballon) im Normbereich (ohne Leckage < 25 cm H_2O) liegt (Abb. 156.8), damit bei überhöhten Drücken keine Druckläsionen resultieren. Lediglich ein Fingertest (⬇⬇) des kleinen Luftreservoirs liefert keine ausreichende Information, wie hoch der Druck genau liegt (Abb. 156.9).

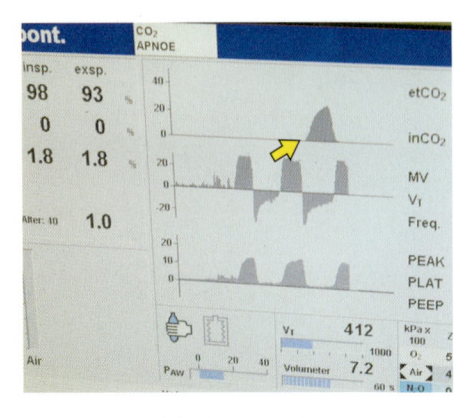

Abb. 156.7 CO_2-Nachweis

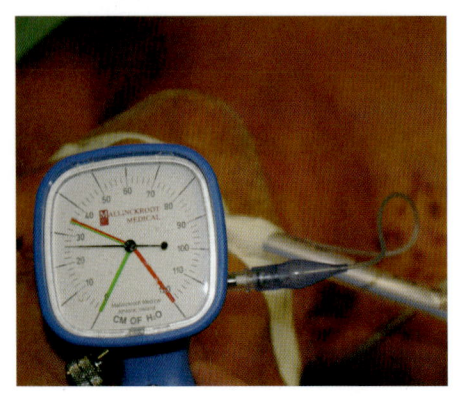

Abb. 156.8 Messung Cuffdruck

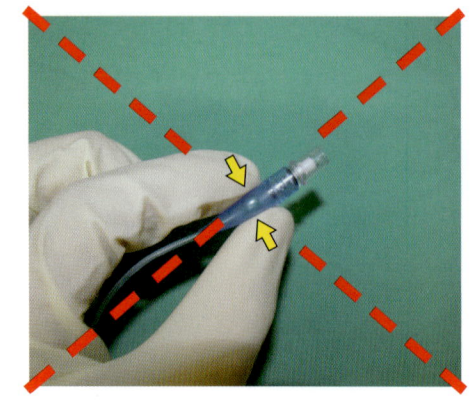

Abb. 156.9 Fingertest reicht nicht

Intubation 24

Fixation des Tubus

Am besten ziehen Sie dafür Ihre Handschuhe aus, um nicht immer damit an den beiden langen Klebestreifen hängen zu bleiben, die Sie sich dafür vorbereiten: Den ersten Streifen kleben Sie z.B. langstreckig oberhalb der Oberlippe auf die linke Wange und drücken ihn fest **(Abb. 157.1)**, wickeln ihn ein- bis zweimal um den Tubus herum (↻ in **Abb. 157.2**) und drücken ihn dann auch auf der rechten Wange fest (↘ in **Abb. 157.3**). Analog verfahren Sie mit dem zweiten Klebestreifen unterhalb der Unterlippe **(Abb. 157.4)**, wickeln ihn ruhig zweimal (mit der klebenden Seite natürlich nach innen) um den Tubus herum und fixieren den Streifen unter leichtem Zug (↘) ebenfalls auf der Gesichtshaut des Patienten **(Abb. 157.5)**. Vor der Extubation am Ende der Narkose wird der Oropharynx noch einmal abgesaugt (↑ in **Abb. 157.6**).

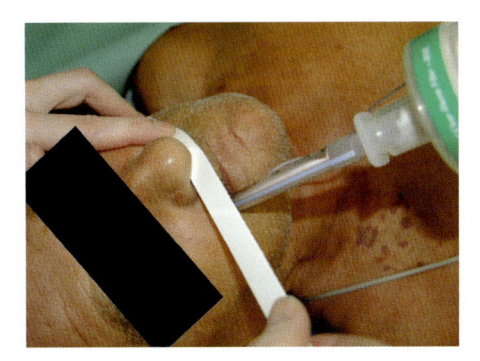

| Abb. 157.1 | erster Klebestreifen | Abb. 157.2 | um Tubus herum und ... | Abb. 157.3 | ... festkleben |
| Abb. 157.4 | 2. Klebestreifen | Abb. 157.5 | unter Zug fixieren | Abb. 157.6 | Absaugen |

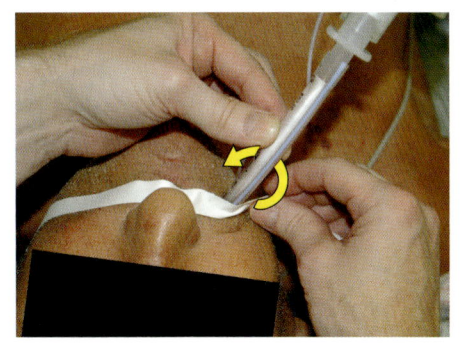

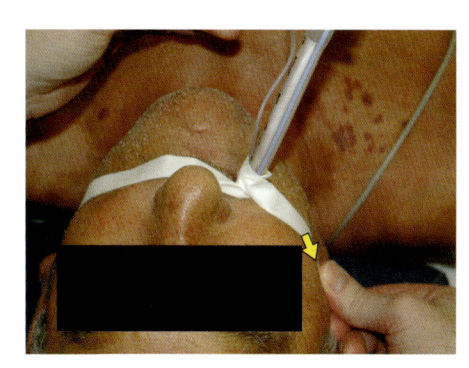

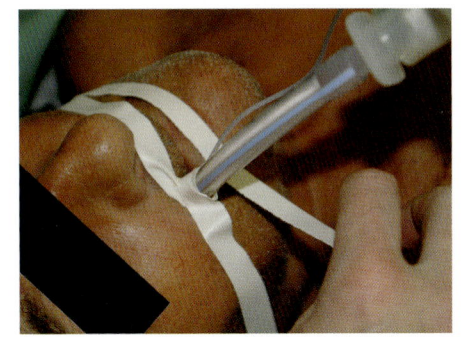

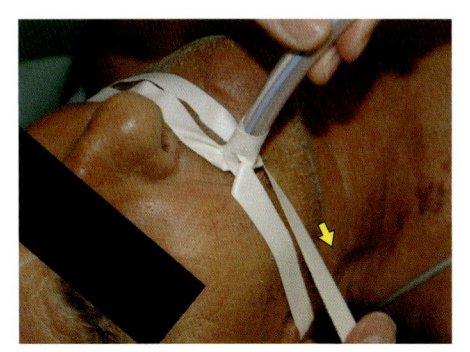

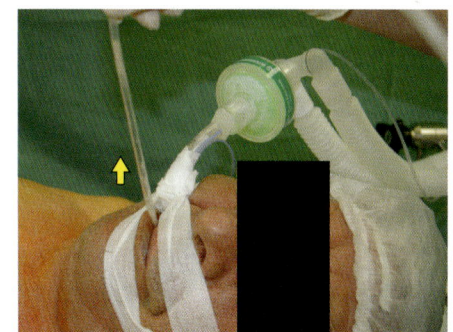

Zum Abschluss fasst die **Tab. 157.7** noch einmal die einzelnen Schritte und die gängigen Dosierungen für erwachsene Patienten zusammen:

	Schritte	Name	Erw.-Dosis	Wirkung
1.	Opiat	Fentanyl	~ 0.1 mg	nach 3-5 Min.
2.	Präoxygenierung	mit O_2	100% ~ 3 Min.	Oxygen.-Reserve
3.	Hypnotikum	Propofol	2 mg/kg	cave: RR ↓ (langsam i.v.!)
	Bei Herzinsuff.:	Etomidate	0.2 mg/kg	NNR-Suppression für ~ 2 h
4.	**Test**	Maskenbeatmung möglich?		Falls ja, dann weiter mit 5.
5.	Muskelrelaxanz	Rocuronium	0.6 mg/kg	nach 3 Min. für ~ 30 Min.
	bei Notfalleinleitung:	Rocuronium	1.0 mg/kg	nach 1 Min. für ~ 90 Min.
		Succinylcholin	1.0 mg/kg	nach 45 Sek. für ~ 7 Min.
6.	Intubation unter Sicht, evtl. mit Manipulation des Kehlkopfes von außen			
7.	Blockung des Cuffs, auskultatorische Lagekontrolle und Fixation des Tubus			
8.	Sicherer Nachweis der endotrachealen Tubuslage durch Kapnometrie (vgl. S. 156)			

Tab. 157.7 Schritte der Narkoseeinleitung und Intubation bei Erwachsenen

24 Extubation

Vor der Extubation am Ende der Narkose wird der Oropharynx noch einmal abgesaugt (⬆ in **Abb. 157.6**). Die Narkosetiefe wird meistens schleichend reduziert und die einsetzende Spontanatmung des Patienten eventuell assistierend mit dem Beutel unterstützt. Dann werden die Pflaster von der Haut gelöst und der Cuff entblockt (➡ in **Abb. 158.1**), bevor Sie schließlich den Tubus zügig herausziehen (↗ in **Abb. 158.2**). Ein nachfolgender Hustenreiz **(Abb. 158.3)** ist nicht ungewöhnlich und spricht für die wieder vorhandenen Schutzreflexe des Patienten.

Abb. 158.1 Cuff entblocken

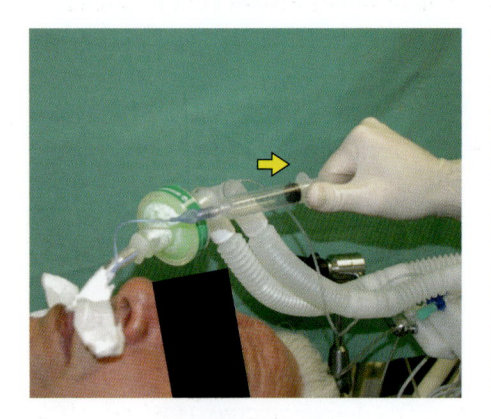

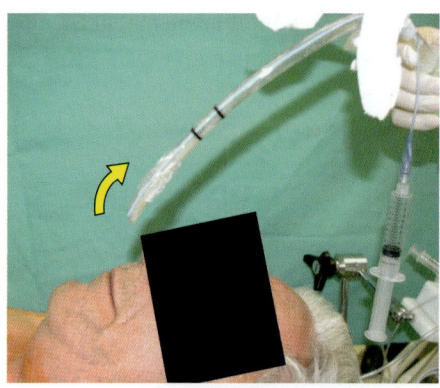

Abb. 158.2 Tubus herausziehen

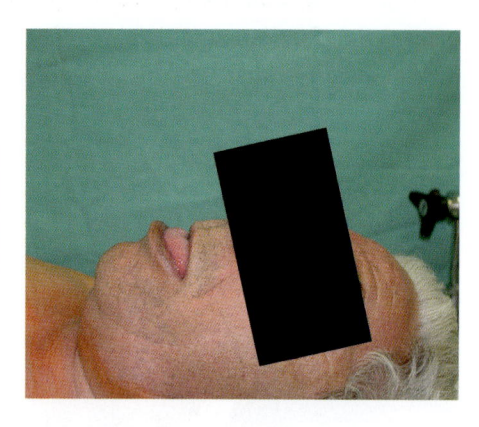

Abb. 158.3 Hustenreiz

Für die Extubation existieren zwei verschiedene Herangehensweisen: Die eine Methode favorisiert es, während der Entfernung des Tubus einen Absaugschlauch unter Sog im Tubus mitzuführen, damit tracheales und laryngeales Sekret oder visköserer Schleim möglichst vollständig mit herausgesaugt wird. Der potenzielle Nachteil dieser Methode ist die Begünstigung von Atelektasen in der Lunge durch den Unterdruck des Sogs.

Der andere Ansatz favorisiert daher die Entfernung des Tubus ohne liegenden Absaugkatheter in einer Exspirationsphase nach vorheriger Blähung. Hierbei soll die leicht verstärkte Exspiration ebenfalls zu einer besseren Sekretentfernung führen, ohne dass pulmonale Atelektasen induziert werden. Die Schwierigkeit vor allem für nicht so routinierte Kollegen liegt hierbei jedoch im exakten Timing: Wird fälschlicher Weise in Inspiration extubiert, aspiriert der Patient entsprechend mehr Bronchialsekret und Schleim. Jede Methode hat demnach ihre Vor- und Nachteile.

Schwierige Intubationsverhältnisse

Bei geplanten Routinenarkosen können bereits im Vorfeld schwierige Intubationsverhältnisse im Rahmen der Prämedikationsvisite zumindest teilweise vorhergesagt werden. Dafür existiert eine Einteilung nach Mallampati, die als Grundlage die Inspektion des Rachens bei aufrecht sitzenden Patienten mit maximal geöffnetem Mund und herausgestreckten Zunge, jedoch ohne Phonation verwendet **(Tab. 158.4)**. Zusätzlich sollten Sie unbedingt die Beweglichkeit der HWS überprüfen. Falls Schwierigkeiten bei der späteren Intubation zu erwarten sind, ist es natürlich zweckmäßig, dafür zu sorgen, dass ein erfahrener Kollege präsent sein wird und alle notwendigen Instrumentarien bereit liegen (Magillzange, Larynxmaske, Fiberendoskop etc.).

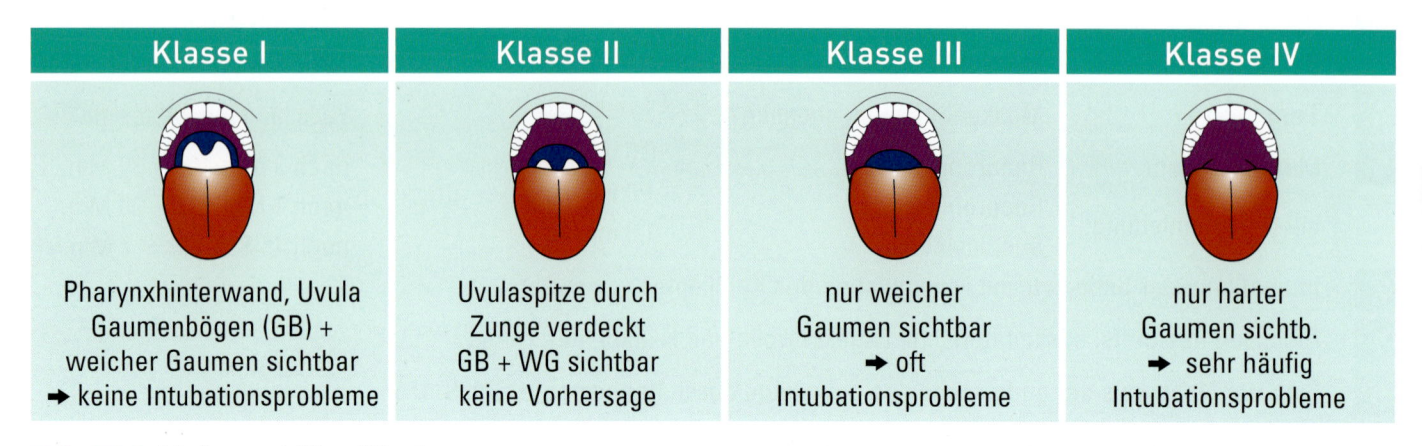

Klasse I	Klasse II	Klasse III	Klasse IV
Pharynxhinterwand, Uvula Gaumenbögen (GB) + weicher Gaumen sichtbar ➡ keine Intubationsprobleme	Uvulaspitze durch Zunge verdeckt GB + WG sichtbar keine Vorhersage	nur weicher Gaumen sichtbar ➡ oft Intubationsprobleme	nur harter Gaumen sichtb. ➡ sehr häufig Intubationsprobleme

Tab. 158.4 Mallampati-Klassifikation

Dilatations-Tracheotomie 25

Indikation
Bei der Nachsorge nach größeren Operationen wird die naso- oder oropharyngeale Intubation durch die Anlage eines Tracheostomas ersetzt, wenn eine längere postoperative Beatmungspflicht absehbar ist. Dies kann entweder direkt chirurgisch im OP erfolgen oder im späteren Verlauf auf der Intensivstation notwendig werden. Nachfolgend wird die Methode der Dilatationstracheotomie nach Ciaglia beschrieben, die einen komplexeren, steril durchzuführenden Eingriff darstellt, bei dem sich die Anwesenheit bzw. Supervision eines in der Methode erfahrenen Anästhesisten oder Intensivmediziners empfiehlt.

Allgemeine Vorbereitung
Erhält der Patient eine Antikoagulation, ist u.U. eine angemessene Therapiepause notwendig: Als Faustregel sollte die PTT unter 40 Sekunden, die Thrombozytenzahl über 80.000/µl und der Quick-Wert über 50 % (INR < 1,6) liegen. Erfolgt eine enterale Ernährung, wird diese mindestens vier Stunden vorher unterbrochen und kurz vor dem Eingriff über die Magensonde abgesaugt, um das Risiko einer Aspiration (Pneumoniegefahr) zu minimieren. Die Sedierung des beatmeten Patienten wird im Vorfeld eher langsam gesteigert, um Bolusgaben vermeiden zu können. Layryngoskopisch werden die Intubationsbedingungen kontrolliert.

Ein Notfallwagen mit Intubations-Larynxmaske und „difficult-airway"-Ausrüstung wird in der Nähe bereitgestellt, um gegen eventuelle Komplikationen gewappnet zu sein. Schließlich ist die Anwesenheit mindestens zweier Ärzte und einer Pflegekraft notwendig. Kurz vor dem Eingriff wird die FiO_2 auf 1,0 (100%) erhöht und der Pulston auf die O_2-Sättigung (SpO_2) gestellt, um bei einem evtl. Sättigungsabfall einen akustischen Alarm zu hören. Alle diese Vorbereitungen legen es nahe, mit allen Beteiligten einen festen Zeitpunkt für diesen Eingriff zu vereinbaren und das gesamte Material inklusive der notwendigen Medikamente zuvor sorgfältig zusammenzustellen: Kurz vor dem Eingriff werden in der Reihenfolge zunächst ein Analgetikum, dann ein Hypnotikum und zuletzt ein Muskelrelaxans benötigt (s. S. 161).

Tischvorbereitung
Folgende Dinge gehören zur Grundausstattung:

(A) Lösung zur Hautdesinfektion
(B) Desinfektions - Applikationshilfen
(C) sterile Abdecktücher
(D) Spritzen mit isotoner NaCl-Lösung
(E) flexibler Führungsdraht / Einfädelhilfe
(F) Führungsschiene („Reiter")
(G) dünner Vordilatator
(H) großer Dilatator
(I) Tracheostoma mit Führungshilfe
(J) Fixationsbänder
(K) einige sterile Kompressen
(L) zwei Punktionsnadeln
(M) Skalpell zur Stichinzision
(N) Nahtmaterial + Blockungsspritze
(O) Schlitzkompresse

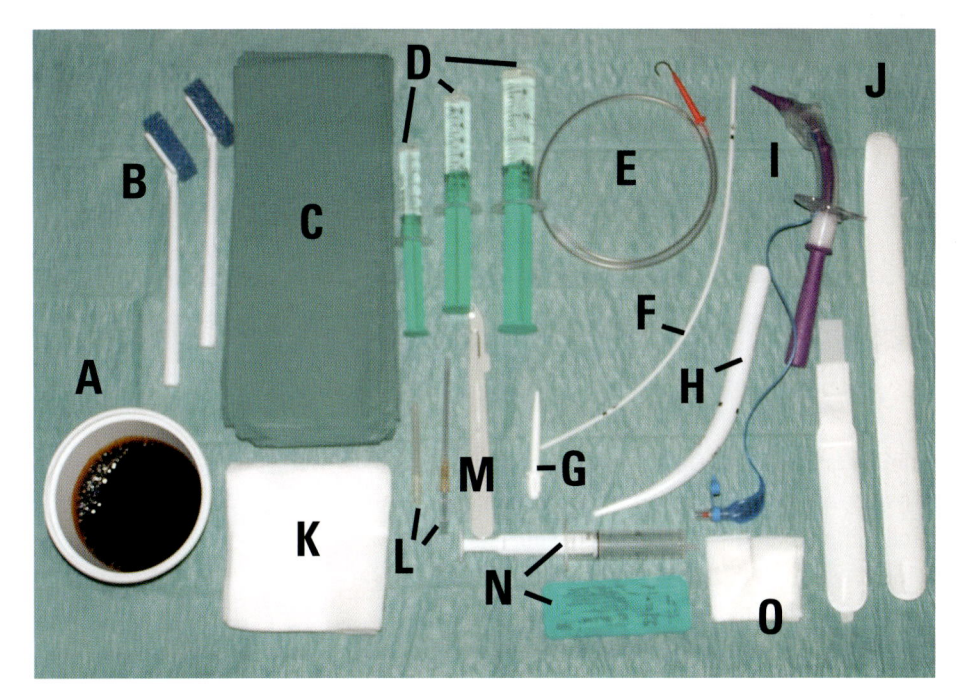

Abb. 159.1 steriler Instrumententisch

Kontraindikationen
Zu den absoluten Kontraindikationen gehören eine instabile HWS-Fraktur, ein erhöhter intrakranieller Druck nach Schädel-Hirn-Trauma oder sehr schwierige Intubationsbedingungen z.B. nach Voroperationen an Kehlkopf oder Hals. Zu den relativen Kontraindikationen zählen Infektionen im Larynx- oder Halsbereich, eine massive Struma, Gerinnungsstörungen, Kinder unter 14 Jahren, eine fehlende Einwilligung des Patienten bzw. der gesetzlichen Vertreter und ein akutes ARDS mit einer Beatmungssituation, die eine PEEP-Beatmung > 15 mbar oder eine FiO_2 über 0,8 (80%) notwendig macht.

25 Dilatations-Tracheotomie

Alle folgenden Tätigkeiten erfolgen mit sterilem Kittel, Mundschutz und sterilen Handschuhen: Für die Zusammenstellung des Instrumententisches wird zunächst die Führungshilfe (↘, hier violett) in das Tracheostoma (↑) gesteckt (Abb. 160.1), mit sterilem Lidocaingel gleitfähig gemacht (Abb. 160.2) und danach der Cuff (↗) auf Dichtigkeit überprüft (Abb. 160.3).

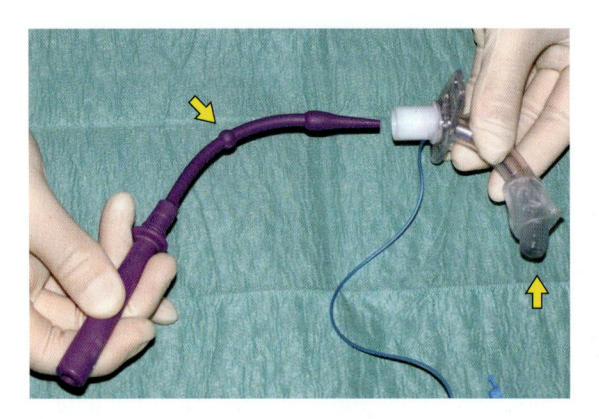

Abb. 160.1 Zusammenstecken

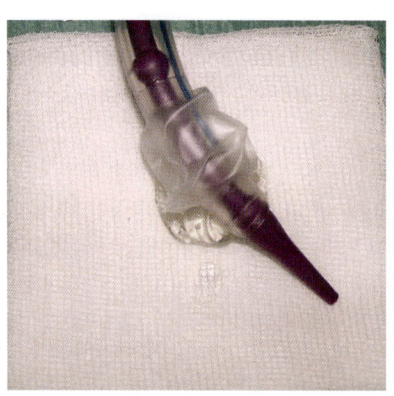

Abb. 160.2 Lidocaingel

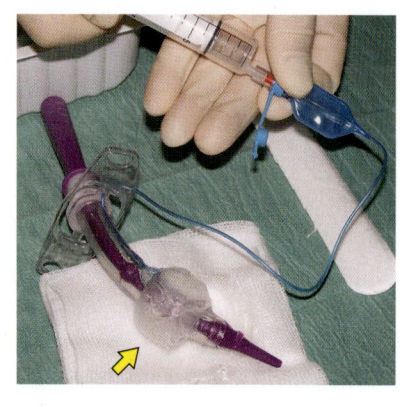

Abb. 160.3 Cuff-Kontrolle

Der große Dilatator wird mit steriler Kochsalzlösung innen (Abb. 160.4) und auch außen befeuchtet (Abb. 160.5). Der Patient wird mit Hilfe einer Schulterrolle (↘) in maximaler Reklinationsstellung des Kopfes gelagert, um das Punktionsareal zu strecken (Abb. 160.6, vgl. Kapitel 24). Der Kopf kann z.B. mit einem ringförmigen Kopfpolster stabilisiert werden.

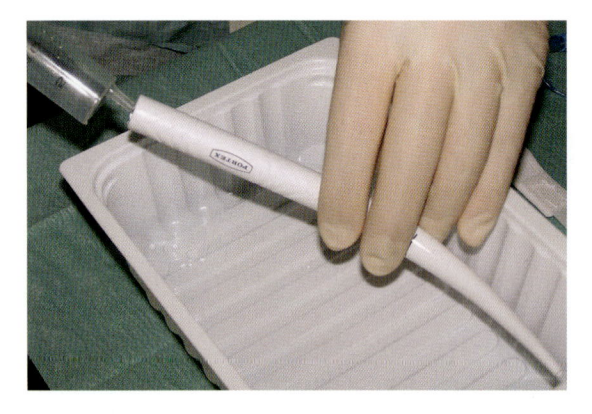

Abb. 160.4 Dilatator wässern

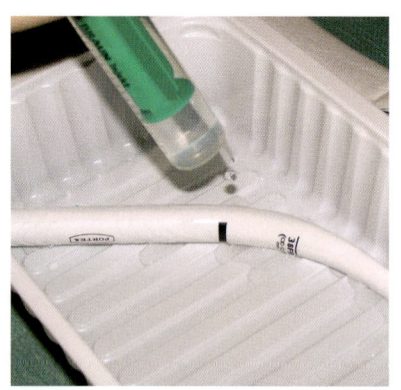

Abb. 160.5 … auch außen!

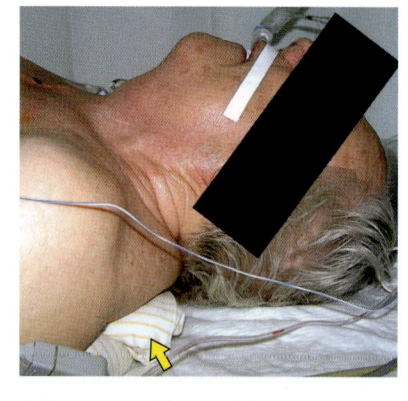

Abb. 160.6 Kopfreklination

Obligate Bronchoskopiekontrolle

Wurde der Patient zuvor mit einem Tubus kleiner als 8,0 mm Durchmesser intubiert, erfolgt zunächst eine Umintubation – ansonsten ein gründliches orophayryngeales Absaugen. Dann ziehen Sie den Tubus nach Entblockung unter laryngoskopischer Sichtkontrolle zurück, bis sich der Cuff in der Glottis befindet. Dort wird der Cuff wieder geblockt. Der Bronchoskopeur führt die Laryngoskopie durch.
Am besten befestigen Sie den Tubus mit einem Multifunktionsarm am Bett und decken das Gesicht des Patienten zum Schutz mit Tüchern ab. Setzen Sie dann eine Tubusverlängerung mit Bronchoskopieadapter auf, durch den das Bronchoskop eingeführt werden kann (Abb. 160.7).
Vergessen Sie nicht, die Ansatzstücke einzusetzen sowie die Lichtquelle und Absaugung am Bronchoskop anzuschließen. Achtung: Eventuell muss durch den verringerten Querschnitt der Spitzendruck erhöht werden, um eine adäquate Ventilation (am Bronchoskop vorbei) zu gewährleisten. Aktivieren Sie daher am Ventilator den Alarm für das Minutenvolumen!

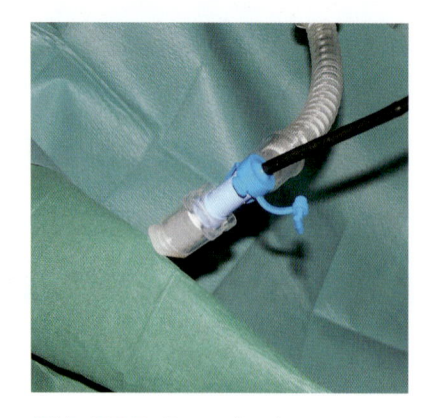

Abb. 160.7 Bronchoskop

Dilatations-Tracheotomie 25

Das Bronchoskop wird in die Spitze des Tubus zurückgezogen und dient als intratracheale Sichtkontrolle des Eingriffs (Abb. 161.1), damit jederzeit sichergestellt ist, dass eine akzidentelle Verletzung der trachealen Hinterwand vermieden wird. Eventuell erfolgte die Opiatgabe bereits, ansonsten folgt jetzt die medikamentöse Einleitung:

Totale intravenöse Anästhesie (TIVA)
Man kann z.B. fraktioniert mit Fentanyl beginnen: zunächst 0.15 mg als Bolus i.v. (Abb. 161.2) und später bis insgesamt ca. 0.25 mg. Dann wird z.B. ein Propofol-Perfusor angeschlossen mit einer Förderrate von 6 bis 10 mg/kg/h (Abb. 161.3). Schließlich erfolgt die Relaxation, z.B. durch die einmalige Gabe von Rocuronium (Esmoron®) 0.5 mg/kg (Abb. 161.4).

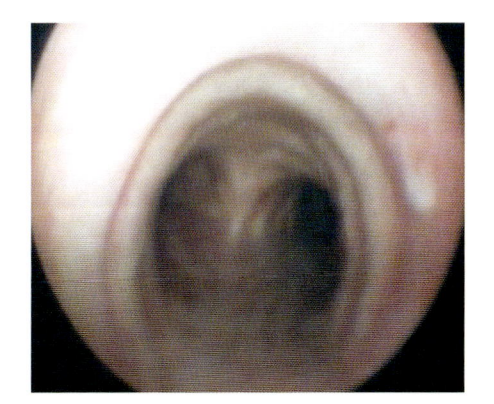

Abb. 161.1 Blick auf Carina

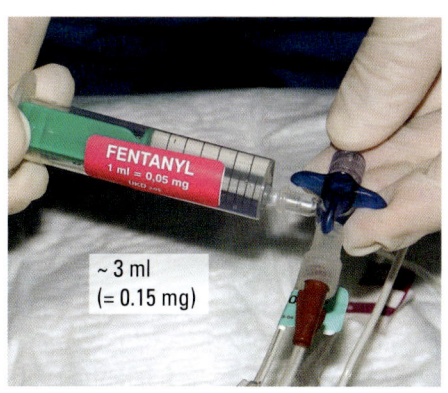

Abb. 161.2 Analgetikum

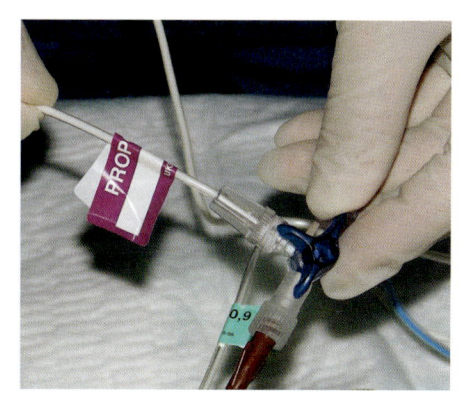

Abb. 161.3 Hypnotikum

Hautdesinfektion und Punktionsort
Die Zeit bis zum Wirkungseintritt kann für eine großflächige Hautdesinfektion der gesamten vorderen Halsregion (Abb. 161.5) und Umgebung (vom Kinn bis zu den Mamillen) und für die Abdeckung mit einem sterilen Lochtuch oder zwei bogenförmigen Tüchern (Abb. 161.6) genutzt werden.

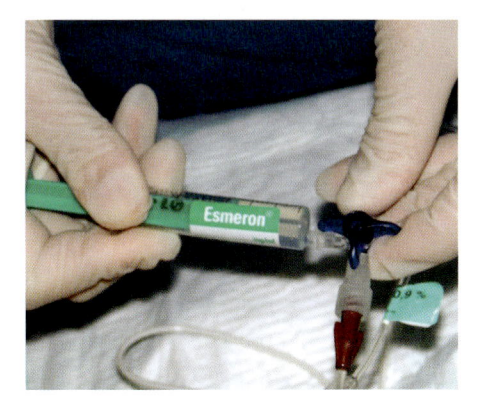

Abb. 161.4 Relaxation

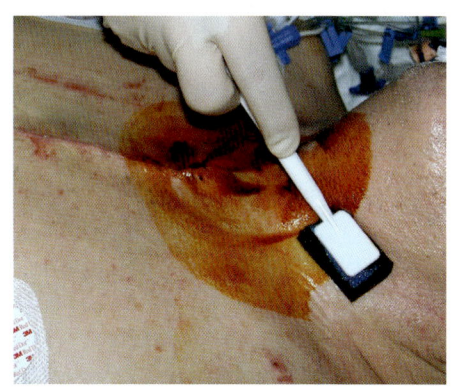

Abb. 161.5 Hautdesinfektion

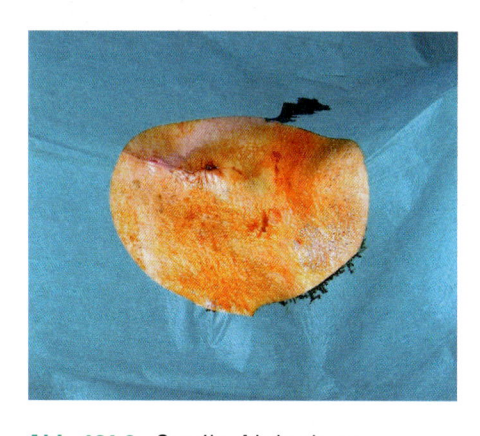

Abb. 161.6 Sterile Abdeckung

Der Punktionsort sollte mindestens 1 cm kranial des Manubrium sterni liegen (nicht zu nahe am Jugulum) und ca. zwei Trachealspangen unterhalb des Cricoids – also nicht zwischen Ringknorpel und erster Trachealspange! Nach Raumabdunkelung kann versucht werden, das Ende des zurückgezogenen Tubus mit Hilfe der bronchoskopischen Lichtquelle diaphanoskopisch zu lokalisieren (Abb. 161.7).

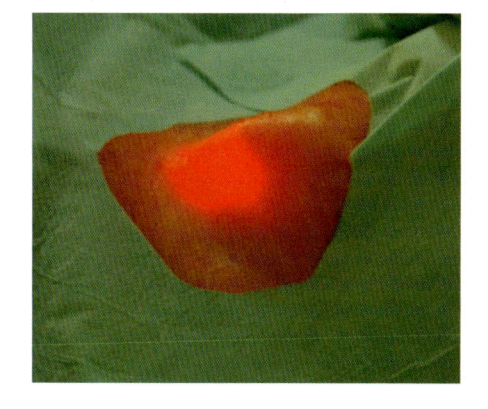

Abb. 161.7 Diaphanoskopie

25 Dilatations-Tracheotomie

Anschließend erfolgt unter bronchoskopischer Sichtkontrolle eine Vorpunktion mit kleinerer Kanüle (Abb. 162.1). Ist diese von innen korrekt im trachealen Lumen (⬅) lokalisierbar (Abb. 162.2), so wird mit größerer Nadel und aufgesetzter NaCl-Spritze in gleicher Richtung (⬇) nachpunktiert (Abb. 162.3).

Abb. 162.1 Vorpunktion

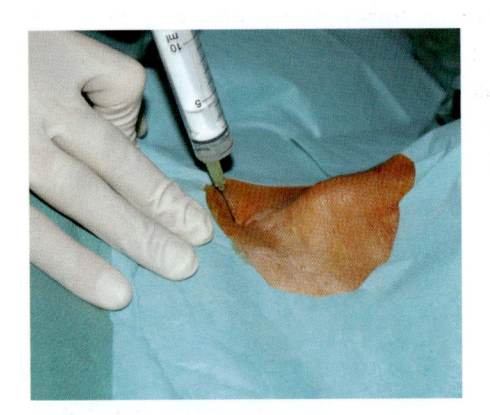

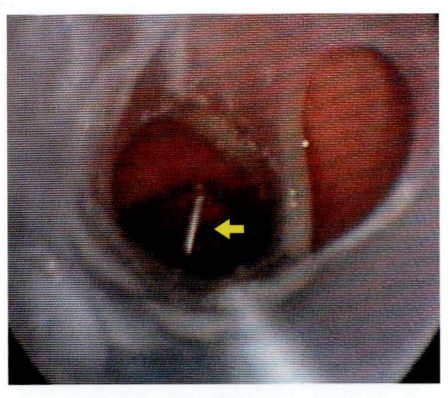

Abb. 162.2 Lagekontrolle

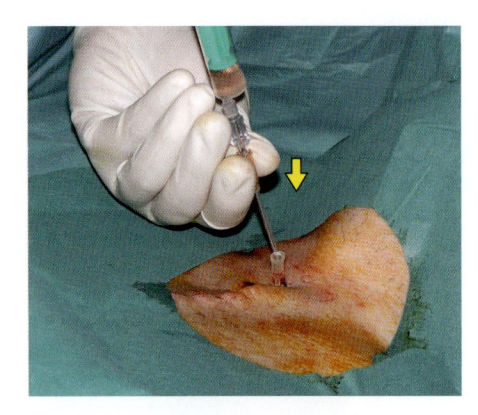

Abb. 162.3 Punktion Trachea

Erscheint auch die dickere Kanüle (➡) intratracheal (Abb. 162.4), werden die kleinere Vorpunktionskanüle (⬆) und der Mandrin der größeren Kanüle (↗) herausgezogen (Abb. 162.5). Anschließend wird der Führungsdraht eingefädelt (Abb. 162.6) und in die Trachea vorgeschoben (⬇ in Abb. 162.7).

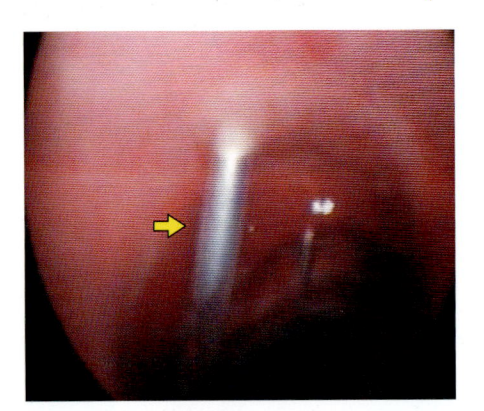

Abb. 162.4 Lagekontrolle

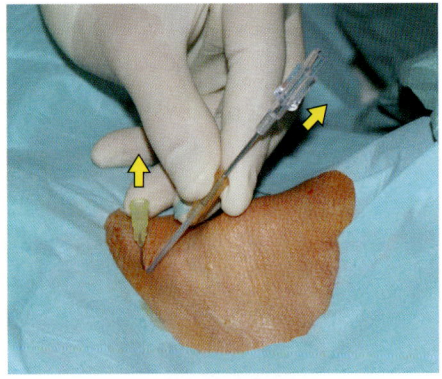

Abb. 162.5 Nadelrückzug

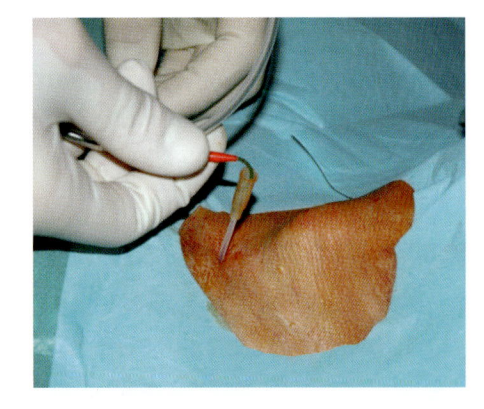

Abb. 162.6 Führungsdraht

Jetzt fädeln Sie den kleinen Vordilatator auf (Abb. 162.8) und führen mit dem Skalpell auf beiden Seiten des Drahtes eine kleine Schlitzinzision der Haut durch (Abb. 162.9), damit ausreichend Platz für die nachfolgende Dilatation des Stichkanals besteht und diese möglichst atraumatisch (schonend) erfolgen kann.

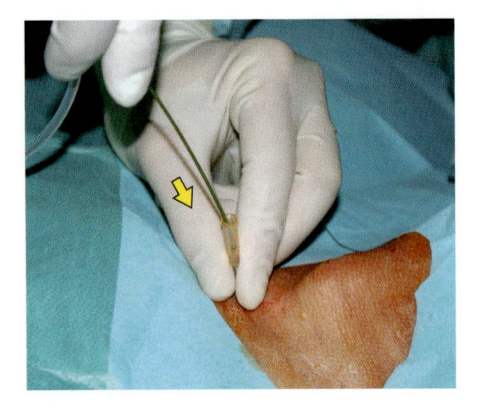

Abb. 162.7 Drahtvorschub

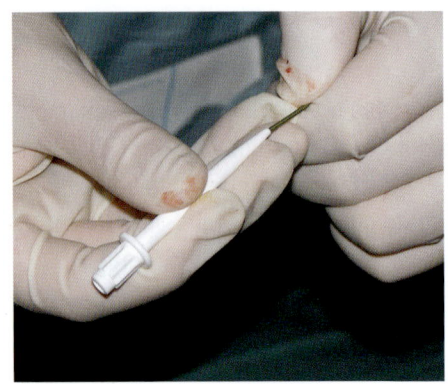

Abb. 162.8 Vordilatator

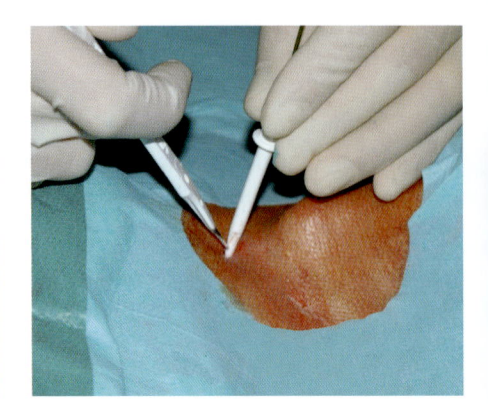

Abb. 162.9 Hautinzision

Dilatations-Tracheotomie 25

Nun schieben Sie den Vordilatator unter kreisenden Bewegungen (↻) in das tracheale Lumen vor (↙ in **Abb. 163.1**) und kontrollieren erneut dessen intratracheale Lage **(Abb. 163.2)**. Nach Rückzug (↑) des Vordilatators **(Abb. 163.3)** kommt nun der Reiter zum Einsatz, der eine kleine, wulstförmige Verdickung an seinem Ende (↘) aufweist **(Abb. 163.4)**. Diese Abrundung gestattet ein möglichst atraumatisches Vorschieben (↓) über den belassenen Führungsdraht in das tracheale Lumen **(Abb. 163.5)** bis zu seiner Markierung (←). Über den flexiblen Führungsdraht schieben Sie jetzt den großen Dilatator auf die Führungsschiene auf (⟶ in **Abb. 163.6**), so dass sie hinten aus dem Dilatator herausschaut (↗ in **Abb. 163.7**).

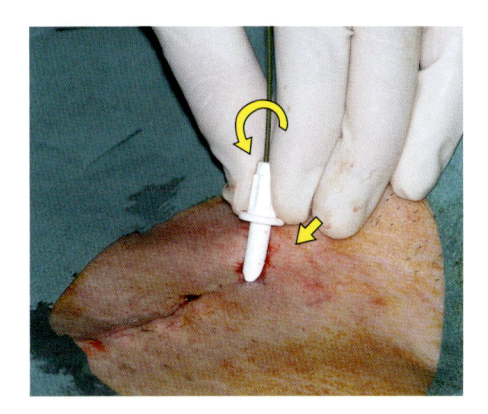

Abb. 163.1 Dilatatorvorschub

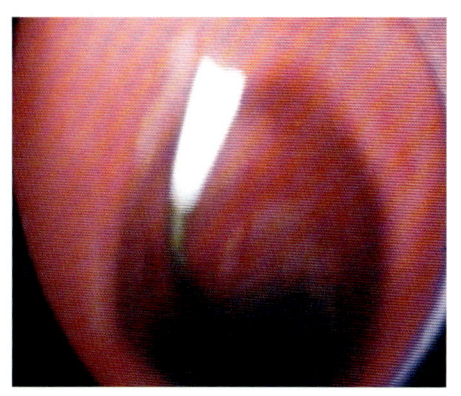

Abb. 163.2 Endoskopische Kontrolle

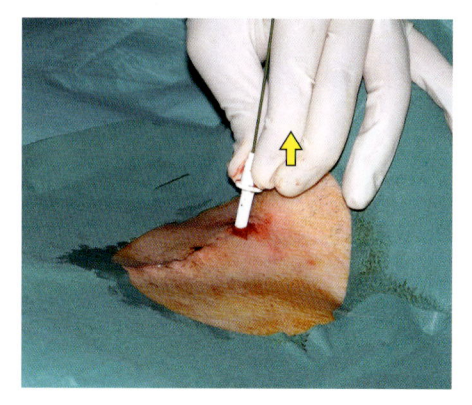

Abb. 163.3 Rückzug

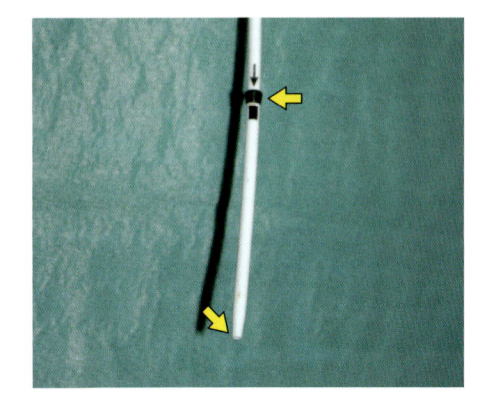

Abb. 163.4 Führungsschiene (Reiter)

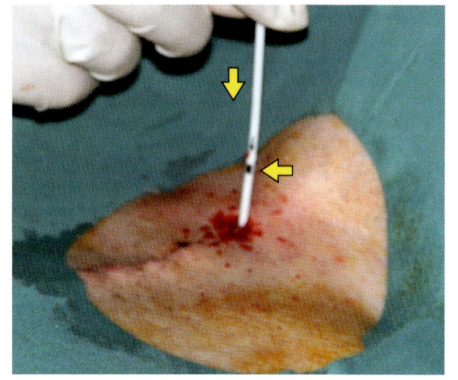

Abb. 163.5 bis zur Markierung!

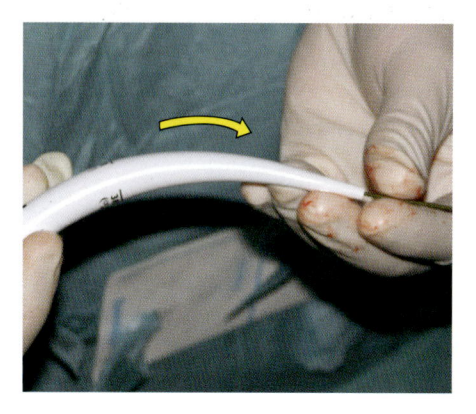

Abb. 163.6 großer Dilatator

Mit Hilfe des großen Dilatators dehnen Sie nun den Stichkanal auf **(Abb. 163.7)**, bis im trachealen Lumen die schwarze Markierung (⇒ ⇐) sichtbar wird **(Abb. 163.8)** – dies kann ein Kraftakt sein. Vorsicht: Die tracheale Hinterwand darf dabei keinesfalls verletzt werden! Wenn Sie ihn anschließend wieder herausziehen (↖ in **Abb. 163.9**), sollten Sie sich jetzt beeilen, weil der aufgedehnte Kanal die Tendenz hat, sich spontan schnell wieder zu verschließen.

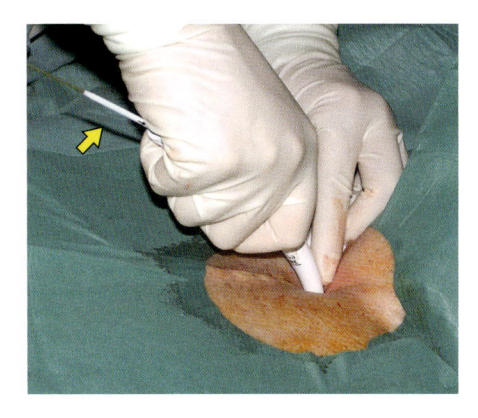

Abb. 163.7 Vorsichtiges Dilatieren

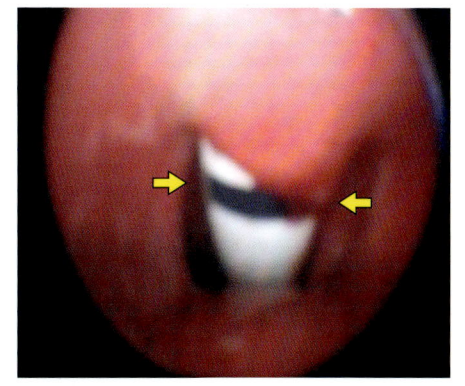

Abb. 163.8 bis zur Markierung

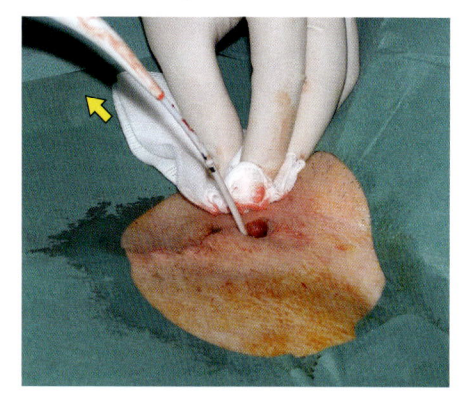

Abb. 163.9 Entfernung

25 Dilatations-Tracheotomie

Daher schieben Sie jetzt schnell die Trachealkanüle mit der Führungshilfe auf den Führungsdraht (⇗ in **Abb. 164.1**) und über die Führungsschiene in die Trachea hinein **(Abb. 164.2)**. Dabei kann das Problem entstehen, dass die Trachea durch zu starken Druck von außen kollabiert – gehen Sie dabei nur mit dosierter Kraft vor und kontrollieren Sie stets Ihr Vorgehen mit Hilfe des bronchoskopischen Monitorbildes. Ist die Lage korrekt, kann der Cuff der Trachealkanüle geblockt (⇨ in **Abb. 164.3**) und die Beatmung angeschlossen werden **(Abb. 164.4)**.

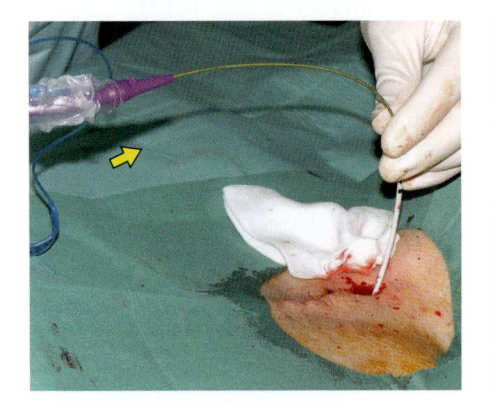

Abb. 164.1 Trachealkanüle

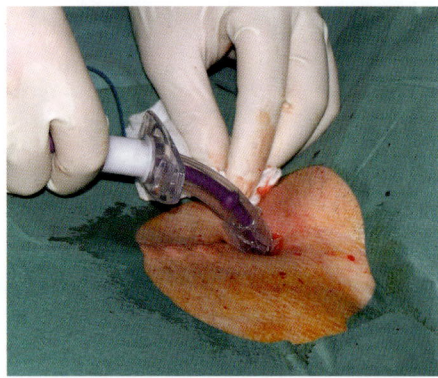

Abb. 164.2 vorsichtig …

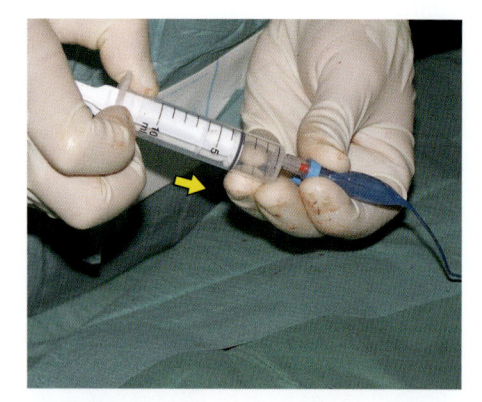

Abb. 164.3 Block des Cuffs

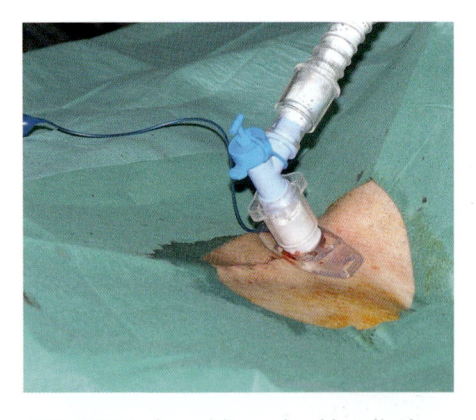

Abb. 164.4 Anschluss der Ventilation

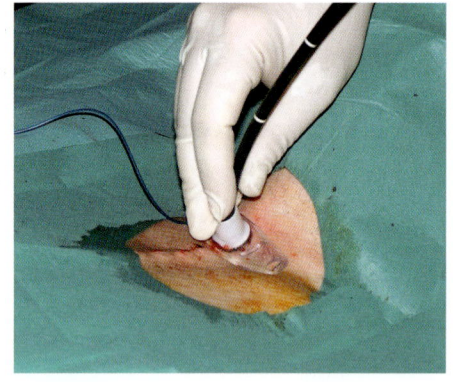

Abb. 164.5 Kontrolle

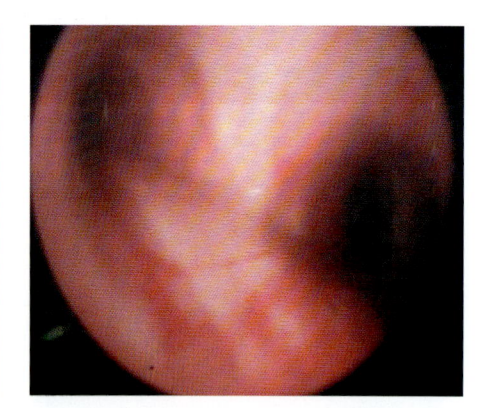

Abb. 164.6 korrekte Position?

Zur Sicherheit sollte stets eine bronchoskopische Kontrolle durch die Trachealkanüle erfolgen **(Abb. 164.5)**, um endoluminale Verletzungen oder Blutungen auszuschließen und die korrekte Position **(Abb. 164.6)** nochmals zu sichern. Dann schieben Sie eine Schlitzkompresse zwischen die Flügel der Trachealkanüle und die Haut des Patienten **(Abb. 164.7)**, sichern die Trachealkanüle durch Hautnähte **(Abb. 164.8)** auf beiden Seiten und zusätzlich mit Hilfe des Rückhaltebandes (⇗) am Hals des Patienten **(Abb. 164.9)**.

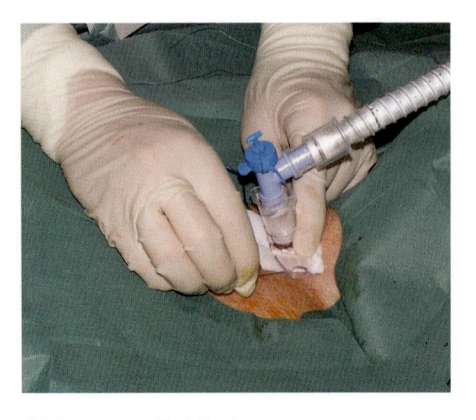

Abb. 164.7 Schlitzkompresse

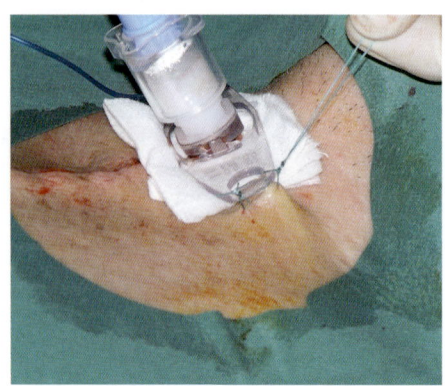

Abb. 164.8 Hautnähte

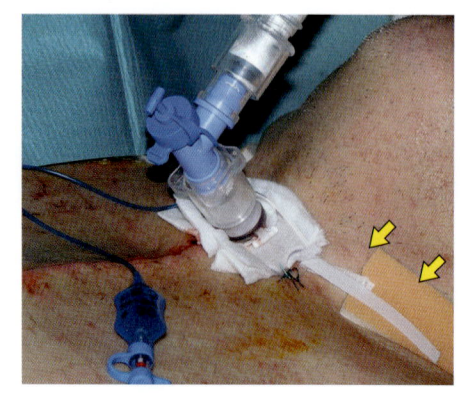

Abb. 164.9 Bandsicherung

Koniotomie 26

Indikation
Eine Koniotomie ist als Notfalleingriff immer dann indiziert, wenn bei akuter Erstickungsgefahr (z.B. bei einem Lanrynxödem) keine rechtzeitige Intubation (vgl. Kap. 24) oder Tracheotomie (vgl. Kap. 25) mehr möglich ist. Unfallbedingte Verletzungen im Kopf-Hals-Bereich oder ein Wespenstich bei entsprechend allergischer Disposition sind mögliche Ursachen.

Allgemeiner Ablauf
Bei einer Koniotomie wird das Ligamentum conicum (Lig. crycothyroideum medianum) zwischen der caudalen Spitze des Schildknorpels (Cartilago thyroidea) und dem Ringknorpel (arcus cartilaginis cricoideae) sagittal oder transversal durchtrennt, um knapp unterhalb der Stimmritze einen Zugang zur Trachea zu gewinnen (Abb. 165.1).

Komplikationen
Da es sich um einen Notfalleingriff bei vitaler Indikation handelt, müssen im Extremfall sämtliche denkbaren Kontraindikationen (Gerinnungsstörung, Infektion an der geplanten Inzisionsstelle etc.) zurückstehen. Es existiert jedoch eine seltene Anlagevariante der Schilddrüse, die median einen nach cranial gerichteten Lobus pyramidalis ausbilden kann (Abb. 165.2). Dieser befindet sich dann gelegentlich median zwischen den beiden lateral gelegenen Mm. cricothyroidei und kann beim „Luftröhrenschnitt" verletzt werden und unter Umständen starke Blutungen verursachen. Außerdem gilt es, eine Verletzung der trachealen Hinterwand unter allen Umständen zu vermeiden (Gefahr der Mediastinitis).

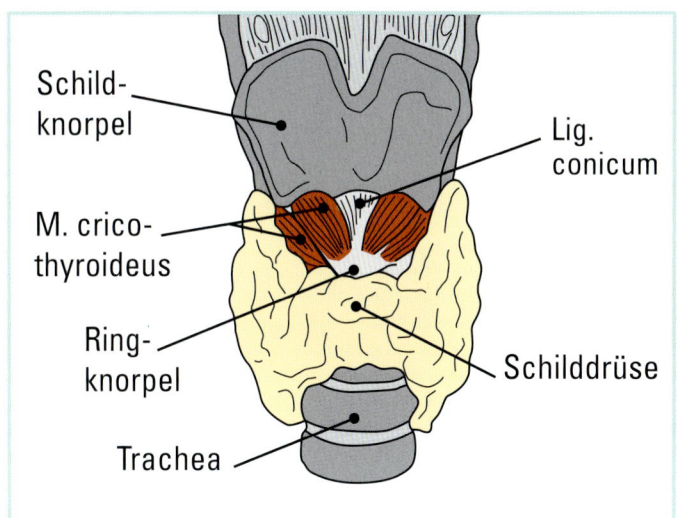

Abb. 165.1 topographische Anatomie

Abb. 165.2 Schilddrüsenvariante: Lobus pyramidalis

Zur Vorbereitung bleibt oft kaum Zeit, so dass i.d.R. kein Materialtisch gedeckt werden kann. Oft werden lediglich ein Skalpell zur Inzision und ein Tubus (Abb. 165.3) gegriffen. Wer jedoch einen Tubus verfügbar hat, dem stehen in der Regel auch eine Blockungsspritze und Klebestreifen oder andere Hilfsmittel zur Fixation des Tubus zur Verfügung (hier nicht abgebildet).

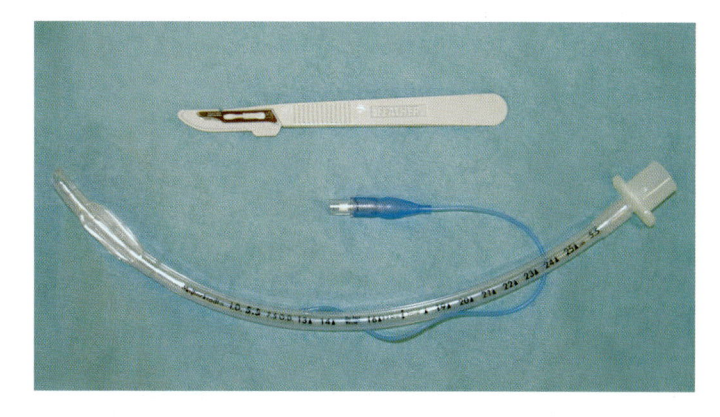

Abb. 165.3 Material

26 Koniotomie

Durchführung
Falls die klinische Situation Ihnen Zeit dafür lässt, desinfizieren Sie zumindest die vordere, untere Halsregion (Abb. 166.1) und ertasten mit Daumen und Zeigefinger der linken Hand den größeren Schildknorpel (Abb. 166.2). An der vorderen Kante des Schildknorpels gleiten Sie nach caudal (⬇) bis zu seinem Ende und ertasten dort die kleine Mulde (↗) zwischen Schild- und Ringknorpel (Abb. 166.3).

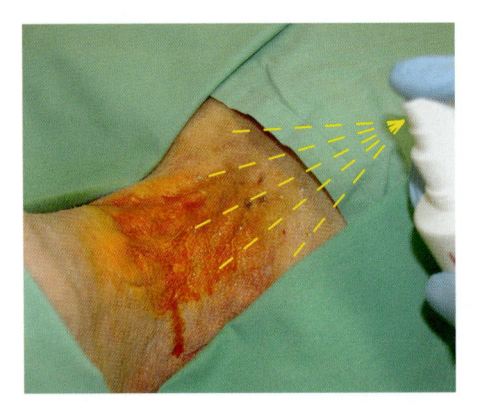

Abb. 166.1 Hautdesinfektion

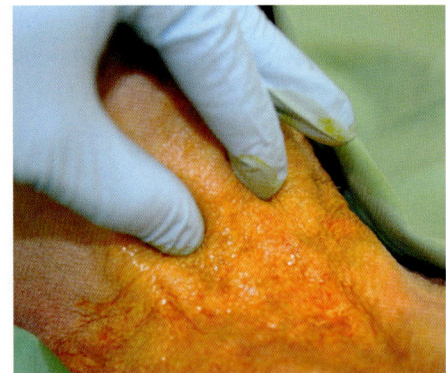

Abb. 166.2 Schildknorpel tasten

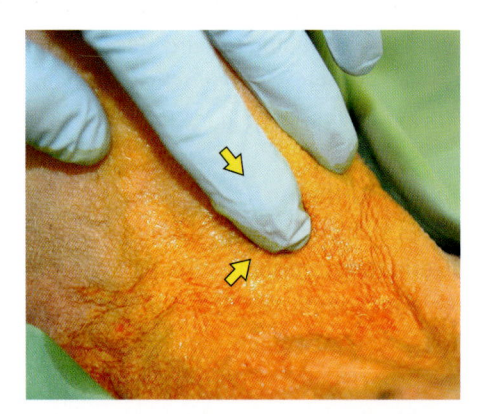

Abb. 166.3 Lig. conicum tasten

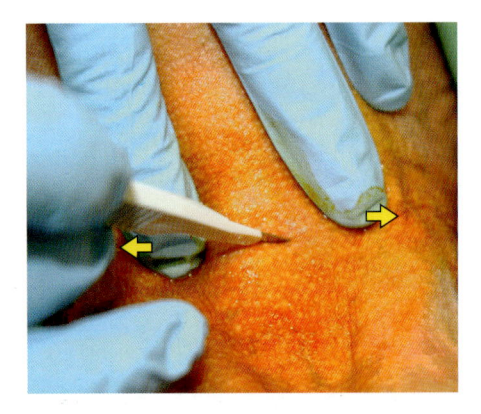

Abb. 166.4 Haut spannen

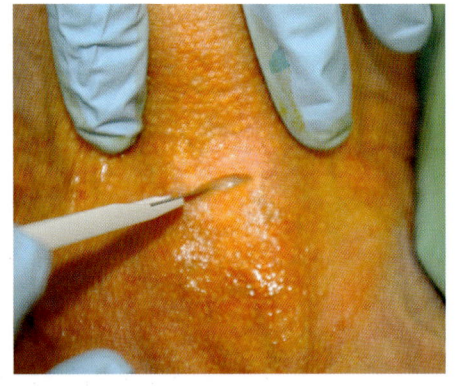

Abb. 166.5 Hautschnitt

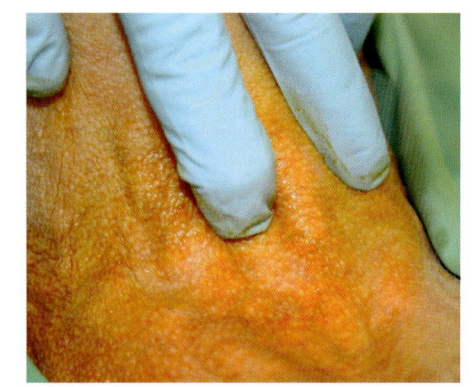

Abb. 166.6 Lokalisation prüfen

Dann spannen (⬅➡) Sie die Haut an (Abb. 166.4) und setzen den Hautschnitt (Abb. 166.5). Bei transversaler Schnittführung werden zwar oft mehr Hautvenen durchtrennt (u.U. größere Blutung), dafür ist der Schnitt parallel zum nachfolgenden Transversalschnitts des Ligaments und ist daher leichter offen zu halten als bei sagittaler Schnittführung. Ertasten Sie dann nochmals die richtige Lücke zwischen Schild- und Ringknorpel am Ligamentum conicum (Abb. 166.6) und inzidieren Sie es mit wohldosiertem Druck (Abb. 166.7). Jetzt spannen Sie das geschaffene Loch erneut auseinander (⬌ in Abb. 166.8) und führen einen Tubus mit maximal 6 mm Innendurchmesser mit seinem Anschnitt parallel zur Schnittrichtung (hier transversal) ein (Abb. 166.9). Ziehen Sie dagegen die sagittale Schnittrichtung vor, dann gehen Sie entsprechend anders vor.

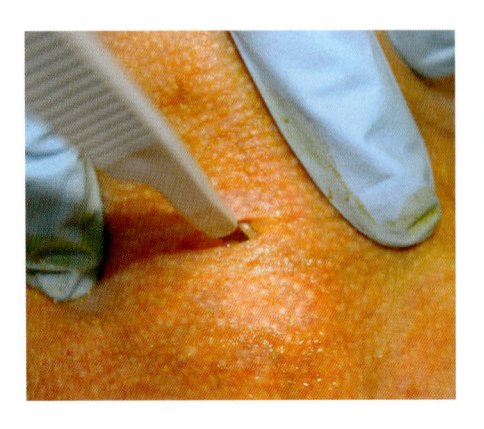

Abb. 166.7 Tracheale Vorderwand

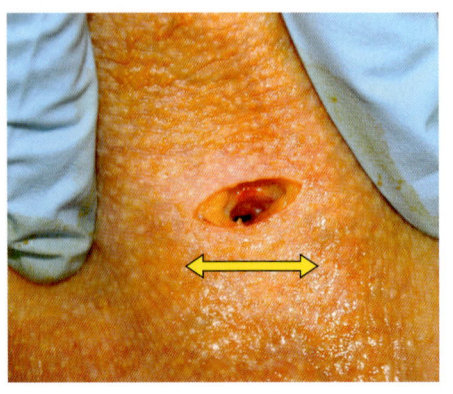

Abb. 166.8 Öffnung spreizen

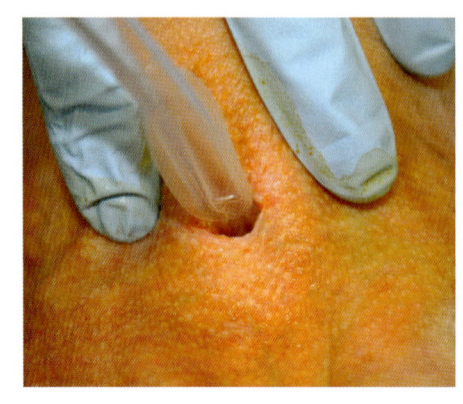

Abb. 166.9 Tubus einführen

Koniotomie

Während des Einführens drehen Sie am besten den Tubus um 90° ( ), damit er sich leichter in die Trachea vorschieben lässt **(Abb. 167.1)** und die richtige Biegungsrichtung aufweist. Denken Sie daran, dass Sie bereits unmittelbar unterhalb der Stimmritzenebene ( ) liegen und der Tubus daher nicht mehr so weit vorgeschoben werden darf: Daher führen Sie den Tubus nur so weit ein, bis gerade der Blockungsballon in der Trachea liegt **(Abb. 167.2)**. Blocken ( ) Sie nun den Cuff mit der notwendigen Luftmenge **(Abb. 167.3)** und halten Sie den Tubus dabei in seiner Position gut fest (in **Abb. 167.3**).

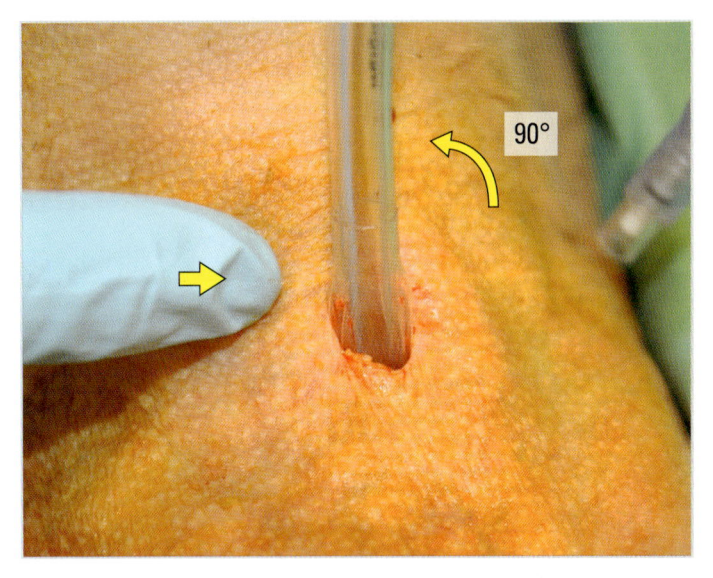

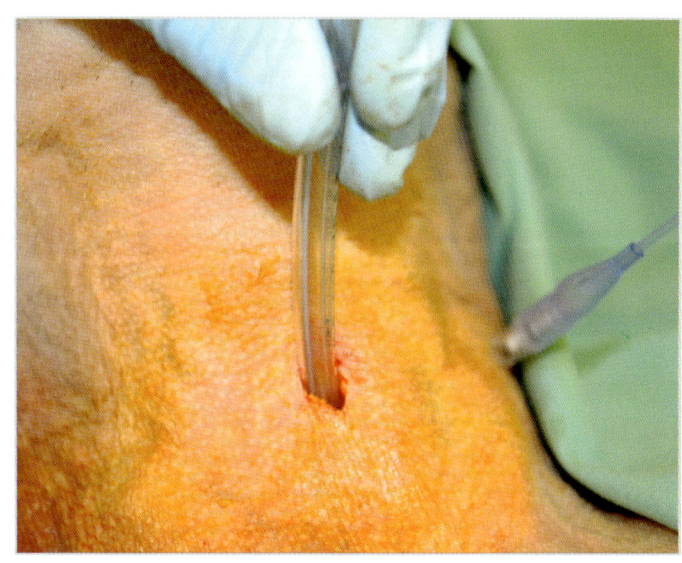

Abb. 167.1 Tubus eindrehen

Abb. 167.2 nicht zu tief!

Nachdem der Cuff geblockt wurde, drehen oder ziehen ( ) Sie die Blockungsspritze aus dem Ventil **(Abb. 167.4)** und fixieren den Tubus z.B. mit längeren Klebestreifen am Hals des Patienten **(Abb. 167.5)**. Da es sich insgesamt um ein Procedere als ultima ratio handelt, muss vom klinischen Gesamtbild abhängig gemacht werden, wie weiter vorgegangen wird.
In der Regel sollte jedoch angestrebt werden, eine Koniotomie innerhalb von 24 Stunden in eine orotracheale Intubation oder eine gesicherte Tracheotomie umzuwandeln: Damit sollen Folgeschäden am Schild- und Ringknorpel, wie z.B. Drucknekrosen oder eine Perichondritis, vermieden werden.

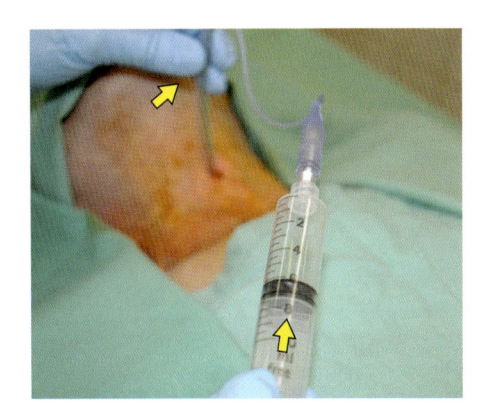

Abb. 167.3 Cuff blocken

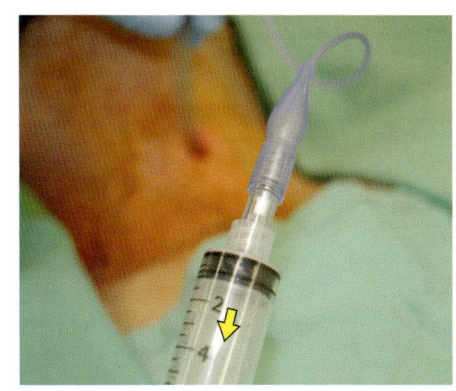

Abb. 167.4 Spritze entfernen

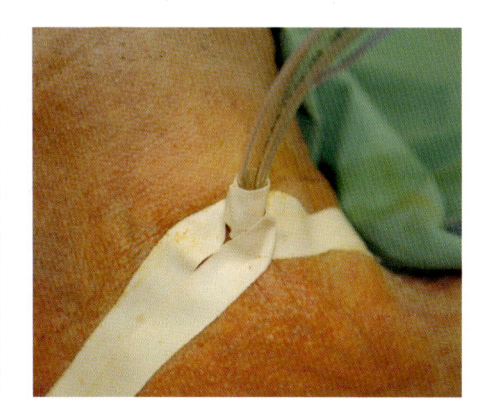

Abb. 167.5 Fixation des Tubus

Haben Sie Interesse an der Computertomographie?

Mit diesem Buch finden Sie den idealen Einstieg: Praxisnah und leicht verständlich!

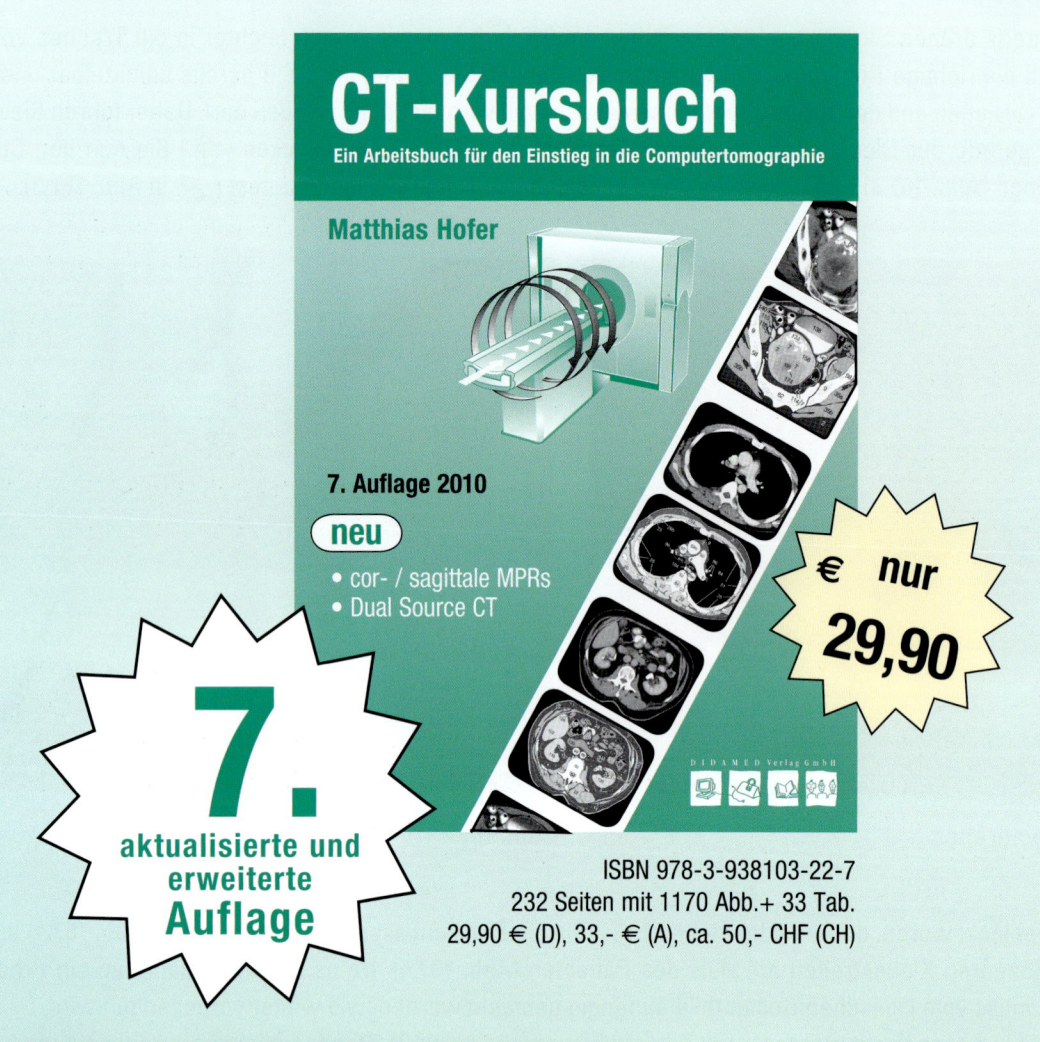

CT-Kursbuch
Ein Arbeitsbuch für den Einstieg in die Computertomographie

Matthias Hofer

7. Auflage 2010

neu
- cor- / sagittale MPRs
- Dual Source CT

€ nur 29,90

7. aktualisierte und erweiterte Auflage

ISBN 978-3-938103-22-7
232 Seiten mit 1170 Abb.+ 33 Tab.
29,90 € (D), 33,- € (A), ca. 50,- CHF (CH)

- Fast jede der ca. **500 (!) CT-Bildbeispiele** wird durch eine detailgetreue Begleitskizze erläutert:

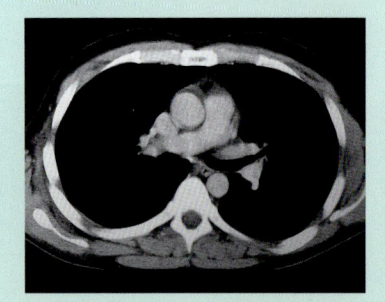

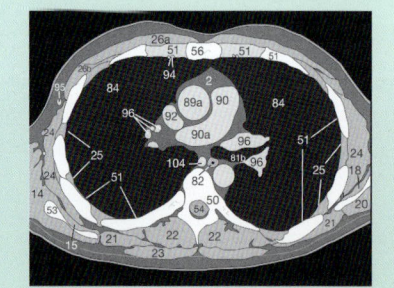

- **Topogramme** erleichtern die anatomische Orientierung:

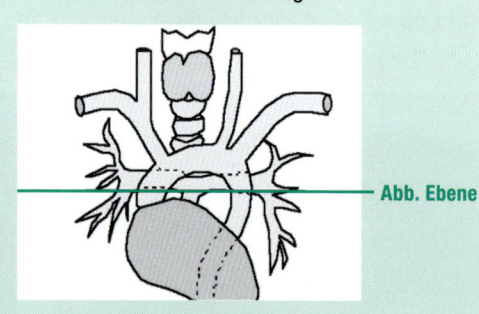

  Abb. Ebene

- Knifflige **Testaufgaben** mit zahlreichen Rätselbildern zur Selbstkontrolle nach jedem Kapitel.

- Im großen **Atlasteil** identifizieren Sie leicht jede Struktur anhand der numerierten Begleitskizzen.

- Alles Wissenswerte zur Technik der **Mehrzeilen-Spiral-CT** und der **Dual Source-CT**

- Aktuelle Untersuchungsprotokolle für 1-, 4-, 6-, 16- und 64-Zeiler

- CT-Angiographie und Strahlenschutz

- **Checklisten** im Kitteltaschenformat:
  - systematische Befundungsreihenfolgen
  - Patientenvorbereitung vor einer CT-Untersuchung
  - Therapieschemata bei Kontrastmittelreaktionen
  - Lymphknoten-Normalgrößen

D I D A M E D Verlag GmbH

Robert-Mayer-Weg 18 40591 Düsseldorf
Tel. 0211-750655 Fax 0211-750633

w w w . d i d a m e d . d e

Knochenmarkspunktion 27

Indikation
Eine Punktion des Knochenmarks ist zum Beispiel bei Verdacht auf Leukämie und zur Abgrenzung gegenüber myeloproliferativen Syndromen, bei V.a. ein Myelodysplastisches Syndrom, zur Stadieneinteilung maligner Lymphome und bei Verdacht auf eine Metastasierung des Knochenmarks indiziert. Auch zur Remissionsüberwachung nach einer Chemotherapie können zytologische, immunphänotypische, zytogenetische, molekular-biologische und histologische Untersuchungen des Punktats wichtige Zusatzinformationen liefern. Nachfolgend wird die Methode der Beckenkammbiopsie nach Jamshidi an der Spina iliaca posterior superior beschrieben, da sie mit weniger Komplikationen als eine Sternalpunktion einhergeht und für den Patienten im Regelfall auch weniger schmerzhaft ist. Außerdem erlaubt diese Technik die Entnahme von Knochenmarksaspirat und eines Knochenmarksstanzzylinders in einer Punktion.

Kontraindikationen und Komplikationen
Hierbei muss zwischen der Entnahme eines Stanzzylinders für die Histologie und einer Knochenmarksaspiration unterschieden werden, bei der lediglich Material für Knochenmarkausstriche gewonnen werden soll: Die Biopsie von Stanzzylindern kann bei Quickwerten unter 50 % bzw. bei Thrombozytenzahlen unter 20.000/µl zu Blutungskomplikationen führen, während eine reine Aspiration auch bei niedrigeren Gerinnungswerten vertretbar ist. Seltener kann es auch zu Wundinfektionen oder Nervenverletzungen kommen.

Allgemeine Vorbereitung
Veranlassen Sie vor der Punktion eine Blutabnahme zur Bestimmung der Thrombozytenzahl des Patienten und überprüfen Sie die aktuellen Gerinnungswerte (s.o.). Dann muss entschieden werden, ob eine Sedierung des Patienten notwendig ist: Trotz der Lokalanästhesie kann der Moment der Aspiration bzw. der Zylinderentnahme u.U. kurzfristig recht schmerzhaft sein. Falls Sie sich für eine Sedierung entscheiden, bevorzugen Sie am besten ein nur kurz wirksames Benzodiazepin, z.B. 4-5 mg Midazolam i.v. bei Erwachsenen. Legen Sie eine Verweilkanüle (vgl. Kap. 12) bzw. überprüfen den freien Abfluss einer bereits liegenden Kanüle und lagern den Patienten mit angewinkelten Knien in flacher Seitenlage.

Materialvorbereitung
Folgende Dinge werden vorbereitet (Abb. 169.1):

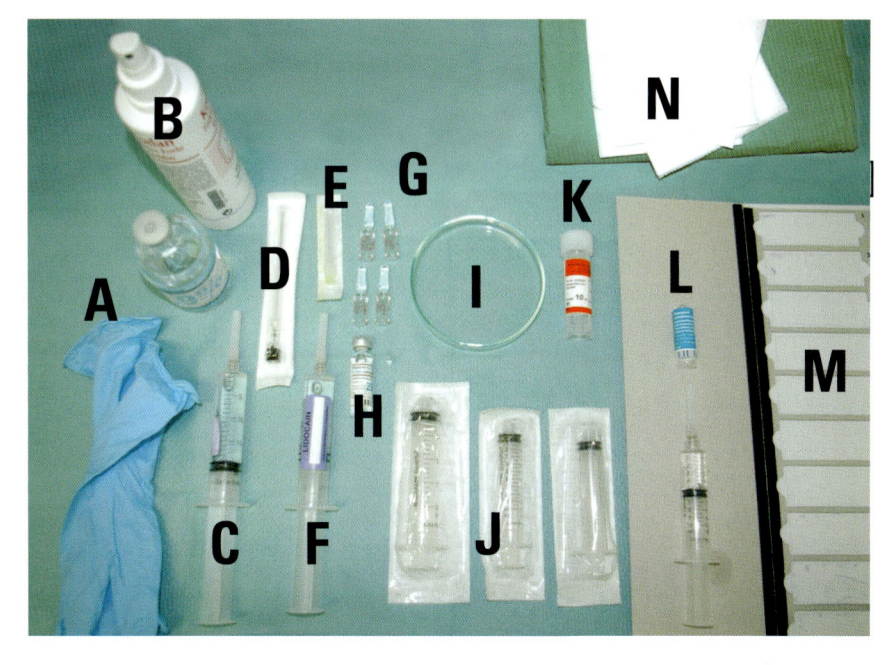

Abb. 169.1 Materialvorbereitung

(A) unsterile Handschuhe und NaCl-Lösung
(B) Spray zur Hautdesinfektion
(C) ggfs. sedierendes Medikament
(D) längere Punktionsnadel 22 G (0.7 x 88 mm) für adipöse Patienten bzw.
(E) 20 G-Nadel (0.9 x 40 mm) für die LA
(F) ca. 10-15 ml Lokalanästhetikum, z.B. 1-2 %ige Lidocainlösung
(G) Na-Citrat- Lösung
(H) EDTA- oder verdünnte Heparinlösung
(I) Petrischale
(J) mehrere 10 ml-Spritzen und 1 x 20 ml
(K) Behälter mit Fixationslösung für die Knochenstanze (z.B. 4% Formaldehyd-Lösung)
(L) Antidot (z.B. 0.5 mg Flumazenil) gegen das Benzodiazepin (zum Aufwachen)
(M) mehrere Objektträger für die Ausstriche
(N) Steriles Lochtuch und Verbandsmaterial

27 Knochenmarkspunktion

Später benötigen Sie noch sterile Handschuhe (hier nicht abgeblidet), ein steriles Skalpell (**O**), die Jamshidi-Punktionsnadel (**P**) mit Trokar (**Q**) und Austreibungsdraht (**R**) sowie sterile Kompressen (**S**) auf einer sterilen Unterlage **(Abb. 170.1)**. Wenn der Patient jetzt eine flache Seitenlage mit angezogenen Knien einnimmt **(Abb. 170.2)**, sorgen Sie am besten für ein Gitter o.ä. auf seiner Bauchseite, damit er nicht herunterfallen kann. Tasten Sie nun mit einer Hand lateral die Spina iliaca anterior superior (↘) und die Spina iliaca posterior superior (↑) weiter dorsomedial **(Abb. 170.3)**. Dann markieren Sie sich den Punktionsort **(Abb. 170.4)** und führen eine Hautdesinfektion durch **(Abb. 170.5)**. Anschließend infiltrieren Sie zunächst mit einer kurzen Nadel die Haut und das subcutane Fettgewebe **(Abb. 170.6)** mit ca. 5 ml des Lokalanästhetikums, wobei Sie am besten auch sternförmig die unmittelbare Umgebung mit infiltrieren **(Abb. 170.7)**.

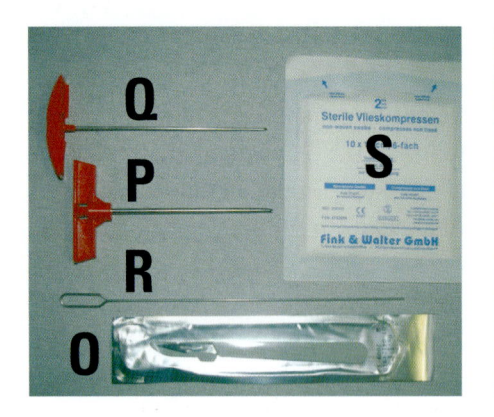

Abb. 170.1 steriles Material

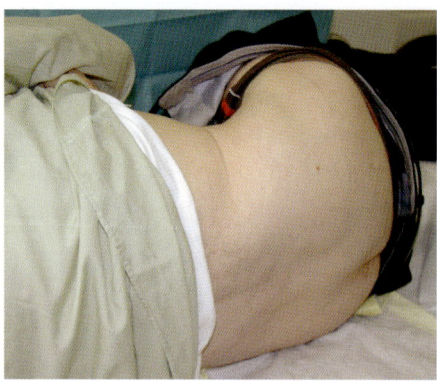

Abb. 170.2 flache Seitenlage

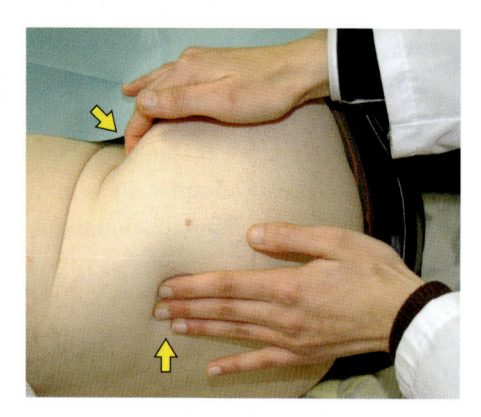

Abb. 170.3 Palpation

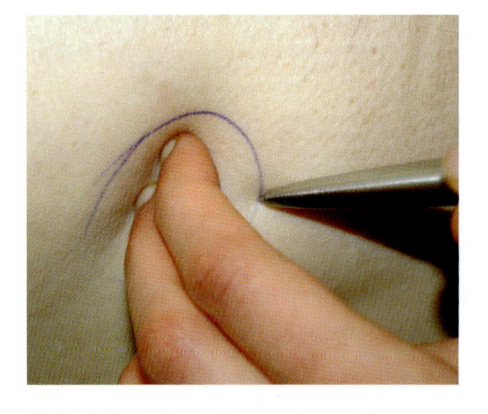

Abb. 170.4 Punktionsort markieren

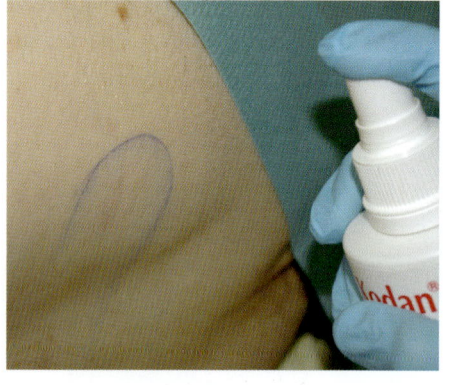

Abb. 170.5 Hautdesinfektion

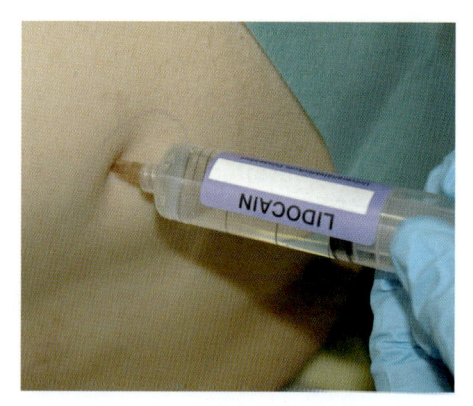

Abb. 170.6 Lokalanästhesie

Nachdem Sie eine längere Nadel aufgesetzt haben, infiltrieren Sie mit weiteren ca. 5 ml den tieferen Stichkanal **(Abb. 170.8)** und ganz in der Tiefe mit der Restmenge auch ausgiebig das besonders schmerzempfindliche Periost, so dass Sie mehrfach bis auf den knöchernen Widerstand mit der Nadel vorstoßen (↘) und dort injizieren **(Abb. 170.9)**.

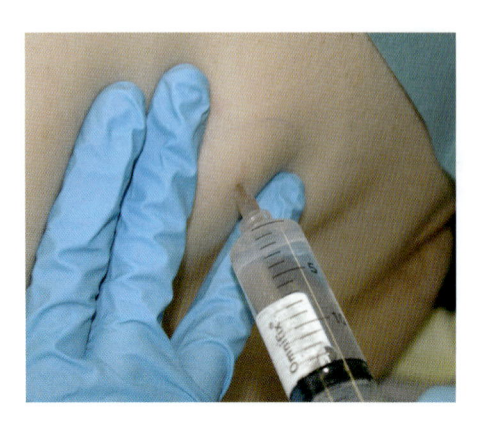

Abb. 170.7 sternförmige Infiltration

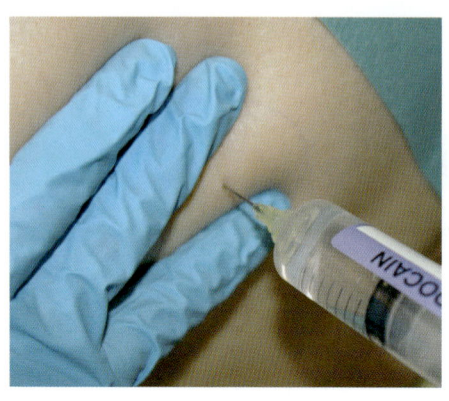

Abb. 170.8 längere Nadel

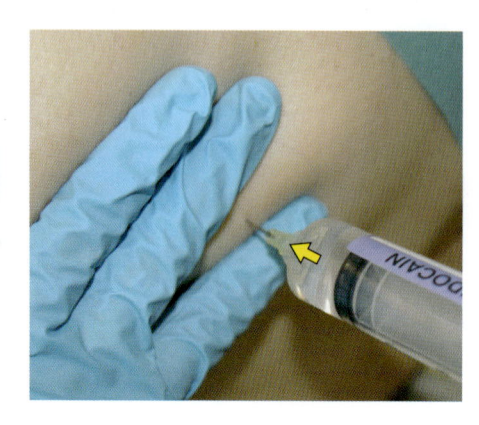

Abb. 170.9 bis zum Periost

Knochenmarkspunktion 27

Spätestens jetzt zieht der Punktierende sterile Handschuhe an (vgl. S. 8-9), eventuell zusätzlich auch Mundschutz und Haube zur Infektionsprophylaxe. Nun lassen Sie sich von einer Hilfsperson die geöffneten Ampullen anreichen und ziehen (→) z.B. 3-4 ml Na-Citrat-Lösung in eine 20ml-Spritze steril auf **(Abb. 171.1)**. Natriumcitrat eignet sich am besten für die Markausstriche, weil die Zellen darunter nicht so stark ihre Form verändern (schrumpfen) wie bei EDTA- oder Heparinzusätzen. Je nachdem, wie viele Proben Sie aus dem Knochenmark für Ihre Untersuchungen gewinnen möchten, ziehen Sie in z.B. 2-3 weitere 10ml-Spritzen verdünnte Heparinlösung auf **(Abb. 171.2)**. Während dieser Zeit kann das Lokalanästhetikum (LA) einwirken, Sie kleben das sterile Lochtuch auf und entfernen (↘) dann die Nadel, mit der Sie das LA-Depot injiziert hatten **(Abb. 171.3)**.

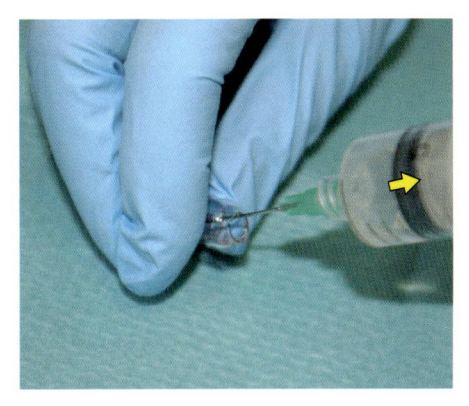

Abb. 171.1 Na-Citrat oder EDTA

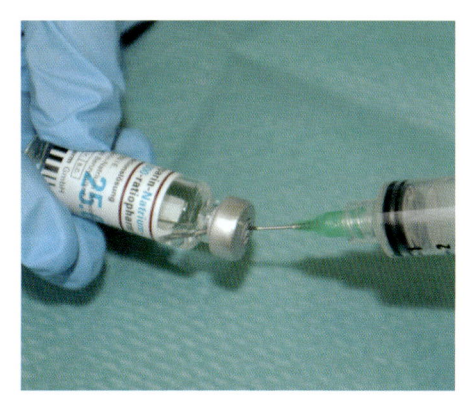

Abb. 171.2 Heparinlösung

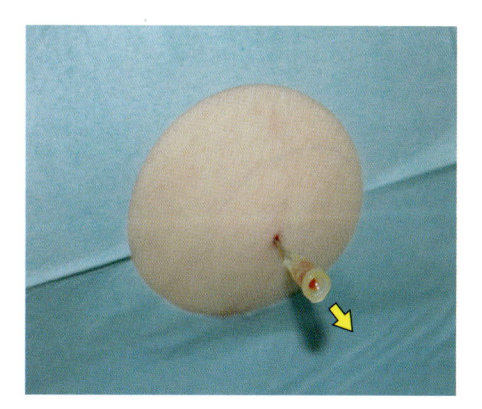

Abb. 171.3 steriles Lochtuch

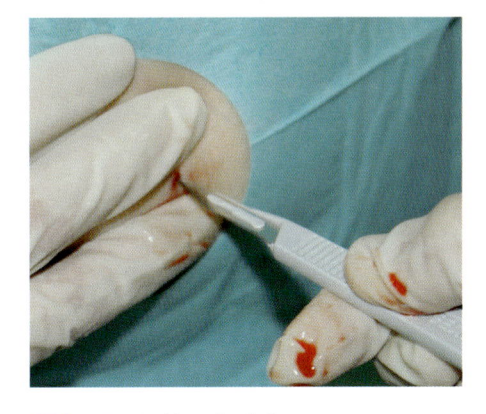

Abb. 171.4 Hautinzision

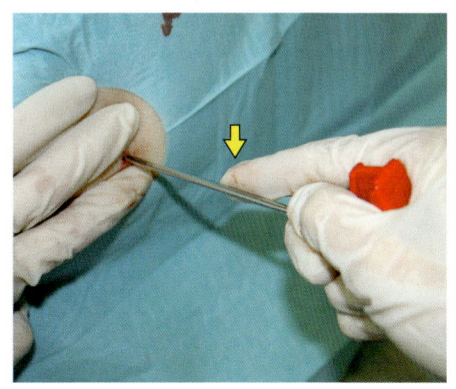

Abb. 171.5 Jamshidi-Nadel

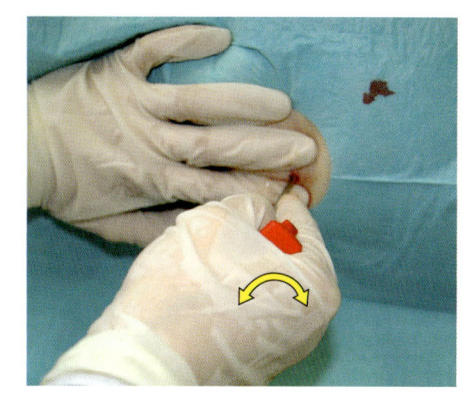

Abb. 171.6 Vorschub unter Rotation

Anschließend spannen Sie mit der linken Hand die Haut vor und führen mit der rechten Hand eine 3-4 mm breite Stichinzision mit dem Skalpell durch **(Abb. 171.4)**. Wenn Sie hier nun die Jamshidi-Stanznadel mit komplett eingeführtem Trokar einführen, achten Sie darauf, den Zeigefinger gestreckt fest auf die Nadel aufzusetzen (↓), damit Sie die maximale Eindringtiefe z.B. bei plötzlichem Widerstandsverlust automatisch begrenzen **(Abb. 171.5)**. Dann bohren Sie sich unter rotierendem (↷) Druck ihren Stichkanal zunächst bis auf das Periost **(Abb. 171.6)**.

Sobald Sie weiter bohrend die Kompakta des Knochens überwunden haben, spüren Sie einen plötzlichen Widerstandsverlust. Fixieren Sie nun mit der linken Hand den Anteil des Griffes, der dem Patienten zugewandt ist und drehen den Ihnen zugewandten Anteil unter leichtem Zug, damit sich beide (hier: roten) Griffanteile leichter voneinander lösen **(Abb. 171.7)**.

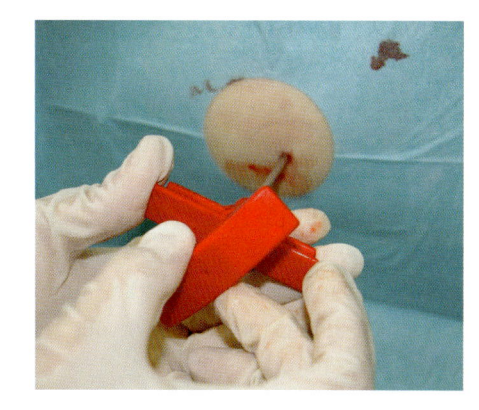

Abb. 171.7 Griffteile voneinander lösen

171

27 Knochenmarkspunktion

Fixieren Sie die Hülle der Stanznadel fest ( ) zwischen den Fingern Ihrer linken Hand und ziehen ( ) mit der rechten Hand den inneren Obturator / Trokar heraus (Abb. 172.1). Dann setzen Sie die 20 ml-Spritze mit Na-Citrat- oder EDTA-Lösung auf und drehen sie mit dem Uhrzeigersinn ( ) fest (Abb. 172.2). Warnen den Patienten vor, dass während der nachfolgenden Aspiration (in Abb. 172.3) ein kurzer, evtl. heftiger Schmerz auftreten kann. Drehen Sie nach der Aspiration die Spritze gegen den Uhrzeigersinn ( ) wieder ab (Abb. 172.4) und geben einen Teil des aspirierten Blutes auf die Petrischale, um sich durch Kippen der Schale zu vergewissern, dass es auch solide Markanteile ( ) (Knochenmarkbröckel) enthält (Abb. 172.5).

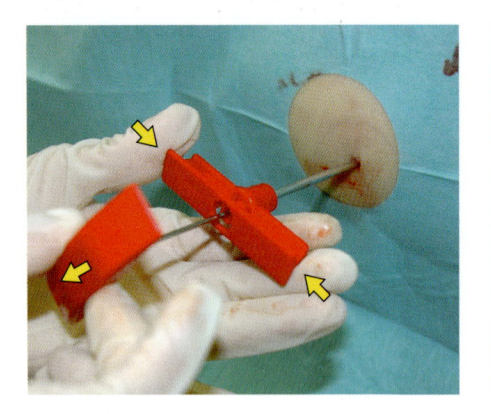

Abb. 172.1 Trokar herausziehen

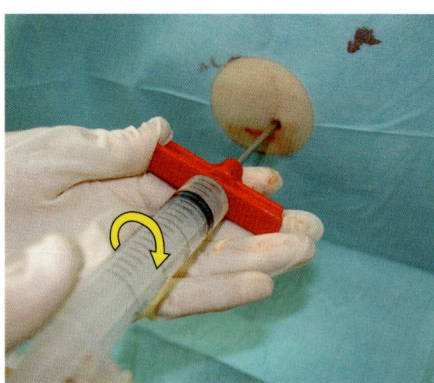

Abb. 172.2 Spritze festdrehen

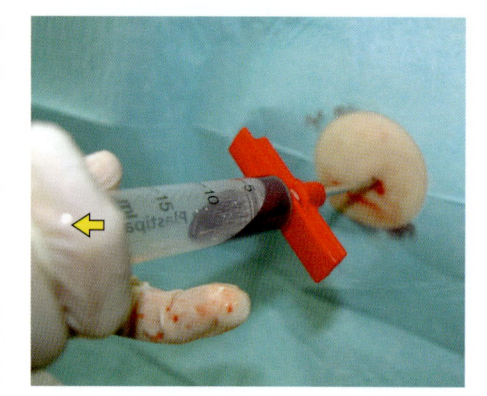

Abb. 172.3 Aspiration

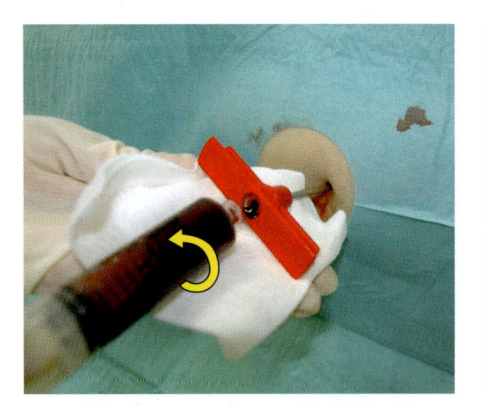

Abb. 172.4 Spritze abdrehen

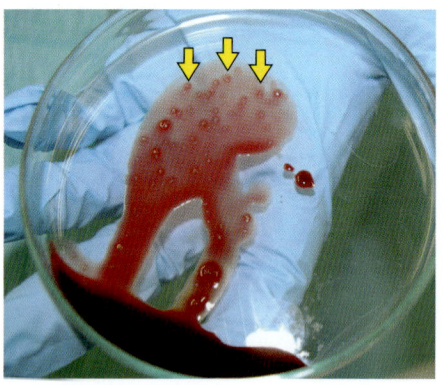

Abb. 172.5 solide Markanteile?

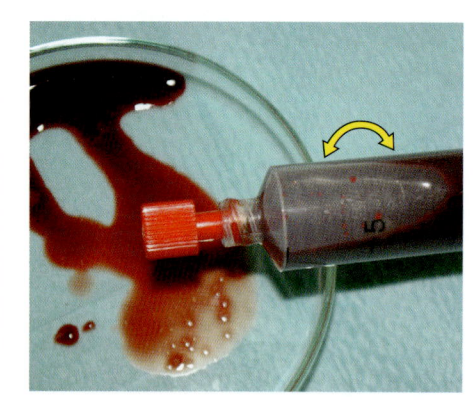

Abb. 172.6 Vermischen

Sobald dies sichergestellt ist, verschließen Sie die Spritze und kippen sie mehrfach hin und her ( ), um das Blut mit dem Antikoagulanz zu vermischen (Abb. 172.6). Anschließend entnehmen Sie je nach Bedarf die weiteren Proben (Abb. 172.7). Sollte es Ihnen nicht gelingen, Knochenmark zu aspirieren („Punctio sicca"), kann es u.U. an einer anderen Stelle gelingen, oder es liegt z.B. eine Markfibrose vor.

Falls Sie einen Stanzzylinder für die histologische Beurteilung der Zellularität im Gewebsverband benötigen, schieben Sie die Stanze ohne Trokar unter drehenden Bewegungen ( ) weitere 15–20 mm vor (in Abb. 172.8). Achten Sie dabei wieder besonders auf Ihren gestreckten Finger ( ) als Schutz gegen ungewollt zu tiefes Vordringen.

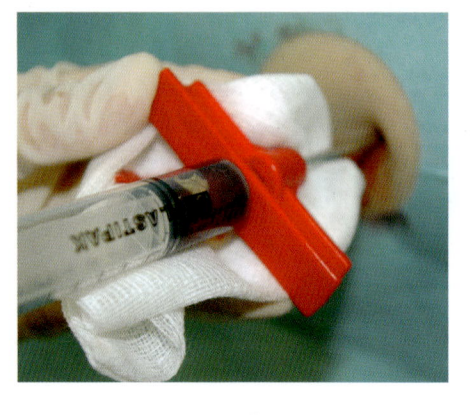

Abb. 172.7 Weitere Proben

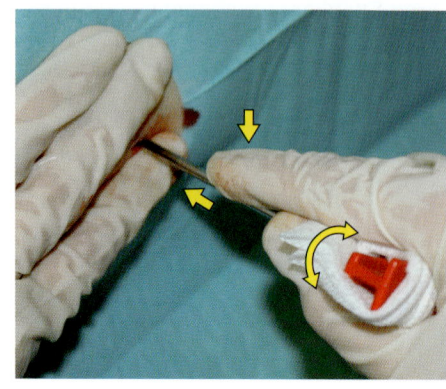

Abb. 172.8 Drehend vorschieben

Knochenmarkspunktion 27

Wenn Sie im Zweifel sind, ob Sie bereits weit genug vorgedrungen sind, um einen ausreichend großen Gewebszylinder aus dem Markraum gewinnen zu können, schieben Sie vorsichtig (⬅) den Trokar in die Stanzhülse: So können Sie am Anstoßpunkt überprüfen, ob Ihr Zylinder bereits die erforderlichen Minimallänge von 15-20 mm hat (Abb. 173.1). Meistens ist es zweckmäßig, den Zylinder durch mehrfache Rotation der Stanzhülse (↻) vom sonstigen Gewebsverband zu lösen (Abb. 173.2), damit er danach beim Herausziehen (➡) nicht abbricht.

Anschließend wollen Sie nun den Zylinder aus der Stanzhülse herausschieben: Nehmen Sie den Haltegriff (⬆) des stumpf endenden Drahtes in die Hand, der den meisten Biopsiesets beiliegt, aber schieben (↙) Sie mit dessen Hilfe den Gewebszylinder nicht orthograd von hinten (Abb. 173.3), sondern retrograd aus der Hülse heraus (Abb. 173.4), um den Zylinder nicht unnötig zu quetschen (s.u.).

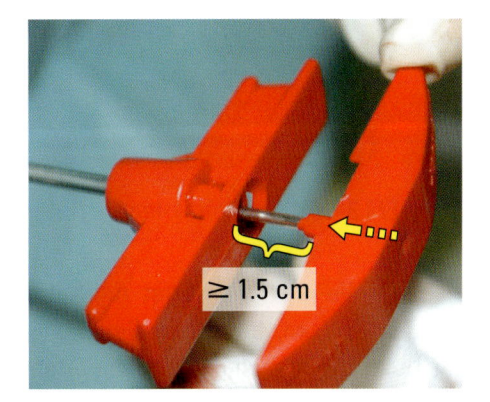

Abb. 173.1 Zylinderlänge prüfen

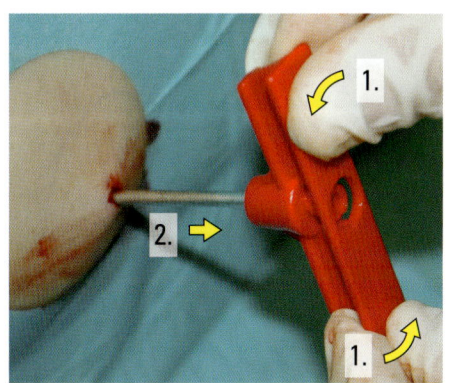

Abb. 173.2 rotierend lösen

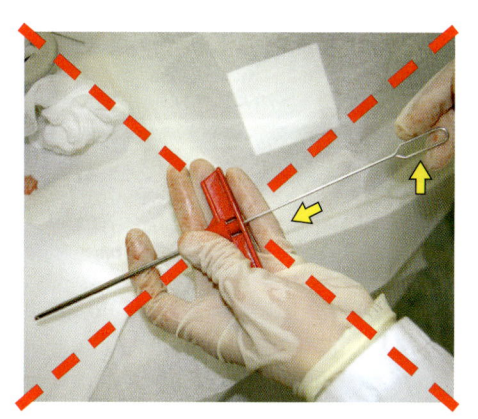

Abb. 173.3 nicht orthograd heraus …

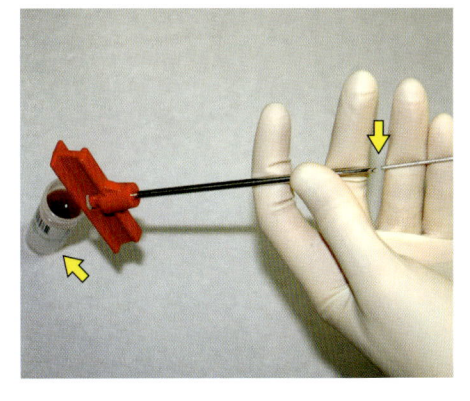

Abb. 173.4 … sondern retrograd

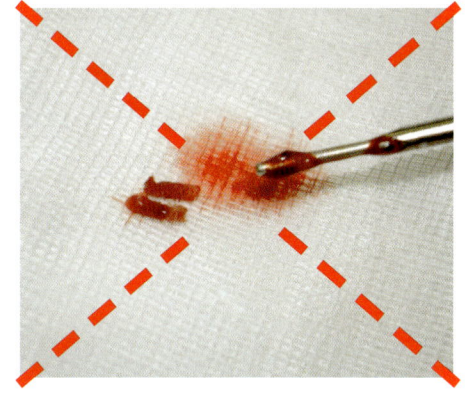

Abb. 173.5 nicht vorher ablegen

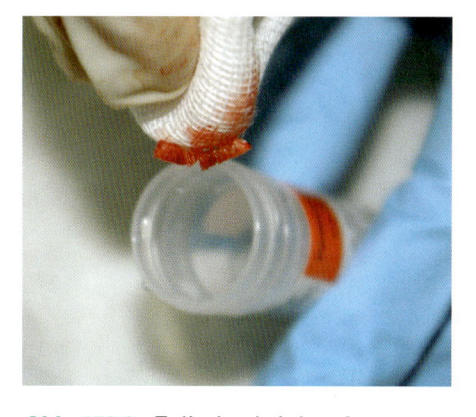

Abb. 173.6 Zylinder bricht oft

Der Zylinder soll dabei so wenig wie möglich gequetscht werden: Da die meisten Stanznadeln an ihrer Spitze konisch zulaufen, ist es empfehlenswert, den Draht vorsichtig an der Hülsenspitze (⬇) einzuführen und den Zylinder vorsichtig retrograd heraus zu schieben (Abb. 173.4).

Am besten schieben Sie den Zylinder aus der Jamshidi-Nadel direkt in den Transportbehälter (↘) mit z.B. Formaldehydlösung und nicht erst auf eine Unterlage, auf der er häufig abknickt oder fragmentiert (Abb. 173.5). Auch bei einer nachträglichen Überführung in den Transportbehälter kann der Stanzzylinder noch auseinander brechen (Abb. 173.6). Insgesamt benötigen die Histopathologen einen Zylinder von mindestens 15-20 mm Länge, um eine repräsentative Menge an Knochenmarksräumen einsehen zu können. Diese Knochenmarksräume liegen zwischen den Spongiosabälkchen – wenn zu wenig beurteilbar sind, kann unter Umständen z.B. das Vorliegen eines Lymphoms nicht ausgeschlossen werden.

27 Knochenmarkspunktion

Anschließend wird die Punktionsstelle mindestens drei Minuten lang komprimiert (Abb. 174.1) und danach auf eine Nachblutung hin kontrolliert. Unter Zug am Pflaster wird ein leichter Druckverband angelegt (Abb. 174.2). Es hat sich bewährt, die Patienten im Anschluss ca. eine Stunde lang in Rückenlage auf einem Sandsack (⇧⇧) liegen zu lassen (↻), damit die Punktionsstelle weiterhin komprimiert wird (Abb. 174.3).

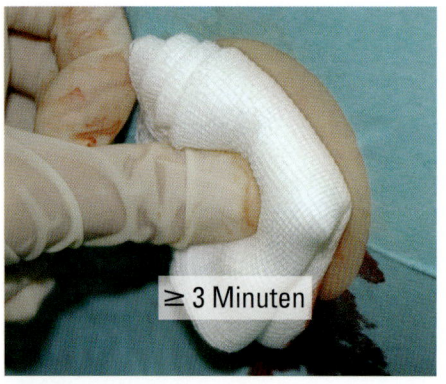

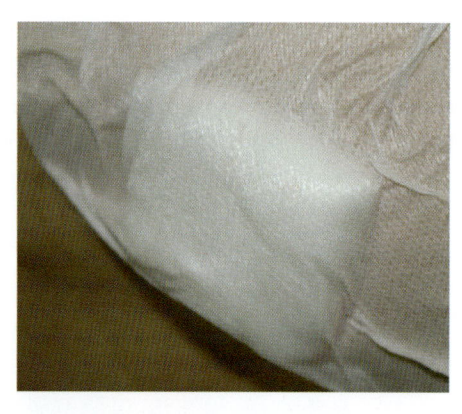

Abb. 174.1 Kompression

Abb. 174.2 Druckverband

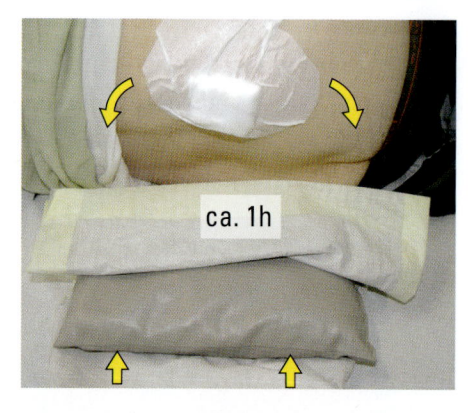

Abb. 174.3 auf Sandsack legen

Jetzt können Sie die Ausstrichpräparate der ersten Aspiration anfertigen, da Sie der Blutprobe ja Natriumcitrat zugesetzt hatten. Ohne diesen Zusatz hätten die Proben sofort zu Ausstrichen verarbeitet werden müssen, bevor die Gerinnung eingesetzt hätte. Dafür halten Sie die Petrischale erneut schräg, nehmen mit einem Objektträger einige der aspirierten Gewebsbröckel auf (Abb. 174.4) und lassen das Blut ein wenig ablaufen (Abb. 174.5). Je blutärmer diese Ausstriche angefertigt werden und je weniger die soliden Anteile des Marks gequetscht werden, desto besser ist ihre spätere Beurteilbarkeit.

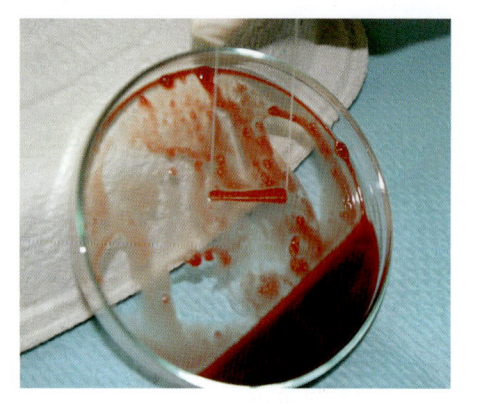

Abb. 174.4 Gewebe aufnehmen

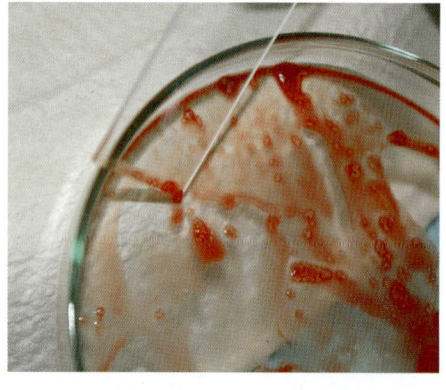

Abb. 174.5 Blut ablaufen lassen

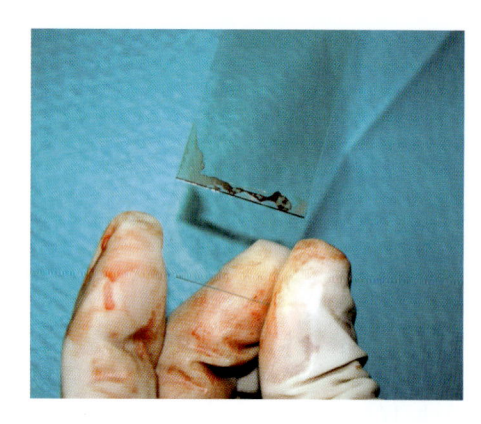

Abb. 174.6 2. Objektträger

Dann nehmen Sie einen weiteren Objektträger (Abb. 174.6) und streichen (⇧⇧) das Gewebe gleichmäßig und ohne besonderen Druck auf diesem aus (Abb. 174.7). Auf diese Weise fertigen Sie am besten mindestens 10 Ausstrichpräparate an und markieren diese mit den Patientendaten und dem Datum der Entnahme, um späteren Verwechslungen vorzubeugen (Abb. 174.8).

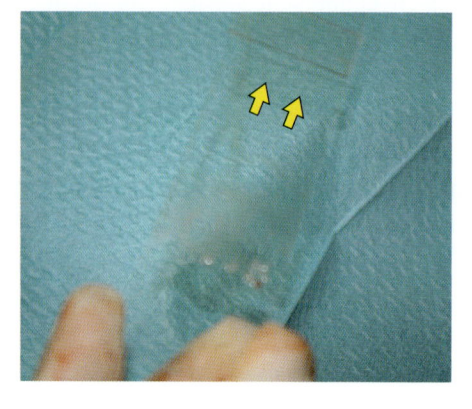

Abb. 174.7 ohne Druck ausstreichen

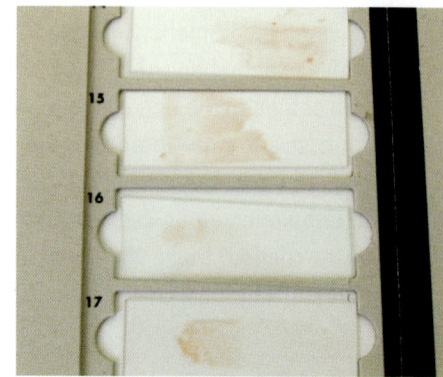

Abb. 174.8 > 10 Ausstriche

Knochenmarkspunktion 27

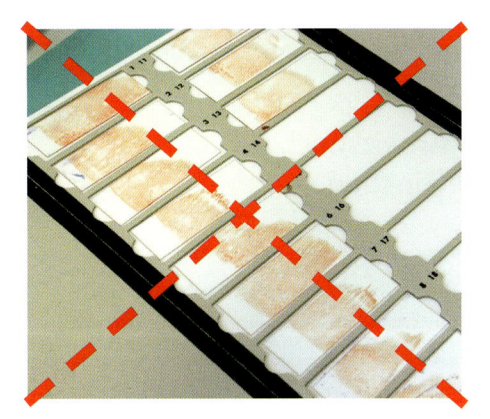

Wenn Ihre Ausstriche so dunkel(rot) geraten sind, wie in der Abb. 175.1, dann enthalten sie wahrscheinlich zu viel Blut und die Sicht des Pathologen auf die Zellen den Knochenmarks wird zu stark beeinträchtigt. Die Ausstriche sollten daher eher so blass aussehen wie in der Abb. 175.2. Wenn Sie zusätzlich „Bröckelquetschpräparate" anfertigen möchten, nehmen Sie zunächst vorsichtig einige Gewebsbröckel z.B. mit einer Kanüle auf, nachdem die flüssigen Blutbestandteile durch die Schräghaltung der Petrischale abgeflossen sind (Abb. 175.3).

Abb. 175.1 Ausstriche zu blutig

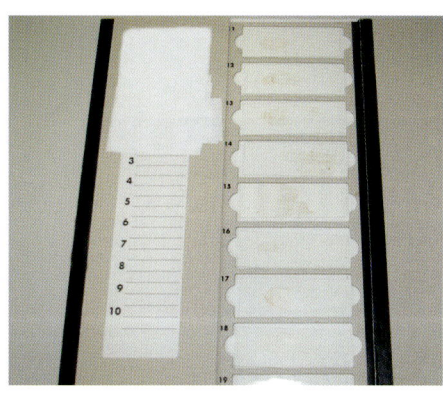

Abb. 175.2 eher „blass"

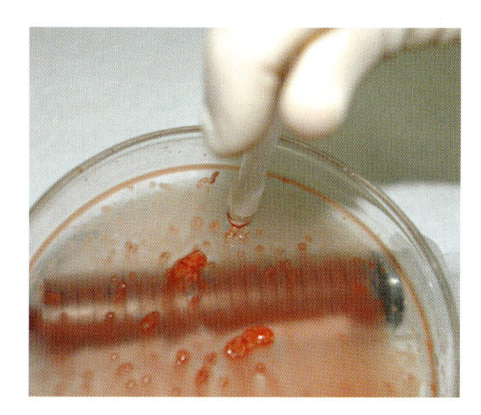

Abb. 175.3 Bröckel aufnehmen

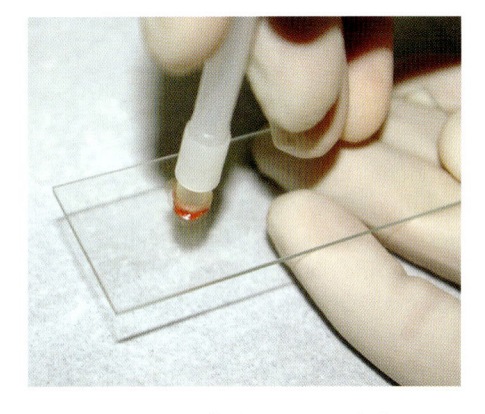

Abb. 175.4 auf Objektträger bringen

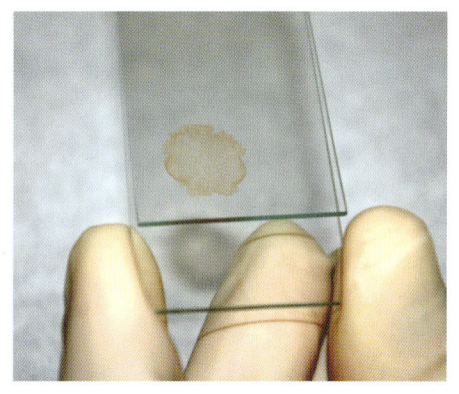

Abb. 175.5 2. Träger auflegen

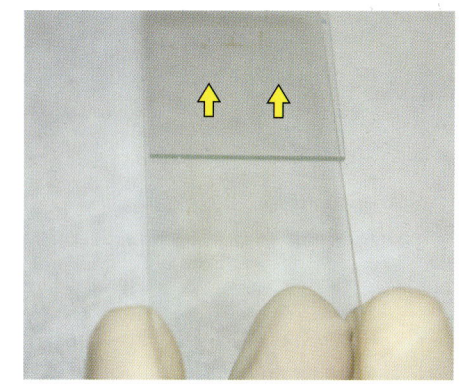

Abb. 175.6 aufziehen

Dann bringen Sie diese auf einen Objektträger auf (Abb. 175.4) und legen einen zweiten Objektträger auf den ersten, damit sich die Zellen breiter verteilen (Abb. 175.5). Anschließend ziehen Sie ohne besonderen Druck den zweiten Objektträger über den ersten hinweg (⇧⇧), damit sich ein breiter Ausstrich ergibt (Abb. 175.6). Denken Sie daran, die scharfe Jamshidi-Nadeln und andere verwendete Nadeln sicher in einem Abwurfbehälter zu entsorgen (Abb. 175.7).

Sollte ein evtl. zuvor sedierter Patient noch nicht aufgewacht sein, können Sie bei Erwachsenen ggfs. sein Aufwachen durch die i.v.-Gabe von z.B. 0.5 mg Flumazenil beschleunigen und nochmals den Verband kontrollieren, um eine relevante Nachblutung auszuschließen.

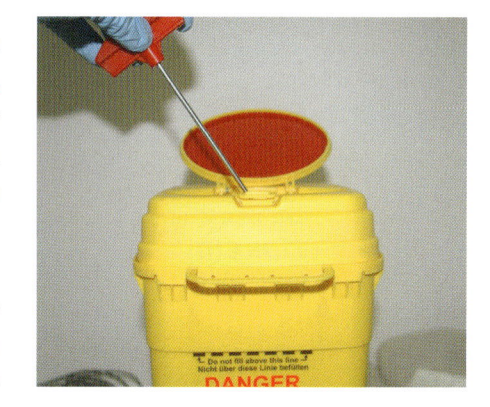

Abb. 175.7 Sicherer Abwurf

Überprüfen Sie auch nach Ablauf der einstündigen Liegezeit auf dem Sandsack noch einmal, dass keine Nachblutung vorliegt und fragen Sie den Patienten nach seinem Befinden, bevor er die Ambulanz oder Klinik verlässt.
Unter Umständen kann eine Hämatombildung unter dem Periost dieses dehnen und zu länger anhaltenden Schmerzen mit Ausstrahlung bis in den Oberschenkel führen. Diese Schmerzen bilden sich mit der (oft längerfristigen) Resorption des Hämatoms wieder zurück.

Der ideale Einstieg

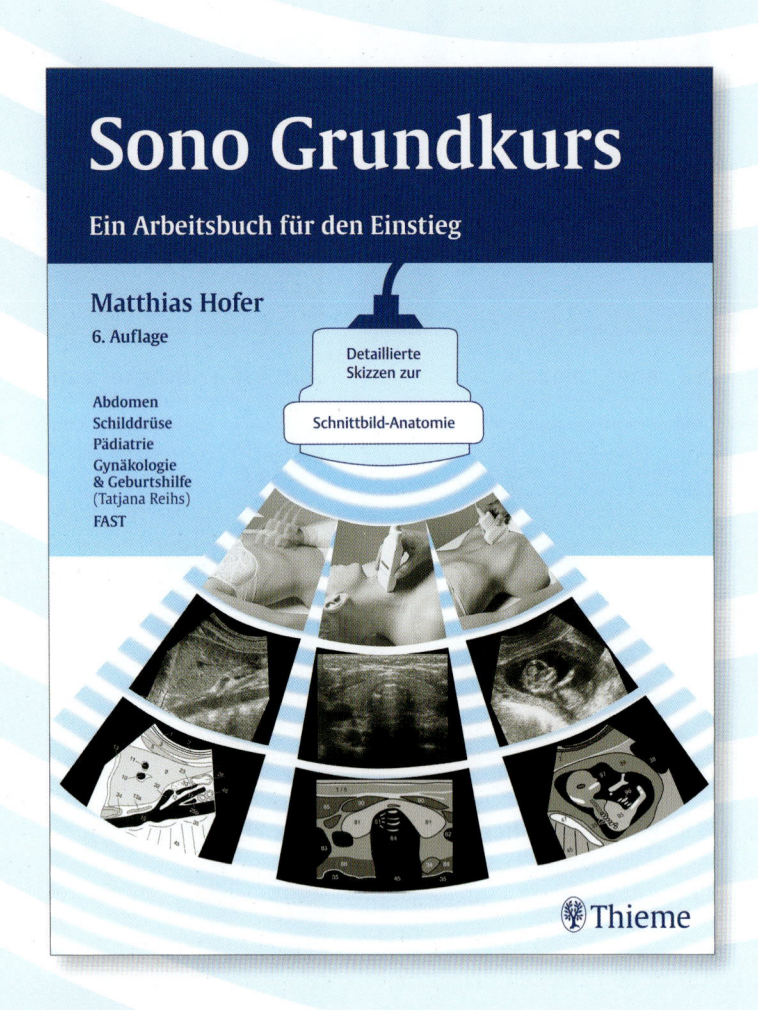

Ein Arbeitsbuch für den Einstieg

Dieses Arbeitsbuch ist in Kurstage gegliedert und führt Sie – fast wie ein Kursleiter in einem praktischen Sonographiekurs – systematisch durch die einzelnen Organsysteme.

Das Konzept:

- Anschauliche Darstellung der Handhabung des Schallkopfes
- Bild-Triplets mit Schallkopfhaltung, Ultraschallbild und Skizze der Sonoanatomie
- Zahlreiche Quizbilder und Lernkontrollen
- Ziffernkodierung und Legende zur Überprüfung des gelernten Stoffes
- Tipps und Tricks für Sonographieanfänger
- Karten mit Checklisten und Normwertetabellen im handlichen Kitteltaschenformat zum Herausnehmen
- Ein praktisches „ABC" für die richtige Befundung

6. überarbeitete Auflage 2009
128 S., 772 Abb., zweifarbig
ISBN 978 3 13 102916 4
22,95 € [D]
23,60 € [A]/39,– CHF

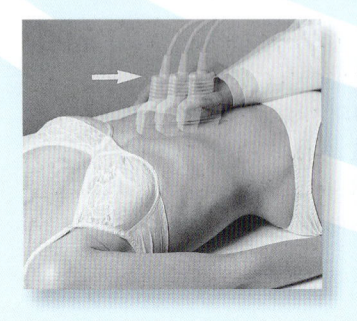

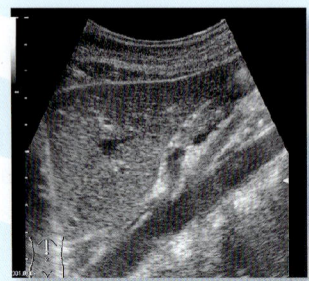

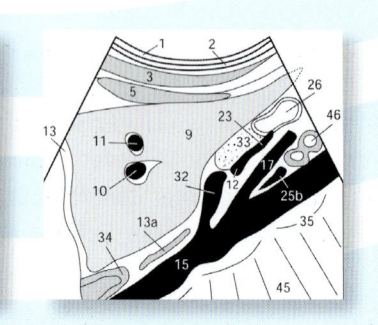

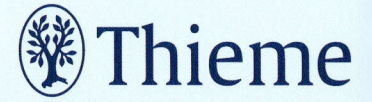

Preisänderungen und Irrtümer vorbehalten. Schweizer Preise sind unverbindliche Preisempfehlungen.

Im medizinischen Fachbuchhandel   www.thieme.de

Thieme

Reanimation (CPR) 28

Indikationen
Tritt bei einem Patienten ein Atem- oder Kreislaufstillstand ein, kommt es in der Regel nach spätestens 30 Sekunden zur Bewusstlosigkeit. Das vorrangige Ziel der cardiopulmonalen Reanimation (CPR) ist die schnellstmögliche Wiederherstellung des Kreislaufes und der Atmung, um die unmittelbare Gefahr einer hypoxischen Hirnschädigung abzuwenden.

Überblick: Was bedeutet „BLS" und „ALS"?
Für beide Formen der Reanimation (Wiederbelebung) existieren etablierte Algorithmen [28.1-3]: Dabei wird zwischen Basismaßnahmen (BLS = „Basic Life Support", S. 177-182) und erweiterten Maßnahmen (ALS = Advanced Life Support, S. 183-187) unterschieden. Die Basismaßnahmen umfassen neben der Erstuntersuchung / Orientierung, dem Freimachen der Atemwege und der äußeren Herzdruckmassage auch den Einsatz eines automatisierten externen Defibrillators (AED) und die künstliche Beatmung (Tab. 177.1).

Diese Maßnahmen erreichen zwar nur einen partiellen Ersatz der normalen Funktionen, z.B. nur ca. 30-40% der kardialen Auswurfleistung, reichen jedoch für einige Zeit aus, um die Perfusion von Herz und Gehirn sicherzustellen, bis entweder die erweiterten Maßnahmen greifen oder die Eigenaktivität des Herzens wieder zu einer suffizienten Auswurfleistung führt.

BLS-Maßnahmen	zusätzliche ALS-Maßnahmen
• Prüfung von Bewusstseinslage, Atmung und Kreislaufsituation • Ggfs. Atemwege freimachen • Äußere Herzdruckmassage • Automat. externe Defibrillation (AED) • Künstliche Beatmung	• EKG Diagnostik zur DD zwischen VF / VT und Asystolie / PEA • Defibrillation: monophasisch 360 J, biphasisch 120-200 J • Beatmung mit Beutel / Maske und Intubation • Medikamentöse Therapie

Tab. 177.1 Tab. 177.2

Sind nicht nur Laienhelfer verfügbar, sondern professionell geschultes Personal, werden zusätzlich die Maßnahmen der erweiterten Reanimation (ALS = advanced life support) eingeleitet: Während die Herzdruckmassage und intermittierende Atemspende möglichst kontinuierlich weitergeführt werden, wird am EKG die Differenzialdiagnose zwischen defibrillierbaren (Kammerflimmern = VF sowie pulslose Kammertachykardie = VT) und nicht defibrillierbaren Rhythmusstörungen (Asystolie oder pulslose elektrische Aktivität = PEA) getroffen und je nach Indikation defibrilliert. Zusätzlich erfolgt ein professionelles Air Way Management durch Maskenbeatmung, Intubation oder Larynxmaske und Medikamentengaben (Tab. 177.2).

Mögliche Komplikationen
Das Hauptproblem in der Rettungskette ist das rasche Erkennen der Notsituation und der unverzügliche Beginn der CPR, nachdem ein entsprechender Notruf (112) erfolgt ist. Jede Minute Verzögerung der CPR führt zu einer Reduktion der Überlebenswahrscheinlichkeit von ca. 7-10% [28.4]. Falls zunächst eine Kammertachykardie, ein Kammerflattern oder -flimmern vorliegt, muss zunächst eine minimale Oxygenierung des Myokards hergestellt werden.

Würde in solchen Fällen zu früh defibrilliert, ohne dem Patienten zuvor eine Herzdruckmassage zu geben, bestünde die Gefahr, dass unter der Defibrillation ein Kammerflimmern in eine schwerer zu beeinflussende Asystolie oder eine terminale PEA übergeht. Daher ist die Unterscheidung wichtig, ob eine Reanimation unmittelbar nach dem Kreislaufstillstand beginnt (z.B. im Krankenhaus unter Beobachtung) oder erst einige Minuten danach. Im letzteren Fall würde daher zunächst kardiokomprimiert und beatmet und dann erst defibrilliert. Aber auch die Defibrillation darf nicht unnötig verzögert werden, da mit jeder Minute die „gesunde" Entlassungsrate aus dem Krankenhaus (ohne neurologisches Defizit) um etwa 10-15 % abnimmt [28.5-6].

> **Merke:** *Bei unbeobachtetem Kreislaufstillstand:*
> Das Herz muss für eine Defibrillation durch CPR vorbereitet werden !

28 Reanimation (BLS)

Basic Life Support (BLS)

Verschaffen Sie sich zunächst schnell einen kurzen Überblick über die Situation und schließen Sie mögliche Gefährdungen der Anwesenden aus (z.B. an Unfallstellen, **Abb. 178.1**). Dann sprechen Sie den Patienten, laut und deutlich an **(Abb. 178.2)** und rütteln ihn kurz an der Schulter **(Abb. 178.3)**.

Sie können auch einen kurzen Schmerzreiz setzen, z.B. durch festen Druck mit Ihren Fingerknöcheln auf dem Sternum **(Abb. 178.4)** oder durch Kneifen des Nasenseptums oder der Ohrläppchen, um eine Bewusstseinseintrübung (Augenaufschlag auf Schmerzreiz) von einem Bewusstseinsverlust zu unterscheiden. Wichtig ist jedoch, mit diesen Maßnahmen nicht unnötig Zeit zu verlieren und den Beginn der Reanimation dadurch nicht unnötig zu verzögern.

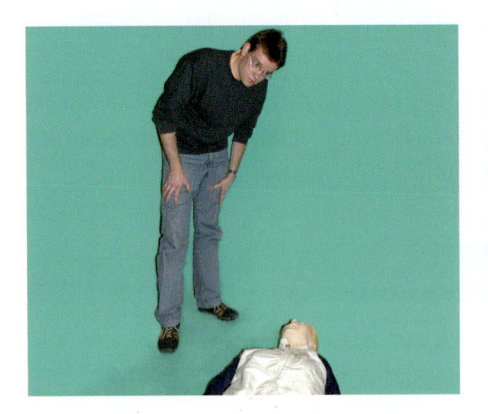

Abb. 178.1 Überblick verschaffen

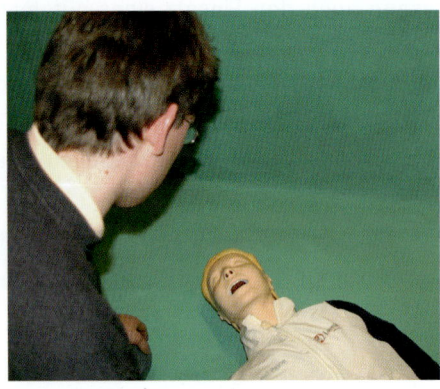

Abb. 178.2 laute Ansprache

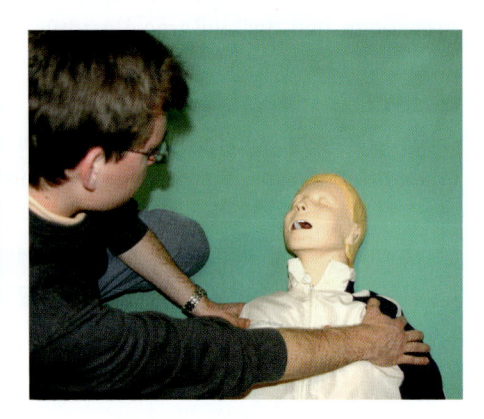

Abb. 178.3 evtl. kurz die Schulter rütteln …

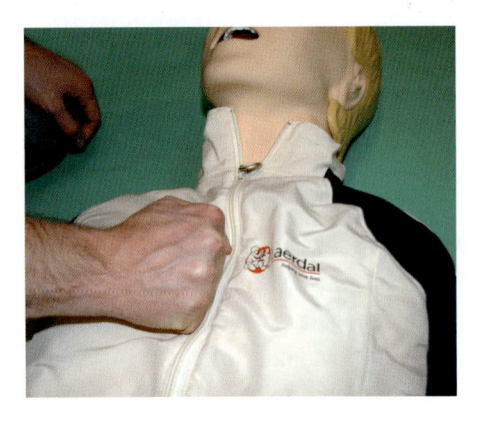

Abb. 178.4 … oder kurzen Schmerzreiz setzen

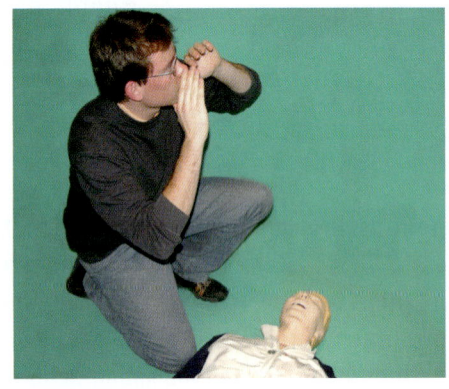

Abb. 178.5 Hilferuf

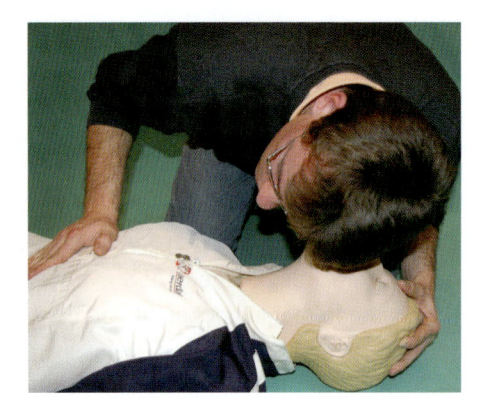

Abb. 178.6 Atemexkursionen?

Bei andauernder Bewußtlosigkeit rufen Sie weitere Personen zu Hilfe **(Abb. 178.5)**. Überstrecken Sie den Kopf etwas nach hinten und halten das Kinn nach vorne. Dann halten Sie Ihre Wange einige Sekunden lang nah über das Gesicht des Patienten: So können Sie nach Atemgeräuschen horchen, einen Luftstrom an Ihrer Wange fühlen, gleichzeitig den Brustkorb beobachten und evtl. mit einer Hand fühlen, ob Atemexkursionen des Thorax vorhanden sind **(Abb. 178.6)**.

Falls eine regelmäßige Atmung vorhanden und ein Puls tastbar ist, können Sie den Patienten in die stabile Seitenlage bringen (vgl. S. 182). Falls keine Atmung nachweisbar ist, beginnen Sie mit der Reanimation. Verwechseln Sie jedoch nicht vereinzelte, oft geräuschvolle Atemzüge mit einer regelmäßigen Atmung: Hierbei handelt es sich wahrscheinlich um eine sogenannte „Schnappatmung", die unter Umständen in den ersten Minuten nach einem Kreislaufstillstand noch vereinzelt auftritt und keine ausreichende Ventilation bewirkt.

Die Palpation des Carotispulses hat jedoch an Stellenwert verloren, da die Kontrolle besonders bei nicht-trainierten Ersthelfern unzuverlässig ist, zu viel Zeit kostet und den Beginn der CPR oft verzögert (vgl. S. 179).

Reanimation (BLS) 28

Denken Sie daran, am besten einen Helfer einen Notruf über die Notrufnummer 112 tätigen zu lassen (Abb. 179.1) und dabei die fünf wesentlichen Informationen zu übermitteln (Tab. 179.2). Falls mehrere Personen verfügbar sind und Sie sich außerhalb des Krankenhauses befinden, delegieren Sie die Aufgabe, das professionelle Rettungsteam zu Ihnen zu lotsen, schnell an andere, verzögern Sie jedoch nicht den Beginn der CPR. Dasselbe gilt für die Prüfung der Kreislaufsituation: Verwenden Sie maximal 10 Sekunden, um mit Ihrem Mittel- und Zeigefinger zu prüfen, ob der Carotispuls lateral des Schildknorpels tastbar ist (Abb. 179.3).

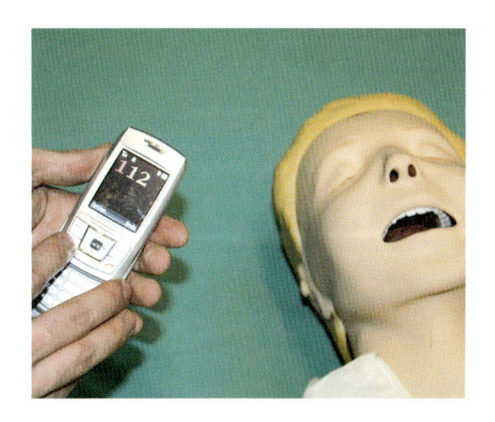

Abb. 179.1 Notruf 112

5 W-Schema

Wo ? (Unfallort)
Was ? (Bewusstlose Person)
Wie viele Patienten?
Welche Verletzung / Erkrankung?
Warten auf Rückfragen

Tab. 179.2 Notfallmeldungen

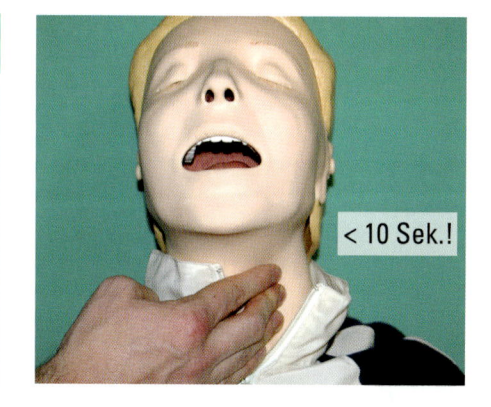

Abb. 179.3 Carotispuls tasten

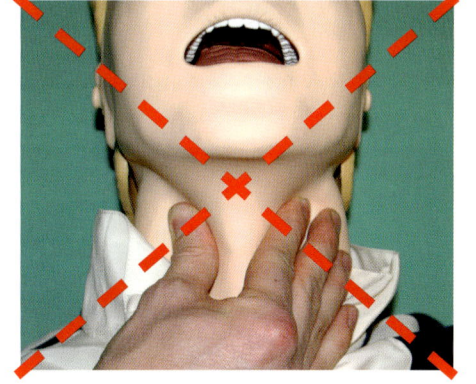

Abb. 179.4 nicht beidseitig

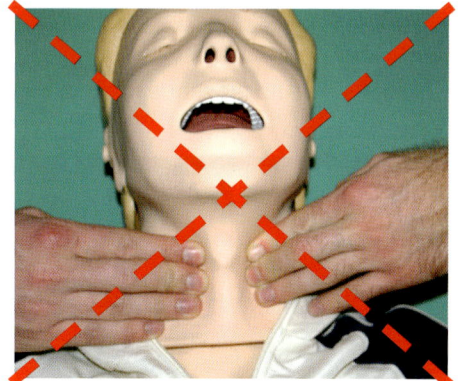

Abb. 179.5 auch nicht zu zweit

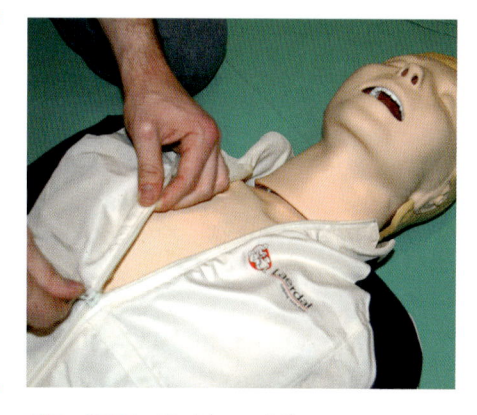

Abb. 179.6 Kleidung öffnen

Tasten Sie jedoch den Puls nicht beidseitig (Abb. 179.4). Es macht auch keinen Sinn, dass mehrere Helfer versuchen, den Puls zu tasten (Abb. 179.5), da dies in der Regel eine weitere Verzögerung des CPR-Beginns verursacht. Öffnen Sie schnell die Bekleidung des Oberkörpers (Abb. 179.6), um den sternalen Druckpunkt (⇨) besser zu identifizieren, der sich in der Mitte zwischen Jugulum (⇩) und epigastrischem Winkel (⇧) zwischen den Mamillen befindet (Abb. 179.7). Sorgen Sie dafür, dass der Patient flach auf dem Rücken und auf einer harten Unterlage (dem Boden) liegt, also nicht auf einem weichen Bett, da ansonsten das Widerlager für die Thoraxkompression fehlt.

Dann setzen Sie einen Handballen auf die Mitte des Brustkorbs und den Ballen der zweiten Hand auf den Handrücken der ersten Hand. Verschränken Sie die Finger beider Hände und überstrecken (↖) Sie im Handgelenk (Abb. 179.8).

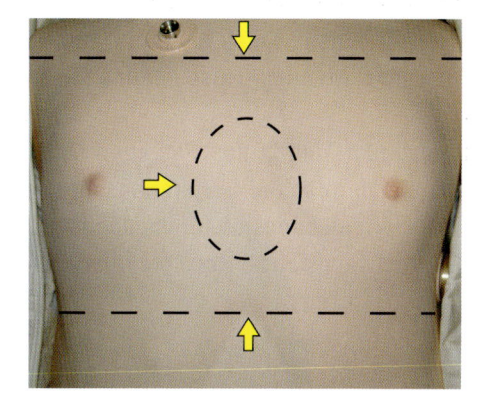

Abb. 179.7 sternaler Druckpunkt

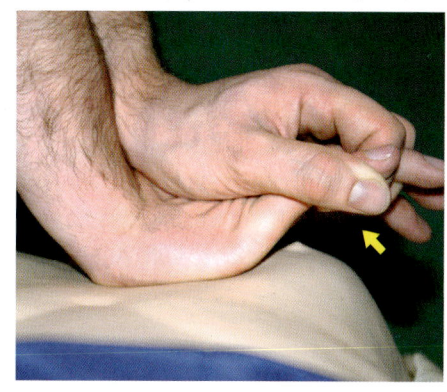

Abb. 179.8 Handhaltung

28 Reanimation (BLS)

Am besten knien Sie seitlich neben dem Brustkorb des Patienten und bringen Ihre eigenen Schultern senkrecht (⬇) über die Sternummitte des Patienten, damit Sie das Eigengewicht Ihres Oberkörpers mit zur Kompression einsetzen können. Drücken Sie auch Ihre Ellenbogen durch und lassen Sie diese die ganze Zeit gestreckt (Abb. 180.1), während Sie das Sternum bei Erwachsenen 100 mal pro Minute ca. 4-5 cm (↕) nach dorsal Richtung Wirbelsäule drücken (Tab. 180.2).

Diese Tätigkeit ist sehr anstrengend – falls mehrere Personen verfügbar sind, wechseln Sie sich etwa alle 2 Minuten ab. Achten Sie auf minimale Wechselpausen: Jede Unterbrechung der Kardiokompression lässt besonders den diastolischen Druck in der Aorta schnell wieder absinken, der für die Perfusion der Koronarien maßgeblich ist. Daher hat man auch das Verhältnis zwischen Kompression und Beatmung zugunsten der Kompression auf aktuell 30 : 2 verändert [28.2].
Halten Sie nach 30 Kompressionen für zwei Mund-zu-Mund-Beatmungen die Nase des Patienten zu (➡⬅) und unter Überstreckung des Halses das Kinn nach vorne (⬆ in Abb. 180.3).

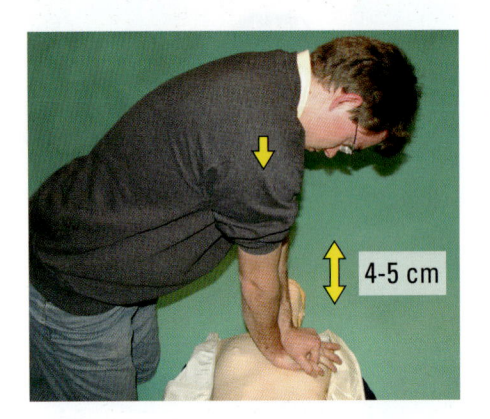

Abb. 180.1 Körperhaltung

Tab. 180.2 Druckmassage

Körperhaltung + Druckmassage
- seitlich neben den Patienten knien
- Schultern senkrecht über Sternum
- Ellenbogen durchdrücken und gestreckt halten
- Sternum ca. 4-5 cm nach dorsal drücken: 100 x / Min.
- Sternum vollständig entlasten, Handballen aber nicht abheben
- Druck- und Entlastungsphase gleich lang (ca. 2 / Sekunde)

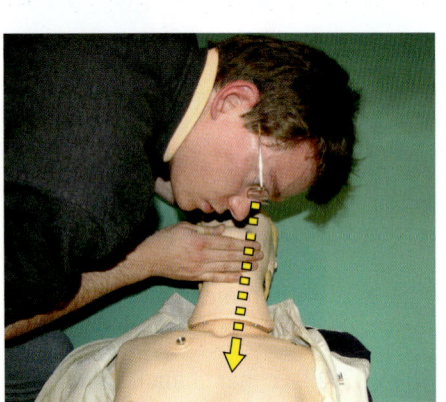

Abb. 180.3 Nase zu + Kinn hoch

Abb. 180.4 1. Atemspende

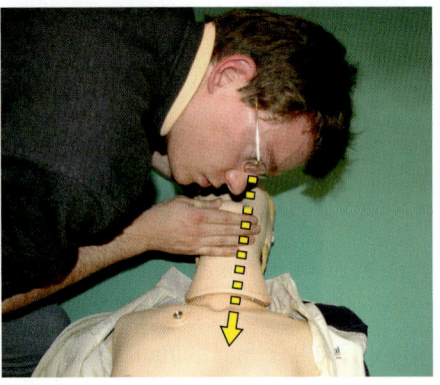

Abb. 180.5 Kontrolle: Thoraxsenkung?

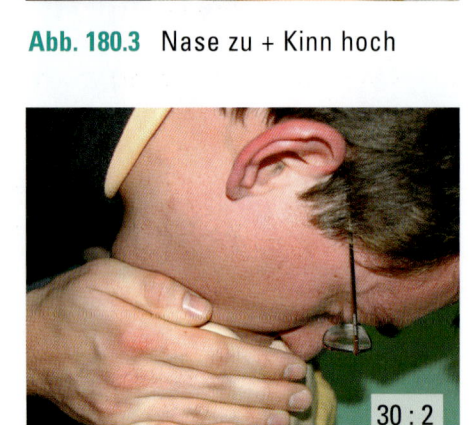

Abb. 180.6 2. Beatmung

Nachdem Sie selbst tief inspiriert haben, dichten Sie mit Ihren Lippen den Mund des Patienten ab und blasen die Luft gleichmäßig über etwa eine Sekunde ein (Abb. 180.4). Dabei sollten Sie schnelle und kräftige Beatmungsstöße vermeiden – dadurch würde das Risiko steigen, dass die insufflierte Luft in den Magen gerät und zu Regurgitation von Mageninhalt mit eventueller Aspiration führt. Alternativ können Sie auch zweimal Mund-zu-Nase beatmen und dabei den Mund des Patienten schließen.

Dann heben Sie Ihren Kopf ab und drehen ihn zum Thorax des Patienten (Abb. 180.5), um den Effekt Ihrer Beatmung zu überprüfen: Der Brustkorb des Patienten sollte sich in seiner Exspirationsphase wieder senken. Gleichzeitig atmen Sie mit etwas Abstand zum Gesicht des Patienten seitlich Umgebungsluft für die nächste Beatmung (Abb. 180.6) ein und nicht die vom Patienten ausgeatmete Luft. Auf diese Weise wechseln sich 30 Herzkompressionen mit jeweils zwei Beatmungen ab (30:2).

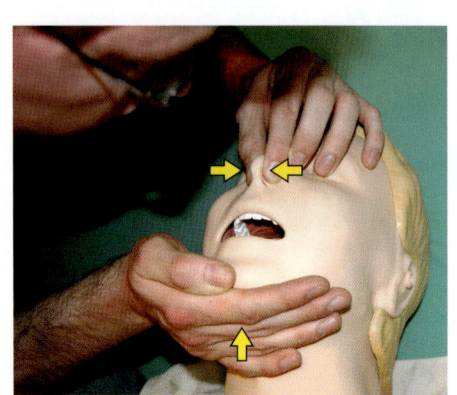

Reanimation (BLS) 28

Für den Fall, dass Ihnen die Beatmung nicht gelingt oder Sie ein Absinken des Brustkorbs nicht beobachten können, inspizieren Sie den Mundraum des Patienten und drehen ihn ggfs. zur Seite (↷), um Flüssiges ablaufen zu lassen oder Fremdkörper schnell zu entfernen (Abb. 181.1). Eine routinemäßige Inspektion des Mund- und Rachenraums wird dagegen nicht mehr empfohlen.

Falls ein Laienhelfer die Beatmung nicht durchführen kann oder nicht will, soll besser eine isolierte Herzdruckmassage durchgeführt werden als gar keine Reanimation. Dies gilt besonders in der Frühphase, weil hier von einem noch ausreichenden Sauerstoffgehalt der intrapulmonalen Luft ausgegangen werden kann.

Anschließend an die Herzdruckmassage erfolgen wieder 30 Thoraxkompressionen (Abb. 181.2) und 2 Atemzüge im Wechsel, bis entweder der Patient sich zu bewegen beginnt, selbst atmet oder ein automatisierter externer Defibrillator (AED) verfügbar ist.

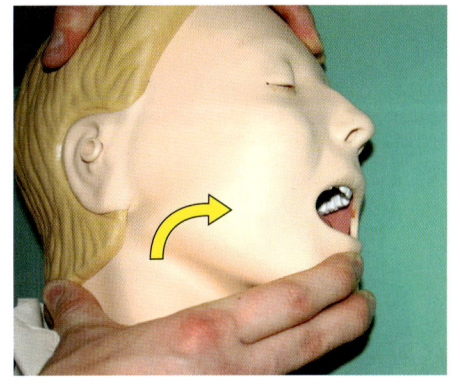

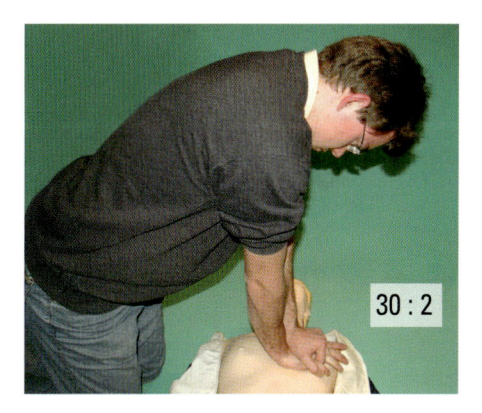

Abb. 181.1 ggfs. freimachen

Abb. 181.2 Druckmassage

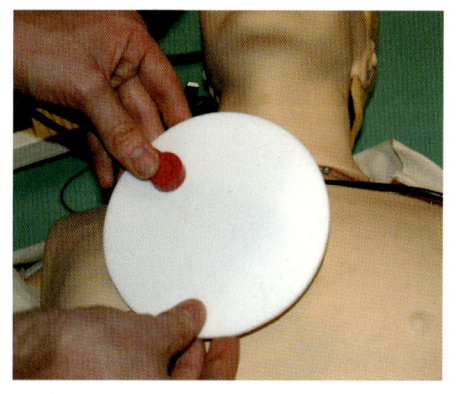

Abb. 181.3 Elektrodenanschluss

Die meisten AED-Geräte geben nach ihrer Einschaltung klare, akustische Anweisungen. Schließen Sie zügig die beiden Klebeelektroden an (Abb. 181.3). Kleben Sie diese rechts parasternal unterhalb der Clavicula und links weit genug lateral in der MAL in Höhe der Herzspitze (V_6) bzw. lateral des weiblichen Brustansatzes an, damit der Großteil des Myokards zwischen den Elektroden liegt und vom Stromimpuls erfasst wird (Abb. 181.4). Sollten Sie Medikamentenklebepflaster auf der Haut vorfinden, entfernen Sie diese, damit ein optimaler Kontakt gewährleistet ist und keine Verbrennungen entstehen können.

Finden Sie jedoch eine Narbe und Vorwölbung eines Schrittmacheraggregats, kleben Sie die beiden Elektroden mit mindestens 10 cm Abstand zum Schrittmacher nicht in Standardposition, sondern z.B. beidseits axillär in der MAL auf. Zeigt der Monitor ein Kammerflimmern oder besteht eine pulslose ventrikuläre Tachykardie (Abb. 181.5), lösen Sie auf Kommando des Gerätes die Defibrillation aus (Abb. 181.6), nachdem Sie sichergestellt haben, dass niemand den Patienten berührt.

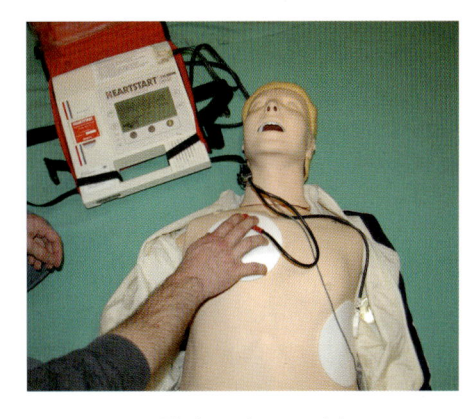

Abb. 181.4 Elektrodenposition

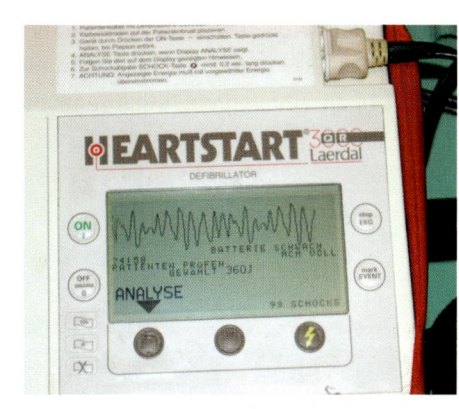

Abb. 181.5 Rhythmusanalyse

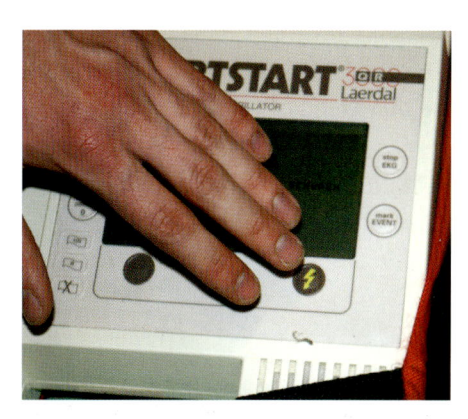

Abb. 181.6 Defibrillation auslösen

28 Reanimation (BLS)

Sofort nach einem einzelnen Stromimpuls setzen Sie die Herzdruckmassage (Abb. 182.1) und die Beatmung (Abb. 182.2) im 30:2-Rhythmus über weitere 5 Zyklen (ca. 2 Minuten) fort, bevor Sie eine kurze Rhythmus- und Pulskontrolle durchführen. Im Vordergrund steht eine möglichst ununterbrochene Herzdruckmassage. Besonders in den Fällen, in denen die Bewusst-losigkeit bzw. der Kreislaufstillstand schon einige Minuten besteht oder die Dauer ungewiss ist, sollte zunächst mindestens zwei Minuten lang eine CPR durchgeführt werden (Tab. 182.3), bevor defibrilliert wird (vgl. S. 177).

Merke: Das Herz muss nach der Defibrillation durch CPR stabilisiert werden!

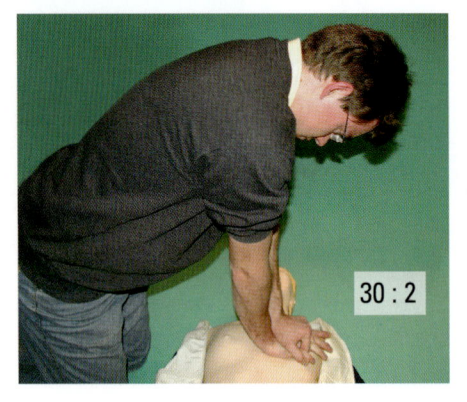

AED-Algorithmus
- CPR, bis AED verfügbar
- Klebeelektroden platzieren
- AED einschalten
- Sprachanweisung folgen
- Analyse: kein Kontakt zu Patient
- Bei Schockindikation: „Hände weg vom Patienten!"
- Schock auslösen
- sofort CPR fortführen

Abb. 182.1 Herzdruckmassage zu …
Abb. 182.2 … Ventilation = 30:2
Tab. 182.3 AED-Algorithmus

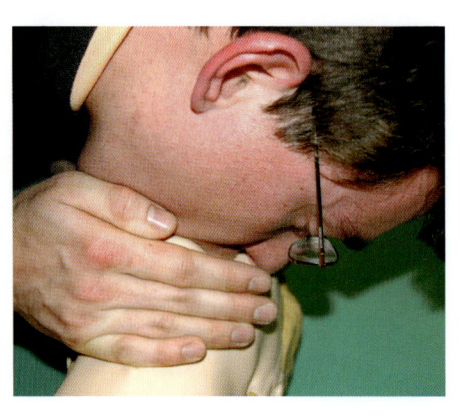

Besteht jedoch eine Asystolie, wird der AED empfehlen, keinen Elektroschock zu applizieren. Dann fahren Sie mit der CPR fort, wenn möglich im ca. 2-minütigen Wechsel mit einem anderen Helfer, bis professionelle Hilfe hinzukommt oder der Patient wieder atmet oder sich bewegt. Nach erfolgreicher Reanimation wird der Patient entweder in die stabile Seitenlage (s.u.) oder innerhalb eines Krankenhauses auf die Intensivstation für weitere Maßnahmen gebracht.

Die stabile Seitenlage bietet vor allem Schutz vor einer Aspiration von regurgitiertem Mageninhalt und gegen das Verlegen der Luftwege durch Zurückfallen der Zunge: Knien Sie sich neben den Patienten. Nehmen Sie den Ihnen zugewandten Arm und winkeln ihn im Schulter- und Ellenbogengelenk jeweils im 90°-Winkel so an, dass Sie seinen Handrücken neben den Kopf ablegen können. Dann ziehen Sie den gegenüberliegenden Arm auf Ihre Seite und bringen die Hand dieses Patientenarms neben sein Ohr (Abb. 182.4).
Mit Ihrer anderen Hand ziehen ( ) Sie die Kniekehle des Ihnen gegenüber liegenden Beins an, beugen es im Hüftgelenk und drehen ( ) den Patienten so zu Ihrer Seite herum (Abb. 182.5). In der Seitenlage überstrecken Sie zum Freihalten der Atemwege den Kopf des Patienten etwas nach hinten ( ) und unterpolstern den Kopf mit einer Patientenhand ( ), so dass sie den Mund offen hält (Abb. 182.6). Trotzdem muss die Atmung weiterhin regelmäßig überprüft werden.

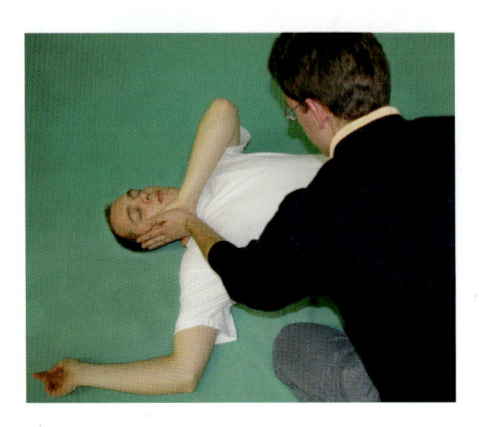

Abb. 182.4 Arm anwinkeln
Abb. 182.5 Patient herumdrehen 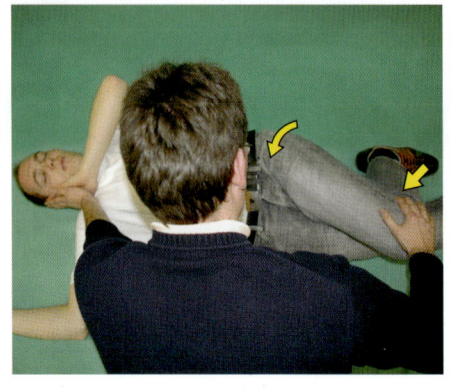
Abb. 182.6 Kopf überstrecken

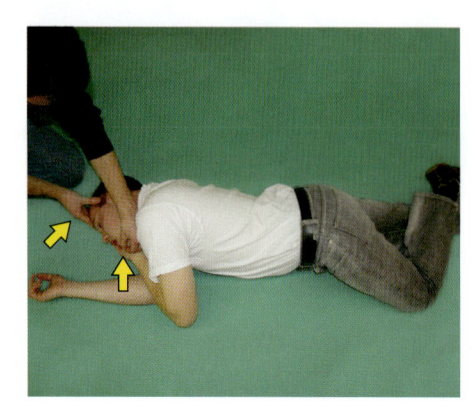

Reanimation (ALS)   28

Advanced Life Support (ALS)

Auch professionelle Helfer müssen in erster Linie darauf achten, dass eine möglichst frühzeitige und lückenlose Basisreanimation mit Thoraxkompression und Beatmung (CPR) stattfindet. Ihnen stehen jedoch mehr Hilfsmittel (Air Way Management, Sauerstoff, Medikamente, Defibrillator etc.) zur Verfügung und in der Regel sind mindestens zwei Helfer zur Verfügung, von denen der eine neben dem Patienten kniet, um die Herzdruckmassage auszuführen und der andere am Kopfende die Ventilation sichert (Abb. 183.1).

Legen Sie zügig die EKG-Elektroden an (Abb. 183.2) und positionieren Sie den Defibrillator gegenüber dem komprimierenden Helfer, damit beide die EKG-Kurve sehen können (Abb. 183.1). Stellen Sie fest, ob es sich um eine defibrillierbare (Kammerflimmern VF oder eine schnelle, evtl. pulslose Kammertachykardie VT) oder um eine nicht-defibrillierbare (Asystolie oder pulslose elektrische Aktivität, PEA) Herzrhythmusstörung handelt (Abb. 183.3).

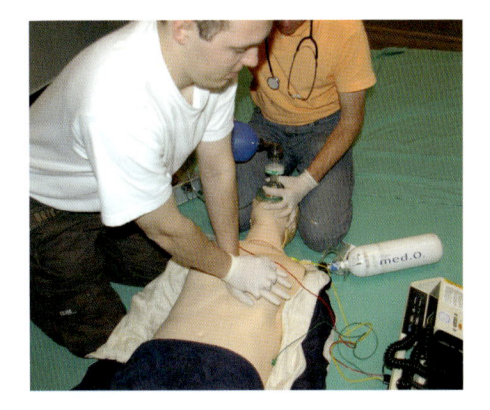

Abb. 183.1 Position der Helfer

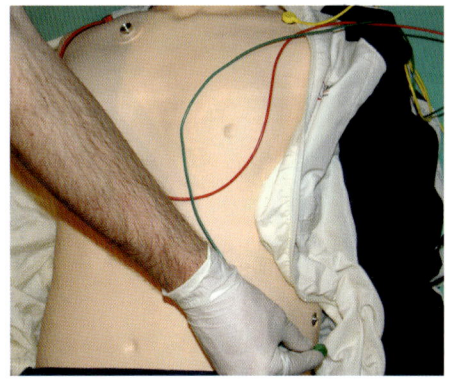

Abb. 183.2 EKG-Elektroden

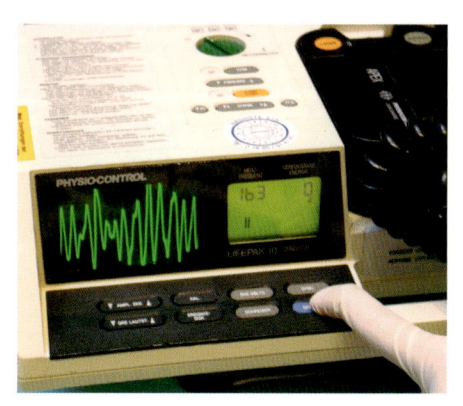

Abb. 183.3 EKG: VT oder VF?

Falls keine Asystolie, sondern sicher eine defibrillierbare Rhythmusstörung vorliegt (vgl. S. 177), wählen Sie die Energiestufe vor ( ): Bei monophasischer Impulsgabe 360 J, bei biphasischer Applikation 120-200 J (Abb. 183.4). Entweder verwenden Sie bevorzugt selbstklebende Defibrillationselektroden („Pads", vgl. S. 181) oder manuelle („Paddels"), letztere benötigen Kontaktgel. Während Sie das Gerät aufladen (Abb. 183.5) und ggfs. das Kontaktgel auf beiden Elektroden verteilen (Abb. 183.6), führen Sie die CPR bis zum letzten Augenblick vor der Defibrillation kontinuierlich fort.

Merke: Falls Unsicherheit, ob Asytolie oder Kammerflimmern ➔ zunächst CPR!

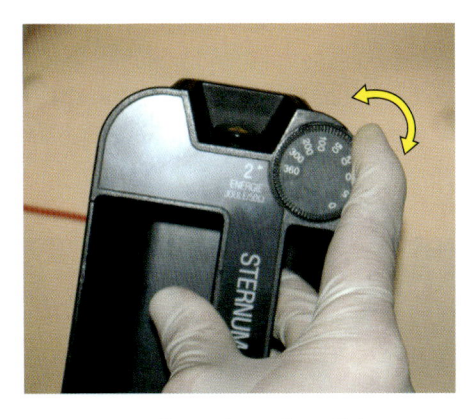

Abb. 183.4 Energiestufe wählen

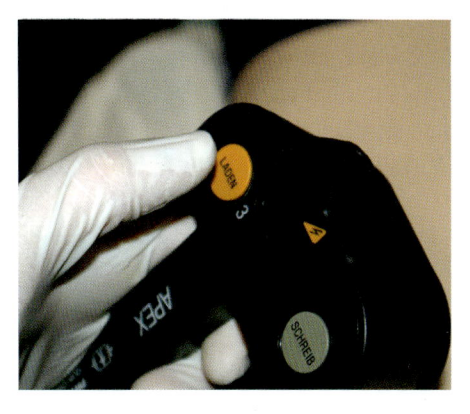

Abb. 183.5 Gerät aufladen

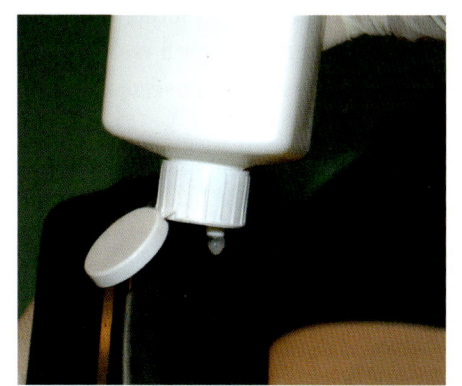

Abb. 183.6 Kontaktgel verteilen

Eine Beachtung der Polarität der Elektroden ist überflüssig. Die Elektrode wird jedoch nicht direkt auf dem Sternum positioniert, sondern rechts parasternal (vgl. Abb. 181.4). Der beste Zeitpunkt zur Defibrillation liegt in der maximalen Exspirationsphase, da zu diesem Zeitpunkt die transthorakale Impedanz am günstigsten ist.

Wichtig bei Verwendung der Paddels ist, dass sie möglichst fest (~7 kp) und mit der gesamten Elektrodenfläche an die thorakale Haut angepresst werden und keine nassen Gelstraßen zwischen den beiden Auflagepunkten einen Kurzschluss ermöglichen.

28 Reanimation (ALS)

Während dessen kümmert sich der zweite Helfer um eine möglichst effiziente Ventilation mit Hilfe von Wendel- oder Guedeltubus **(Abb. 184.1)** und beatmet mit einer Maske **(Abb. 184.2)**, an die eine Sauerstoffflasche angeschlossen wird (vgl. S. 151).

Sowie der Defibrillator geladen ist, warnen Sie das Umfeld, z.B. mit „Abstand zum Patienten – Defibrillation" **(Abb. 184.3)** und lösen (⬇) dann den Elektroimpuls aus **(Abb. 184.4)**. Sofort danach werden die Herzdruckmassage und Beatmung fortgeführt.

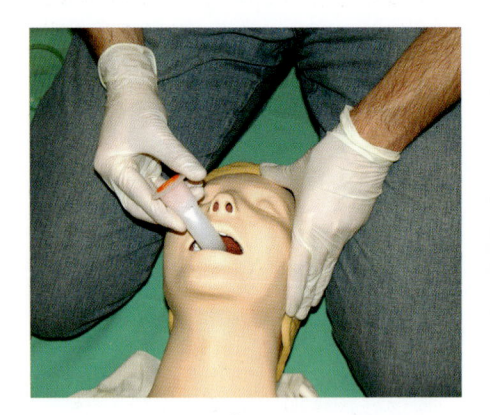

Abb. 184.1 Guedel-Tubus

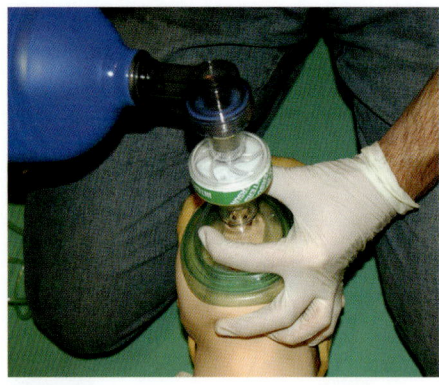

Abb. 184.2 O_2-Maske, C-Griff

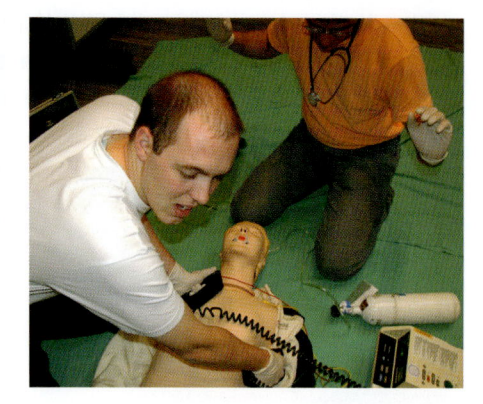

Abb. 184.3 Umfeld warnen

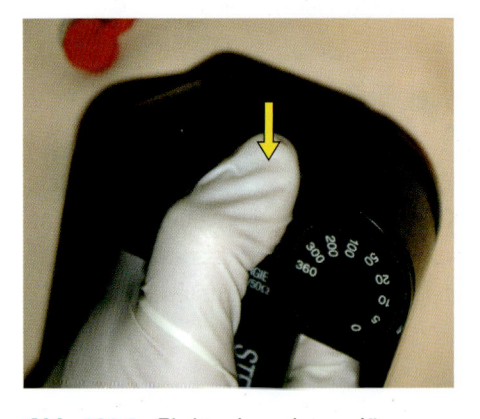

Abb. 184.4 Elektroimpuls auslösen

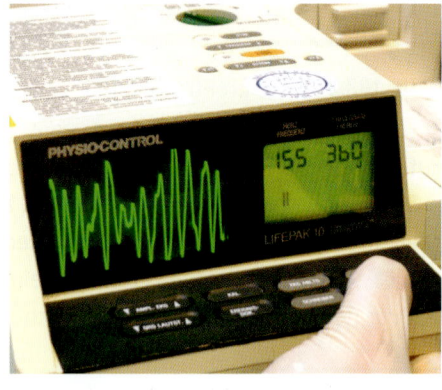

Abb. 184.5 EKG mit VF / VT

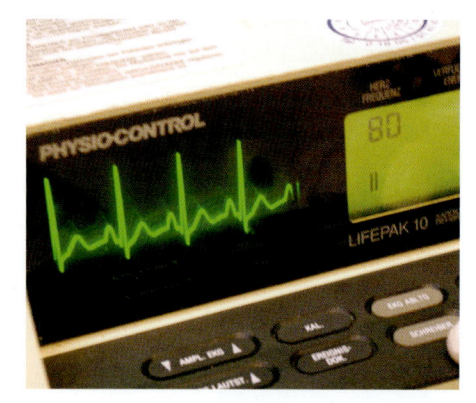

Abb. 184.6 Sinusrhythmus

Auch wenn die tachykarde Herzrhythmusstörung **(Abb. 184.5)** in einen Sinusrhythmus **(Abb. 184.6)** umspringt, ist eine Fortführung der CPR für 5 weitere Zyklen (~ 2 Min.) notwendig. Erst danach erfolgen eine Pulskontrolle und anschließende Blutdruckmessung. In der Regel ist dennoch eine Intubation **(Abb. 184.7)** und eine weitere Beatmung des Patienten **(Abb. 184.8)** notwendig (vgl. Kap. 24, S. 149-158). Zusätzlich wird versucht, einen peripher-venösen Zugang (vgl. Kap. 12, S. 67-71) für eine ergänzende Medikamentengabe zu schaffen **(Abb. 184.9)**.

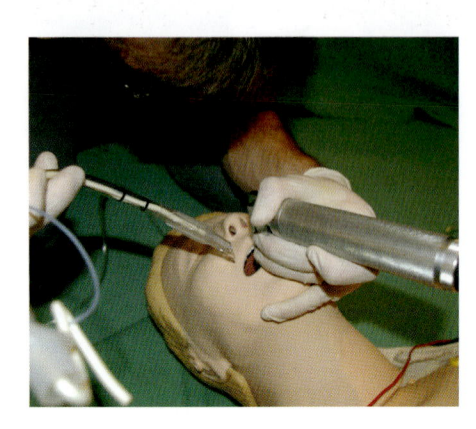

Abb. 184.7 Intubation und …

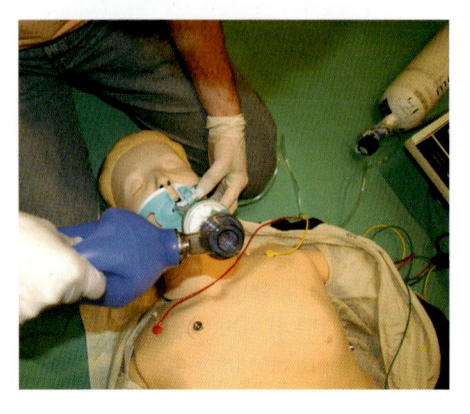

Abb. 184.8 … Beatmung

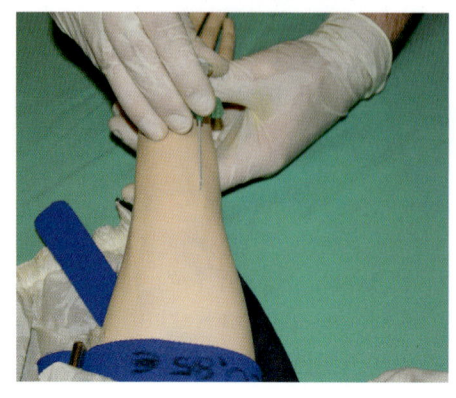

Abb. 184.9 i.v.-Zugang schaffen

Reanimation (ALS) 28

Medikamentöse Therapie

Vasopressoren werden mit dem Ziel eingesetzt, durch die periphere Vasokonstriktion den diastolischen Aortendruck anzuheben und damit die Koronarperfusion zu verbessern. Dafür eignet sich als Standardtherapie bei Erwachsenen in erster Linie 1 mg Adrenalin i.v., auch wenn alternativ Vasopressin zur Diskussion steht [28.3]. Die Adrenalingabe wird alle 3-5 Minuten wiederholt.

Prüfen Sie zuvor die korrekte, intravasale Lage der Verweilkanüle (z.B. durch NaCl-Probeinjektion, vgl. S. 70) oder schließen (↻) Sie direkt eine Infusion an **(Abb. 185.1)**, bevor Sie die empfohlene Dosis Adrenalin injizieren (↓ in **Abb. 185.2**). Am besten lassen Sie einen Helfer durch Kompression (↘) des angeschlossenen Infusionsbeutels nachspülen, damit das Adrenalin möglichst schnell in den Körperkreislauf gelangt **(Abb. 185.3)**.

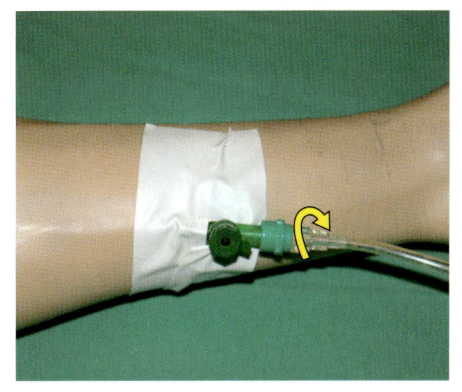

Abb. 185.1 intravasale Lage? 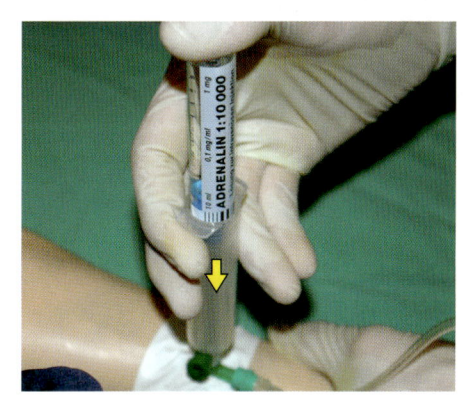   **Abb. 185.2** 1 mg Adrenalin i.v. 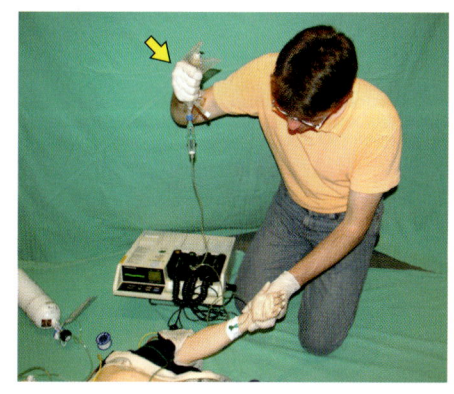   **Abb. 185.3** Nachspülen

Als Antiarrhythmikum der Klasse III wird bei Kammerflimmern oder -flattern oder bei pulsloser VT nach dem dritten erfolglosen Defibrillationsversuch vor allem Amiodaron bei Erwachsenen in der Dosierung von 300 mg als i.v.-Bolusgabe oder intraossär eingesetzt **(Abb. 185.4)**. Es kann im Gegensatz zu Adrenalin zwar nicht endotracheal / endobronchial appliziert, dafür jedoch nach einem vierten Defibrillationsversuch noch einmal mit der halben Dosis (150 mg) nachinjiziert werden. Sein Wirkunsmechanismus beruht auf einer Verlängerung der Aktionspotenziale, der Refraktärzeit und der AV-Überleitungszeit.

Lidocain (Klasse I) wird nur dann noch empfohlen, wenn kein Amiodaron zur Verfügung steht [28.1-3] und dann in der Dosierung von 1-1.5 mg/kg KG i.v. oder intraossär, bei Erwachsenen entspricht dies ca. 100 mg, bei erneuter Gabe ebenfalls mit der halben Dosis (~ 50 mg) bis zur Maximaldosis von 3 mg/kg KG.

Bei Patienten mit einer Asystolie **(Abb. 185.5)** oder mit einer pulslosen elektrischen Aktivität (PEA) mit einer HF < 60 / Min. wird empfohlen, einmalig Atropin als Parasympatholytikum in der Dosierung von 3 mg i.v. zu injizieren **(Abb. 185.6)**, auch wenn einige Studien keinen verbesserten Reanimationserfolg dadurch nachweisen konnten [28.3].

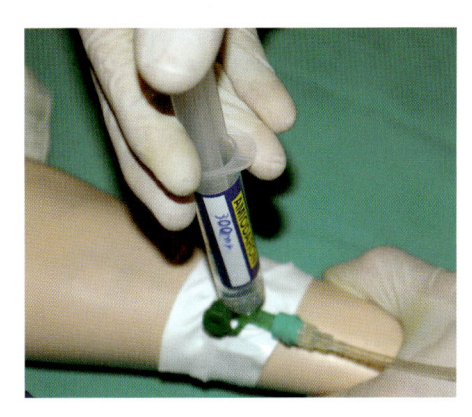

Abb. 185.4 300 mg Amiodaron i.v. 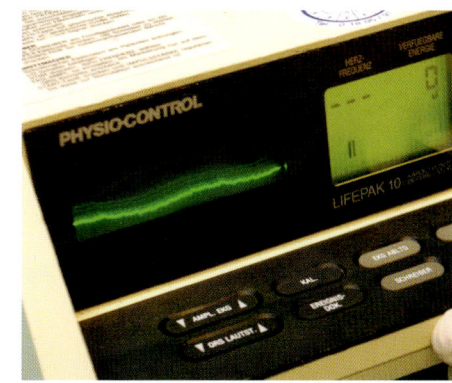   **Abb. 185.5** Nulllinien-EKG 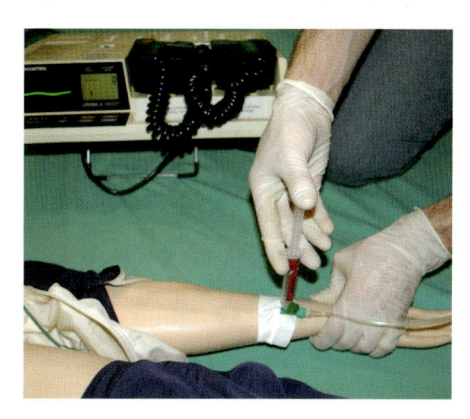   **Abb. 185.6** Atropin 3 mg i.v.

28 Reanimation (ALS)

Die Gabe von Natriumbicarbonat zum Ausgleich der respiratorischen und metabolischen Azidose kann besonders bei einer Intoxikation mit trizyklischen Antidepressiva und bei einer Kombination einer metabolischen Azidose und einer Hyperkaliämie hilfreich sein. Es sollte jedoch nur in Sonderfällen gegeben werden, um eine unkontrollierte Gabe bzw. Überkorrektur zu vermeiden: Dies könnte zu einer vermehrten Produktion von CO_2 führen, welches unter Reanimationsbedingungen nur schlecht alveolär abgeatmet werden kann.

Falls Sie es dennoch einsetzen, wird bei Erwachsenen eine langsame Infusion von ca. 50 ml einer 8.4%igen Lösung unter Kontrolle des Basenüberschusses (BE) durch eine Blutgasanalyse (vgl. Kap. 10, S. 53-57) empfohlen [28.3].

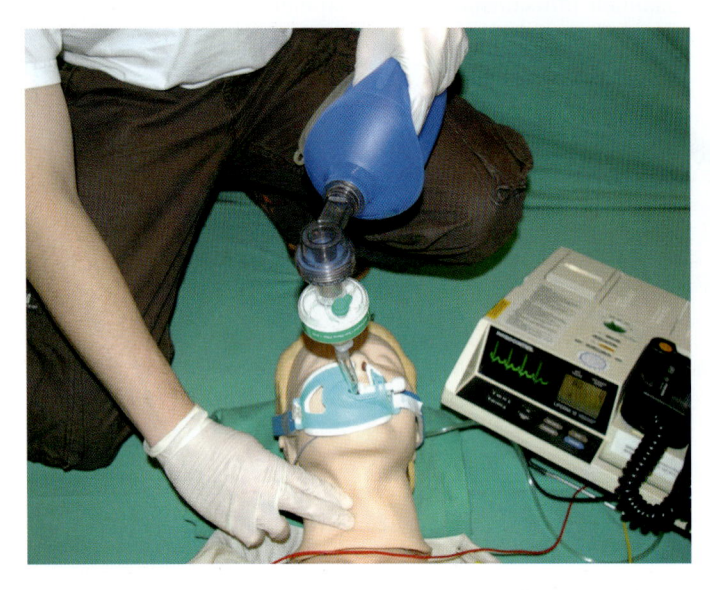

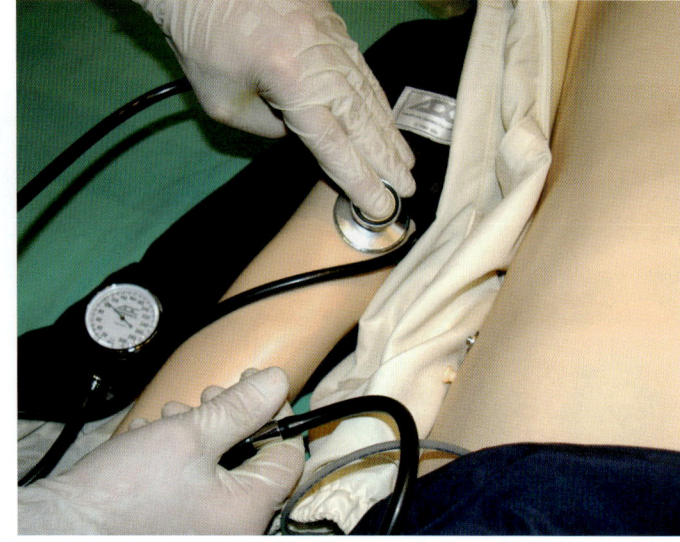

Abb. 186.1 Beatmung und Pulskontrolle

Abb. 186.2 Messung des Blutdrucks

Nach erfolgreicher Reanimation ist regelhaft eine Beatmung erforderlich (Abb. 186.1). Es erfolgt eine engmaschige hämodynamische Überwachung und es wird auch kontrolliert, welchen Blutdruck (vgl. Kap. 3, S. 25-28) das Herz aufbauen kann (Abb. 186.2). Zum Abschluss sehen Sie hier noch einmal einen Algorithmus für den Advanced life-Support (Tab. 186.3):

Keine Reaktion?
↓
Atemwege freimachen
auf Lebenszeichen achten
↓
Reanimationsteam rufen
↓
Cardiopulmonale Reanimation (CPR) 30 : 2
(bis EKG-Monitor / Defi angeschlossen)
↓
EKG-Rhythmus
beurteilen

↙ ↘

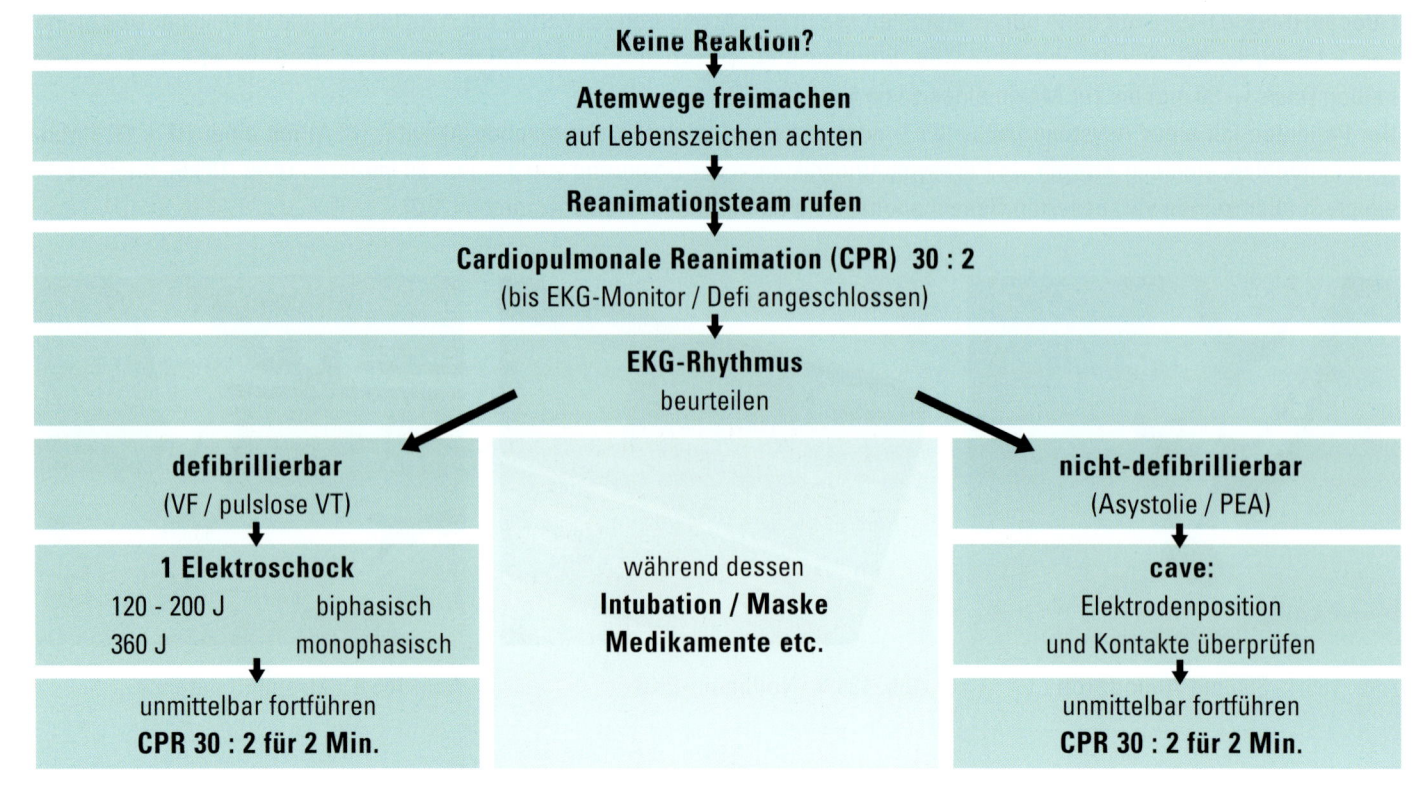

defibrillierbar — **nicht-defibrillierbar**
(VF / pulslose VT) — (Asystolie / PEA)

1 Elektroschock — während dessen — **cave:**
120 - 200 J biphasisch — **Intubation / Maske** — Elektrodenposition
360 J monophasisch — **Medikamente etc.** — und Kontakte überprüfen
↓ ↓
unmittelbar fortführen — unmittelbar fortführen
CPR 30 : 2 für 2 Min. — **CPR 30 : 2 für 2 Min.**

Tab. 186.3 ALS-Reanimationsalgorithmus [nach 28.2]

Reanimation (ALS) 28

Extracardiale Faktoren für einen Kreislaufstillstand
Während der Reanimation wollen Sie natürlich andere, reversible Ursachen für den Kreislaufstillstand ausschließen und nach Möglichkeit auch beheben. Als Merkhilfe dafür dienen die vier „H" und das Akronym „HITS" (Tab. 187.1).

Einen Spannungspneumothorax können Sie z.B. durch Perkussion oder Auskultation diagnostizieren und durch eine Druckentlastung (vgl. Kap. 22) beheben, während die Diagnose einer Herzbeuteltamponade schon eher sonographische Hilfsmittel erfordert, die nicht immer sofort verfügbar sind.

Grenzen der Methode und typische Fehler
Bei allen Anstrengungen muss man sich bewusst machen, dass derzeit (Stand 2007) die Entlassungsquote aus den Krankenhäusern ohne wesentliches neurologisches Defizit nach Reanimation bundesweit bei etwa 7 % liegt. Dies muss keineswegs immer auf Fehlern der Nothelfer beruhen, sondern liegt vor allem an zeitlichen Verzögerungen der Reanimationsmaßnahmen.

Vier „H"
Hypoxämie ➜ Intubation und Beatmung
Hypovolämie ➜ i.v. Zugang und Infusion
Hypo- / Hyperkaliämie ➜ Elektrolytausgleich
Hypothermie ➜ Decke / Aufwärmen

HITS
Herzbeuteltamponade ➜ Punktion / Entlastung
Intoxikation ➜ Antidotgabe
Thromboembolie ➜ evtl. Fragmentierung / Lyse
Spannungspneumothorax ➜ Punktion / Drainage

Tab. 187.1 Ursachen für einen Kreislaufstillstand

Auch bei korrekter CPR wird in der Regel nur ein HZV und ein Carotisfluss von ca. 25-30% der Normalwerte erzeugt und die Perfusionsrate des Myokards erreicht oft nur 5% der Normalwerte [28.3]. Selbst bei guter Herzdruckmassage nehmen die zerebrale und myokardiale Perfusion durch eine fortschreitende, metabolisch bedingte Vasodilatation, eine Erschöpfung des sympathoadrenergen Systems (daher auch die u.U. wiederholte Adrenalingabe) sowie durch eine Abnahme der elastischen Rückstellkräfte des Thorax im zeitlichen Verlauf der Reanimation leider ab. Nach 30 Minuten erfolgloser Reanimation bestehen nur noch minimale Chancen für ein Überleben, so dass vom Arzt der Abbruch der Reanimation erwogen werden muss, wenn keine starke Unterkühlung (z.B. nach Ertrinkungsunfall) des Patienten vorliegt.

Hier noch einmal ein Hinweis auf die häufigsten Fehler: Wichtig ist der korrekte Druckpunkt in der Mitte des Sternums zwischen Jugulum und Xiphoid (Abb. 187.2) und auch das streng mediane Auflegen des Handballens (nicht zu weit lateral). Bei der Mund-zu-Mund oder Mund-zu-Nase-Beatmung darf nicht vergessen werden, den Kopf weit genug nach dorsal zu überstrecken (↗) und das Kinn anzuheben (⇧), damit die Luftpassage nicht behindert wird (Abb. 187.3). Schließlich sollten Sie nicht zu viel Zeit verlieren mit der Freiräumung (⇨) der Atemwege (Abb. 187.4) oder der Feststellung, ob der Patient nun noch atmet oder nicht (Abb. 187.5). Vielmehr muss versucht werden, die CPR so frühzeitig und so kontinuierlich wie möglich durchzuführen.

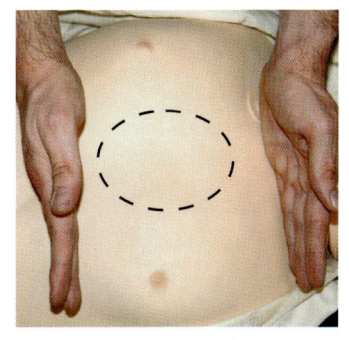

Abb. 187.2 Druckzone

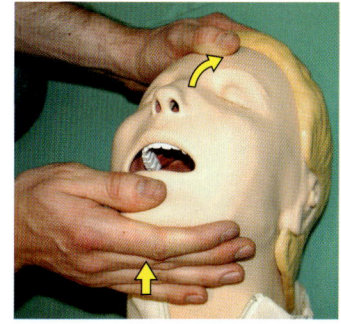

Abb. 187.3 Überstreckung

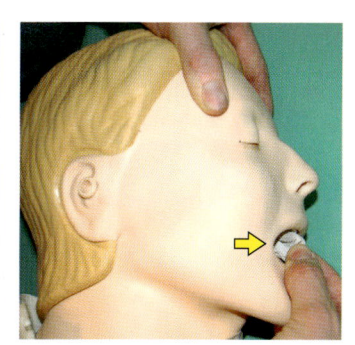

Abb. 187.4 zügig und ...

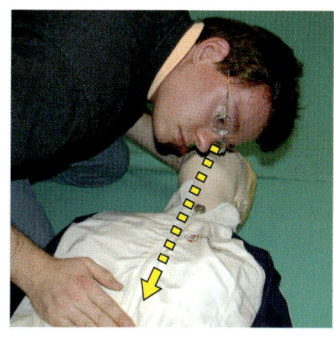

Abb. 187.5 ... schnell!

29 Chirurgische Knotentechnik

Indikationen
Im Zusammenhang mit den Nahttechniken wurde auf den Seiten 97-102 bereits beschrieben, wie mit Hilfe von Instrumenten (Fasszangen, Klemmen u.ä.) auf einfache Weise Knoten geknüpft werden können. Häufig möchten Sie jedoch im OP oder in der Ambulanz auch manuell Knoten knüpfen, um z.B. auf diese Weise Gewebsschichten miteinander zu verbinden, vorherige Schnitte wieder zu verschließen oder Gefäße zu ligieren (abzubinden).

Komplikationen
Bei unsachgemäßer Anfertigung von Knoten sind z.B. unvollständige Gefäßverschlüsse mit Blutungsfolge denkbar. Dies geschieht häufig dann, wenn die beiden Fadenenden während des Knotens nicht straff gehalten werden (vgl. Abb. 191.8). Wichtig ist hierfür auch die Absicherung eines Knotens bzw. mehrerer gleichläufiger Knoten durch einen gegenläufigen Knoten: Während gleichläufig geknüpfte Knoten noch fest(er) gezogen werden (aber auch wieder aufgehen) können, fixiert ein gegenläufig geknüpfter Knoten denselben in der aktuellen Position.

Manuelle Technik
Die hier dargestellte Technik stellt nur eine der zahlreichen Möglichkeiten dar. Sie ist relativ einfach zu erlernen und bei einiger Übung auch sehr schnell durchführbar. Nur am Anfang erscheint es etwas mühsam bzw. zeitaufwändig – der benötigte Zeitaufwand reduziert sich jedoch mit zunehmender Übung exponentiell – Sie werden sehen.
Beginnen Sie zur Übung mit etwas dickeren Fäden, die für die spätere Erfolgskontrolle am besten unterschiedliche Farben aufweisen (vgl. Abb. 191.9). Sie können prinzipiell an einem Tischbein, einem Kabel o.ä. üben – Hauptsache, die „abgebundene" Struktur bietet ein wenig Widerstand gegen den Zug Ihrer Hände. Zuerst führen Sie den Faden unter / hinter dieser Struktur hindurch und fassen ihn an beiden Händen zwischen Daumen und Zeigefinger (Abb. 188.1). Dann überkreuzen ( ) Sie beide Fadenenden einmal (Abb. 188.2). Für die Bildung eines Dreiecks ( ) zwischen der rechten Handfläche und dem schwarzen Faden (Abb. 188.3) benötigen Sie eine Vorübung, bei der die rechte Hand zunächst flach mit der Palmarfläche nach oben zeigt (Abb. 188.4). Dann opponieren ( ) Sie den rechten Daumen um 90° aus dieser Ebene heraus (Abb. 188.5) und ziehen dann den rechten Zeigefinger ( ) ebenfalls zu sich heran (Abb. 188.6).

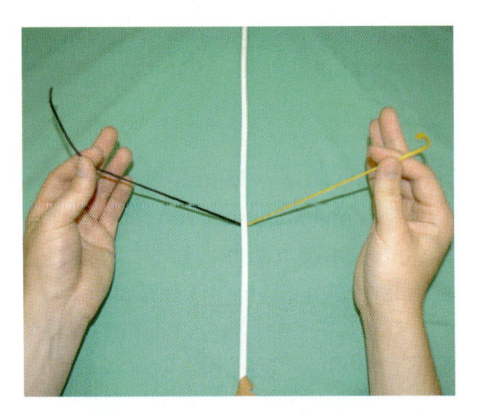

Abb. 188.1 Fadenenden aufnehmen

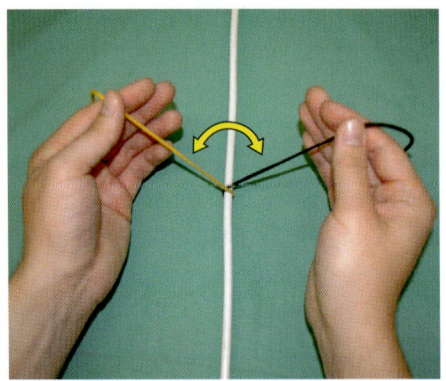

Abb. 188.2 überkreuzen

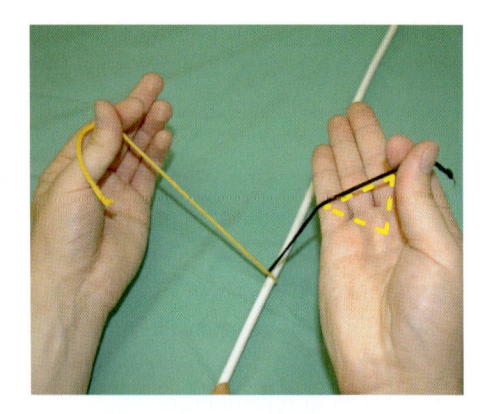

Abb. 188.3 Dreieck bilden

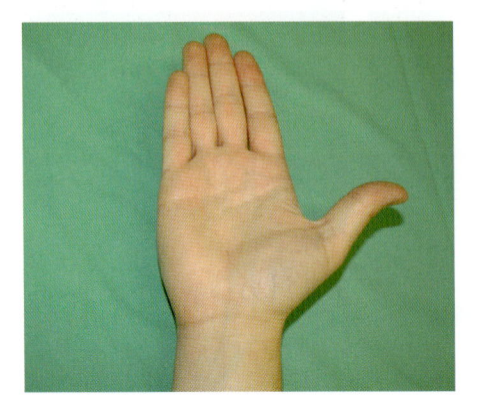

Abb. 188.4 Palmarseite flach

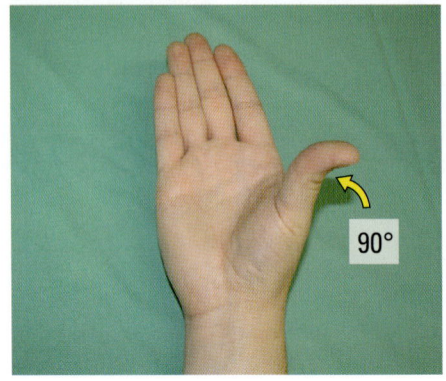

Abb. 188.5 Daumen hoch

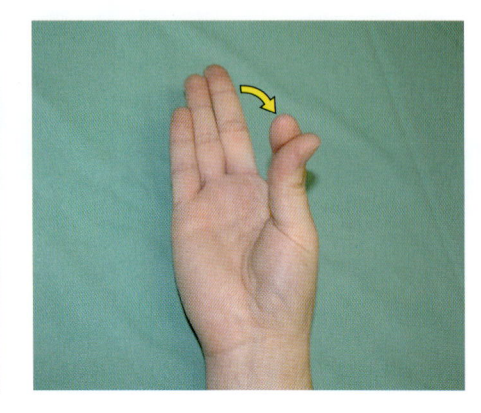

Abb. 188.6 Zeigefinger dazu

Chirurgische Knotentechnik 29

Nachdem Sie auf diese Weise eine „höhere" Ebene mit dem rechten Faden erreicht haben, lassen Sie ihn gespannt am ulnaren Rand Ihres kleinen Fingers (am PIP 5) laufen (Abb. 189.1). Dieser Ebenenunterschied ist wichtig, damit Sie gleich den gelben Faden durch dieses Dreieck werden hindurchziehen können. Dann drehen Sie Ihre rechte Hand in ihrer Längsachse etwas gegen den Uhrzeigersinn nach links ( ), so dass Sie den gelben Faden leichter über die Mitte der Endphalanx Ihres rechten Mittelfingers ( ) spannen können (Abb. 189.2).

Ein häufiger Fehler bei Ungeübten ist es, den gelben Faden nicht über die Mitte der Endphalanx des Mittelfingers (D 3) zu legen, sondern in die Falte des distalen Interphalangealgelenks (DIP 3) wie in Abb. 189.3 – dann wäre im nächsten Schritt das Durchziehen des gelben Fadens durch das angesprochene Dreieck deutlich erschwert.

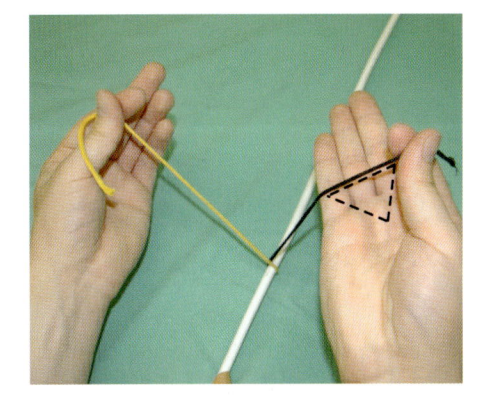

Abb. 189.1 Fäden anspannen

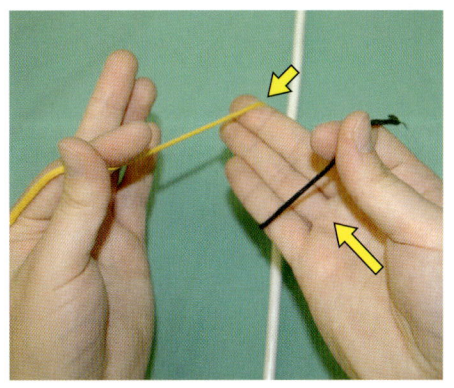

Abb. 189.2 Gelb an Mittelfinger

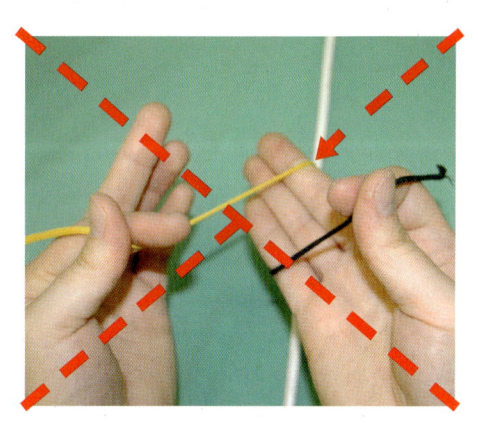

Abb. 189.3 nicht am DIP 3 !

Im nächsten Schritt wird der rechte Mittelfinger isoliert gebeugt ( ), um den gelben Faden unter dem Dreieck ( ) hindurch zu ziehen (Abb. 189.4) und ihn sofort danach wieder zu strecken (in Abb. 189.5). Dabei nimmt der Mittelfinger den schwarzen Faden mit und klemmt ihn fest zwischen Mittel- und Ringfinger der rechten Hand ein (in Abb. 189.5).
Durch eine Pronation der rechten Hand ( ) drehen Sie den schwarzen Faden nach rechts durch (Abb. 189.6) und lösen seine ursprüngliche Fixierung ( ) zwischen rechtem Daumen und Zeigefinger (Abb. 189.7).

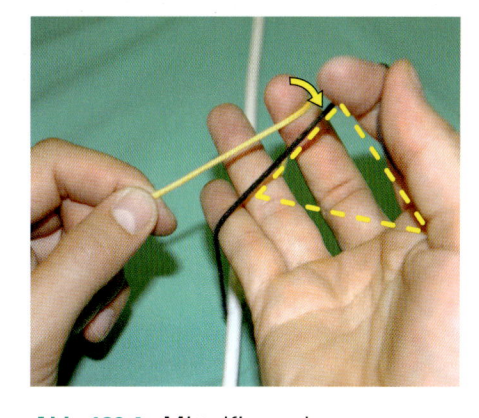

Abb. 189.4 Mittelfinger beugen

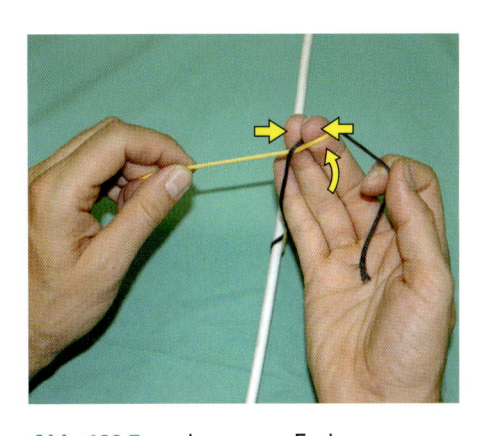

Abb. 189.5 schwarzen Faden zwischen D 3 + 5 fixieren

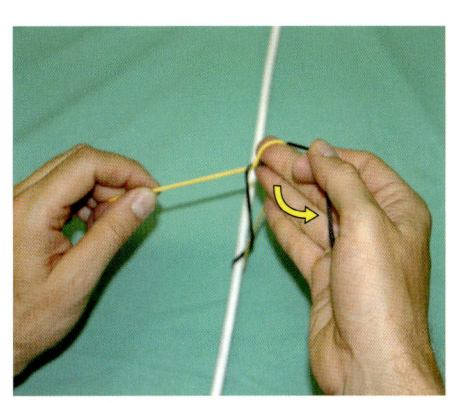

Abb. 189.6 Pronation rechts

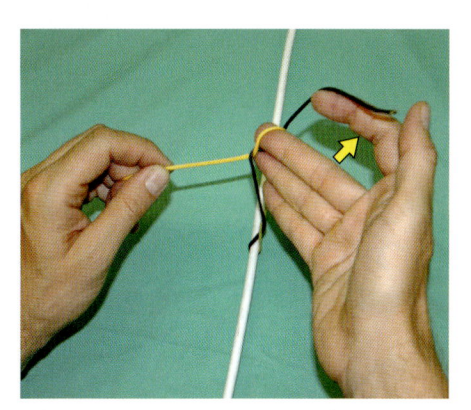

Abb. 189.7 D 1 + 2 rechts lösen

29 Chirurgische Knotentechnik

Dann führen Sie die Pronation der rechten Hand fort, bis Sie auf deren Handrücken sehen, fixieren (⬇) dabei den schwarzen Faden unverändert zwischen Mittel- und Ringfinger (Abb. 190.1) und ziehen ihn ganz hindurch. Nachdem Sie die rechte Hand wieder suppiniert haben, nehmen Sie das schwarze Fadenende wieder zwischen den rechten Daumen und Mittelfinger (Abb. 190.2). Beim Festziehen (↙➡) können Sie den Knoten mit dem gestreckten Zeigefinger der rechten Hand in die Tiefe schieben (Abb. 190.3).

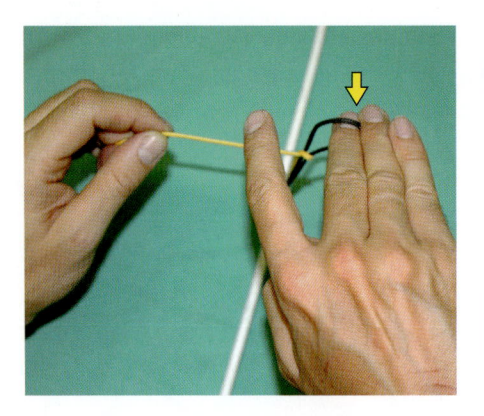

Abb. 190.1 rechte Hand pronieren

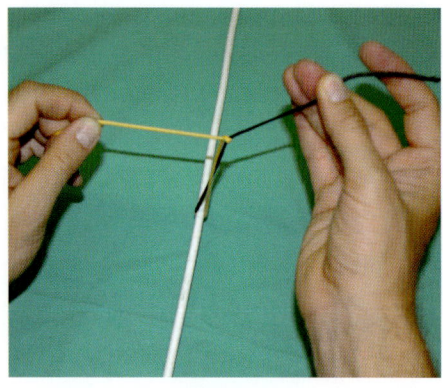

Abb. 190.2 umfassen und …

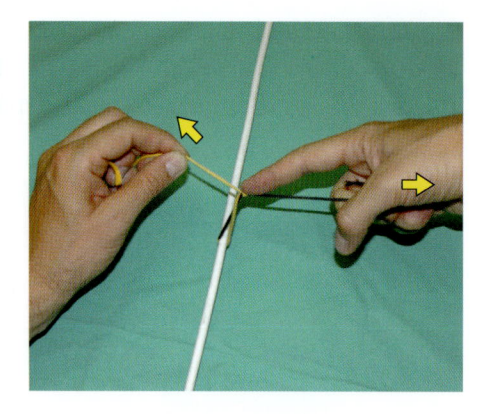

Abb. 190.3 … festziehen

Vergewissern Sie sich durch Druck mit dem Zeigefinger, dass der Knoten das vom Faden umschlungene Gewebe tatsächlich vollständig und so eng wie möglich umschließt (Abb. 190.4). Wenn Sie unter Beibehaltung der Fadenspannung (!) einen zweiten Knoten in derselben Richtung knüpfen, kann der entstehende „doppelläufige" Knoten noch weiter festgezogen werden. Für einen festen, nicht mehr veränderbaren Sitz des Knotens muss er dagegen mit Hilfe eines oder mehrerer „gegenläufiger" Knoten gekontert werden. Daher ist es notwendig, diese Knüpftechnik auch mit vertauschten Händen durchführen zu können: Hierfür spannen Sie die Fadenenden wie zu Beginn zwischen beide Daumen und Zeigefinger (Abb. 190.5) und bilden durch Anheben des linken Daumens und Zeigefingers wieder ein Dreieck (△) zum Niveau der linken Handfläche (Abb. 190.6).

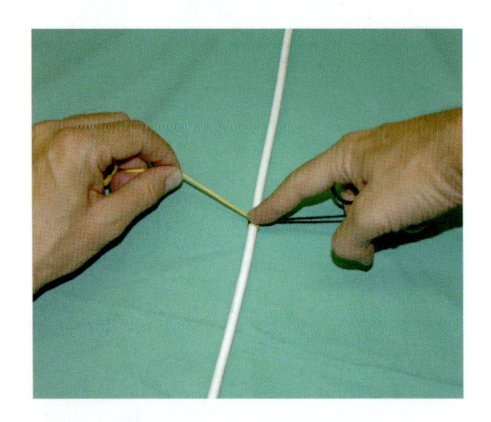

Abb. 190.4 Knoten festdrücken

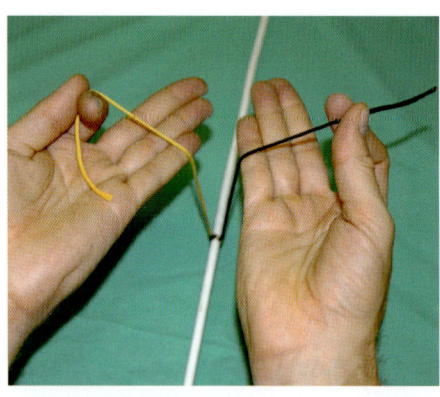

Abb. 190.5 Grundstellung

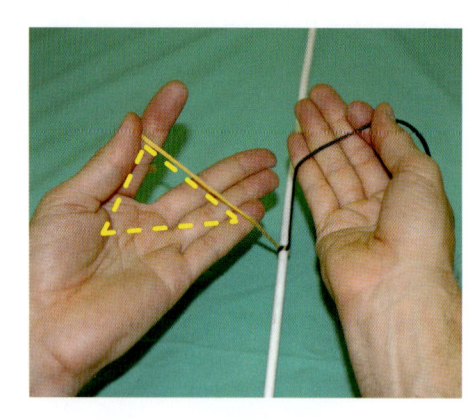

Abb. 190.6 Dreieck bilden

Dann spannen Sie den schwarzen Faden über die Mitte der Endphalanx (↘) des linken Mittelfingers (Abb. 190.7) und beugen diesen (↙) unter das aufgespannte Dreieck des gelben Fadens (Abb. 190.8).

Abb. 190.7 Faden gegenläufig spannen

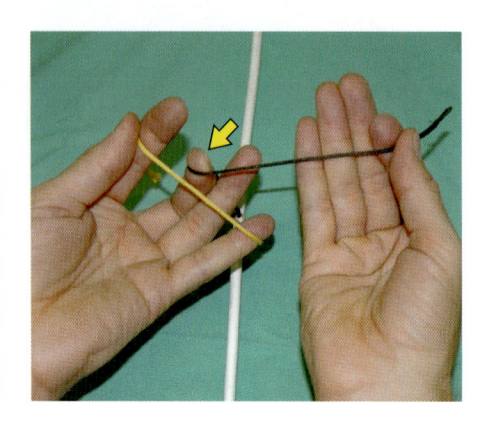

Abb. 190.8 Mittelfinger beugen

Chirurgische Knotentechnik   29

Sofort nachdem das Endglied des linken Mittelfingers unter dem gelben Faden hindurchgetaucht ist, wird der Mittelfinger wieder gestreckt (↗ in **Abb. 191.1**), um dann den gelben Faden zwischen Mittel- und Ringfinger der linken Hand (↙) fest einzuklemmen **(Abb. 191.2)**. Erst danach wird die Fixierung des gelben Fadens durch Daumen und Zeigefinger der linken Hand geöffnet (← in **Abb. 191.3**)

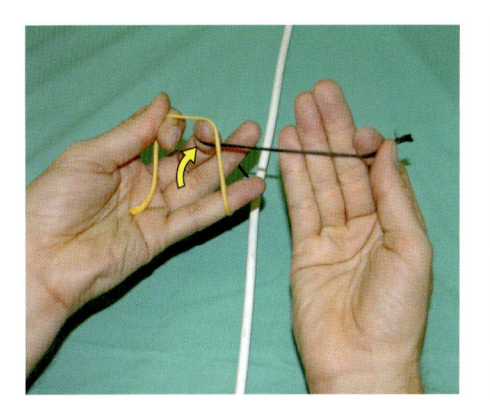

Abb. 191.1 linken Mittelfinger wieder strecken

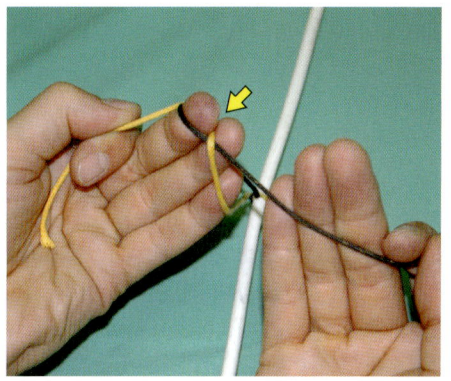

Abb. 191.2 Faden zwischen D 3 + 4 fixieren

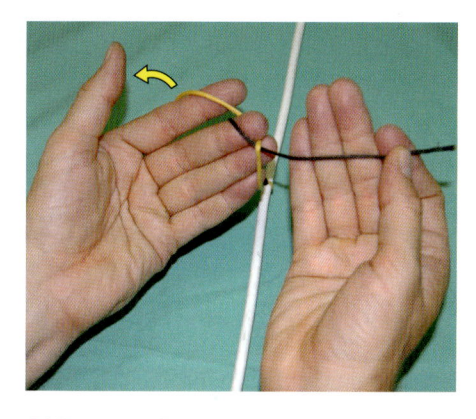

Abb. 191.3 D 1 + 2 öffnen

Nach Pronation der linken Hand (↶) kann das gelbe Fadenende ganz zur linken Seite hindurch gezogen werden **(Abb. 191.4)**. Anschließend ziehen Sie beide Fadenenden auseinander (↔ in **Abb. 191.5**) und ziehen den Knoten fest **(Abb. 191.6)**. Vergewissern Sie sich auch bei diesem Knoten von seinem festem Sitz durch Druck mit dem linken Zeigefinger (↘) unter Zug auf beiden Fadenenden **(Abb. 191.7)**. Nun ist der gegenläufige Knoten fertig und fixiert den ersten.

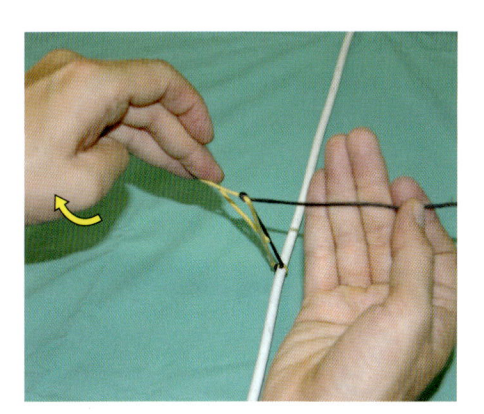

Abb. 191.4 Pronation linke Hand

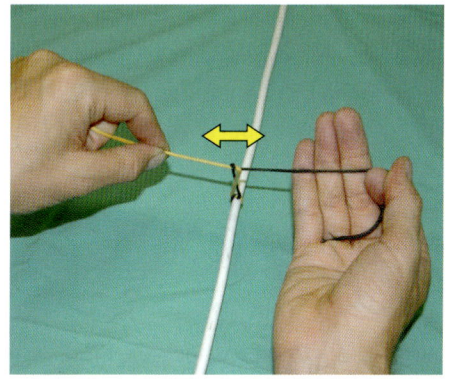

Abb. 191.5 beide Ende anziehen

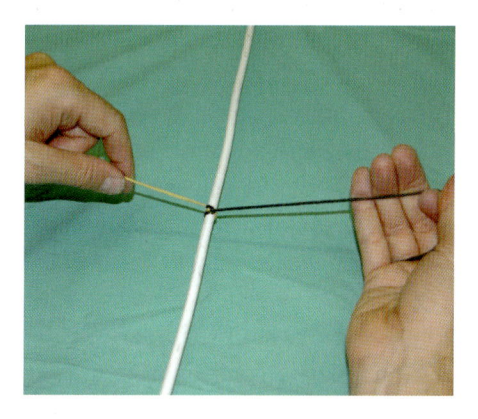

Abb. 191.6 und festziehen

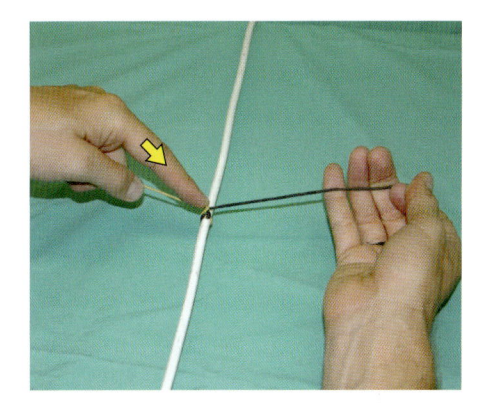

Abb. 191.7 fest andrücken

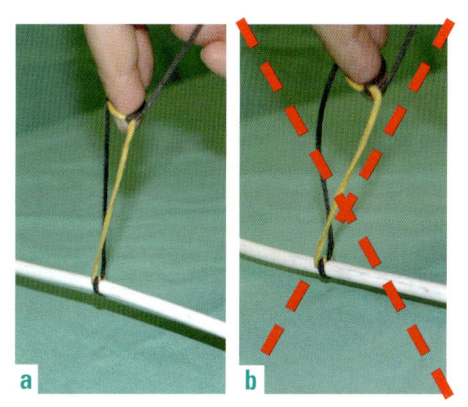

Abb. 191.8 auf Spannung achten

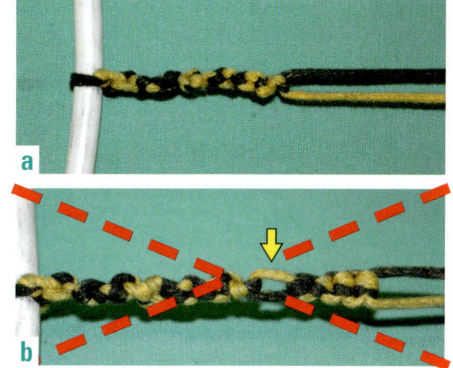

Abb. 191.9 keine Luftlöcher !

Achten Sie zu jedem Zeitpunkt darauf, dass beide Fadenenden gespannt bleiben **(Abb. 191.8a)** und nicht zu locker verlaufen wie in **Abb. 191.8b**. Üben Sie am besten alternierende Ketten gegenläufiger Knoten **(Abb. 191.9a)** und achten Sie auf die Vermeidung von „Luftlöchern" (↓ in **Abb. 191.9b**).

30 Coloskopie

Indikation

Eine Spiegelung des Colonrahmens wird spätestens ab dem 50. Lebensjahr und dann alle 5-10 Jahre zur Prävention empfohlen, um Colonpolypen als mögliche Vorstufe eines colorektalen Karzinoms rechtzeitig zu entdecken und nach Möglichkeit kurativ zu entfernen, bevor eine Metastasierung erfolgt [30.1]. Ab dem 55. Lebensjahr ist dies auch im Leistungskatalog der gesetzlichen Krankenkassen enthalten. Bei positivem Hämokulttest (Blutnachweis im Stuhl), Z.n. Polypektomie oder Verwandten mit Colon-Ca kann eine Coloskopie natürlich auch vor dieser Altersgrenze bzw. eine Kontrolluntersuchung in geringeren Zeitabständen indiziert sein.

Auch bei entzündlichen Darmerkrankungen (Colitis ulcerosa, Divertikulitis, Morbus Crohn) kann eine Coloskopie neben der virtuellen CT-Colonographie als nicht-invasive Alternative zur Poypenidentifikation indiziert sein. CT-Untersuchungen bieten neben ihrer geringeren Invasivität den Vorteil, gleichzeitig über etwaige Metastasen in regionären Lymphknoten oder der Leber Auskunft zu geben. Bei der Coloskopie kann man allerdings bei Bedarf sofort Gewebsproben entnehmen oder z.B. einen Polypen direkt abtragen (vgl. S. 200-202). Bei Nahrungsmittelallergien kann in Einzelfällen eine segmentale Darmlavage zum Nachweis intestinaler IgE-AK indiziert sein. Auch zur Entfernung von Fremdkörpern, die von den Patienten oder Kleinkindern anorektal eingeführt worden sind, kann eine Coloskopie notwendig werden.

Mögliche Komplikationen

Besondere Vorsicht ist geboten bei Patienten mit entzündlichen Darmerkrankungen: Bei diesen Patienten besteht eine erhöhte Perforationsgefahr der Darmwand, die bei entsprechendem Keimaustritt in die freie Bauchhöhle zu einer Peritonitis führen kann. Gleiches gilt bei Probeexzisionen und Unterspritzungen von Läsionen, die probebiopsiert oder entfernt werden sollen. Blutungskomplikationen können besonders bei antikoagulierten Patienten auftreten. Schleimhautverbrennungen durch erhitzte Enden der Lichtleiter kommen durch den Einsatz von Kaltlicht nicht mehr vor.

Wird die Coloskopie in Kurznarkose durchgeführt, muss eine adäquate Überwachung der Patienten in der Aufwachphase gewährleistet sein, bis die Patienten wieder vollständig bei Bewusstsein bzw. (bei ambulanten Untersuchungen) gehfähig sind. Je nach Auswahl des Narkotikums besteht auch die Möglichkeit hypotoner Kreislaufreaktionen und von Störungen der Atmung. Daher ist in diesen Fällen eine kontinuierliche Überwachung des Blutdrucks und der O_2-Sättigung (vgl. Abb. 196.1) mit automatischer Alarmfunktion erforderlich [30.2]. Propofol ist bei Allergie gegen Hühner-/Sojaeiweiß oder Sulfit kontraindiziert. Als Alternative steht in diesen Fällen z.B. Midazolam (Dormicum) in Kombination mit einem Analgetikum, z.B. Pethidin-HCl (Dolantin), zur Verfügung.

Endoskopieeinheit („Turm")

Zur Endoskopie benötigen Sie neben einem für den Untersucher gut sichtbaren Monitor ① auch die Einheit zur Überwachung der Sauerstoffsättigung und des Blutdrucks ②, einen Videoprozessor ③ und eine Lichtquelle mit Druckluftversorgung ④. Bei Polypektomien kommt zusätzlich ein Hochfrequenzchirurgie-Generator „Erbotom" ⑤ zum Einsatz, das den mono- und bipolaren Strom für die Koagulation und das Schneiden von Gewebe liefert. Sollte später eine Polypektomie notwendig werden, muss bei monopolaren Modi stets eine Neutralelektrode am Patienten angelegt werden – gut eignet sich dafür z.B. der rechte Oberschenkel (vgl. Abb. 200.9). Bei bipolaren Modi entfällt dies.

Außerdem benötigen Sie eine Absauganlage ⑥ mit einem Auffangbehälter ⑦ für aspiriertes Sekret, Spülwasser oder auch kleinere Polypen, die über zwischengeschaltete Fallen zurückgehalten werden können (vgl. Abb. 202.4). Hängen Sie das zur aktuell geplanten Untersuchung benötigte Endoskop ⑧ entsprechend aufbereitet, desinfiziert und getrocknet in die dafür vorgesehene Halterung ein.

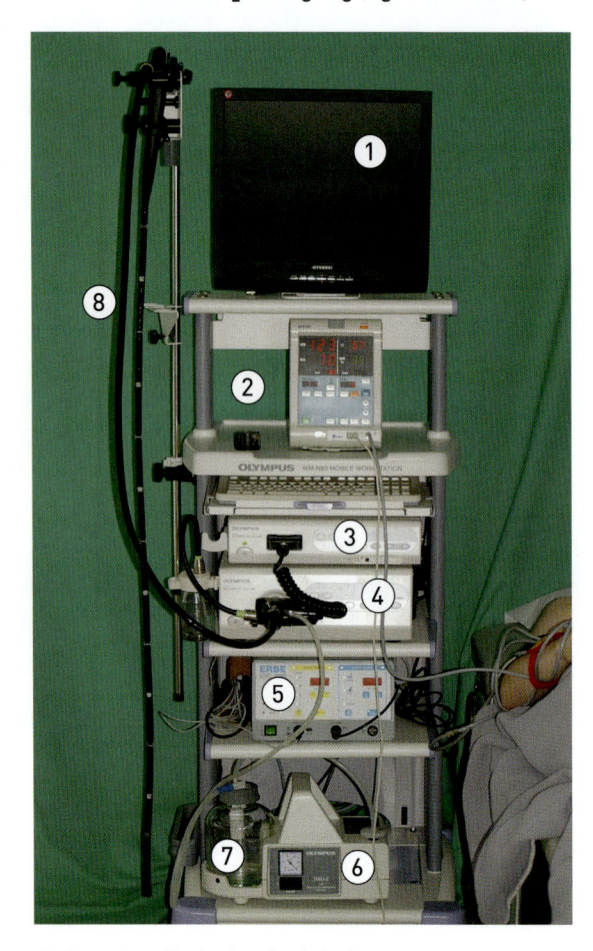

Abb. 192.1 Endoskopieeinheit

Coloskopie 30

Aufbau und Handhabung flexibler Endoskope

Am Beispiel der GIF/CF-180-Serie der Fa. Olympus werden hier die wichtigsten Bedienungselemente vorgestellt: Am Handgriff des Endoskops, das mit der linken Hand umschlossen werden soll, befinden sich die Abwinklungsräder für die Bewegung der Endoskopspitze nach oben/unten (A) sowie nach rechts/links (B) mit entsprechenden Arretierungsmöglichkeiten (C). Zusätzlich werden dort die Ventile für die Absaugung (D) und für die Insufflation von Luft oder Wasser (E) gut erreichbar für den linken Zeige- oder Mittelfinger eingesetzt (Abb. 193.1). Direkt unterhalb des Haltegriffes (F) befindet sich die Öffnung des Instrumentierkanals (G), die mit einem Biopsieventil (H) verschlossen werden kann. Die linke Hand hält das Bedienungselement und kann mit dem Daumen das große Rädchen (A) bedienen. Die rechte Hand bleibt frei für das Vorführen des Endoskopschlauches bzw. das Drehen des kleinen Rädchens (B).

Am distalen Ende des Endoskops finden sich oben bei 12:00 Uhr das Objektiv (I) mit benachbarter Sprühdüse (J) für Luft und Wasser bei ca. 2:00 Uhr (Abb. 193.2). Auf der rechten Seite liegt hier bei ca. 3:00 Uhr die Öffnung des Hilfsspülkanals (K). Auf beiden Seiten bei etwa 5:00 Uhr und 10:00 Uhr finden sich die Enden der Lichtleiter (L). Die größte Öffnung entfällt i.d.R. auf den Instrumentierkanal (M), in diesem Beispiel bei etwa 7:00 Uhr.

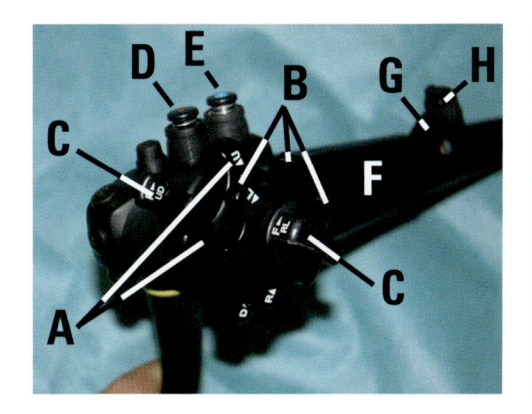

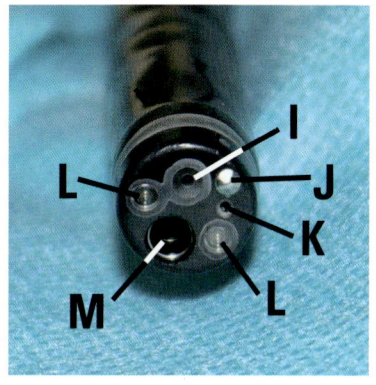

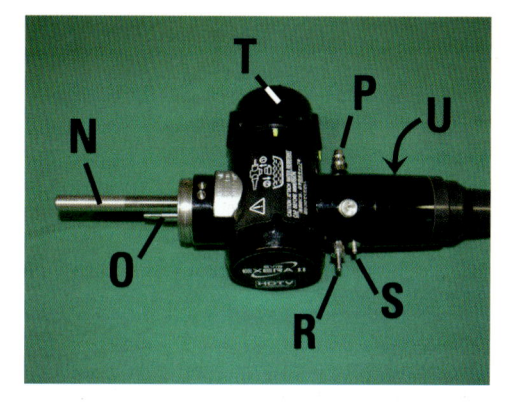

Abb. 193.1 Kontrollteil

Abb. 193.2 distales Ende

Abb. 193.3 Versorgungsstecker

Der Versorgungsstecker des Endoskops zeigt proximal die längere Lichtzuleitung (N) vor dem kürzeren Luftleitrohr (O) und der Anschluss der Absaugung (P) in Abb. 193.3. Daneben befinden sich die Anschlüsse für die Wasser- (R) und Luftversorgung (S), die von der Spülflasche aus auch eine CO_2-Zufuhr enthalten kann (je nach Modell). Am oberen Bildrand sehen Sie die Abdichtungskappe (T) auf dem Videoskopanschluss. Bei manchen Modellen findet sich noch ein zusätzlicher Spülanschluss (U).

Sollen Sekret oder Spülflüssigkeit abgesaugt werden (Abb. 193.4), betätigt man durch Druck ( ) das Absaugventil (D). Bei leichtem Druck ( ) auf das Luftventil (E) wird Luft insuffliert (Abb. 193.5), bei stärkerem Druck ( ) dagegen mit Wasser gespült (Abb. 193.6). Werden beide Ventile (D+E) betätigt, wird das spülende Wasser gleich wieder aufgesaugt und aufgefangen.

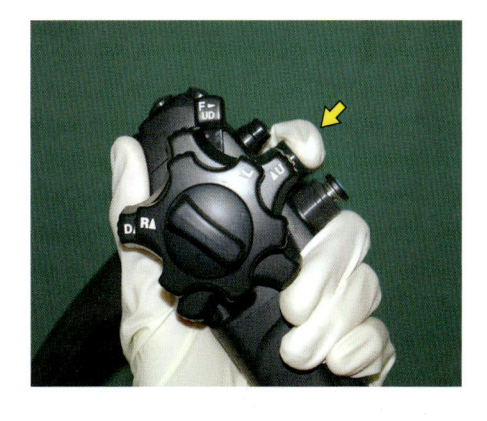

Abb. 193.4 Absaugen

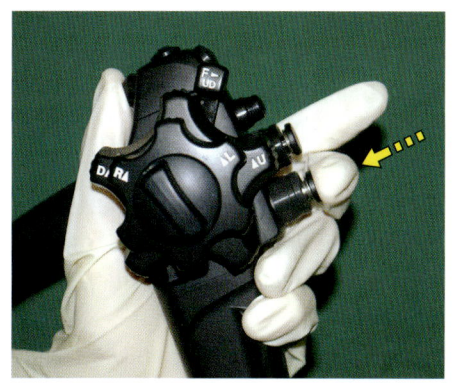

Abb. 193.5 Lufteingabe

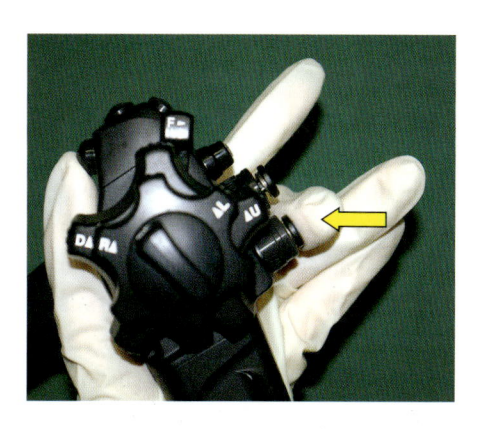

Abb. 193.6 Wasserspülung

Coloskopie

Materialvorbereitung
Auf den Instrumententisch werden folgende Dinge vorbereitet (Abb. 194.1):

- (A) Aufklärungsbogen und Narkoseprotokoll
- (B) 2 Schutzkittel für Untersucher + Assistenz
- (C) 5 unsterile Handschuhe: davon drei für den Untersucher (rektales Austasten) und 1 Paar für die Assistenz
- (D) destilliertes Wasser zum Ausspülen der Zange
- (E) Becher mit Entschäumungsmittel, z.B. 10 ml Sab simplex, gelöst in Wasser
- (F) 20 ml Spritze zum späteren Spülen
- (G) aufgerollte Biopsiezange (Einmalprodukt)
- (H) kleinere unsterile Tupfer
- (I) Zellstoff und Instillagel zum Einführen
- (J) Propofol mit Spritze und Aufziehnadel
- (K) Buscopan mit Spritze und Aufziehnadel
- (L) 3 Formalinröhrchen zum Biopsatversand mit entspr. Histologie-Begleitschein
- (M) 2. Becher zum Ausschütteln des Biopsats

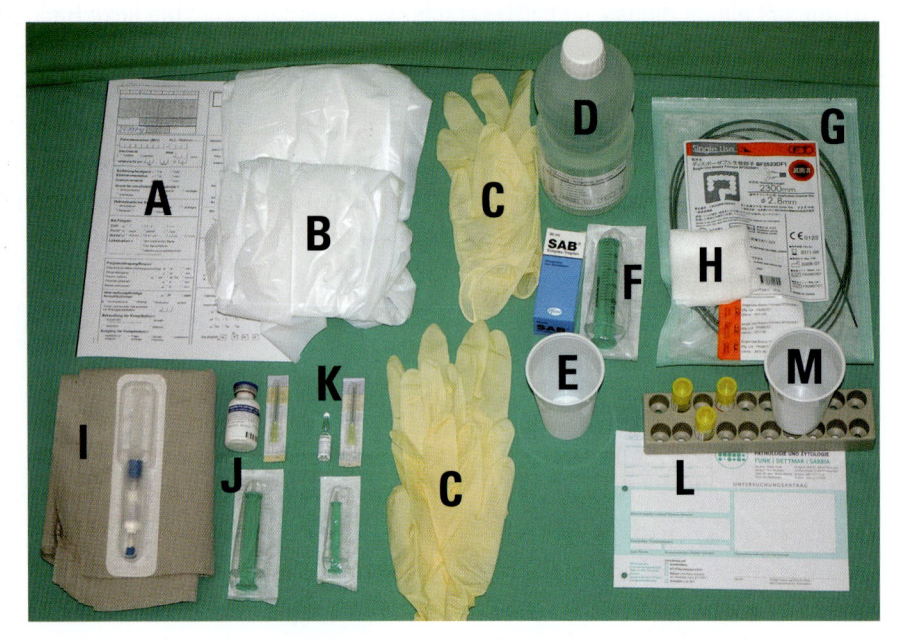

Abb. 194.1 Materialvorbereitung

Patientenvorbereitung
In den letzten 3-5 Tagen vor der Untersuchung sollten gerinnungshemmende Medikamente (z.B. Godamed, Plavix, Iscover oder Marcumar) abgesetzt werden, niedrig dosiertes Aspirin / ASS kann evtl. weiter eingenommen werden. Zusätzlich sollten die Patienten unbedingt die letzten vier Tage vor der Untersuchung auf den Verzehr von Körnern (Müsli, Vollkornbrot, Tomaten, Kiwi, Trauben, Nüsse etc.) verzichten.
Eine wesentliche Voraussetzung für die Aussagekraft einer Coloskopie ist ein möglichst vollständiges Abführen der Patienten im Vorfeld. Hierfür stehen verschiedene Vorbereitungsprotokolle zu Verfügung: Eine Nahrungskarenz wird bereits nach einem kleinen Frühstück am Morgen des Vortages eingehalten (danach nüchtern bleiben!): Über den Tag verteilt werden ca. 2 bis 3 Liter klare (Hühner-)Brühe (ohne Einlagen wie Reis oder Nudeln!), klare Tees oder Wasser getrunken, nicht jedoch Fruchtsäfte, Milch oder Kaffee. Eine effektive Option bildet für Herz- und Nierengesunde dann die Einnahme einer Flasche (45 ml) Natriumhydrogenphosphat (Fleet) in ca. 250 ml Wasser am Nachmittag um ca. 17:00 Uhr des Tages vor der Untersuchung (Abb. 194.2). Die Einnahme sollte besser nicht später erfolgen, damit die Patienten nachts nicht mehr abführen müssen, sondern schlafen können.
Eine zweite Dosis Fleet wird ebenfalls in 250 ml Wasser am Morgen des Untersuchungstages spätestens 3 bis 3 ½ Stunden vor der geplanten Coloskopie eingenommen, damit das Abführen zu Beginn der Coloskopie möglichst abgeschlossen ist. Danach wird noch einmal reichlich Wasser oder Tee getrunken, orale Medikamente können eingenommen werden. Ist die Coloskopie z.B. für 9:00 Uhr geplant, müsste der Patient also bereits um 5:30 Uhr morgens dafür aufstehen.
Auch „Morgenmuffel" können dazu mit einem höflichen Hinweis motiviert werden, wenn Ihnen bewusst gemacht wird, dass eine unvollständige Abführung/ Darmentleerung eine erneute Untersuchung notwendig machen würde, also das Abführen eventuell ein zweites Mal erfolgen müsste. Ab zwei Stunden vor der Untersuchung wird dann nichts mehr getrunken.

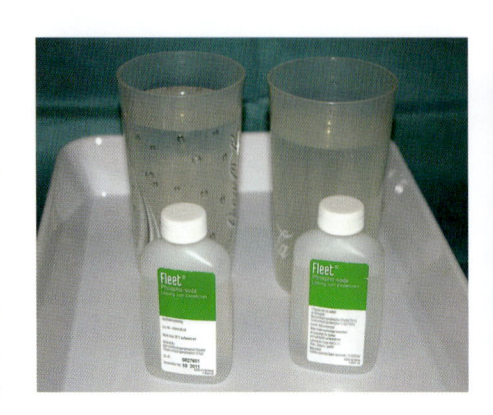

Abb. 194,2 Abführmittel

Coloskopie 30

Besteht jedoch eine Herz- oder Nierenerkrankung, wären die Elektrolytverschiebung und die Phosphatbelastung durch die Fleeteinnahme unerwünscht. In diesen Fällen kann z.B. auf andere Elektrolytlösungen, z.B. Macrogol, Natriumhydrogencarbonat, NaCl, KCl (Globance Lavage Beutel) ausgewichen werden (Abb. 195.1):
Insgesamt werden für eine vollständige Darmentleerung bis zu 4 Liter der gebrauchsfertigen Lösung benötigt: Dafür wird der Inhalt eines Beutels (55 g) in 500 ml lauwarmen Leitungswasser ohne Zusätze aufgelöst und kann zur Abkühlung in den Kühlschrank gestellt werden. Bis zu 8 Beuteln (= 4 Liter) werden ca. 4 Stunden vor Untersuchungsbeginn fraktioniert in Portionen zu 250 ml alle 10 Minuten eingenommen, bis der rektale Ausfluss klar ist.

Alternativ kann auch bei dieser Darmreinigung die Gesamtdosis auf zwei Teile, am Abend vor dem Untersuchungstag und am Morgen des Untersuchungstags, aufgeteilt werden (s. S.194). Die gebrauchsfertige Lösung sollte jedoch nicht länger als drei Stunden bei Raumtemperatur aufgewahrt werden. Orale Medikamente dürfen eine Stunde vor bis eine Stunde nach der Einnahme der Spüllösung nicht eingenommen werden, weil u.a. deren Resorption nicht gewährleistet wäre. Wegen der Möglichkeit begleitender Hypokaliämien sollten bei Risikopatienten unter Diuretikatherapie oder bei Herz- oder Nierenerkrankungen zusätzlich Elektrolytkontrollen erfolgen.

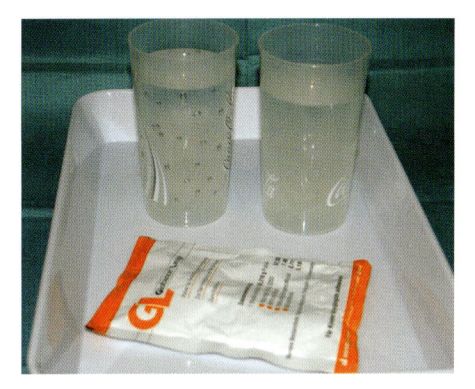

Abb. 195.1 Abführmittel in H_2O

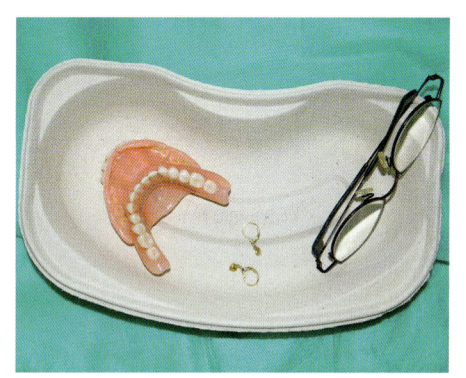

Abb. 195.2 Brille, Zahnersatz?

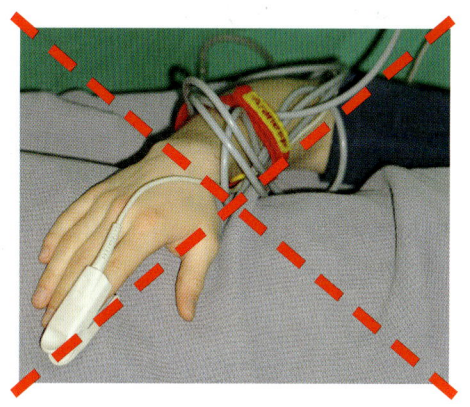

Abb. 195.3 Oxymetrie + Blutdruck an getrennten Armen!

Denken Sie daran, dass die Patienten ggfs. eine Brille, größere Ohrringe oder einen Zahnersatz vorher ablegen und auch die Unterhose ausziehen (Abb. 195.2), bevor sie sich hinlegen und Sie ihnen die Pulsoxymetrie und die Blutdruckmanschette anlegen (Abb. 195.3). Diese werden am besten nicht am gleichen Arm wie in Abb. 195.3 angelegt, sondern an getrennten Armen, damit die Pulsoxymetrie keinen Alarm auslöst, wenn die Blutdruckmanschette aufgepumpt wird.

30 Coloskopie

Überprüfen Sie unbedingt, ob der Blutdruck und die Sauerstoffsättigung im Normbereich liegen und die Alarmgrenzen der Überwachung adäquat justiert sind (Abb. 196.1). Nun legen Sie dem Patienten einen i.v.-Zugang (vgl. Kap. 12), am besten am linken Handrücken oder Unterarm (Abb. 196.2), überprüfen die korrekte, intravasale Lage der Braunüle (vgl. S.70) durch Probeinjektion mit isotoner Kochsalzlösung (Abb. 196.3) und fixieren sie dann adäquat (vgl. S.71).

Nachdem der Patient eine bequeme Linksseitenlage eingenommen hat, stellt sich der / die Untersucher(in) am besten hinter den Patienten auf die Seite des Endoskopieturms und die Assistenzperson davor auf die andere Seite der Liege (Abb. 196.4). Dann brechen Sie die bereit gelegte Ampulle Buscopan mit einem Tupfer zum Schutz Ihres Daumens (Abb. 196.5) und ziehen 1 ml = 20 mg Buscopan (Butylscopolamin) auf (Abb. 196.6).

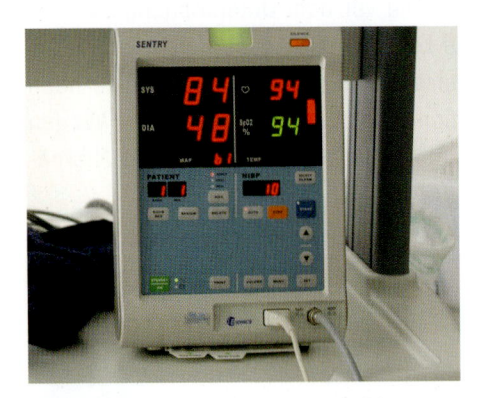

Abb. 196.1 Werte + Alarmgrenzen

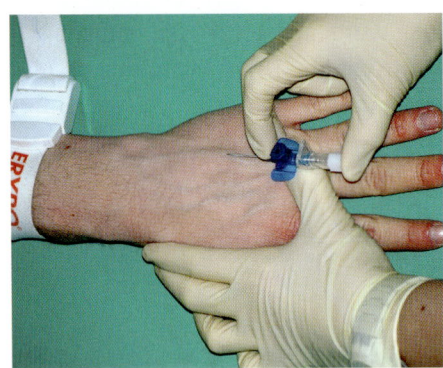

Abb. 196.2 i.v.-Zugang

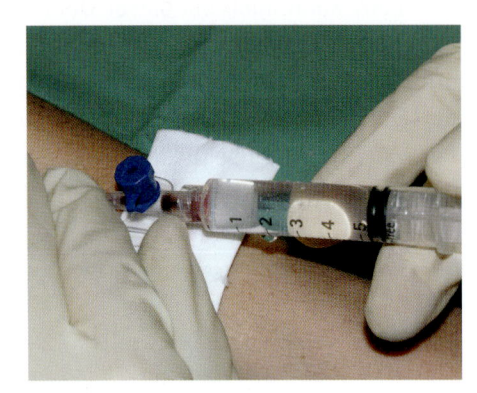

Abb. 196.3 Lagekontrolle

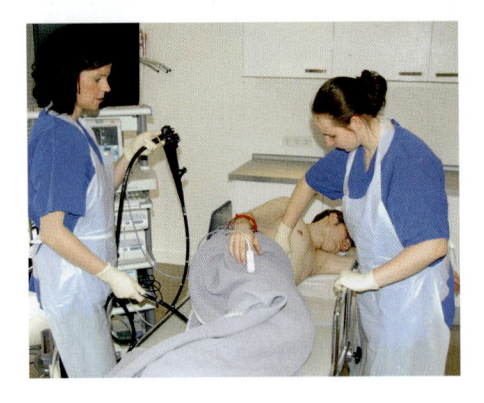

Abb. 196.4 Positionierungen

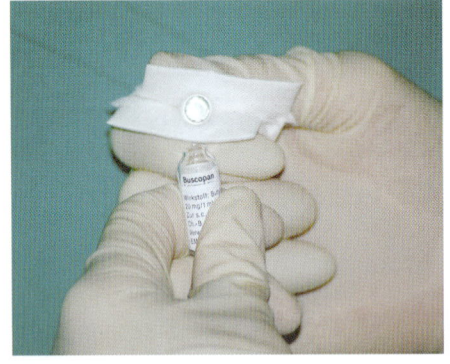

Abb. 196.5 Ampulle brechen

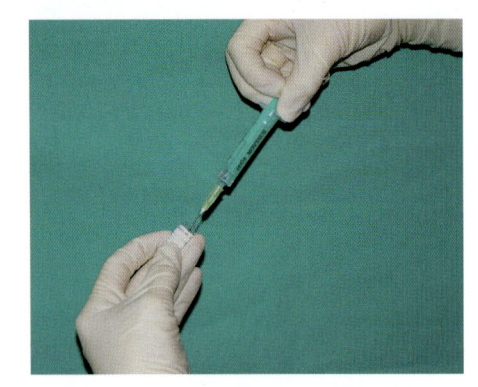

Abb. 196.6 Butylscopolamin aufziehen

Während Sie das Butylscopolamin injizieren (⇐), um die Darmperistaltik ruhig zu stellen (Abb. 196.7), bitten Sie den Patienten, später nach dem (oft plötzlichen) Aufwachen nicht sofort aufzustehen, sondern zunächst einige Minuten liegen zu bleiben, da das Narkotikum eventuell noch einige Minuten die Stand- und Gehfähigkeit beeinträchtigen kann. Dann ziehen Sie das Narkotikum (z.B. Propofol) auf (Abb. 196.8) und injizieren nach vorheriger Präoxygenierung bei Erwachsenen, z.B. ca. 40 bis 60 mg (= 4-6 ml, je nach Alter und Gewicht [30.1]) als Bolus, bedarfsadaptiert und je nach Narkosetiefe auch mehr (Abb. 196.9). Im Regelfall schläft der Patient innerhalb von 20-45 Sekunden ein.

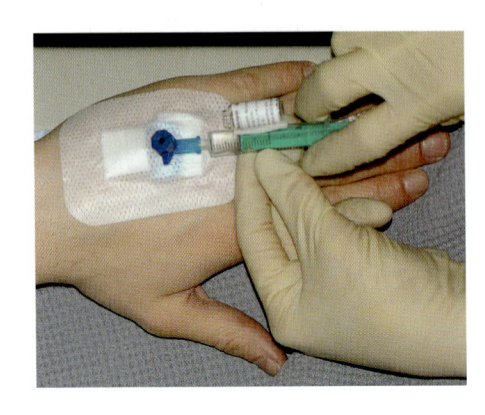

Abb. 196.7 Butylscopolamin i.v.

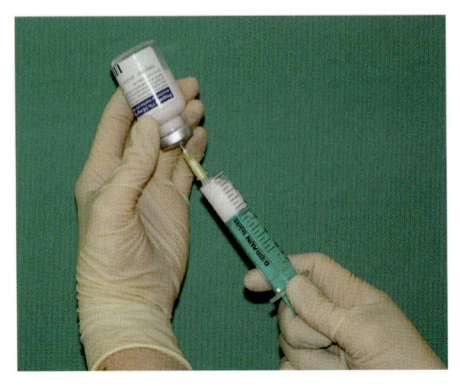

Abb. 196.8 Narkotikum aufziehen …

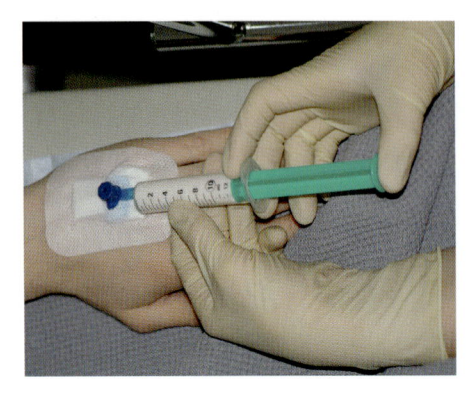

Abb. 196.9 … und injizieren

Coloskopie

30

Oft ist es günstig, auf der Bauchseite des Patienten ein Seitengitter hochzuklappen, damit er später nicht herausfallen kann (Abb. 196.4). Nun legen Sie dem Patienten etwas Zellstoff unter das Gesäß (Abb. 197.1), ziehen auf einer Seite einen zweiten Handschuh über und tasten (↻) mit der doppelt behandschuhten Hand rektal aus (Abb. 197.2). Nachdem Sie den doppelten Handschuh wieder ausgezogen (↗) haben (Abb. 197.3), testen Sie kurz noch einmal die Funktionstüchtigkeit des Endoskops (s.u.).

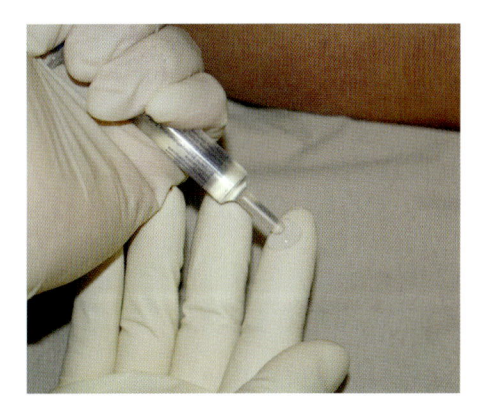

Abb. 197.1 Zellstoff unterlegen

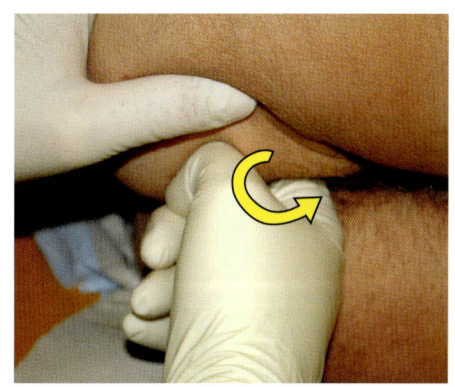

Abb. 197.2 rektal austasten

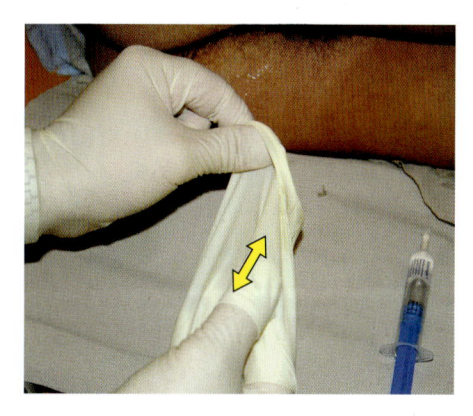

Abb. 197.3 Handschuh aus

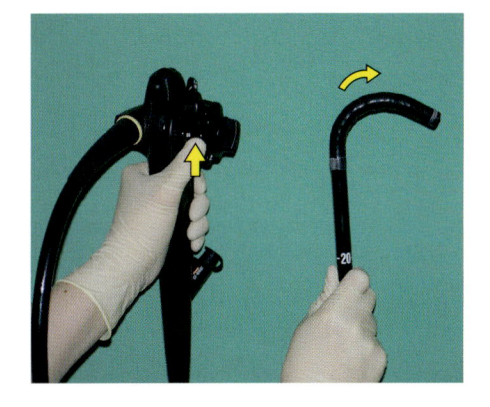

Abb. 197.4 Funktionstest li/re

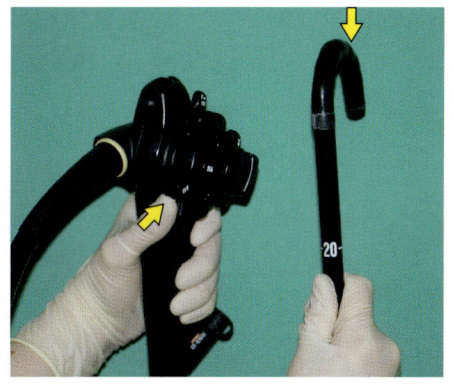

Abb. 197.5 Funktionstest vorne/hinten

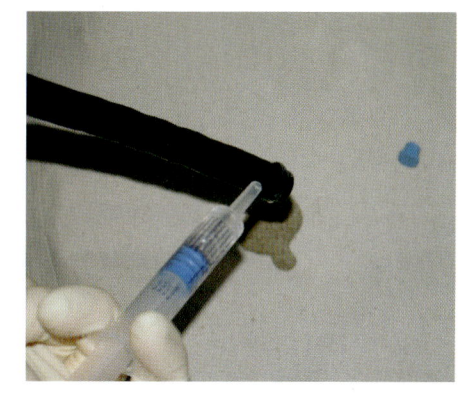

Abb. 197.6 Gleitgel

Bei einer Drehung des kleinen Rades nach vorne (⬆) sollte die Spitze des Endoskops nach rechts (↷) abknicken (Abb. 197.4). Bei einer Drehung des großen Rades nach vorne (↗) sollte die Spitze des Endoskops nach vorne (⬇) abknicken (Abb. 197.5) und jeweils umgekehrt. Dann geben Sie etwas Gleitgel auf das distale Ende des Endoskops (Abb. 197.6), bevor Sie es einführen (↖ in Abb. 197.7). Die Assistenzperson kann während dessen die Zeitpunkte, Blutdruckwerte und Dosisangaben der injizierten Medikamente in das Narkoseprotokoll eintragen (Abb. 197.8). Den typischen Aspekt eines normalen Rektums zeigt die Abb. 197.9. Gelegentlich müssen noch Stuhlreste entfernt werden.

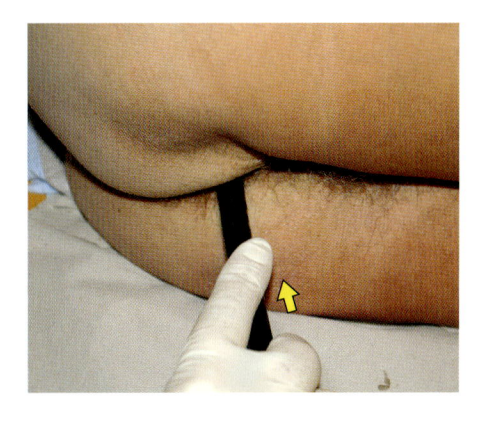

Abb. 197.7 Endoskop einführen

Abb. 197.8 Narkoseprotokoll

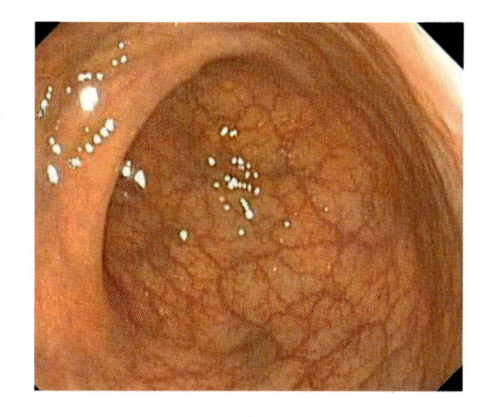

Abb. 197.9 Normales Rektum

30 Coloskopie

Beim Vorschub des Coloskops durch das unterschiedlich gekrümmte Sigma (Abb. 198.1) ist es in der Regel hilfreich, wenn ein Assistent von außen einen Gegendruck von cranial ausübt (↙), um die Passage des Endoskops um diese Kurve zu erleichtern (Abb. 198.2). Denken Sie daran, alle drei bis fünf Minuten ca. einige ml Propofol als Erhaltungsdosis der Narkose (ca. 4-12 mg / h / kg KG) nachzuinjizieren (Abb. 198.3): Je nach verstrichener Zeit schon während der langsamen Passage durch das Colon descendens (Abb. 198.4), oder erst später nach Erreichen des Colon transversum (Abb. 198.6).

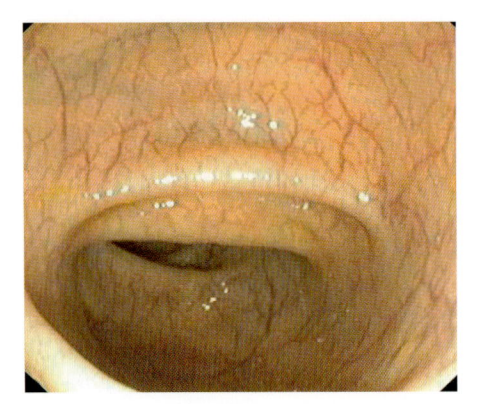

Abb. 198.1 Sigmoid

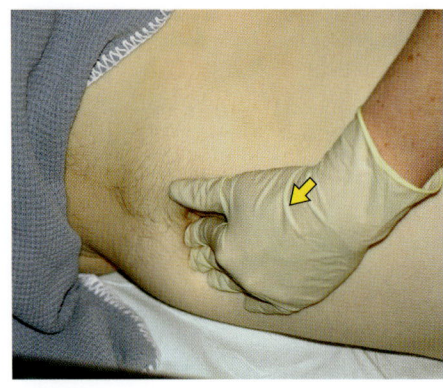

Abb. 198.2 Gegendruck von außen

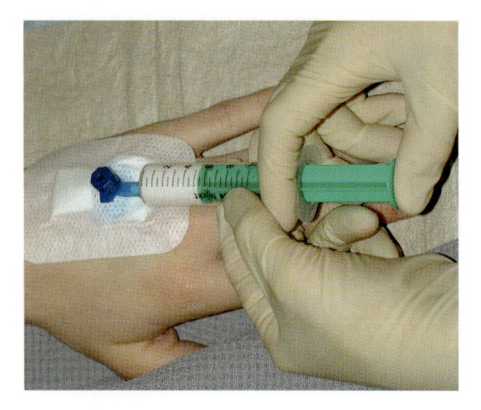

Abb. 198.3 Narkotikum-Erhaltungsdosis

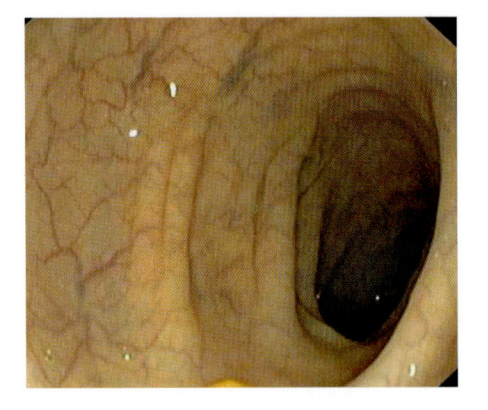

Abb. 198.4 Colon descendens

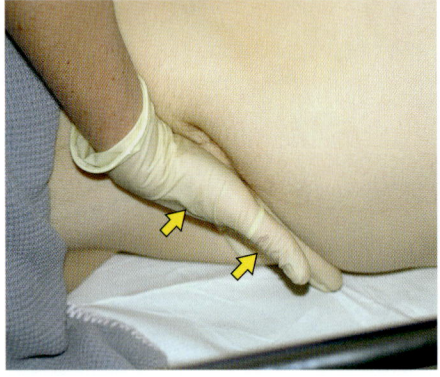

Abb. 198.5 Flexur begradigen

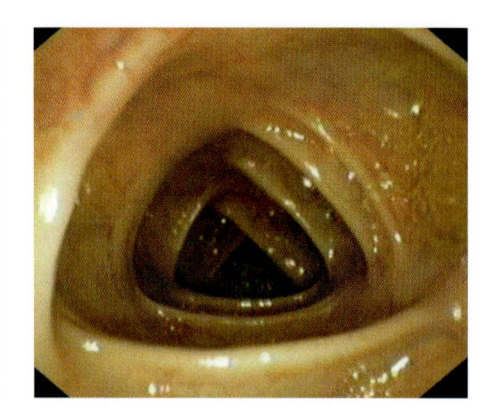

Abb. 198.6 Colon transversum

Den Übergang aus der linken Colonflexur in das Colon transversum kann ein breitflächiger Druck von rechts-caudal nach craniomedial (↗) etwas begradigen (Abb. 198.5) und so den Vorschub in das eher dreieckig konfigurierte Lumen des Colon transversum (Abb. 198.6) begünstigen. Je nachdem, wie tief das Colon transversum nach caudal „durchhängt", kann eine begradigende Schienung (⇒) nach cranial sinnvoll sein (Abb. 198.7). Hierbei und beim Vorschieben über die rechte Colonflexur kann es auch sinnvoll sein, den Patienten alternativ in die Rückenlage zu drehen (Abb. 198.8). Hat man das Colon ascendens erreicht, wandelt sich das dreiecksförmige Lumen wieder in einen eher rundlichen Tunnelaspekt (Abb. 198.9).

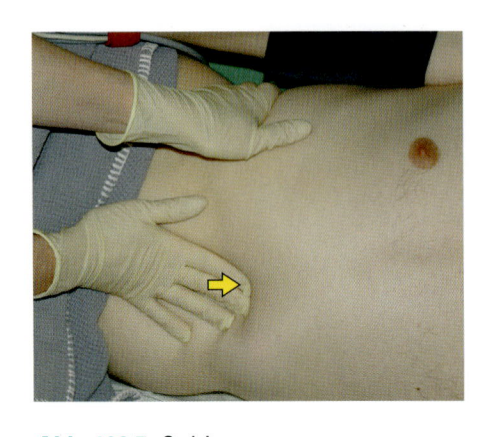

Abb. 198.7 Schienung

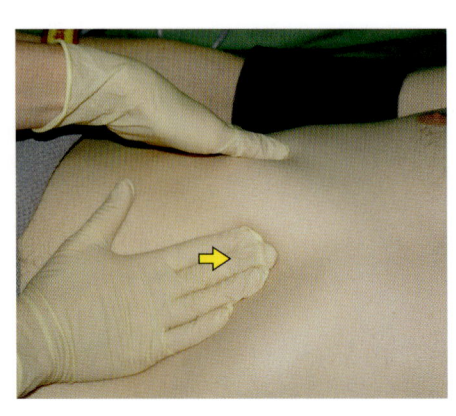

Abb. 198.8 evtl. in Rückenlage

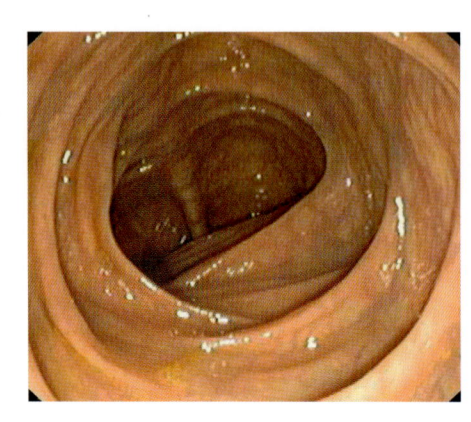

Abb. 198.9 Colon ascendens

Coloskopie 30

Denken Sie daran, (je nach verstrichener Zeit) alle 3-5 Minuten die Erhaltungsdosis Propofol nachzuinjizieren **(Abb. 199.1)**. Während der Passage müssen wandadhärente Stuhlreste (✏ in **Abb. 199.2**) abgespült (⬆) werden **(Abb. 199.3)**, um mögliche Raumforderungen oder Läsionen darunter ausschließen zu können **(Abb. 199.4)**. Wenn Sie bis in das Coecum gekommen sind, ist dort das Ostium der Appendix vermiformis (⬇) erkennbar **(Abb. 199.5)** oder auch die Valvula ileocoecalis (↪), die oft hinter einer Plica semilunaris schwer einstellbar ist **(Abb. 199.6)**.

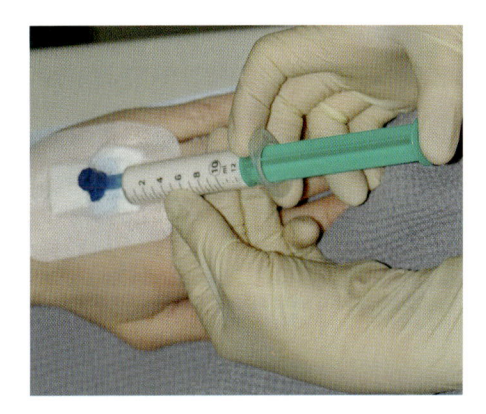

Abb. 199.1 Propofol Erhaltungsdosis

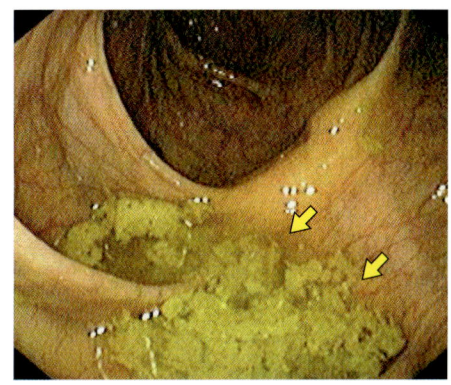

Abb. 199.2 wandadhärente Stuhlreste

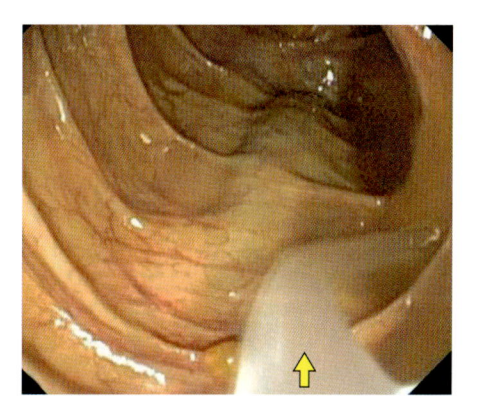

Abb. 199.3 … abspülen

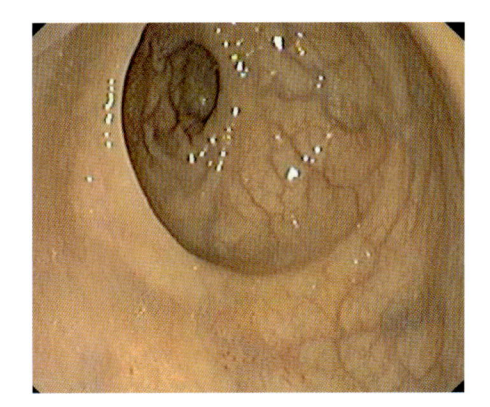

Abb. 199.4 nach dem Spülen

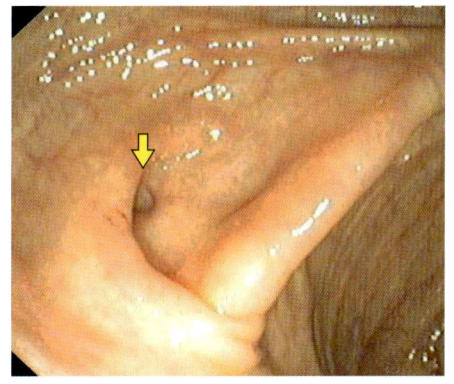

Abb. 199.5 Appendix-Ostium

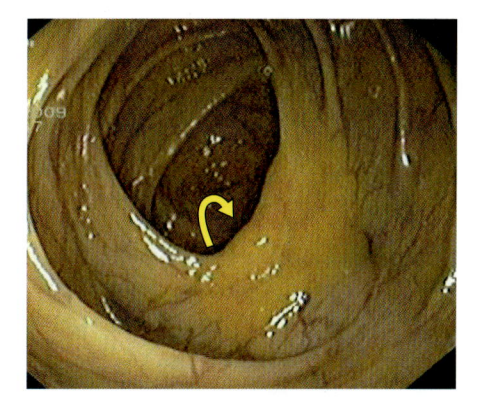

Abb. 199.6 Ileocoecalklappe

Biopsieentnahme

Finden Sie während der Colonpassage einen verdächtige Läsion, von der Sie eine Biopsie nehmen möchten, lassen Sie sich eine Biopsiezange anreichen (⬆ in **Abb. 199.7**) und führen einen Funktionstest durch: Wenn Sie deren Handgriff auseinander ziehen (⬌), soll sich die Spitze der Zange (↘) öffnen **(Abb. 199.8)**. Dann schieben Sie den Handgriff wieder zusammen (↗↙), damit sich die Zange wieder schließt **(Abb. 199.9)**.

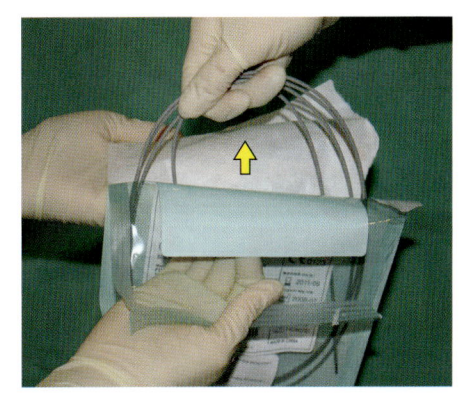

Abb. 199.7 Biopsiezange

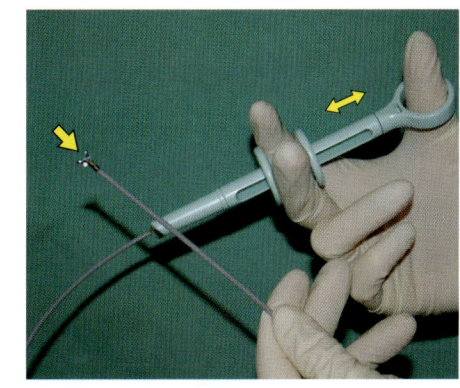

Abb. 199.8 Zange öffnen …

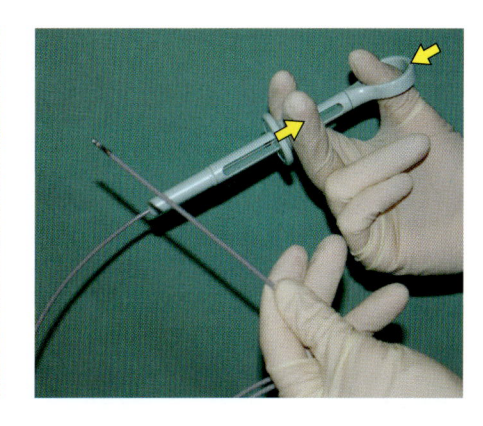

Abb. 199.9 … und wieder schließen

Coloskopie

Dann führen Sie die Zange in geschlossenem Zustand in den Instrumentierkanal des Endoskops ein (↗ in **Abb. 200.1**). Erscheint die Spitze der Zange im Endoskopiebild, wird sie geöffnet vorgeschoben **(Abb. 200.2)** und mit leichtem Druck in die verdächtige Wandläsion vorgeschoben **(Abb. 200.3)**. Nun schließen Sie die Zange wieder und klemmen beim Zurückziehen (↗) und Aufrollen am besten eine Kompresse (★) mit der linken Hand um die Zange, um grobe Verunreinigungen direkt zu beseitigen **(Abb. 200.4)**. Dann schütteln Sie das Biopsat in einem der bereit gestellten Proberöhrchen aus **(Abb. 200.5)**, und reinigen die Biopsiezange in steriler Kochsalzlösung oder destilliertem Wasser **(Abb. 200.6)**.

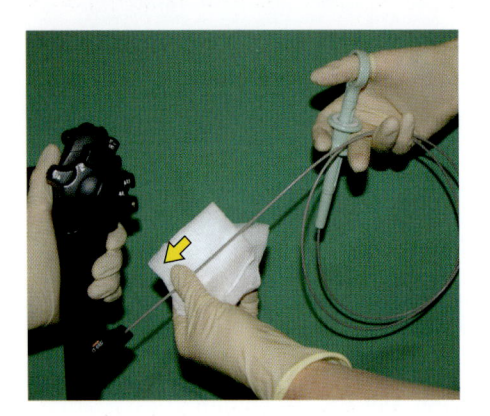

Abb. 200.1 Zange einführen

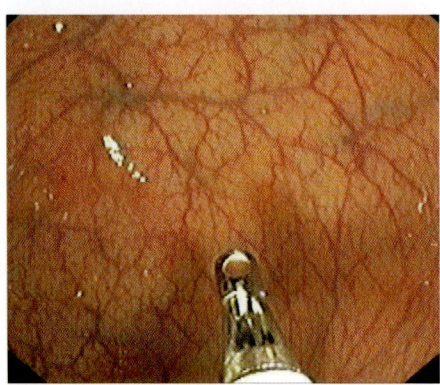

Abb. 200.2 Zange öffnen

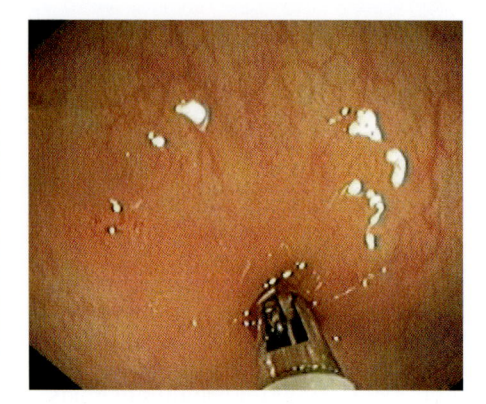

Abb. 200.3 Biopsie nehmen

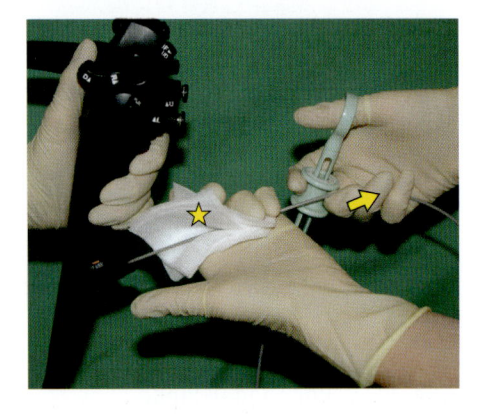

Abb. 200.4 Rückzug

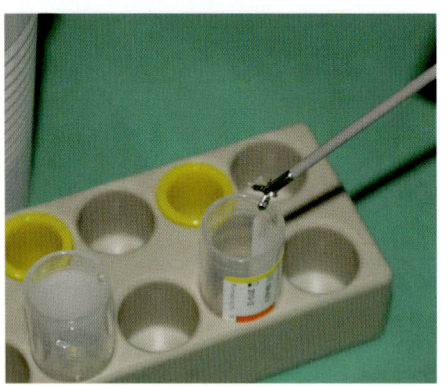

Abb. 200.5 Biopsat absetzen

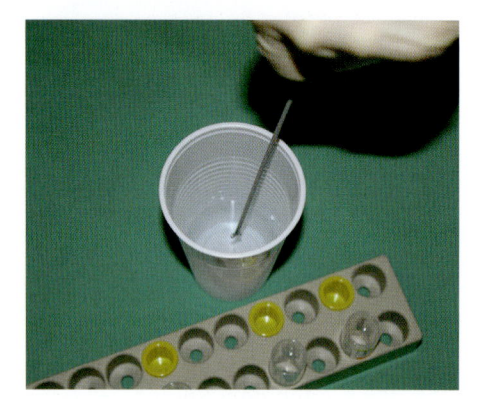

Abb. 200.6 Zange säubern

Polypektomie

Wird dagegen eine Polypektomie angestrebt, ergänzen Sie zusätzlich zum Fußschalter für die Fotodokumentation **(Abb. 200.7)** den Fußschalter für das Koagulieren (hier: blau) und das Schneiden (hier: gelb), falls er nicht schon im Fußbereich des Untersuchers bereit liegt **(Abb. 200.8)**. Je nach Geräteeinstellung können Fotos auch direkt am Kontrollteil mit der linken Hand ausgelöst werden. Außerdem muss bei monopolaren Erbotomen die Erdungselektrode am Patienten angebracht werden – in Linksseitenlage eignet sich dafür z.B. gut der rechte Oberschenkel **(Abb. 200.9)**.

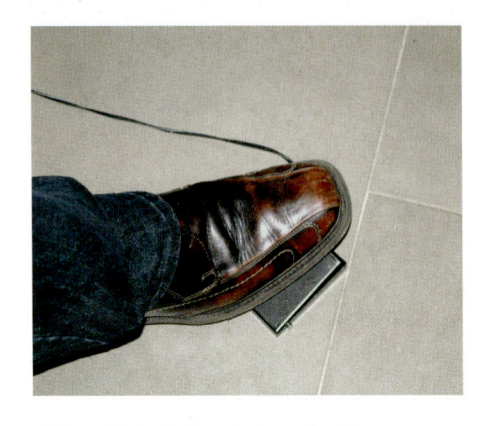

Abb. 200.7 Fußschalter für Fotos

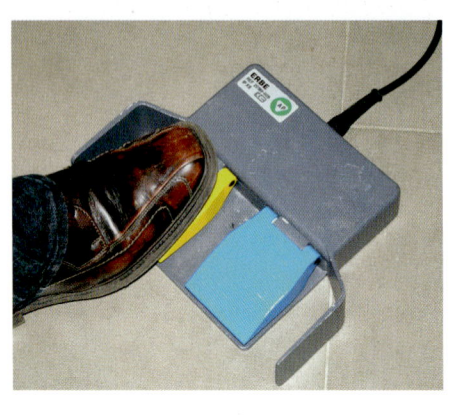

Abb. 200.8 Schneiden / Koagulation

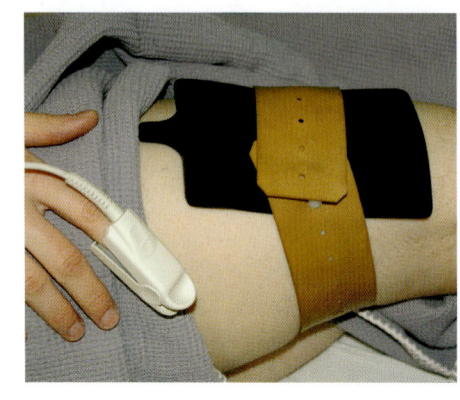

Abb. 200.9 Elektrode

Coloskopie

Dann werden neben einer steril verpackten Injektionshilfe (→) auch eine Spritze (↓) mit Aufziehkanüle, 1-molare NaCl-Lösung (←) und Adrenalinlösung (1:1000) bereit gelegt **(Abb. 201.1)**. Damit wird die fragliche Läsion dann unterspritzt (↘), so dass sich ein „Polster" bildet **(Abb. 201.2)**. Die resultierende Vasokonstriktion reduziert das Blutungsrisiko und das Polster die Perforationsgefahr.

Auch größere, gestielte Polypen **(Abb. 201.3)**, können gut mit Schlingen abgetragen werden: Packen Sie eine aufgerollte, sterile Polypenschlinge aus **(Abb. 201.4)** und schließen Sie dann das Elektrokabel (↓) an **(Abb. 201.5)**. Testen Sie kurz, ob sich die Schlinge durch Auseinanderziehen des Handgriffs (↔) aus dem distalen Katheterende herausschieben und entfalten (↕) lässt **(Abb. 201.6)**.

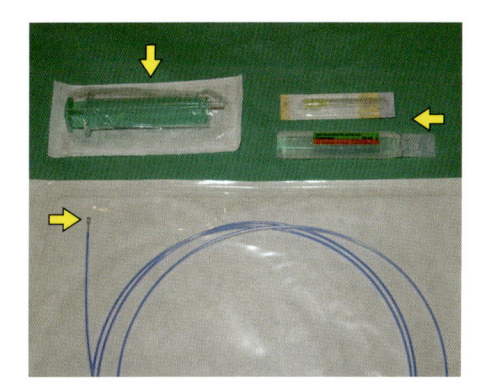

Abb. 201.1 Material für die …

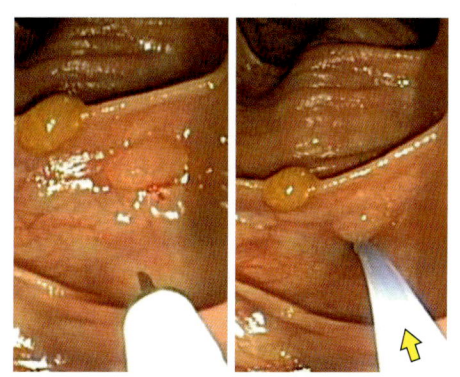

Abb. 201.2 … Unterspritzung

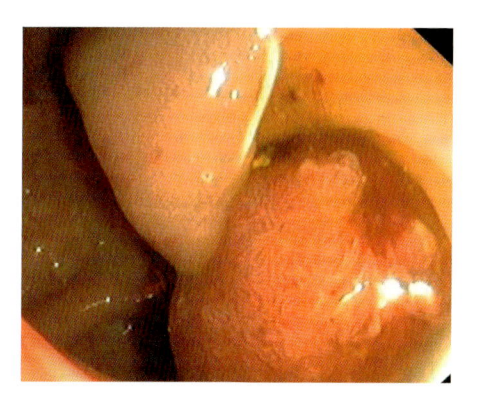

Abb. 201.3 gestielter Polyp

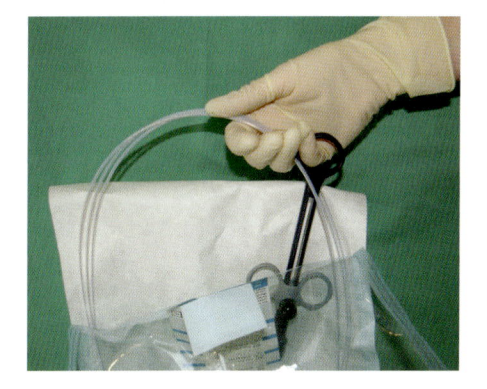

Abb. 201.4 Schlinge auspacken

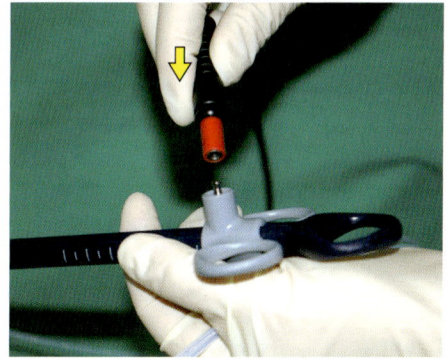

Abb. 201.5 Elektroanschluss

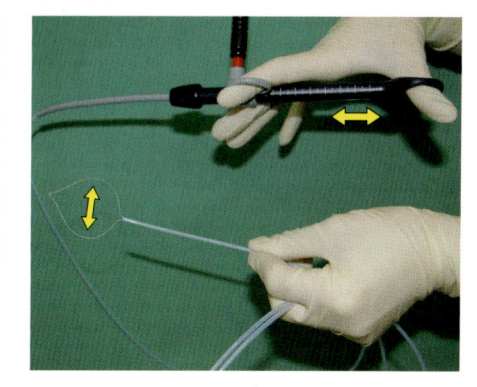

Abb. 201.6 Entfaltungstest

Zunächst unterspritzen Sie die Basis des Polypen (↑) mit 1-molarer NaCl-Lösung und/oder Adrenalinlösung **(Abb. 201.7)**, damit sich ein Polster (↘↘) bildet, um die Blutungsgefahr zu verringern (vgl. S. 200). Dann führen Sie den Katheter mit eingezogener Schlinge ein (↙ in **Abb. 201.8**), entfalten die Schlinge in Ihrem endoskopischen Sichtfeld und legen sie dann um den Polypenhals **(Abb. 201.9)**, hier gezeigt am Beispiel eines anderen Polypen.

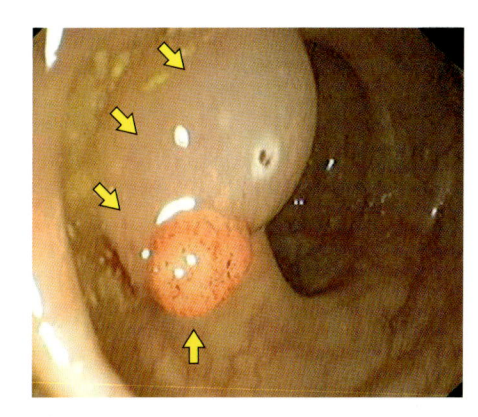

Abb. 201.7 Unterspritzen

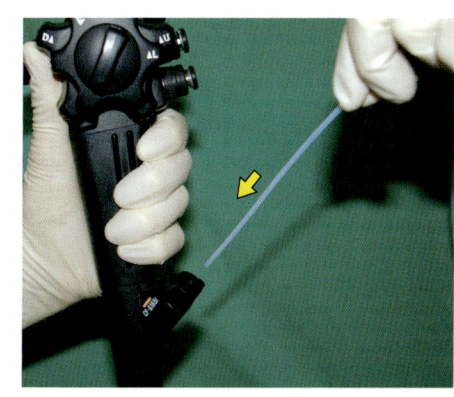

Abb. 201.8 Einführen der Schlinge

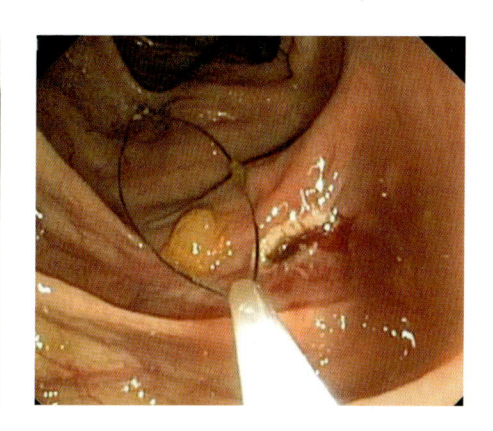

Abb. 201.9 Schlinge positionieren

30 Coloskopie

Die Schlinge wird möglichst basisnah positioniert (Abb. 201.9) und dann zugezogen (Abb. 202.1). Erst jetzt betätigen Sie den Fußschalter für das Schneiden von Gewebe und trennen so den Polypen von der inneren Colonwand ab. Nach Abtragung sind an der Stelle der Koagulation oft weißliche Narben (↘) und / oder kleinere Blutungen (⇐) sichtbar (Abb. 202.2). Eventuell muss zur Blutungsprophylaxe bei größeren Polypen ein Clip (↙) gesetzt werden (Abb. 202.3).

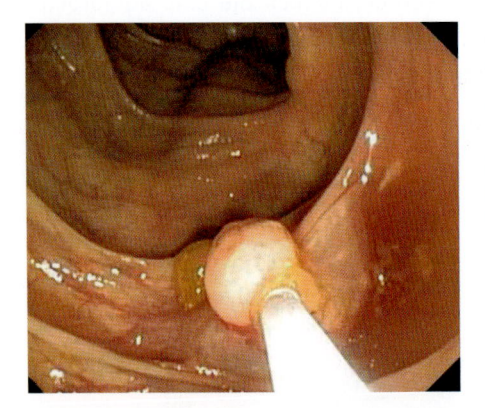

Abb. 202.1 Schlinge zuziehen

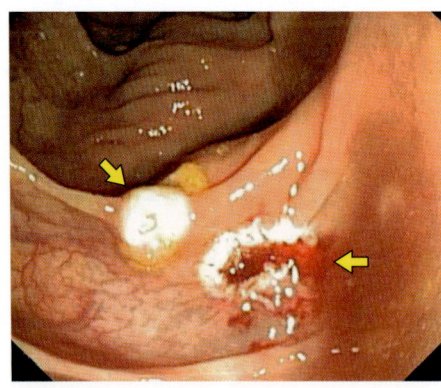

Abb. 202.2 nach Abtragung

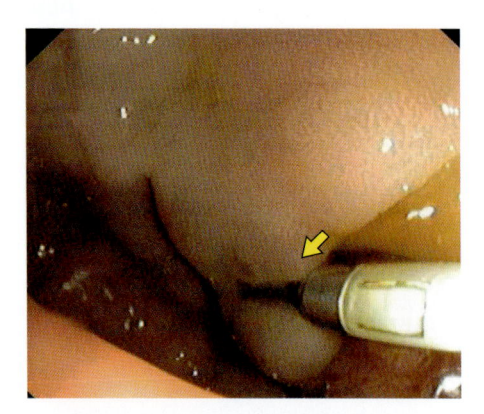

Abb. 202.3 evtl. Clip setzen

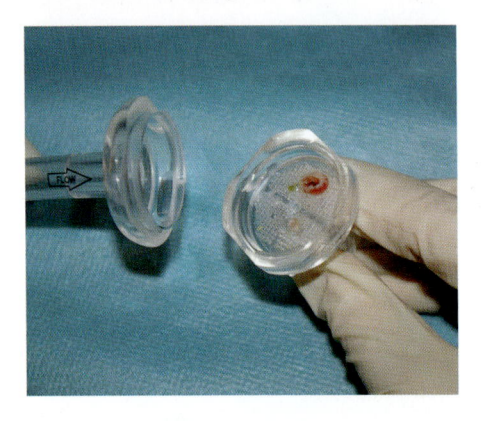

Abb. 202.4 in Absaugfalle bergen

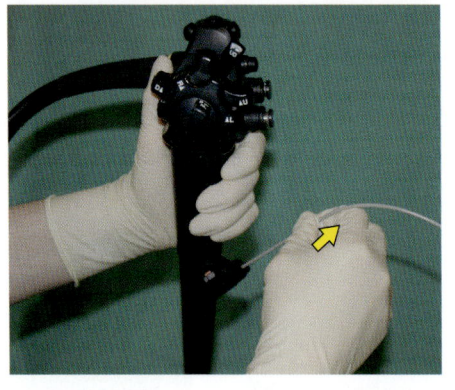

Abb. 202.5 evtl. leicht zurückziehen

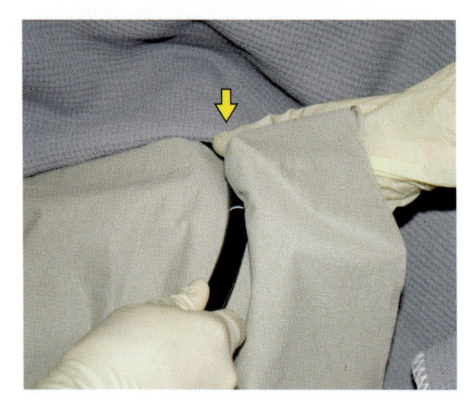

Abb. 202.6 Rückzug

Kleinere Polypen können je nach Größe in einer „Falle" im Absaugungsschlauch geborgen werden (Abb. 202.4). Um größere Polypen für die histologische Aufarbeitung zu gewinnen, ziehen Sie die geschlossene Schlinge nur leicht an (↗ in Abb. 202.5) und ziehen dann das Endoskop mit dem Polypen vorsichtig (↓) heraus (Abb. 202.6). Alternativ fassen Sie ihn mit Fangkörbchen oder Greifern oder saugen ihn an die Endoskopspitze an und ziehen dann beides unter Beibehalten des Sogs heraus.
Dokumentieren Sie die Größe des geborgenen Polypen (Abb. 202.7) und füllen Sie einen Histologie-Begleitschein mit den entsprechenden Daten (Resektionsort in cm ab ano und Patientendaten) aus (Abb. 202.8). Dann legen (⇐) Sie das verschlossene und beschriftete Proberöhrchen zusammen mit dem Begleitschein in eine spezielle Versandtüte für infektiöses Material (Abb. 202.9) und schicken diese in Ihr Labor.

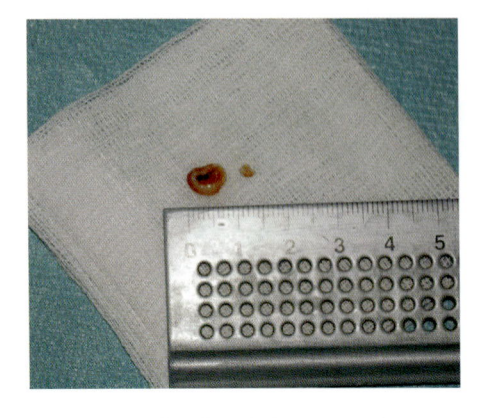

Abb. 202.7 Größendokumentation

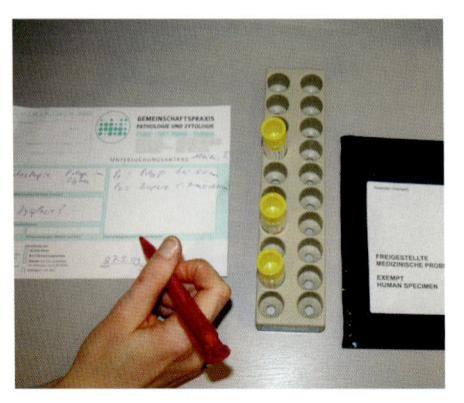

Abb. 202.8 Histologieschein

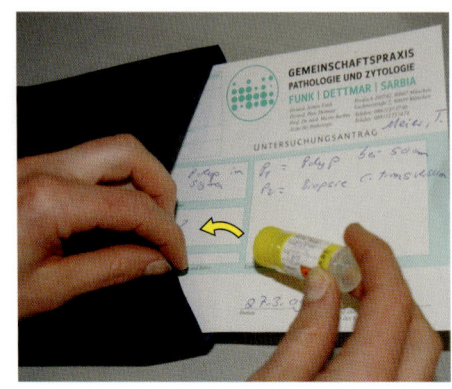

Abb. 202.9 Versandtüte

Coloskopie 30

Der Rückzug des Endoskops sollte langsam erfolgen, damit der Untersucher aufmerksam die Colonwand beobachten kann, um evtl. auch Wandläsionen zu entdecken, die auf dem Hinweg z.B. partiell von einer Plica semilunaris verborgen waren. Wird das Ende der Untersuchung absehbar, denken Sie an das Ausschleichen der Kurznarkose (der sedierende Effekt des Propofols dauert nur ca. 4-8 Minuten nach Applikation an). Es erhöht das Wohlbefinden der Patienten, wenn am Ende möglichst viel der instillierten Luft wieder abgesaugt wird, soweit es die Verhältnisse zulassen.

Nach Entfernung des Endoskops wird der Patient in Linksseitenlage in einen Nebenraum gebracht (Abb. 203.1), wo er unter Beobachtung aufwachen kann. Dort erhält er seine Kleidung und persönlichen Gegenstände zurück. Trotz der geringen Halbwertzeit des Propofols ist es sinnvoll, die Patienten in dieser Aufwachphase engmaschig zu überwachen, damit sie nicht zu früh versuchen, trotz noch bestehender Gangunsicherheit alleine aufzustehen und sich eventuell verletzen. Ältere Patienten benötigen eventuell auch Hilfe beim Anziehen.

> **Wichtiger Hinweis:** Stellen Sie unbedingt sicher, dass Ihre ambulanten Patienten nach der Kurznarkose für mehrere Stunden nicht selbst ein Kfz steuern, sondern in Begleitung abgeholt werden bzw. ein Taxi nach Hause nehmen [30.1].

Typische Befunde

Bei einer Colitis fällt in der Regel eine im Vergleich zum Normalbefund verstärkte Gefäßzeichnung der Schleimhaut auf (Abb. 203.2). Viele Colonkarzinome fallen durch ihre irreguläre Oberfläche, eine verdickte Randzone oder auch durch zentrale Einschmelzungen auf, die u. U. auch kraterartig imponieren können (Abb. 203.3). Das maligne Gewebe von Karzinomen ist oft so fragil, dass es bei oberflächlichen Berührungen durch das Endoskop schnell anfängt zu bluten (Abb. 203.6).

Sehr häufig können bei älteren Patienten Wanddivertikel (⬇) gefunden werden (Abb. 203.4), besonders im Sigmoid. Bei einer Divertikulitis fällt vom Lumen her zusätzlich eine Hyperperfusion der Colonwand in Nachbarschaft des Divertikelhalses und eventuell auch eine Einstülpung des angeschwollenen Divertikels in das Lumen (➡) auf (Abb. 203.5). Wenn Sie dieses Phänomen mit einem Polypen verwechseln und mit der Schlinge abtragen, besteht die Gefahr einer Darmwandperforation!

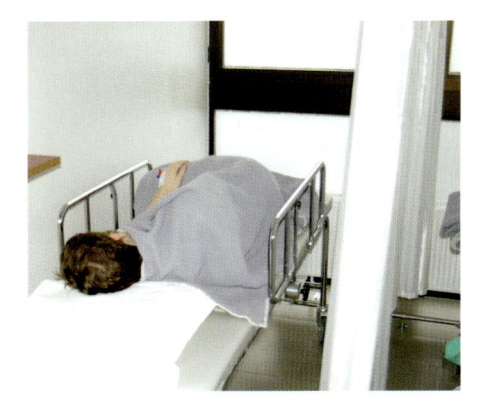

Abb. 203.1 Aufwachraum

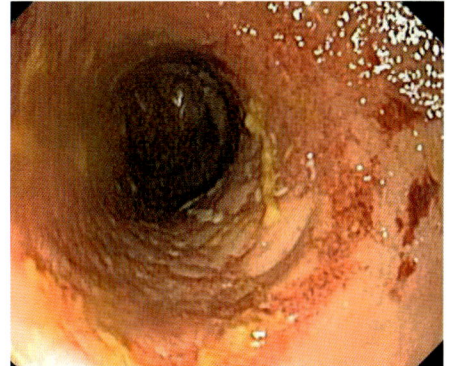

Abb. 203.2 Beispiel einer Colitis

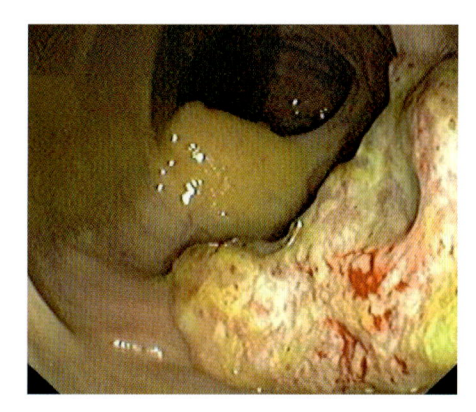

Abb. 203.3 Colon-Ca

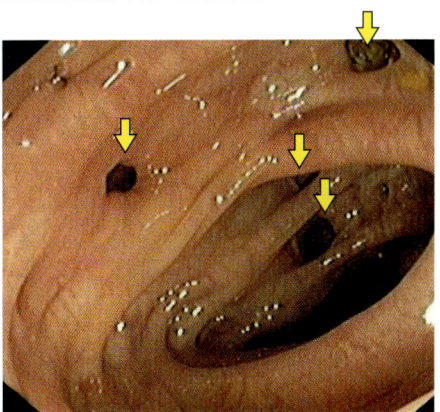

Abb. 203.4 Divertikel

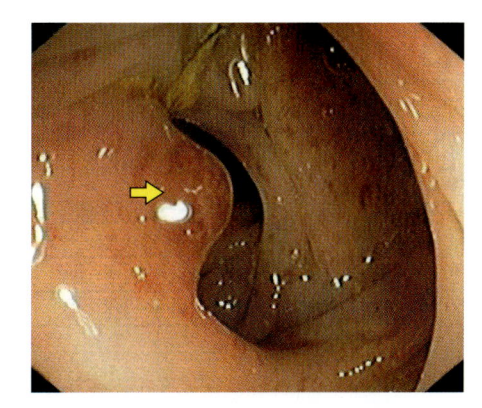

Abb. 203.5 Divertikulitis

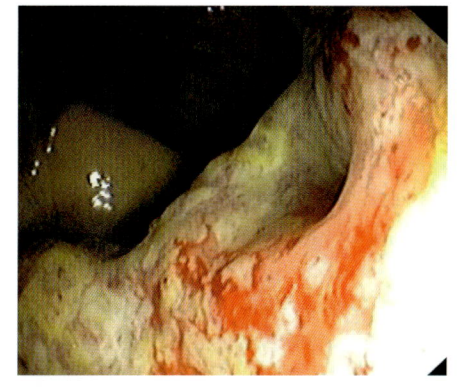

Abb. 203.6 blutendes Colon-Ca

30 Endoskop-Aufbereitung

Aufbereitung / Nachsorge

Halten Sie am besten das Bedienungselement des Endoskops mit Ihrer linken Hand fest und klemmen das distale Ende des Endoskops (⇨) mit dem linken Mittel- und Ringfinger (↘) ein, damit es Ihnen nicht bodennah herumpendelt und evtl. beschädigt wird **(Abb. 204.1)**. Mit der freien rechten Hand ziehen (↗) Sie dann das Spülventil heraus **(Abb. 204.1)** und ersetzen (↙) es durch das (hier: blaue) Reinigungsventil, das schon ohne Betätigung eine ständige Luftinsufflation bewirkt (daher nicht am Patienten einsetzen, siehe angehängter Warnhinweis, **Abb. 204.2**). Dann halten Sie gleichzeitig beide Ventile zu (↙↙ in **Abb. 204.3**), aktivieren somit Sog und Spülung und halten das Ende des Endoskops in einen Behälter mit z.B. 2%iger Sekusept-Lösung, damit es entsprechend gespült wird **(Abb. 204.4)**.

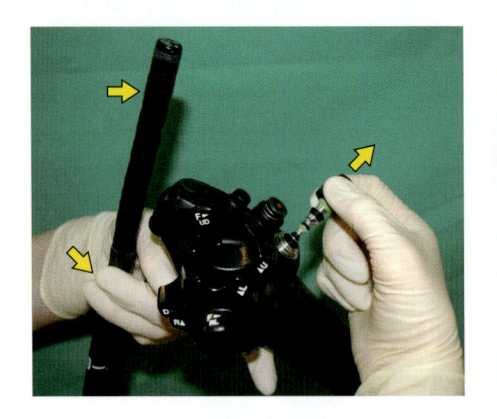

Abb. 204.1 Spülventil abziehen

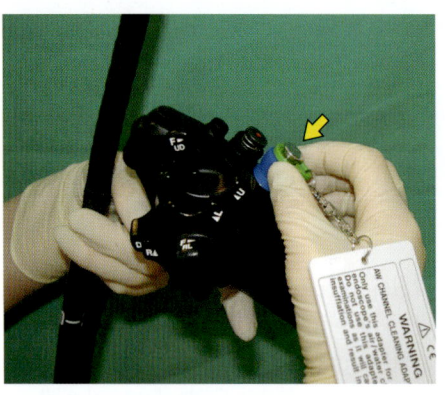

Abb. 204.2 Reinigungsventil einsetzen

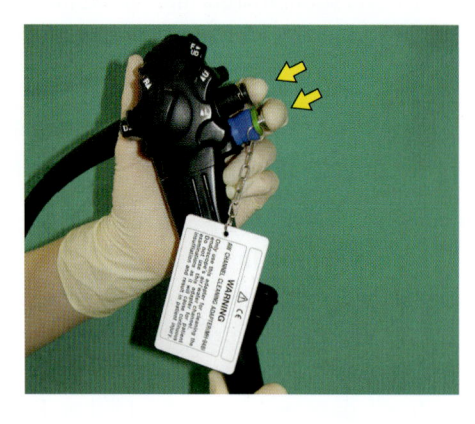

Abb. 204.3 Sog + Spülung aktivieren

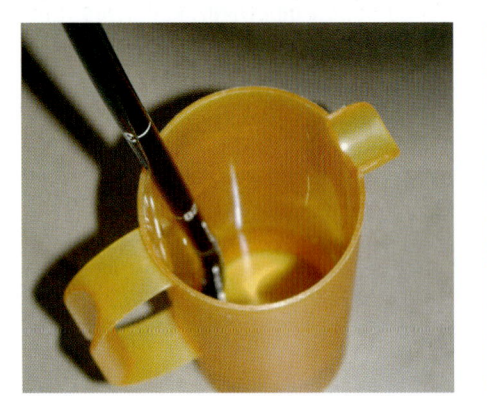

Abb. 204.4 Spülen mit 2% Sekusept

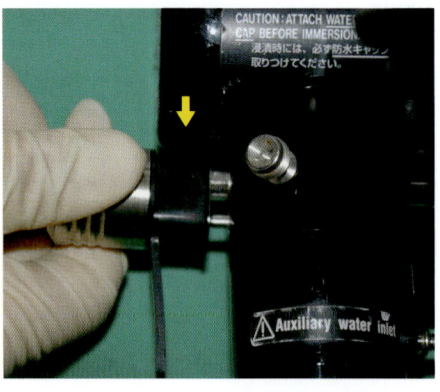

Abb. 204.5 Wasser-/Luftzuleitung fassen ...

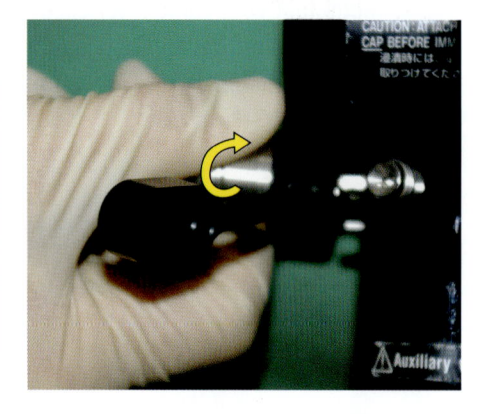

Abb. 204.6 ... drehen

Jetzt fassen Sie am Versorgungsstecker die Wasser-/Luftzufuhr (⬇ in **Abb. 204.5**), drehen diese gegen den Uhrzeigersinn (↻) um 90° **(Abb. 204.6)** und ziehen (⬅) sie ab **(Abb. 204.7)**. Lösen (⬌) Sie nun auch den Absaugschlauch **(Abb. 204.8)** und greifen dann das Ansatzstück zum Videoprozessor mit der rechten Hand **(Abb. 204.9)**.

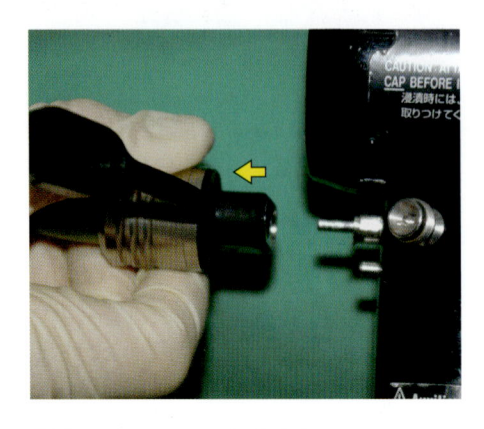

Abb. 204.7 ... und abziehen

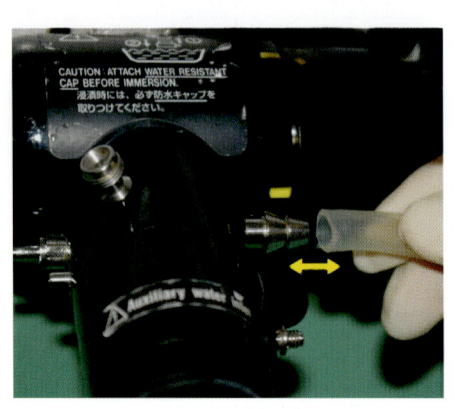

Abb. 204.8 Schlauch lösen

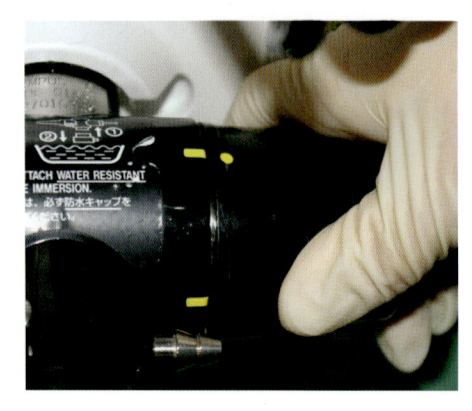

Abb. 204.9 Kamerakabel fassen

Endoskop-Aufbereitung 30

Nun drehen Sie das Ansatzstück des Spiralkabels der Kamera gegen den Uhrzeigersinn (↻) bis zum zweiten Markierungsstrich **(Abb. 205.1)**, ziehen (⇒) es dann ab **(Abb. 205.2)** und hängen es sicher in die dafür vorgesehene Ablage (↘) ein **(Abb. 205.3)**. Anschließend nehmen Sie mit Ihrer linken Hand (↘) das Bedienungselement und greifen dabei das distale Ende (↓) wieder in Form einer Schlaufe mit, um mit der rechten Hand (★) das Verbindungsstück zur Lichtquelle fassen zu können **(Abb. 205.4)**. Jetzt ziehen (↙) Sie das Endoskop ab **(Abb. 205.5)** und achten darauf, die Lichtzuleitung **(N)** nicht zu berühren, die u.U. ziemlich heiß sein kann. Nun setzen Sie die Verschlusskappe (⇐) auf den Kameraanschluss **(Abb. 205.6)**.

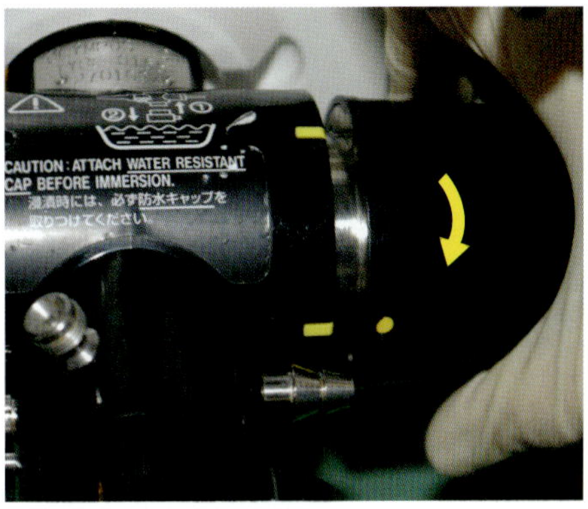

Abb. 205.1 Kamera abdrehen 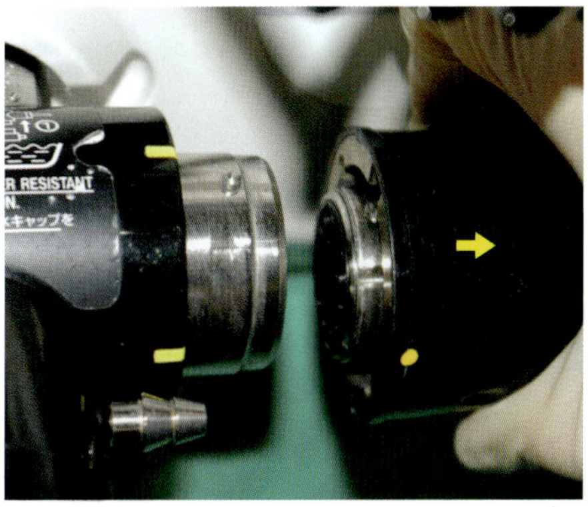 … **Abb. 205.2** … abziehen 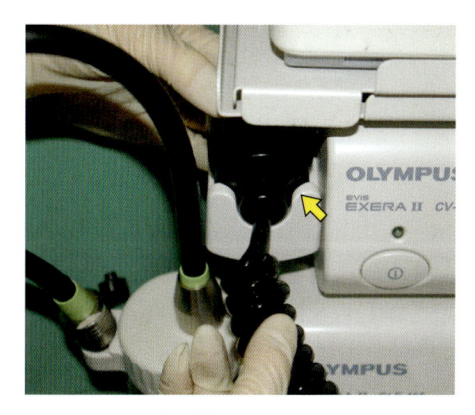 … **Abb. 205.3** … und einhängen

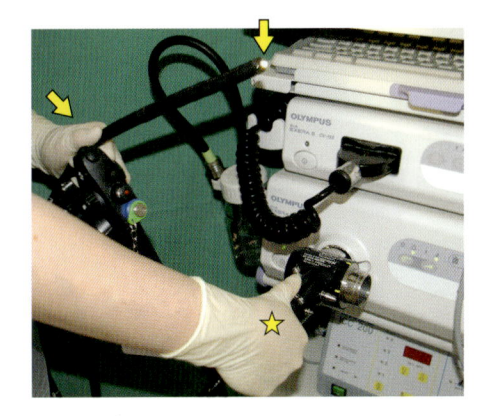

Abb. 205.4 Am Anschluss zur Lichtquelle fassen 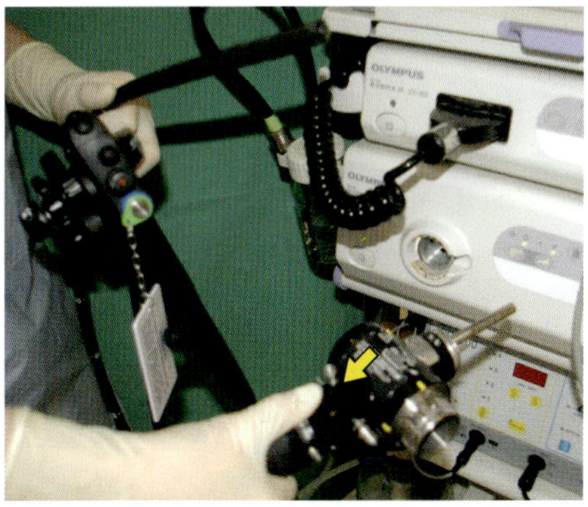 **Abb. 205.5** Versorgungs-Stecker 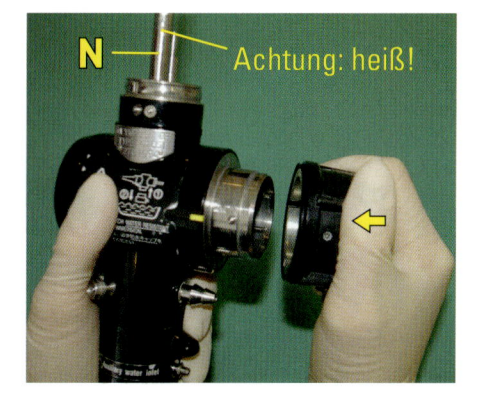 **Abb. 205.6** Schutzkappe aufsetzen

Achten Sie darauf, dass der Markierungspunkt dabei zunächst dem oberen/vorderem Markierungsstrich gegenüber steht **(Abb. 205.6)** und die Kappe dann mit dem Uhrzeigersinn festgedreht (↻) wird **(Abb. 205.7)**. Dann legen Sie das Endoskop aufgerollt in den Transportbehälter **(Abb. 205.8)**, schließen den Deckel, und können es so sicher vom Untersuchungsraum in den Aufbereitungsraum tragen **(Abb. 205.9)**.

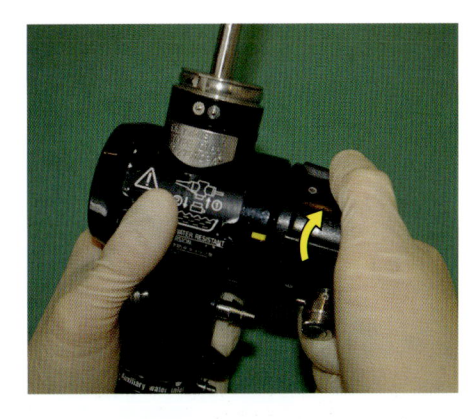

Abb. 205.7 Kappe festdrehen 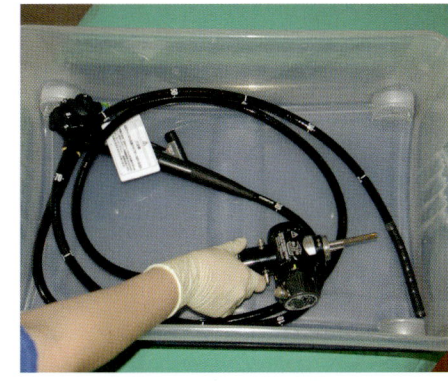 **Abb. 205.8** in Behälter legen und 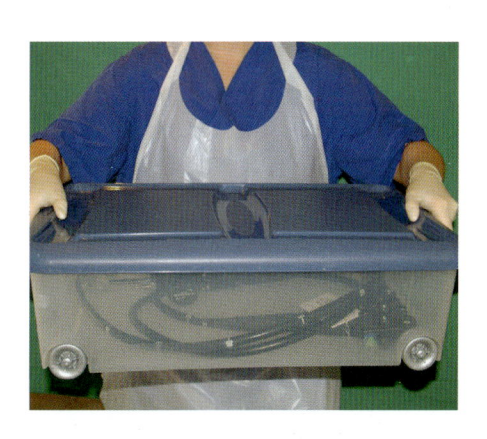 … **Abb. 205.9** … zur Aufbereitung tragen

205

30 Endoskop-Aufbereitung

Im Aufbereitungsraum nehmen Sie das Endoskop wieder aus dem Transportbehälter. Um die Dichtigkeit des Endoskops zu überprüfen, entfernen Sie zunächst alle Ventile, also das Luft-/Wasserventil (↑ in **Abb. 206.1**), das Absaugventil (↑ in **Abb. 206.2**) und das Biopsieventil (↑ in **Abb. 206.3**). Als nächstes schieben (↑) Sie den Stecker deses Dichtigkeitstesters („Leakage tester") in die Luftpumpe **(Abb. 206.4a)** und schalten sie ein **(Abb. 206.4b)**. Dann nehmen Sie das andere Ende des Spiralschlauchs zum Ansatzstück auf der Dichtigkeitskappe des Versorgungssteckers **(Abb. 206.5)**. Achten Sie darauf, dass die Aussparung (↓) genau gegenüber dem kleinen Metallstift (↓) liegt **(Abb. 206.6)**, schieben (→) Sie beides fest zusammen und drehen (↻) das Ansatzstück im Uhrzeigersinn fest **(Abb. 206.7)**.

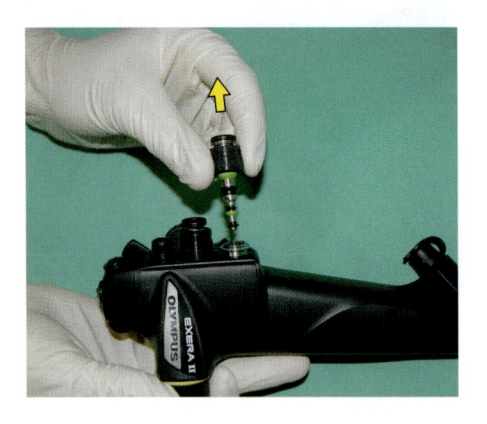

Abb. 206.1 Luft-/H₂O-Ventil abziehen

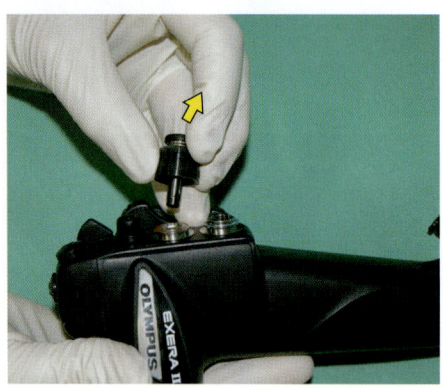

Abb. 206.2 Absaugventil abziehen

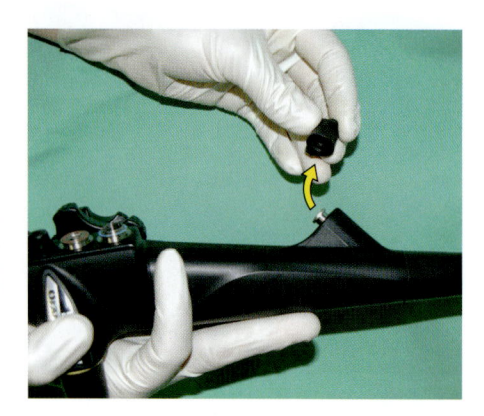

Abb. 206.3 Biopsieventil abziehen

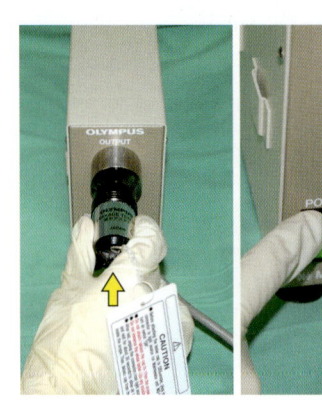

Abb. 206.4 Stecker einschieben und anschalten

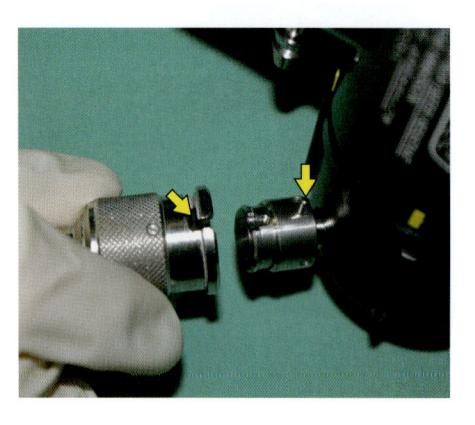

Abb. 206.5 Ansatzstück auf die Kappe aufsetzen …

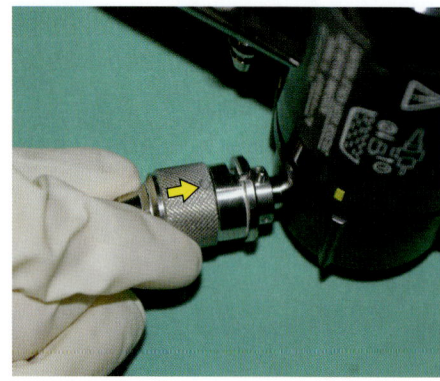

Abb. 206.6 … zusammenschieben

Dabei darf sich das Gummi am Abwinklungsteil (je nach Alter des Gummis) ein wenig aufblähen (↕ in **Abb. 206.8**), neue Gummis dehnen sich dagegen kaum. Dann halten Sie das Endoskop in die Reinigungslösung und beobachten zunächst noch den Austritt einiger Luftblasen aus den Kanälen **(Abb. 206.9)**. Nach ca. 1 Minute sollte dieser Luftaustritt aufhören. Entweichen jedoch nach drei Minuten immer noch Luftblasen aus dem Endoskop, müssen Sie von einer Undichtigkeit ausgehen und das Endoskop zum Hersteller einsenden.

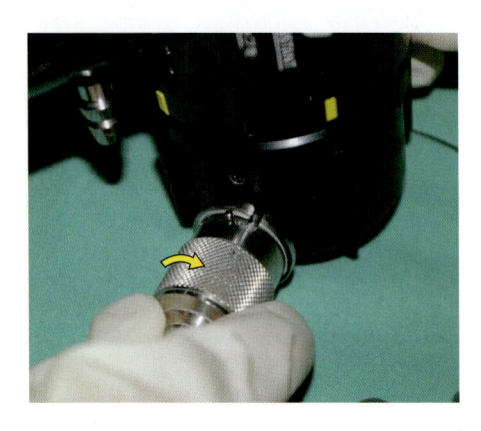

Abb. 206.7 … und festdrehen!

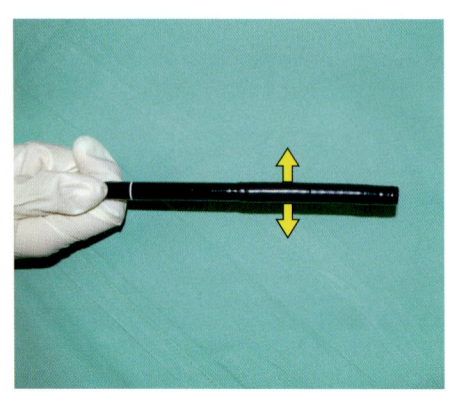

Abb. 206.8 Gummidehnung?

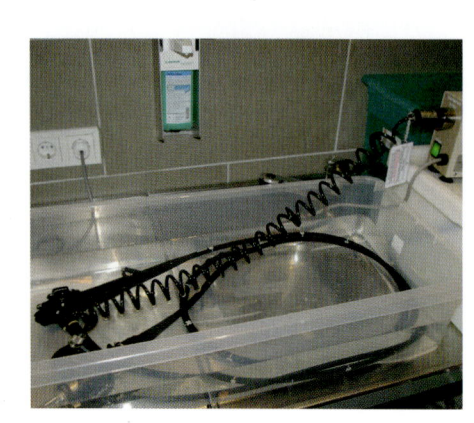

Abb. 206.9 Entweichen von Luft > 1 Minute ?

Endoskop-Aufbereitung 30

Falls jedoch der Luftaustritt zeitnah aufhört, gehen Sie von einer Dichtigkeit des Endoskops aus und ziehen zuerst den Stecker des Spiralkabels aus der Pumpe heraus (Abb. 207.1a), damit der Überdruck aus den Kanälen des Endoskops entweichen kann. Schalten Sie die Luftpumpe (Hier: „MU-1") bitte aus (Abb. 207.1b). Erst dann drehen Sie das Ansatzstück gegen den Uhrzeigersinn los (⇐ in Abb. 207.2) und ziehen (⬇) es ab (Abb. 207.3) – das dortige Ventil verschließt sich durch die Drehung automatisch.

Abb. 207.1 Erst den Stecker ziehen, die Luftpumpe ausschalten ...

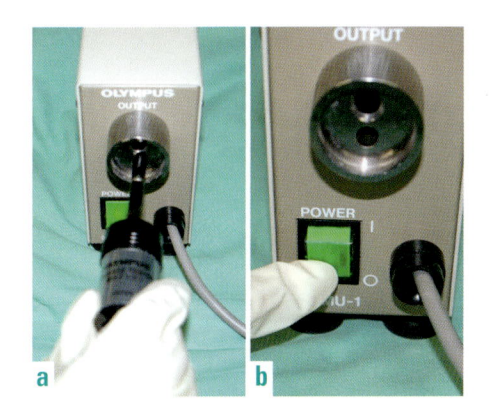

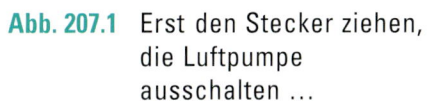

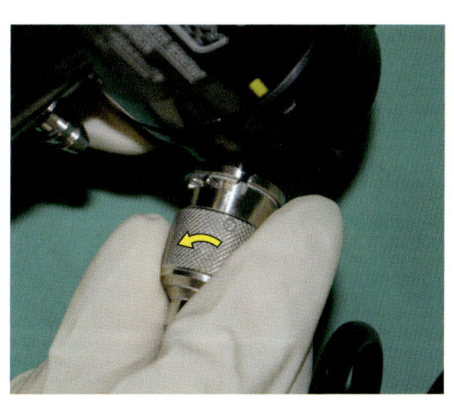

Abb. 207.2 ... dann Ansatzstück losdrehen ...

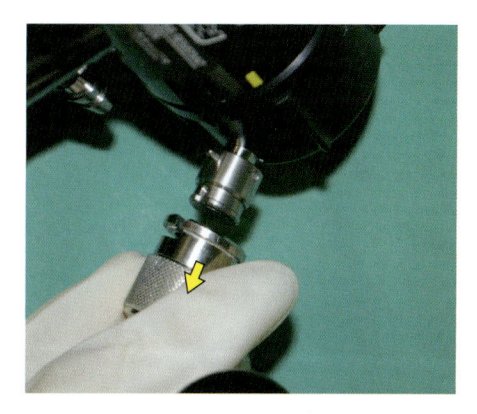

Abb. 207.3 ... und abziehen

Nun legen Sie das gesamte Endoskop z.B. in 2%ige Sekuseptlösung ein und ziehen Schutzhandschuhe an (Abb. 207.4). Bürsten Sie das Biopsieventil vom Arbeitskanal (Abb. 207.5) und seine Kappe (Abb. 207.6) und auch die kleine Bohrung (⇐) des Absaugventils, die sich unterhalb der Ventildeckel verbirgt (Abb. 207.7). Nun bürsten Sie beide Öffnungen der Saug- und Spülkanäle (⇔ in Abb. 207.8).

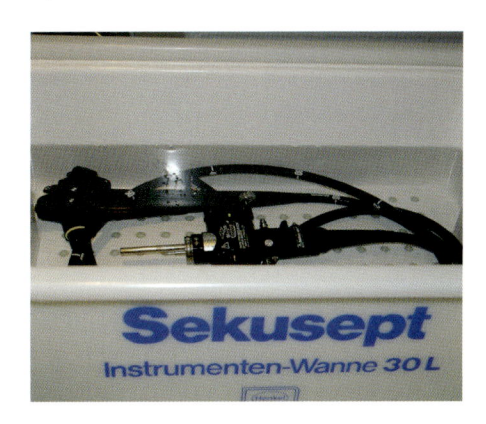

Abb. 207.4 Desinfektionslösung

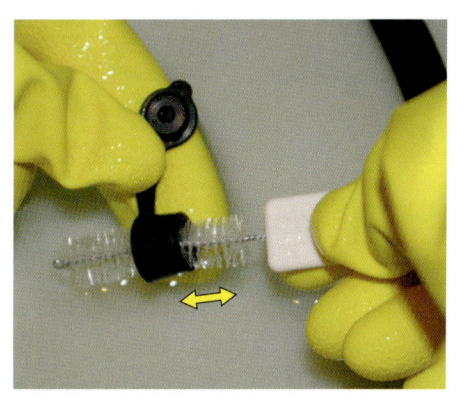

Abb. 207.5 Biopsieventil und ...

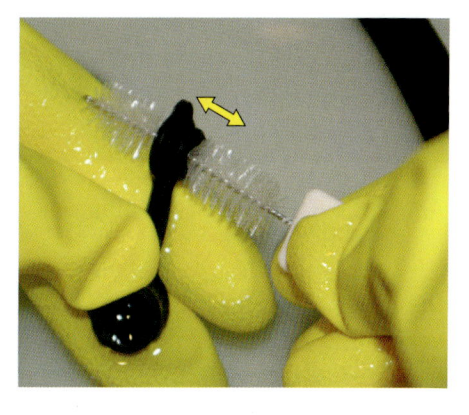

Abb. 207.6 ... Kappe ausbürsten

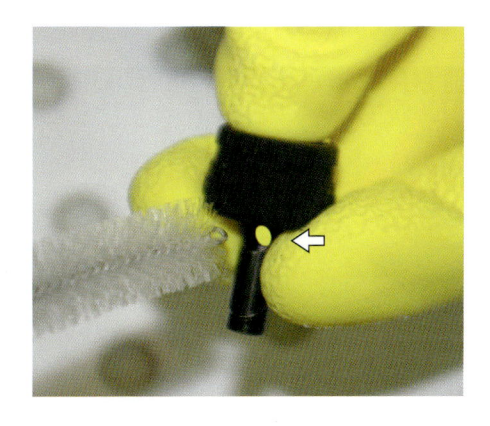

Abb. 207.7 Bohrungen säubern

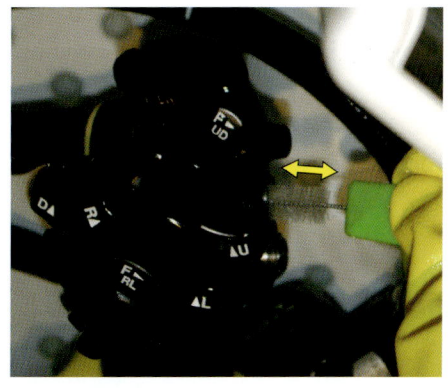

Abb. 207.8 mit Bürste reinigen

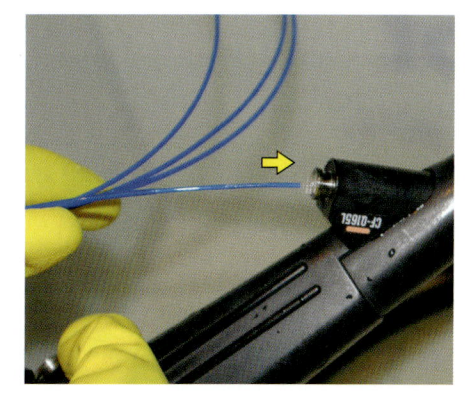

Abb. 207.9 Arbeitskanal ausbürsten

Dann führen Sie eine lange, flexible Bürste (hier blau) in den Arbeitskanal (⇒) ein (Abb. 207.9) und bürsten diesen im Desinfektionsbad frei, bis die kleine Bürstenspitze (⬇) aus dem distalen Ende des Arbeitskanals hinausschaut (Abb. 208.1). Der Spülkanal muss nicht ausgebürstet werden, er wurde zuvor bereits ausgiebig gespült (vgl. Abb. 204.4).

30 Endoskop-Aufbereitung

Der Absaugkanal muss dagegen in zwei Richtungen durchgebürstet werden: Zuerst wird die Bürste in rechtem Winkel (⬇) eingeführt (Abb. 208.2) und retrograd vorgeschoben, bis sie die Öffnung am Versorgungsstecker erreicht hat (Abb. 208.3). Nach ihrem Rückzug muss sie dann noch einmal schräg (⬊) eingeführt werden (Abb. 208.4), um den Absaugkanal bis zur Spitze des Einführungsschlauches durchzubürsten (Abb. 208.5).

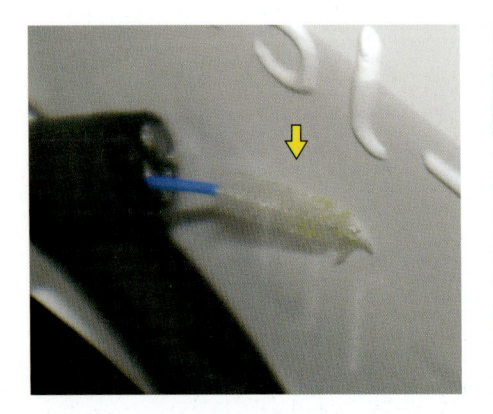

Abb. 208.1 … bis zum Ende

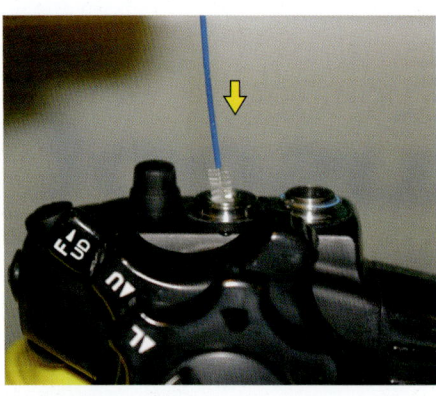

Abb. 208.2 Absaugkanal 2x bürsten…:

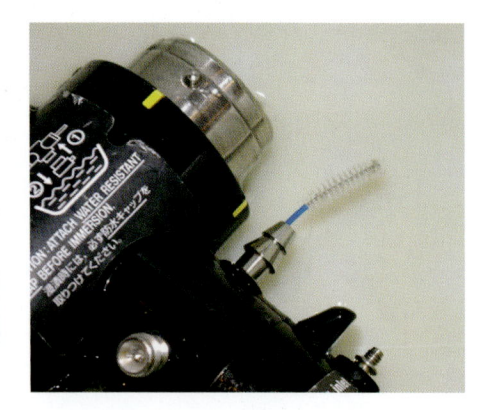

Abb. 208.3 retrograd zum Stecker …

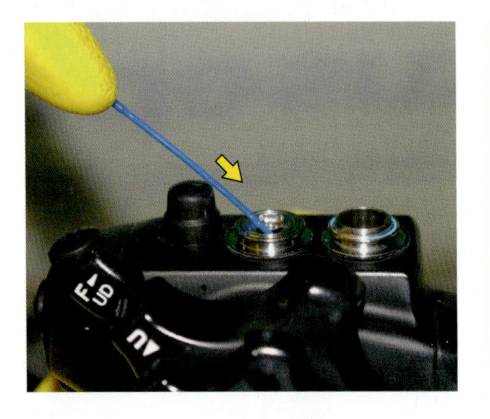

Abb. 208.4 … und schräg einführen

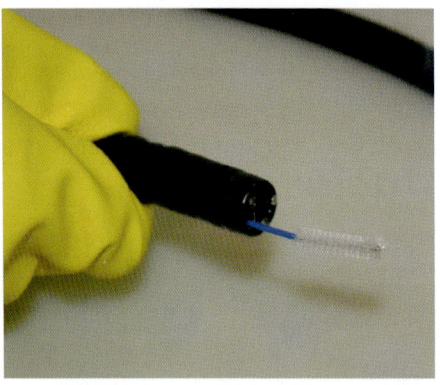

Abb. 208.5 bis zum Schlauchende

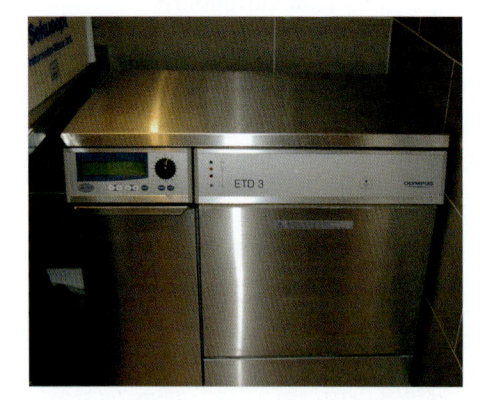

Abb. 208.6 Reinigungsautomat

Die meisten Hersteller bieten Reinigungsautomaten an (Abb. 208.6), in die das Endoskop zum Abschuss eingelegt werden kann (Abb. 208.7). Achten Sie dabei auf eine knickfreie, achtförmige (8) Einlage des Versorgungskabels, während der Einführungsschlauch (◁) außen herum gelegt wird. Nun werden die Spülschläuche an den Absaug- und Luft-/Wasserkanal (⬆) angeschlossen (Abb. 208.8). Der kurze Verbindungsschlauch (hier milchig-weiß ★) wird am Arbeits-/Instrumentierkanal angeschlossen (Abb. 208.9).

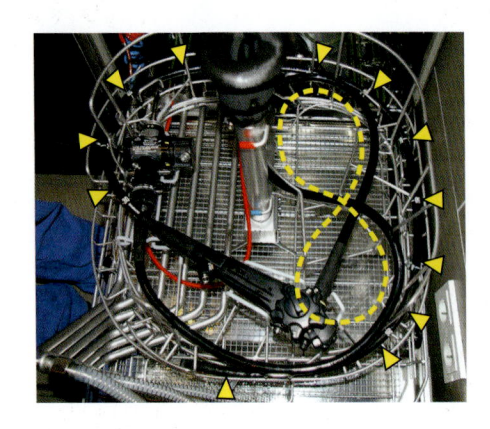

Abb. 208.7 Endoskop einlegen

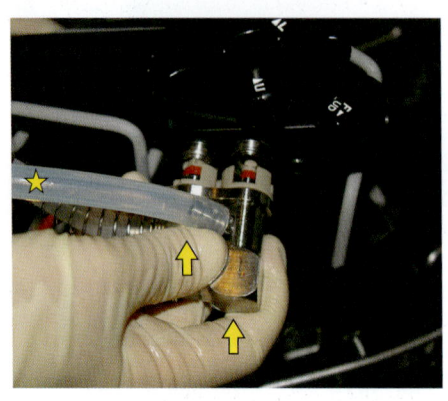

Abb. 208.8 Spülschläuche …

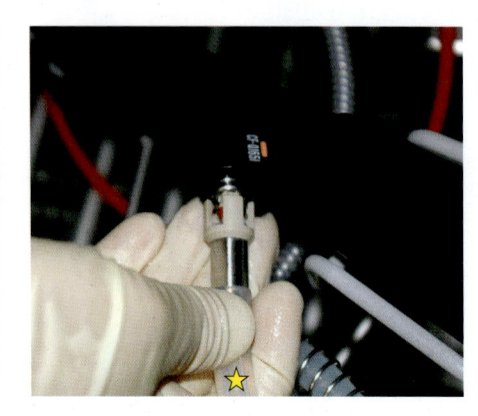

Abb. 208.9 … anschließen

Ändern Sie Ihre Koloskopie-Routine – mit dem neuen CF-H180DL/I

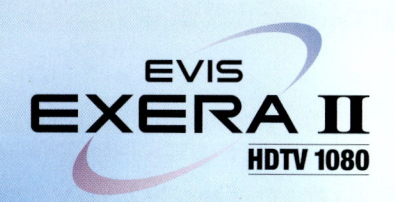

Navigieren Sie sicher durch jedes Kolon mit dem neuen CF-H180DL/I. Dank voller ScopeGuide-Kompatibilität, kristallklaren HDTV-Bildern, NBI, Superweitwinkel von 170°, 2 mm Nah-Fokus plus Innoflex, der variablen Versteifungsfunktion, steht dieses herausragende Koloskop an der Spitze seiner Klasse.

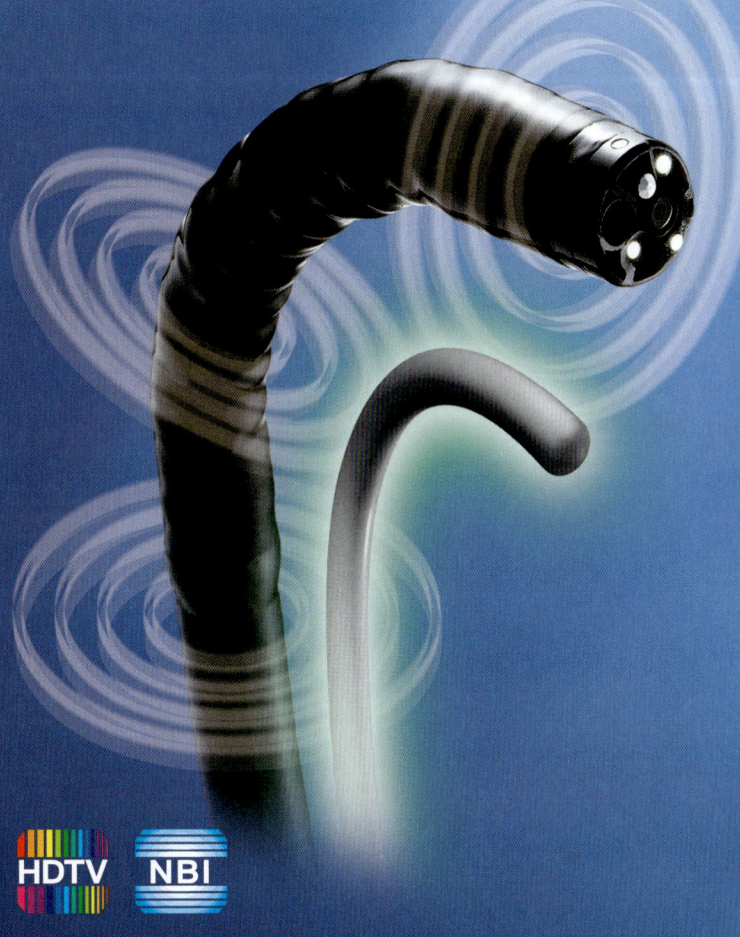

EVIS EXERA II
HDTV 1080

HDTV NBI

Neben den anderen Eigenschaften und Vorteilen des neuen CF-H180DL/I wird seine Kompatibilität mit ScopeGuide die Art und Weise verändern, wie Sie Koloskopien durchführen. Selbst die routiniertesten Darmspiegelungsexperten profitieren von der 3D Echtzeit-Darstellung der Koloskop-Position und -Form. Gemeinsam mit echten HDTV1080-Bildern und NBI markiert das neue CF-H180DL/I eine neue Ära in der Koloskopie.

Hier erfahren Sie mehr: www.olympus.de

Navigieren Sie durch jedes Kolon!
ScopeGuide
Volle Kompatibilität mit ScopeGuide

OLYMPUS
Your Vision, Our Future

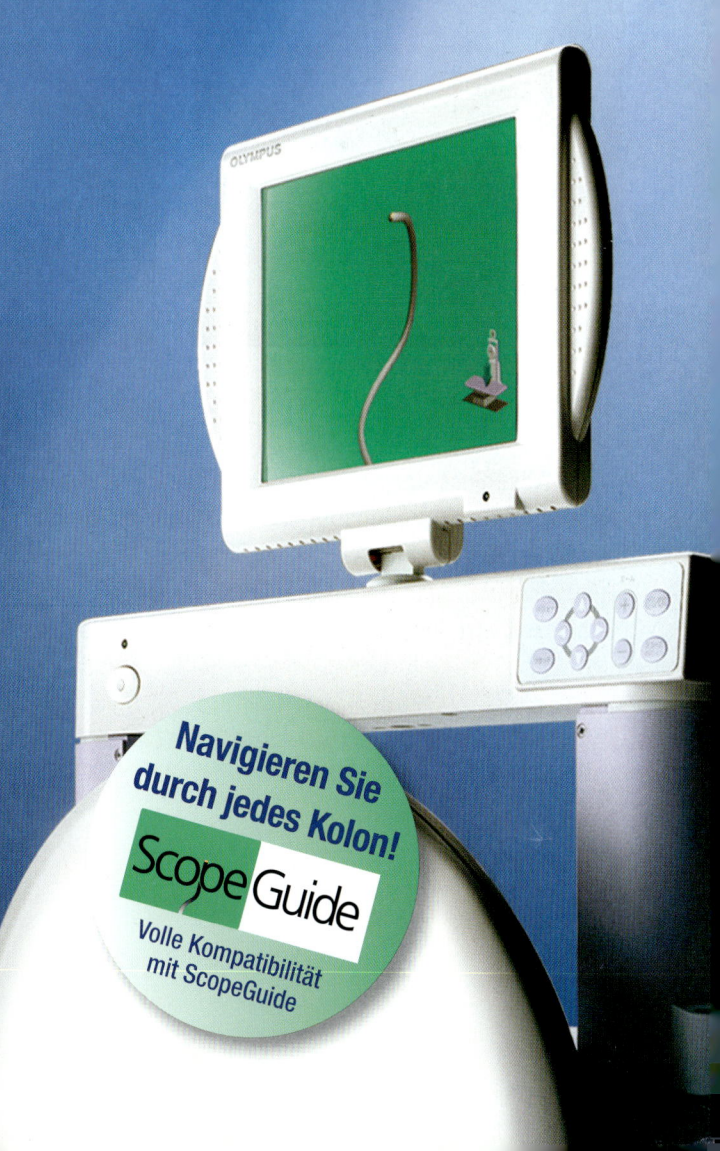

30 Endoskop-Aufbereitung

Das Anschlussresultat am Kontrollteil sollte dann so aussehen wie in **Abb. 210.1**. An der Verschlusskappe des Videoanschlusses setzen Sie jetzt den Schlauch (⬆) auf, mit dem automatisch ein Dichtigkeitstest während des Reinigungsvorgangs erfolgt **(Abb. 210.2)**. Dann schließen Sie noch einen weiteren Spülschlauch (⬅) an der Öffnung des Hilfsspülkanals **(U)** an **(Abb. 210.3)** und sind dann mit dem Anschluss des ersten Endoskopes fertig.

Um einen effizienten Ablauf des Praxisbetriebes zu ermöglichen, können in vielen Spülautomaten mit Hilfe eines zweiten Korbeinsatzes zwei Endoskope übereinander eingelegt, angeschlossen und dann gleichzeitig gereinigt werden. Oft signalisieren unterschiedliche Farben der Ansatzschläuche die Zugehörigkeit zur jeweiligen Ebene **(Abb. 210.4)**. Zum Abschluss wählen Sie je nach Untersuchungsplan das Spülprogramm aus, dass in diesem Beispiel 56 Minuten mit Trocknung oder 34 Minuten ohne Trocknung benötigt **(Abb. 210.5)**.

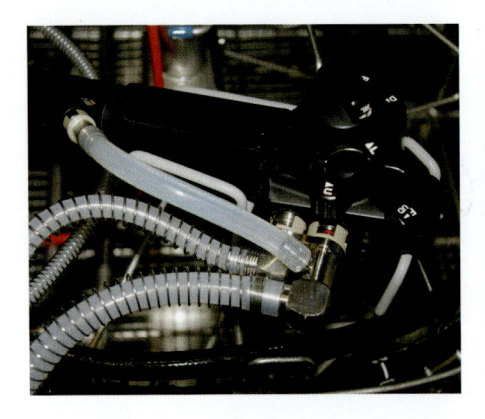

Abb. 210.1 Anschlüsse am Kontrollteil

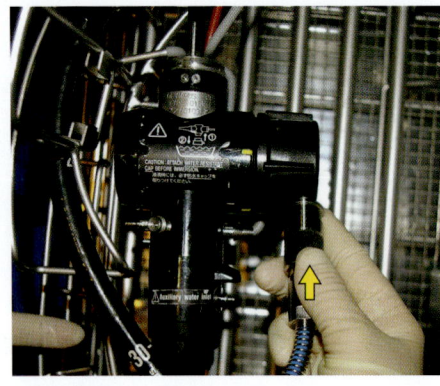

Abb. 210.2 Luftschlauch anschließen

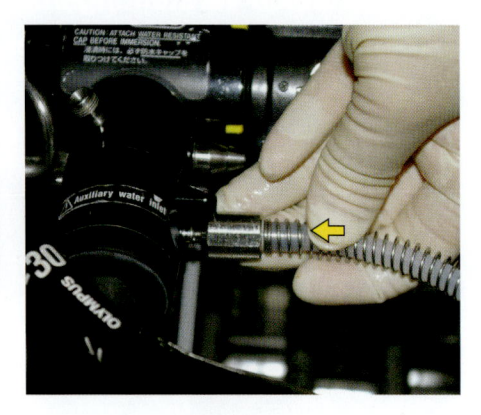

Abb. 210.3 Hilfsspülung

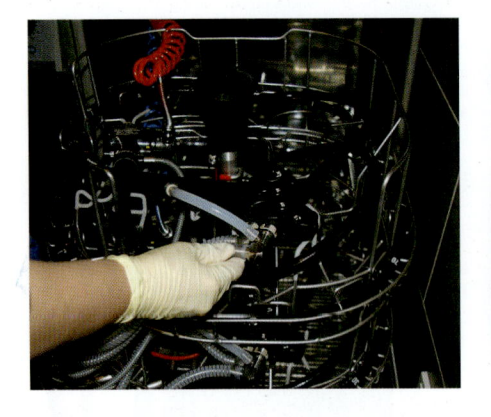

Abb. 210.4 Stapelung in 2 Ebenen

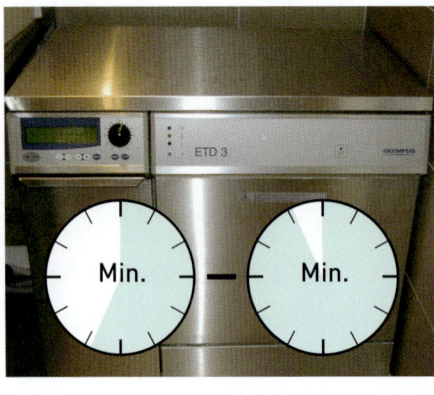

Abb. 210.5 Reinigungsdauer

Nach Abschluss der Reinigung kann das Endoskop am besten hängend in einem Trockenschrank aufgehängt werden **(Abb. 210.6)**, bis es wieder für die nächste Untersuchung benötigt wird.

Hinweise, wie das Endoskop später wieder an der Endoskopieeinheit angeschlossen wird, finden sich am Beginn des Kapitels zur Gastroskopie (s.S. 211).

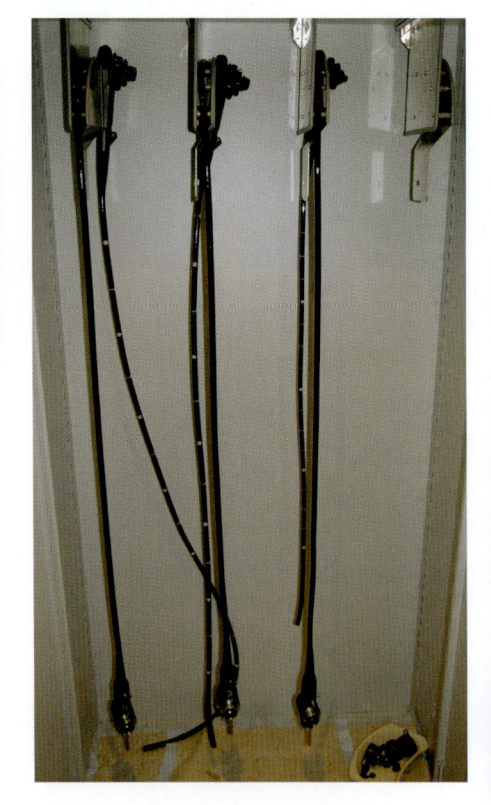

Abb. 210.6 Trockenschrank

Gastroskopie 31

Indikationen
Eine Spiegelung des oberen MDT wird vor allem zur Abklärung von entzündlichen oder tumorösen Veränderungen der Speiseröhre, des Magens und des Duodenums durchgeführt, um z.B. eine Ösophagitis, Gastritis, Magen- oder Duodenalulcera oder ein Magenkarzinom auszuschließen [30.1]. Andere Indikationen umfassen z.B. axiale Gleithernien oder paraösophageale Hernien des Magens durch das Zwerchfell oder die endosonographische Darstellung der Magenwand oder des Pankreas durch die dorsale Magenwand.

Ein Vorteil gegenüber anderen diagnostischen Verfahren (durchleuchtende Magen-Darm-Passage oder CT) liegt darin, direkt Gewebsproben zur Abklärung der Dignität ulceröser Läsionen oder zu einem eventuellen Helicobacterbefall bei Gastritis oder Refluxösophagitis entnehmen zu können. CT-Untersuchungen bieten dagegen neben ihrer geringeren Invasivität den Vorteil, bei malignen Veränderungen gleichzeitig über etwaige Metastasen in regionären Lymphknoten oder z.B. der Leber Auskunft zu geben.

Mögliche Komplikationen
Bei Entnahmen von Gewebsproben können Blutungen resultieren, die im Regelfall jedoch gering ausfallen. Daher sollten eine besondere Blutungsneigung oder die Einnahme gerinnungshemmender Medikamente zuvor erfragt und ggfs. angepasst werden. Überempfindlichkeitsreaktionen auf die Sedierung oder die Rachenanästhesie sind sehr selten. Die theoretische Perforationsgefahr bei Patienten mit entzündlichen Erkrankungen des Ösophagus, Magens oder Duodenums ist ebenfalls sehr gering, kann bei entsprechendem Keimaustritt in das Mediastinum oder die freie Bauchhöhle jedoch zu einer Mediastinitis oder Peritonitis führen. Gleiches gilt bei Probeexzisionen und Unterspritzungen von Läsionen, die probebiopsiert oder entfernt werden sollen.

Wird die Gastroskopie in Kurznarkose durchgeführt, muss eine adäquate Überwachung der Patienten in der Aufwachphase gewährleistet sein, bis die Patienten wieder vollständig bei Bewusstsein bzw. (bei ambulanten Untersuchungen) gehfähig sind. Je nach Auswahl des Narkotikums besteht auch die Möglichkeit hypotoner Kreislaufreaktionen und von Störungen der Atmung. Daher ist in diesen Fällen eine kontinuierliche Überwachung des Blutdrucks und der O_2-Sättigung (vgl. Abb. 215.3) mit automatischer Alarmfunktion erforderlich [30.2].

Endoskopieeinheit („Turm")
Zur Endoskopie benötigen Sie neben einem für den Untersucher gut sichtbaren Monitor ① auch die Einheit zur Überwachung der Sauerstoffsättigung und des Blutdrucks ②, einen Videoprozessor ③ und eine Lichtquelle mit Druckluftversorgung ④. Bei Polypektomien kommt zusätzlich ein Hochfrequenzchirurgie-Generator „Erbotom" ⑤ zum Einsatz, das den mono- und bipolaren Strom für die Koagulation und das Schneiden von Gewebe liefert. Sollte später eine Polypektomie notwendig werden, muss bei monopolaren Modi stets eine Neutralelektrode am Patienten angelegt werden – gut eignet sich dafür z.B. der rechte Oberschenkel (vgl. Abb. 200.9). Bei bipolaren Modi entfällt dies.

Außerdem benötigen Sie eine Absauganlage ⑥ mit einem Auffangbehälter ⑦ für aspiriertes Sekret, Spülwasser oder auch kleinere Polypen, die über zwischengeschaltete Fallen zurückgehalten werden können (vgl. Abb. 202.4). Hängen Sie das zur aktuell geplanten Untersuchung benötigte Endoskop ⑧ entsprechend aufbereitet, desinfiziert und getrocknet in die dafür vorgesehene Halterung ein.

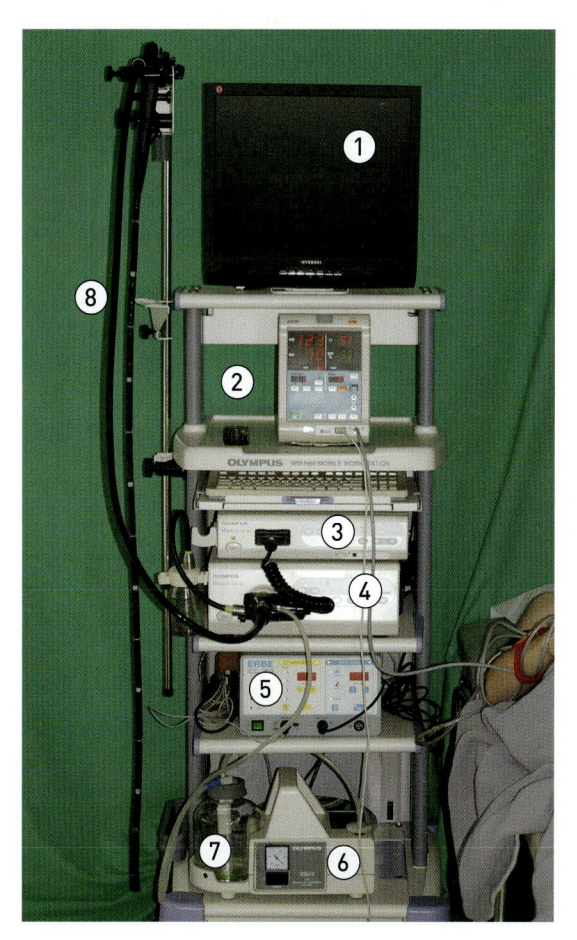

Abb. 211.1 Endoskopieeinheit

31 Gastroskopie

Materialvorbereitung

Auf den Instrumententisch werden folgende Dinge vorbereitet (Abb. 212.1):

- (A) Aufklärungsbogen und Narkoseprotokoll
- (B) Schutzkittel für Untersucher + Assistenz
- (C) 4 unsterile Handschuhe: davon drei für den Untersucher (rektales Austasten) und 1 Paar für die Assistenz
- (D) destilliertes Wasser zum Ausspülen der Zange
- (E) Becher mit Entschäumungsmittel, z.B. 10 ml Sab simplex, gelöst in Wasser
- (F) 20 ml Spritze zum späteren Spülen
- (G) aufgerollte Biopsiezange (Einmalprodukt)
- (H) kleinere unsterile Tupfer
- (I) Zellstoff und Instillagel zum Einführen
- (J) Propofol mit Spritze und Aufziehnadel
- (K) Buscopan mit Spritze und Aufziehnadel
- (L) 3 Formalinröhrchen zum Biopsatversand mit entspr. Histologie-Begleitschein
- (M) 2. Becher zum Ausschütteln des Biopsats

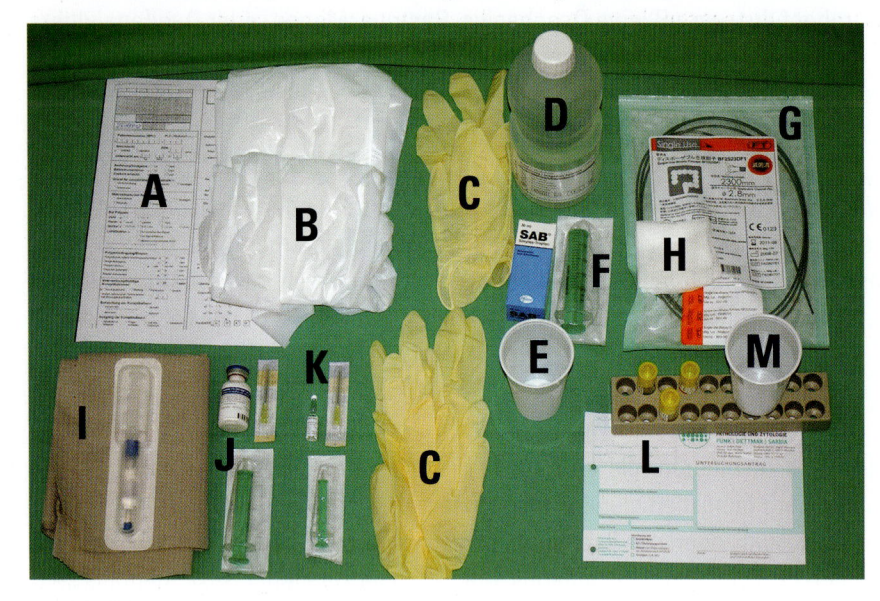

Abb. 212.1 Materialvorbereitung

Vorbereitung des Endoskops

Sollte das Gastroskop noch nicht angeschlossen worden sein, stecken ( ) Sie zunächst den Versorgungsstecker mit seinem Lichtzuleiter (N) in die Lichtquelle (Abb. 212.2), bis der Stecker mit einem leisen „Klick" vollständig eingerastet ist (Abb. 212.3) und die beiden kreisförmigen Kontaktfelder ( ) nicht mehr zu sehen sind. Dann nehmen Sie die Schutzkappe (T) am rechten Rand des Versorgungssteckers in die Hand (Abb. 212.4) und drehen sie gegen den Uhrzeigersinn ( ), bis der sich gelbe Markierungspunkt ( ) gegenüber dem unteren gelben Markierungsstrich befindet (Abb. 212.5) – nun können Sie die Schutzkappe abziehen (in Abb. 212.6) und das Spiralkabel zum Anschluss an den Videoprozessor aus seiner Halterung nehmen (in Abb. 212.7).

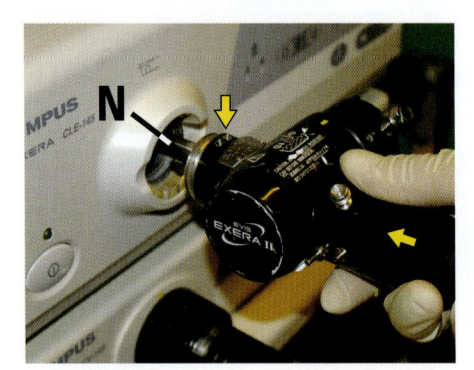

Abb. 212.2 Stecker einführen …

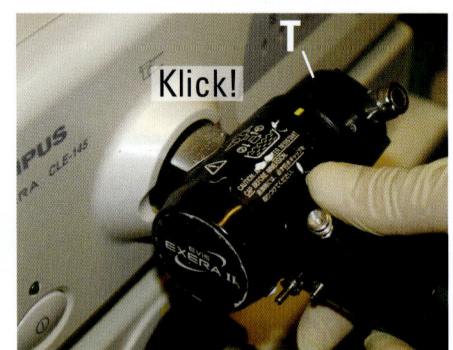

Abb. 212.3 … und einrasten

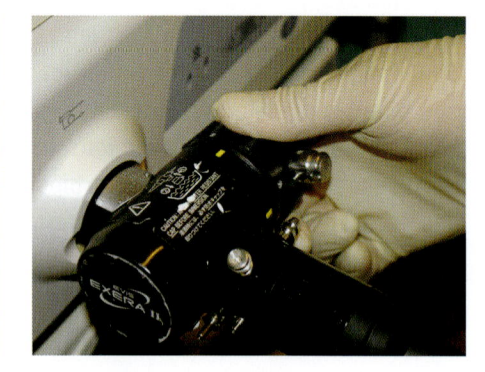

Abb. 212.4 Schutzkappe …

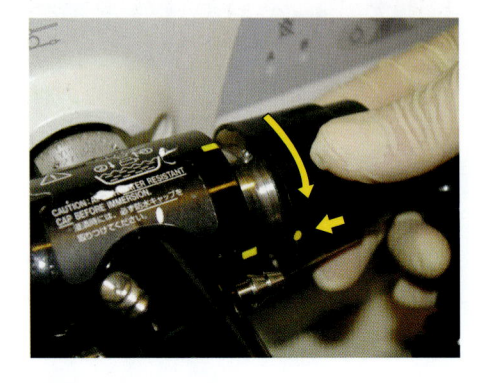

Abb. 212.5 … abdrehen …

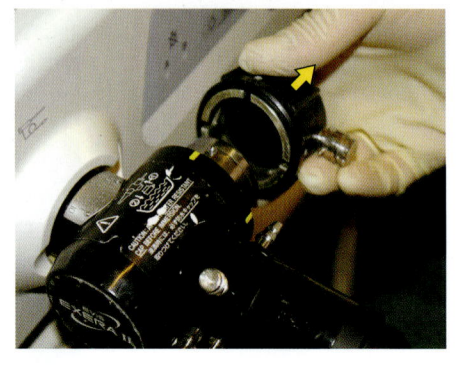

Abb. 212.6 … und abziehen

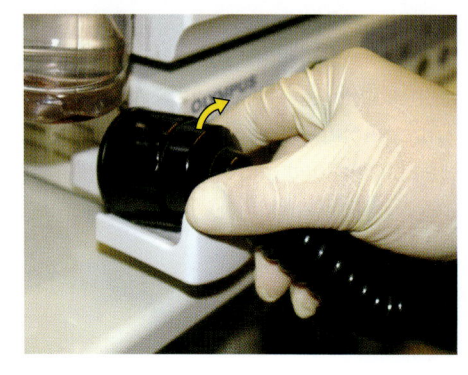

Abb. 212.7 Videokamera

Gastroskopie

Das Spiralkabel der Kamera setzen Sie nun auf und drehen sie mit dem Uhrzeigersinn ( ) fest **(Abb. 213.1)**, bis sich der gelbe Punkt ( ) genau gegenüber der oberen Strichmarkierung befindet **(Abb. 213.2)**. Dann nehmen Sie den Absaugschlauch ( ) aus seiner Halterung **(Abb. 213.3)** und schieben ihn auf der rechten Seite ( ) des Versorgungssteckers fest auf **(Abb. 213.4)**.

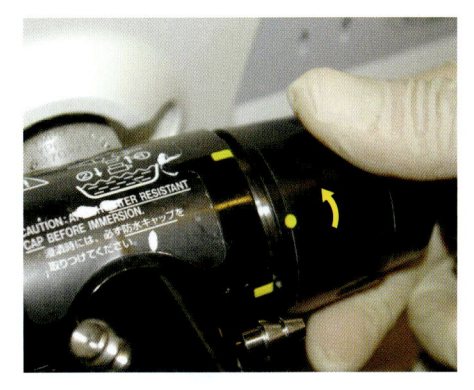

Abb. 213.1 Kamerakabel aufsetzen …

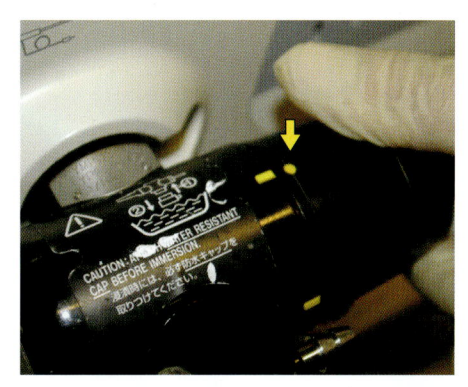

Abb. 213.2 … und festdrehen

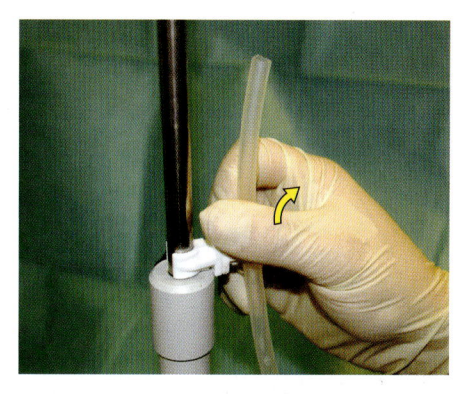

Abb. 213.3 Absaugschlauch …

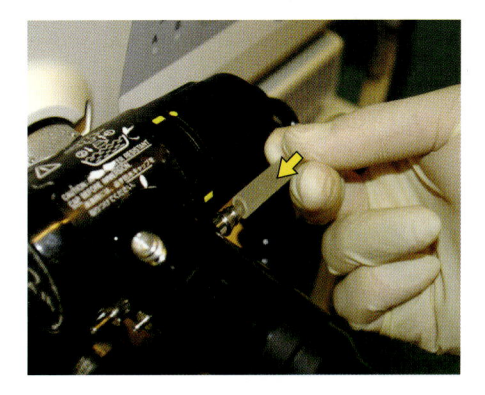

Abb. 213.4 … fest aufschieben

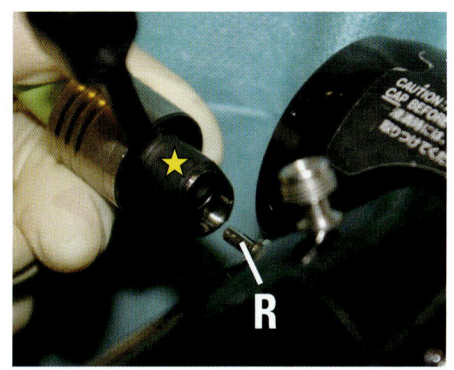

Abb. 213.5 Wasser-/Luftzufuhr …

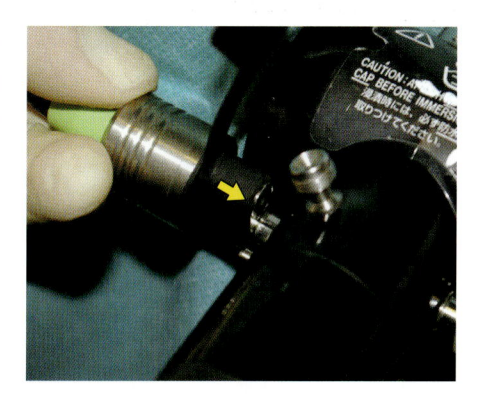

Abb. 213.6 … aufsetzen

Als Nächstes wird die Wasser-/Luftzufuhr (in **Abb. 213.5**) auf den Stift **(R)** für die Wasserzuleitung aufgesetzt (in **Abb. 213.6**), danach im Uhrzeigersinn um 90° gedreht (in **Abb. 213.7**) und dann vollständig auf beide Zuleitungen zusammen aufgeschoben (in **Abb. 213.8**).
Nun folgt ein kurzer Funktionstest: Dafür nehmen Sie das Kontrollteil des Endoskops in Ihre linke Hand, halten das distale Ende des Einführungsschlauches in ein Gefäß mit Spülflüssigkeit ( ) und drücken das Absaugventil ( ), um die Absaugfunktion zu überprüfen **(Abb. 213.9)**.

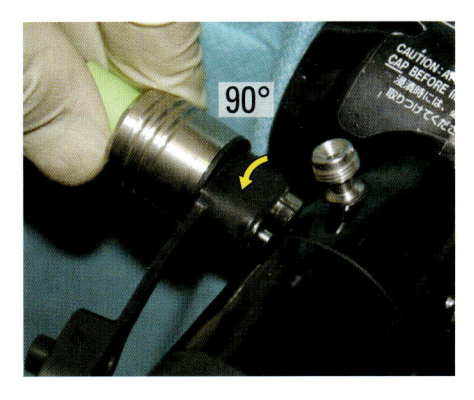

Abb. 213.7 um 90° drehen …

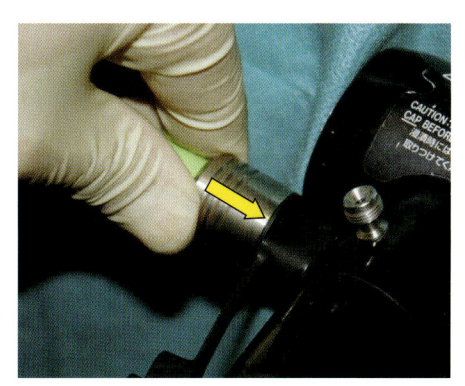

Abb. 213.8 … und fest aufschieben

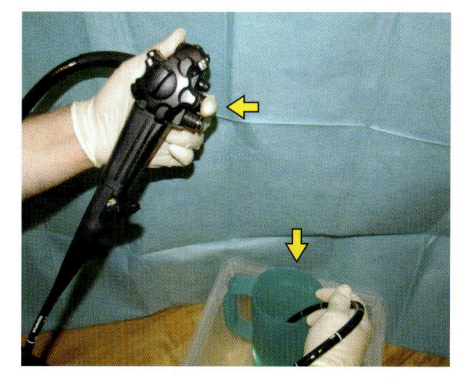

Abb. 213.9 Absaugtest

31 Gastroskopie

Danach drücken Sie leicht auf das Luftventil (⇐...), um zu überprüfen, ob sich Luftblasen in der Spülflüssigkeit (⇒) bilden (**Abb. 214.1**). Zum Abschluss ziehen Sie die Spitze des Einführungsschlauches etwas über den Flüssigkeitsspiegel heraus und drücken fest auf das Spülventil (⇐), um zu testen, ob sich der Spüleffekt an der Endoskopspitze normal beobachten lässt (**Abb. 214.2**). Jetzt hängen Sie das Kontrollteil vorsichtig in seine Halterung ein (**Abb. 214.3**), so dass es für die kommende Untersuchung bereit ist (**Abb. 214.4**).

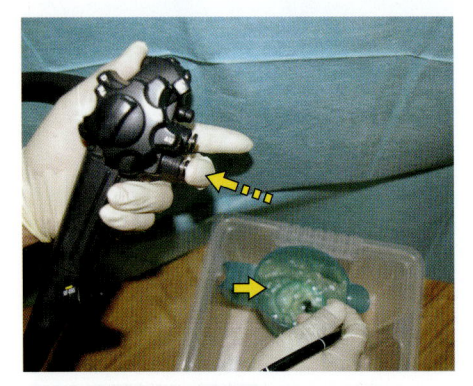

Abb. 214.1 Luftinsufflation testen

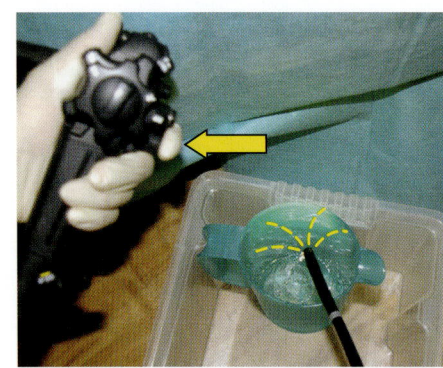

Abb. 214.2 Spülung testen

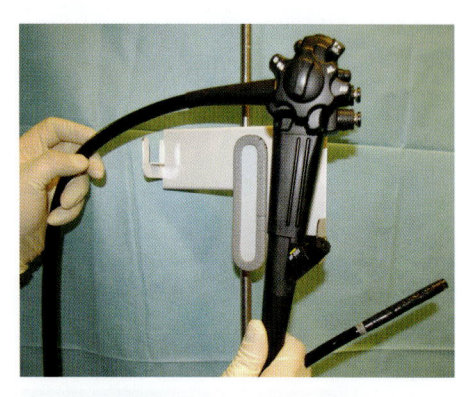

Abb. 214.3 Kontrollteil einhängen

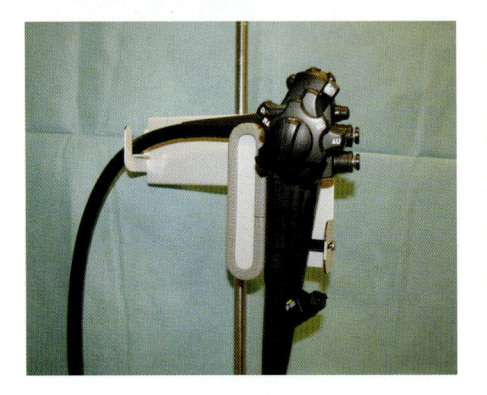

Abb. 214.4 Warteposition

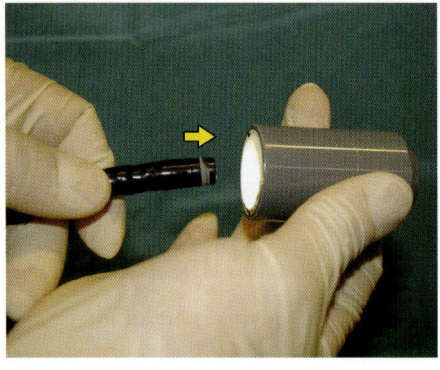

Abb. 214.5 Weißabgleich …

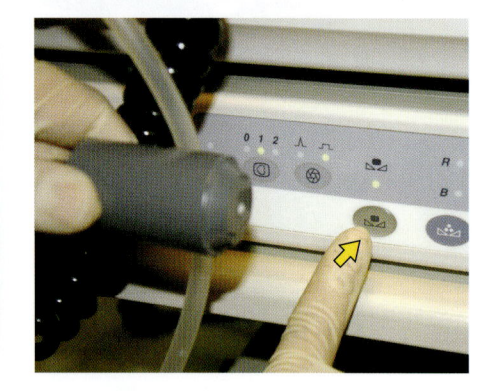

Abb. 214.6 … durchführen

Bei einigen Prozessoren ist es noch notwendig, den Weißabgleich manuell durchzuführen: Hierfür nehmen Sie die Spitze des herunterhängenden Einführungsschlauches und halten diese in eine vom Hersteller bereitgestellte, weiße Plastikkappe (**Abb. 214.5**). Durch Betätigen des entsprechenden Druckknopfes (↗) wird der Weißabgleich durchgeführt (**Abb. 214.6**).

Andere Prozessoren führen diesen Weißabgleich automatisch durch. Bevor es dann „losgehen" kann, geben Sie noch die Patientendaten für die spätere Archivierung der Bilddokumentation ein (**Abb. 214.7**).

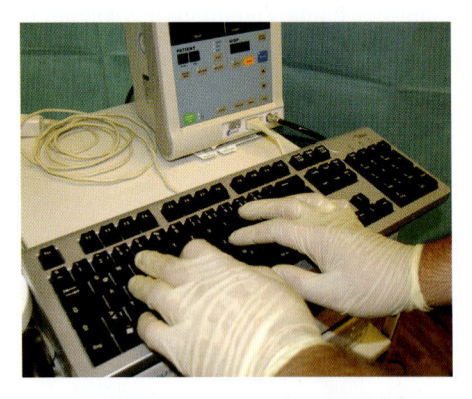

Abb. 214.7 Patientendaten eingeben

Gastroskopie 31

Patientenvorbereitung

Eine wesentliche Voraussetzung für die Beurteilbarkeit der Magenwand ist die Untersuchung in nüchternem Zustand. In der Regel ist eine Nahrungskarenz ab dem Vorabend oder am Untersuchungstag (mindestens 4-6 h) ausreichend. Medikamente können mit Wasser oder Tee am Morgen noch eingenommen werden. Einige Minuten vor der Untersuchung ist es zweckmäßig, dass die Patienten ein Entschäumungsmittel (Abb. 215.1) in Wasser aufgelöst trinken (Abb. 215.2), um einer sicht-behindernden Blasenbildung des Nüchternsekrets oder der Spülflüssigkeit vorzubeugen.

Für die Sedierung bzw. Kurznarkose legen Sie einen intravenösen Zugang an (Abb. 215.3), dessen korrekte, intravasale Lage durch Probeinjektion mit steriler NaCl-Lösung überprüft werden sollte (vgl. S. 196).

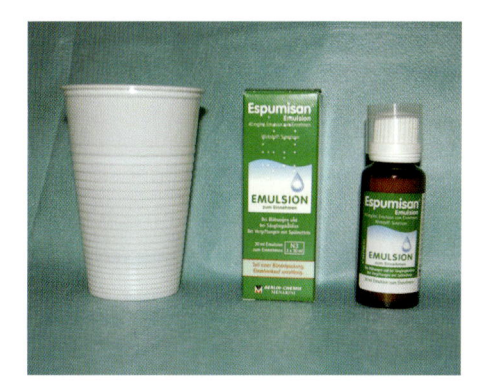

Abb. 215.1 Entschäumungsmittel

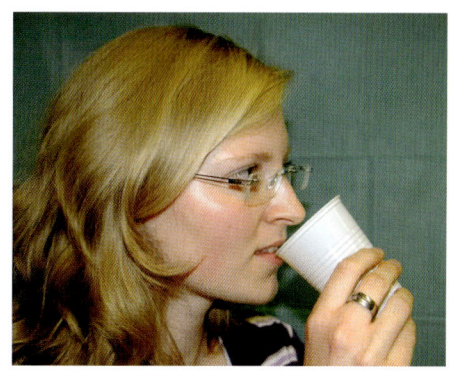

Abb. 215.2 3-5 Min. vorher trinken

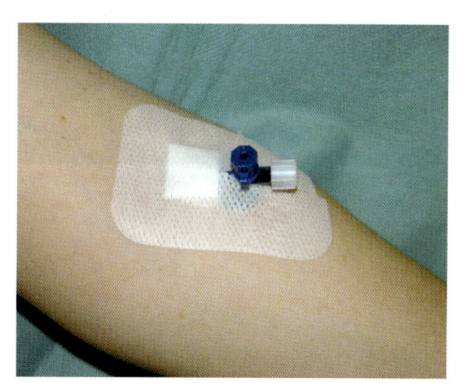

Abb. 215.3 i.v.-Zugang

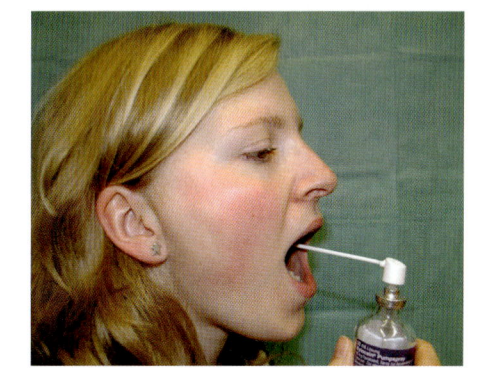

Abb. 215.4 Rachenanästhesie

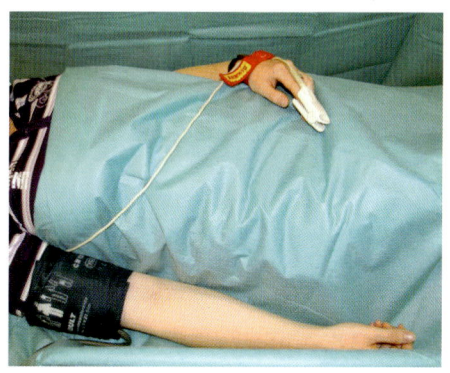

Abb. 215.5 RR-Messung/Pulsoxymetrie

Abb. 215.6 Lagerung

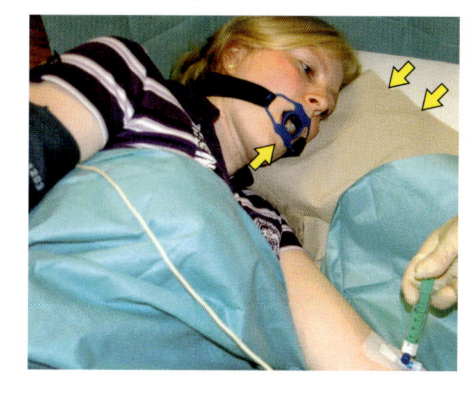

Die Sprühanästhesie des Rachenraums sollte erst kurz vor Beginn erfolgen (Abb. 215.4), weil ihre Wirkung oft nur wenige Minuten anhält. Legen Sie die Blutdruckmanschette und die Pulsoxymetrie am besten an getrennten Armen an (Abb. 215.5), damit die Überwachung der O_2-Sättigung keinen Alarm auslöst, wenn die RR-Manschette aufgepumpt wird. Dann wird ein stabiler Ring ( ) zum Schutz des Endoskops vor Bissbeschädigungen eingesetzt, eine bequeme Linksseitenlage eingenommen und ein Moltontuch ( ) unter den Kopf bzw. vor dem Mund gelegt (Abb. 215.6). Anschließend erfolgt die i.v. Injektion des Kurznarkotikums (Abb. 215.7), z.B. Propofol mit einer Dosierung vom ca. 40-60 mg (= 4-6 ml), je nach Alter und Gewicht [30.1] als Bolus, bedarfsadaptiert und je nach Narkosetiefe auch mehr. Ist der Patient eingeschlafen (i.d.R. innerhalb einiger Sekunden), führt der Untersucher das Gastroskop von der Ventralseite der Liege her ein (Abb. 215.8).

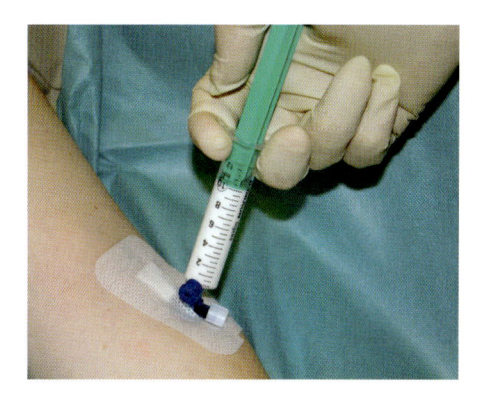

Abb. 215.7 Kurznarkose

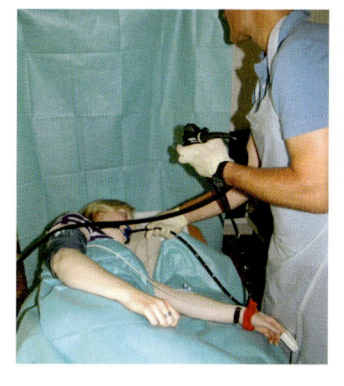

Abb. 215.8 Standposition

31 Gastroskopie

Unter Sicht wird das Gastroskop an der Stimmritze (↘) vorbei geführt **(Abb. 216.1)** und in den Ösophagus vorgeschoben **(Abb. 216.2)**. Wurde kein Butylscopolamin injiziert, stellt sich der untere Ösophagussphincter in der Regel geschlossen oder je nach Peristaltik auch offen dar **(Abb. 216.3)**. Nach Durchtritt in den Magen wird der Blick auf das Schleimhautrelief der Corpusregion frei **(Abb. 216.4)**, die zirkulär inspiziert wird, bevor das Endoskop weiter in die Antrumregion vorgeschoben wird **(Abb. 216.5)**. Im Antrum wird eine Inversion der Endoskopspitze durchgeführt, um retrograd die kleine Kurvatur und den Fundus zu inspizieren - dabei wird der Schlauch des Endoskops in der Ansicht von caudal (⇒) sichtbar **(Abb. 216.6)**.

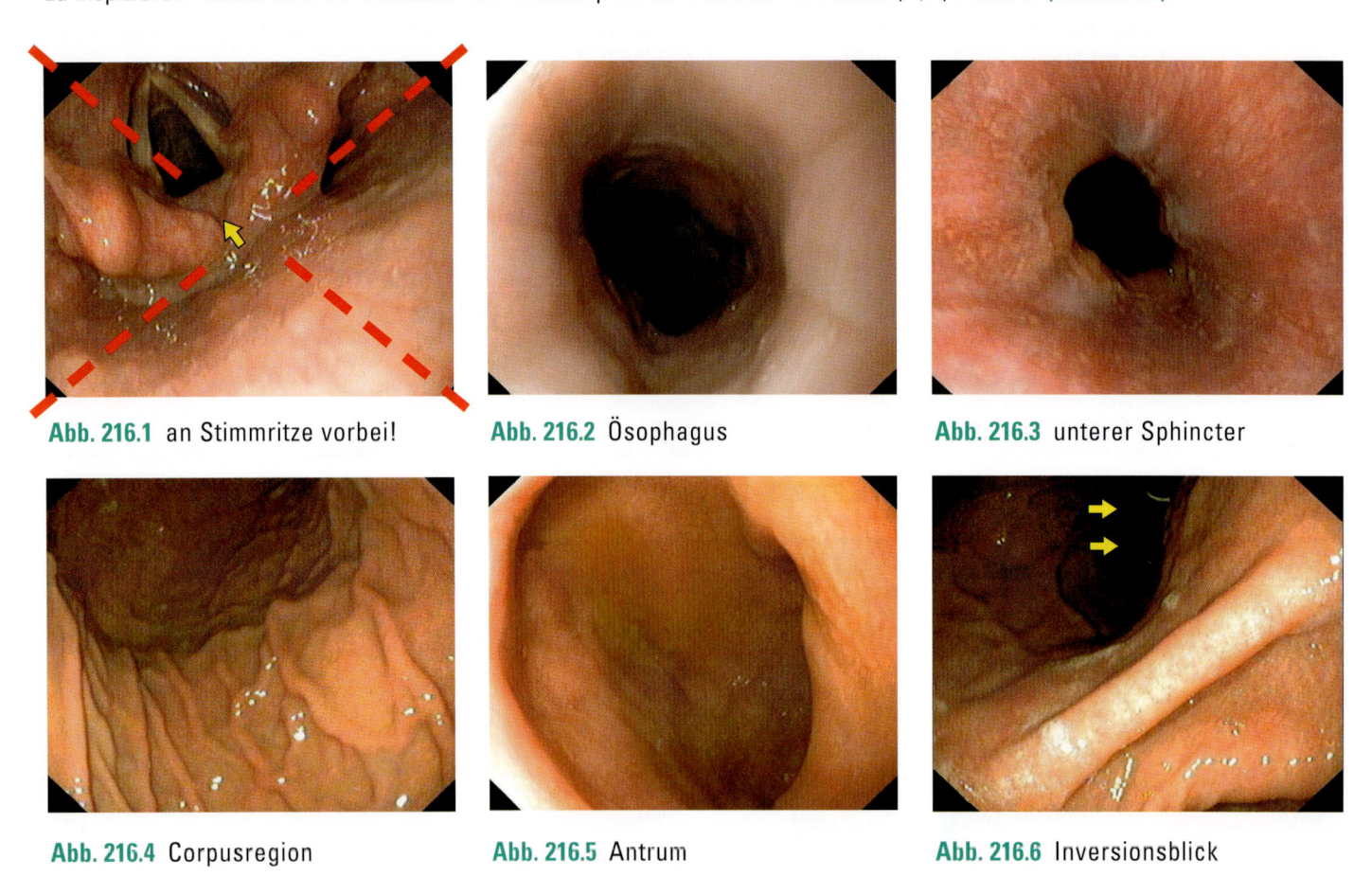

Abb. 216.1 an Stimmritze vorbei!
Abb. 216.2 Ösophagus
Abb. 216.3 unterer Sphincter
Abb. 216.4 Corpusregion
Abb. 216.5 Antrum
Abb. 216.6 Inversionsblick

Auch der Inversionsblick sollte einen geschlossenen Ösophagussphincter zeigen, der den Endoskopschlauch normaler Weise eng (⇐) umschließt **(Abb. 216.7)**. Im Vergleich dazu fällt bei Hiatushernien oft auf, dass neben dem Einführungsschlauch eine kleine Lücke (⇒ in **Abb. 216.8**) oder auch größere Spalträume (⇑⇑) verbleiben **(Abb. 216.9)**.

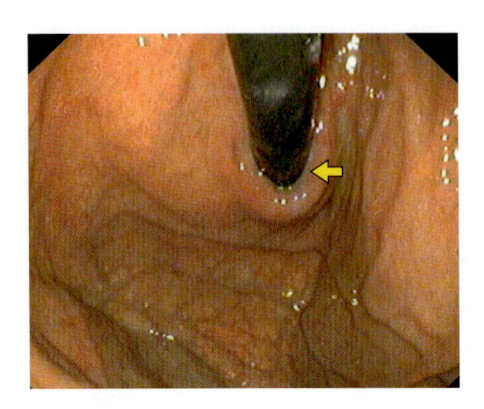

Abb. 216.7 Normaler Sphincter
Abb. 216.8 Lücke bei Hernie 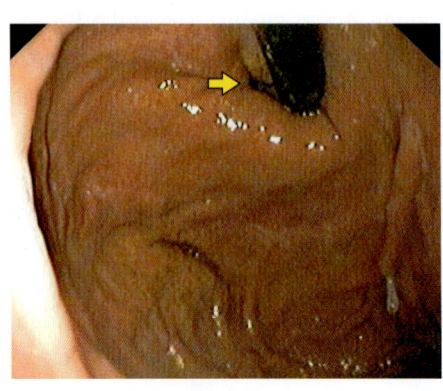
Abb. 216.9 größere Hernie

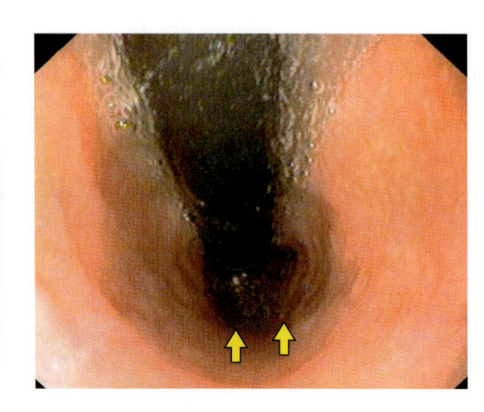

Gastroskopie

Dann wird die Spitze des Gastroskops Richtung Pylorus (⇧) anguliert (Abb. 217.1) und in das Duodenum vorgeschoben, das ein zirkuläres Relief seiner Schleimhautfalten zeigt (Abb. 217.2). Je nach Dauer der Gastroskopie (besonders bei Probebiopsien) kann es notwendig sein, eine Erhaltungsdosis des Kurznarkotikums zu applizieren (Abb. 217.3). Nach sorgfältiger Inspektion des Bulbus duodeni wird die Papille des Pankreasgangs (⇘) aufgesucht und auf Auffälligkeiten (z.B. Vernarbungen, Entzündungszeichen) untersucht (Abb. 217.4). Auch beim anschließenden Rückzug des Endoskops empfiehlt es sich, die Schleimhaut des Duodenums und Magens aufmerksam auf Veränderungen zu beobachten.

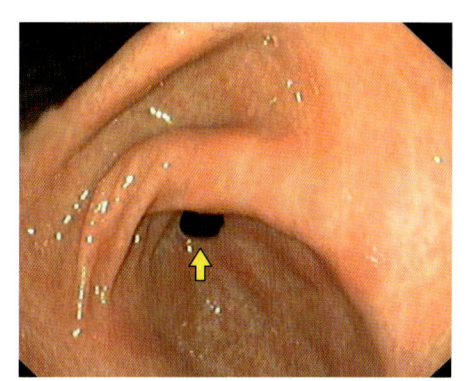

Abb. 217.1 Blick auf Pylorus

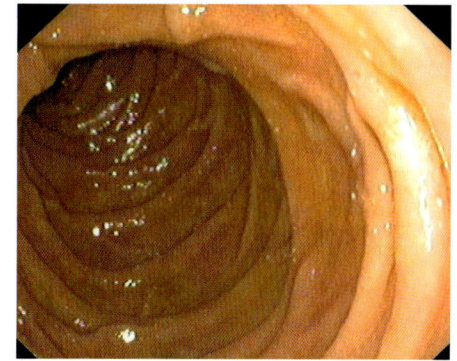

Abb. 217.2 Duodenum

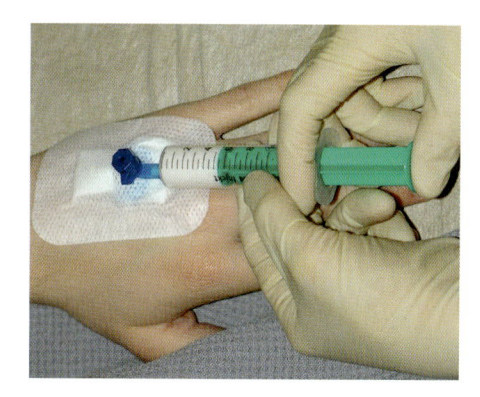

Abb. 217.3 Kurznarkotikum ?

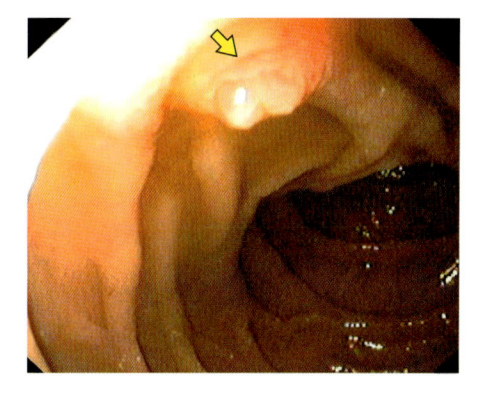

Abb. 217.4 Papilla duodeni major

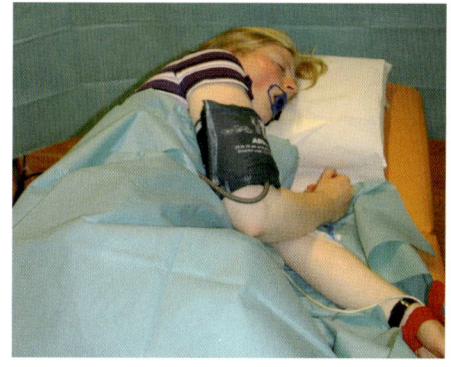

Abb. 217.5 Aufwachen

Während der kurzen Aufwachphase in Linksseitenlage (Abb. 217.5) kann der Bissschutz auch im Mund des Patienten belassen werden: Meistens fällt es dem Patienten leichter, ihn selbst bei Bewusstsein zu entfernen, als ihn einem bewusstlosen Patienten umständlich aus dem Mund heraus zu manövrieren.

Ältere Patienten benötigen dabei eventuell auch Hilfe. Trotz der geringen Halbwertzeit des Narkotikums ist es sinnvoll, die Patienten in dieser Aufwachphase engmaschig zu überwachen, damit sie nicht zu früh versuchen, trotz eventuell noch bestehender Gangunsicherheit alleine aufzustehen und sich eventuell verletzen.

> **Wichtiger Hinweis**: Stellen Sie unbedingt sicher, dass Ihre ambulanten Patienten nach der Kurznarkose für mehrere Stunden nicht selbst ein Kfz steuern, sondern in Begleitung abgeholt werden bzw. ein Taxi nach Hause nehmen [30.1].

Die Aufbereitung und Nachbehandlung des Endoskops finden Sie auf den Seiten 204-209 detailliert beschrieben. Beispiele für häufige Befunde in der Endoskopie der Ösophago-Gastro-Duodenoskopie finden Sie auf den nachfolgenden Seiten.

31 Gastroskopie

Typische Befunde

Eine Enteropathie kann glutenduziert bei Kindern („Zöliakie") oder im Rahmen von Malabsorptionssyndromen („Sprue") bei Erwachsenen zu ausgeprägten Diarrhoen / Steatorrhoen und zu einer Atrophie der duodenalen Zotten führen, so dass das Schleimhautrelief auch makroskopisch schon verändert bzw. abgeflacht erscheinen kann (Abb. 218.1), hier gegenüber einem normalen Duodenum im direktem Vergleich (Abb. 218.2).

Auch im Duodenum kommen adenomatöse Veränderungen (⇐) vor (Abb. 218.3), die ggfs. biopsiert und histologisch untersucht werden, um die Genese der Veränderungen abzuklären. Kleinere Blutungen nach Biopsieentnahme (↙) kommen vor, sistieren in der Regel schnell, falls keine Gerinnungsstörung oder die Einnahme gerinnungshemmender Medikamente vorliegt (Abb. 218.4), die vorher abgeklärt werden muss.

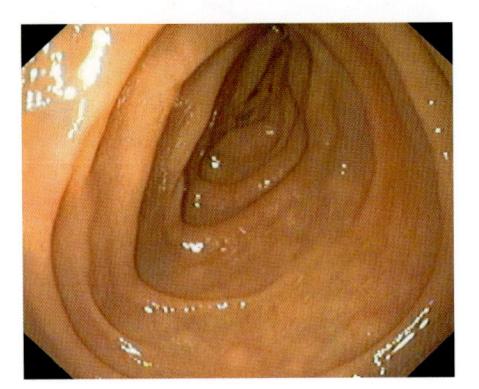

Abb. 218.1 Zöliakie / Sprue

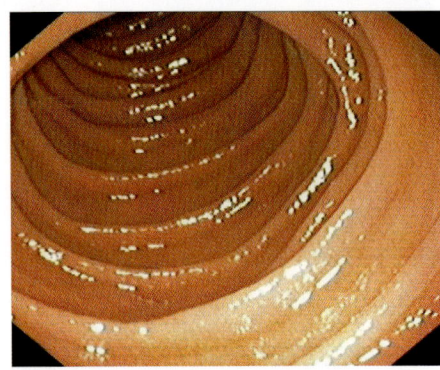

Abb. 218.2 normales Duodenum

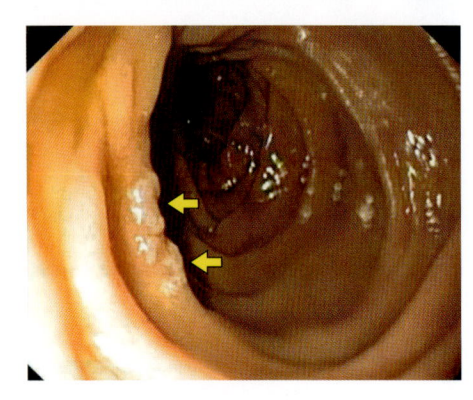

Abb. 218.3 Adenome …

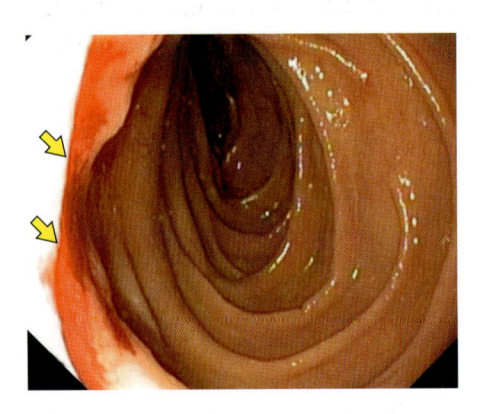

Abb. 218.4 … nach Biopsie

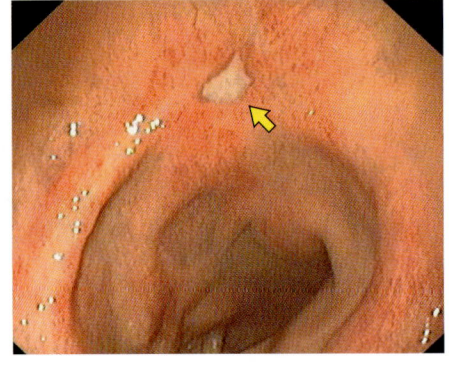

Abb. 218.5 Ulcus duodeni

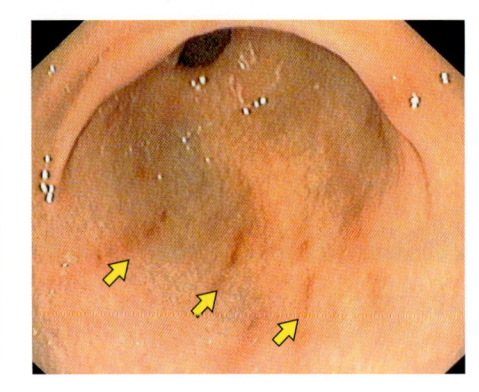

Abb. 218.6 Antrum-Erosionen

Durch ein Ungleichgewicht zwischen protektiven (Bikarbonat-/Schleimproduktion, Durchblutung) und aggressiven Schleimhautfaktoren (Säure, Pepsin, Helicobacterbesiedlung, nichtsteroidale Antirheumatica, Rauchen etc.) kann es zu einem Magen- oder Duodenalgeschwür („Ulcus") kommen, das häufig durch seinen weißlichen Fibrinbelag (↙) und eventuell auch durch einen geschwollenen Randwall erkennbar ist (Abb. 218.5).

Im Magen können entzündliche Erosionen als Vorstufe eines Ulcus entweder als gerötete Striche oder „Straßen" (↗) imponieren (Abb. 218.6) oder als diffuse, fleckige Schleimhautrötung einer diffusen Gastritis erscheinen (Abb. 218.7). Besonders Ulcera oder Auffälligkeiten an der großen Kurvatur des Magens sind malignomverdächtig und sollten daher biopsiert werden (Abb. 218.8).

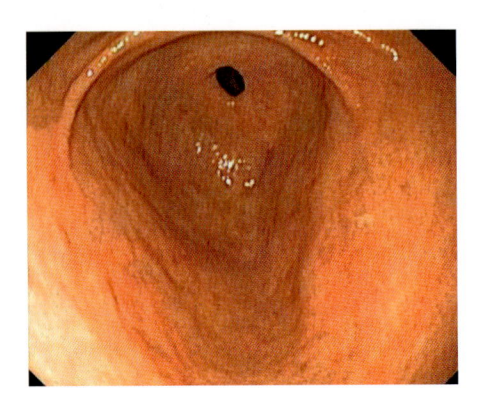

Abb. 218.7 diffuse Gastritis

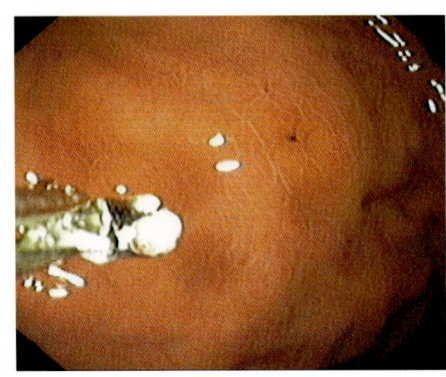

Abb. 218.8 Biopsieentnahme

Gastroskopie

Typische Befunde

Im Ösophagus müssen das normale Erscheinungsbild des mukösen Sekrets (Abb. 219.1) vom weißlichen, eher punktuellen Befall (⬇⬇) im Rahmen einer Soor-Ösophagitis (Abb. 219.2) unterschieden werden.
Bei chronischem Reflux von saurem Mageninhalt in den Ösophagus, z.B. im Rahmen einer Magenhernie, kann dies zu einem ring- oder zungenförmigen Ersatz des Plattenepithels durch Zylinderepithel im distalen Ösophagus führen (Abb. 219.3). Dieses Phänomen eines Barrett-Syndroms geht mit einem erhöhten malignem Entartungsrisiko für die Entwicklung von Adenokarzinomen einher, so dass diese Patienten engmaschig kontrolliert und probebiopsiert werden müssen.

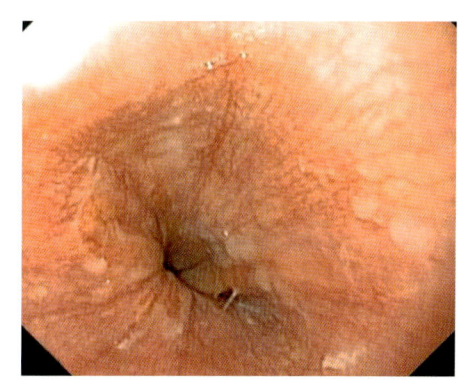

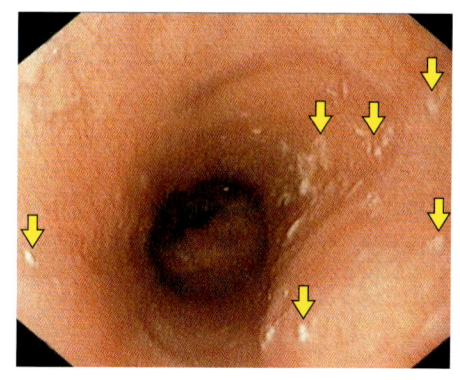

Abb. 219.1 normaler Ösophagus

Abb. 219.2 Soor-Ösophagitis

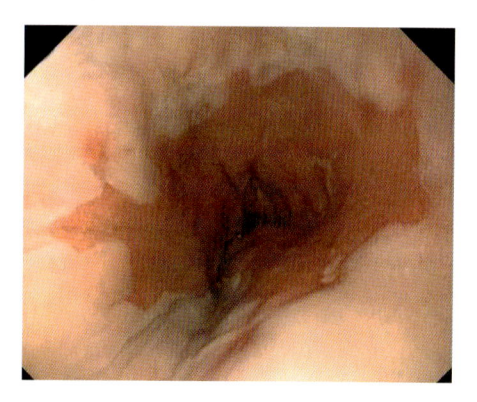

Abb. 219.3 Barret-Syndrom

Magenpolypen können unterschiedliche Formen aufweisen: Sowohl fokale, als „Einzelhügel" in das Lumen ragende Erhebungen (⬆) kommen vor (Abb. 219.4), als auch umfangreichere Schleimhautwucherungen, die eventuell länglich imponieren (⬈⬈) und dann gegenüber normalen Schleimhautfalten abgegrenzt werden müssen (Abb. 219.5). Die Technik einer Schlingenabtragung und der Probenversand sind auf den Seiten 200-202 beschrieben.

Bereits maligne entartete Magenkarzinome weisen oft eine noch unregelmäßigere Oberfläche und Farbgebung sowie mitunter eine erhöhte Fragilität des Gewebes auf, das auf Berührungen des Endoskops schnell kleinere Blutungen zeigen kann (Abb. 219.6).

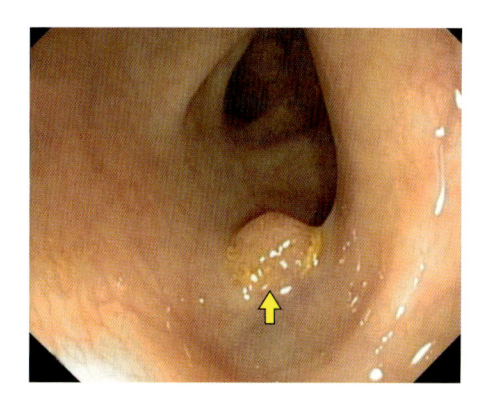

Abb. 219.4 kleiner Magenpolyp

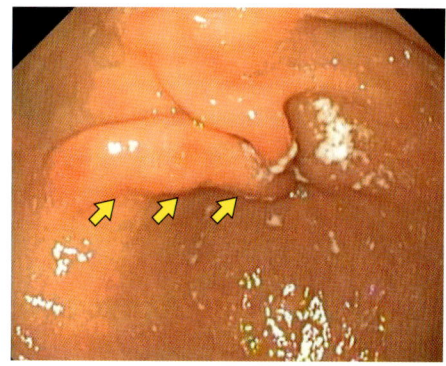

Abb. 219.5 Magenpolypen

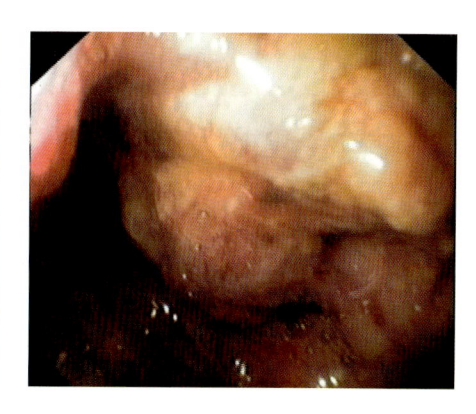

Abb. 219.6 Magenkarzinom

Zur effizienten Einarbeitung in die
Konventionelle Röntgen-Thorax Diagnostik

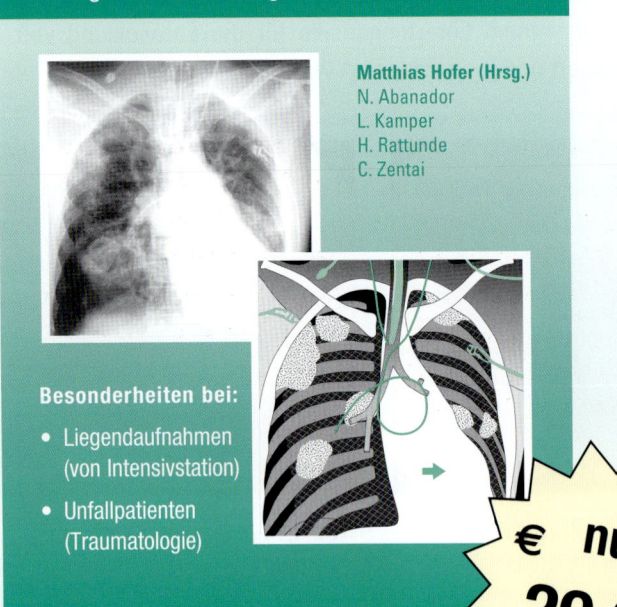

Chest X-Ray Trainer
Röntgen-Thorax-Diagnostik

Matthias Hofer (Hrsg.)
N. Abanador
L. Kamper
H. Rattunde
C. Zentai

Besonderheiten bei:
- Liegendaufnahmen (von Intensivstation)
- Unfallpatienten (Traumatologie)

Endlich ein Buch zur Diagnose nach Bildkriterien (und nicht nach Krankheitsentitäten) geordnet – so, wie sich das Problem in Klinik & Praxis stellt.

€ nur 29,90

Sehr nutzerfreundlich!

3. Auflage 2010, ISBN 978-3-938103-02-9
224 Seiten mit 750 Abb. und 50 Tabellen
29,90 € (D), 33,- € (A), ca. 50,- CHF (CH)

Was bietet dieses Buch noch?

- sichere Fremdkörper-Identifikation, herausnehmbare Checklisten und knifflige Quizbilder auch für Fortgeschrittene

- Bildanatomie mit detaillierten Skizzen:
- Tricks & Kniffe bei der Bildinterpretation, z.B. Silhouetten-Phänomen
- Praktische Anleitungen für die ZVK-Anlage & Pleuradrainage

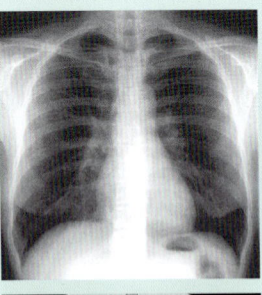

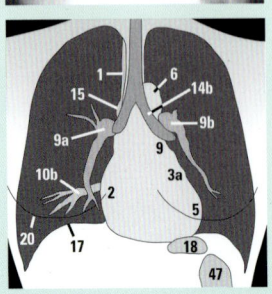

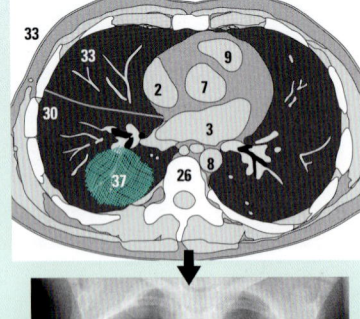

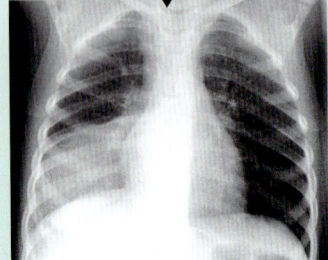

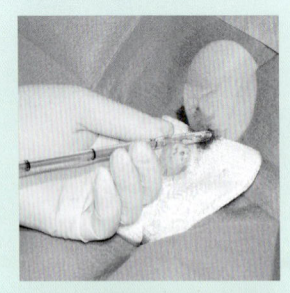

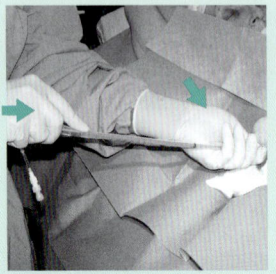

DIDAMED Verlag GmbH

Erhältlich im Buchhandel oder über www.didamed.de

Wedge-Druckmessung 32

Indikation
Nach größeren chirurgischen Eingriffen bei schwer herzkranken Patienten sowie bei grenzwertiger oder dekompensierter Herzinsuffizienz wird gelegentlich ein Pulmonalarterien- (PA-) Katheter (auch „Swan-Ganz-Katheter" genannt) durch das rechte Herz hindurch in der pulmonalen Strombahn positioniert. Über einen PA-Katheter kann u.a. das Herzzeitvolumen (HZV), der pulmonalarterielle Druck und der pulmonalkapilläre Verschlussdruck (PCWP = pulmonary capillary wegde pressure) zur Abschätzung der linksventrikulären Vorlast ermittelt werden.

Mögliche Komplikationen
Während des Vorschiebens kommt es häufiger zu kardialen Arrhythmien, seltener zu Schlingen- oder Knotenbildungen. Wird der Ballon zu stark gebläht, kann es bei intrapulmonaler Lage zur Ruptur eines Pulmonalarterienastes mit entsprechender Blutung kommen. Daher wird der Ballon stets nur mit geringen Volumina von 1.0 bis 1.5 ml gebläht (= „wedge-Position", vgl. Abb. 222.5). Da in wegde-Position ein funktioneller Verschluss der entsprechenden Pulmonalarterie vorliegt, besteht das Risiko eines Lungeninfarktes bei zu langer wedge-Dauer. Daher muss bei liegendem Katheter fortlaufend die pulmonalarterielle Druckkurve mit Hilfe des Monitors überwacht werden, um jederzeit eine (evtl. ungewollte) wedge-Position (Abb. 221.1e) erkennen zu können. Mit der Verweildauer in situ steigt das Risiko für Entzündungen und Läsionen des Endokards und der Herzklappen, so dass insgesamt eine möglichst kurze Liegezeit angestrebt wird.

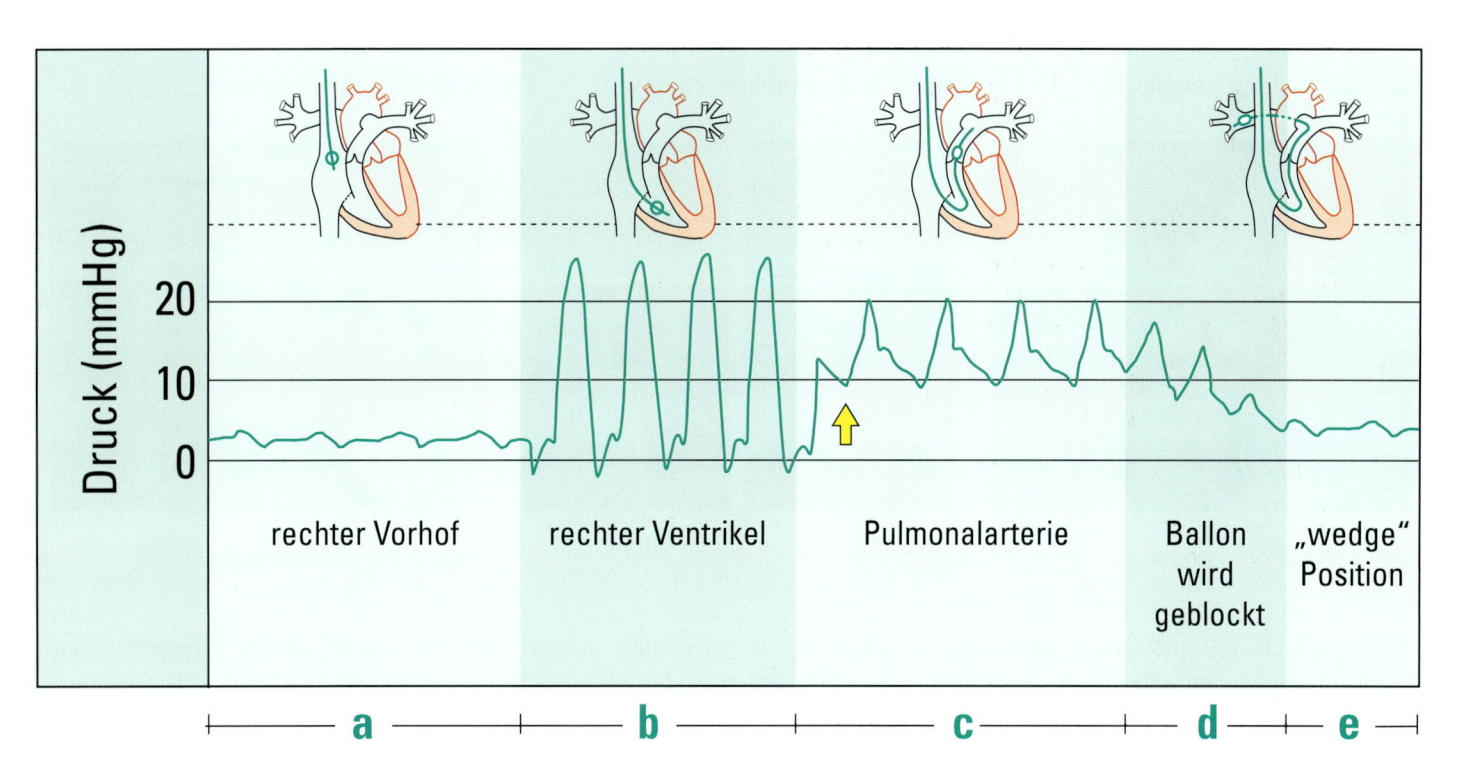

Abb. 221.1 Typischer Verlauf der Druckkurve während der Kathetereinschwemmung

Vorbereitung
Das Einschwemmen eines PA-Katheters ist eine komplexe Aufgabe, die eher erfahrenen Anästhesisten vorbehalten bleiben und daher an dieser Stelle nicht detailliert beschrieben werden soll. Daher folgen hier nur einige allgemeine Hinweise: Man orientiert sich in erster Linie nicht so sehr an der Vorschublänge in cm, sondern eher an den Veränderungen der Druckkurve am Monitor (Abb. 221.1), da sich der PA-Katheter z.B. im RV aufrollen oder auch in die VCI geraten kann. Der Übertritt des Katheters aus dem rechten Ventrikel (Abb. 221.1b) in den Truncus pulmonalis (Abb. 221.1c) bemerkt man am besten am Druckanstieg (⇧) in der Diastole (Abb. 221.1c). Von dort schiebt man vorsichtig den Katheter noch etwas weiter vor, bis die pulssynchronen Druckschwankungen etwas abnehmen (Abb. 221.1d) und das Druckprofil eher einem ZVD ähnelt (vgl. Kap. 5). Der Katheter befindet sich nun in wedge-Position. Wird der Ballon jetzt entblockt, zeigt sich wieder eine pulmonalarterielle Druckkurve.

32 Wedge-Druckmessung

Messung des Wedge-Druckes

Im Normalfall ist der Ballon (↘), der sich kurz vor dem distalen Ende des PA-Katheters befindet, entblockt (**Abb. 222.1**) und das Sicherheitsventil so zur Seite verschoben (⇐), dass der Kanal verschlossen ist (**Abb. 222.2**). Zur Öffnung des Ventils bilden Sie mit einem Finger ein Widerlager (↙) und drücken den beweglichen Teil des Ventils (⇒) in die Mittelposition (**Abb. 222.3**), so dass sich eine ununterbrochene rote Linie bildet (**Abb. 222.4**). Anschließend drücken (↑) Sie vorsichtig 1.0 bis 1.5 ml Luft in den Ballon (**Abb. 222.5**). So entfaltet sich der Ballon (↗) am distalen Katheterende (**Abb. 222.6**).

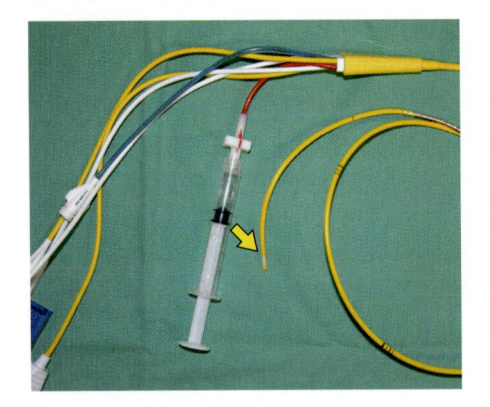

Abb. 222.1 Ballon entblockt

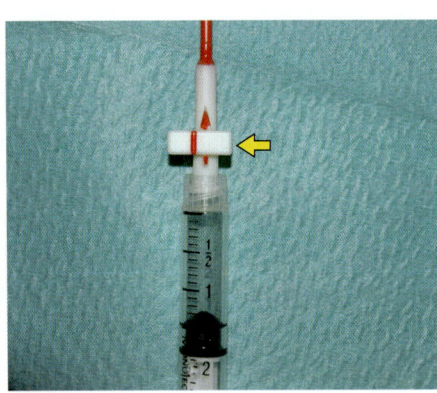

Abb. 222.2 Ventil geschlossen

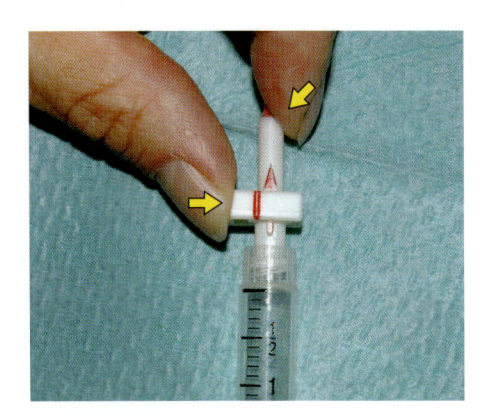

Abb. 222.3 Ventil öffnen

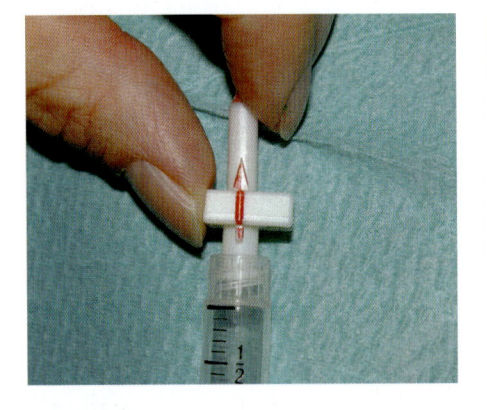

Abb. 222.4 Ventil offen

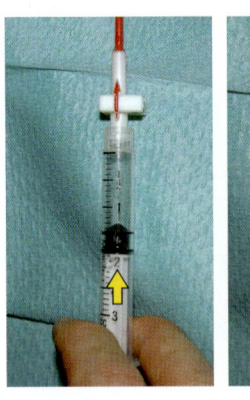

Abb. 222.5 mit ≤ 1.5 ml füllen

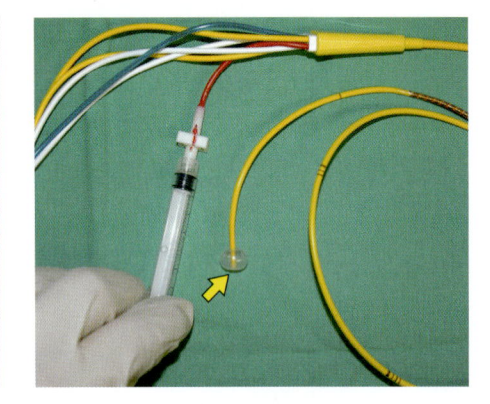

Abb. 222.6 Ballon geblockt

Während sich bei entblocktem Ballon der Druck in der A. pulmonalis auf dem Monitor mit typischen, pulssynchronen Druckschwankungen ablesen lässt (gelbe Kurve in **Abb. 222.7**), ändert sich die Druckkurve in wedge-Position in typischer Weise zu einer flacheren Kurve mit geringeren Schwankungen (↓ in **Abb. 222.8**). Vergessen Sie nicht, den Ballon sofort wieder zu entblocken (↘ in **Abb. 222.1**) und das Ventil wieder zu verschließen (⇐ in **Abb. 222.9**), damit nicht versehentlich der Ballon entfaltet werden kann.

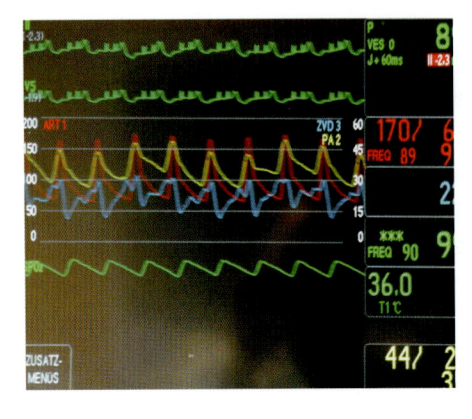

Abb. 222.7 pulmonale Druckkurve

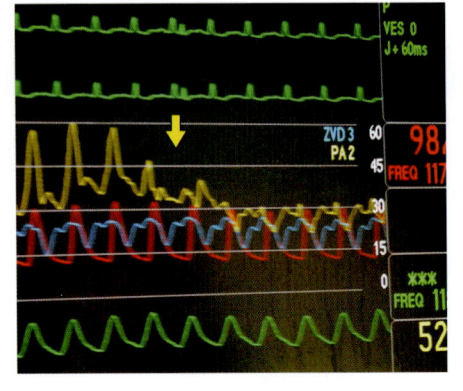

Abb. 222.8 in wedge-Position

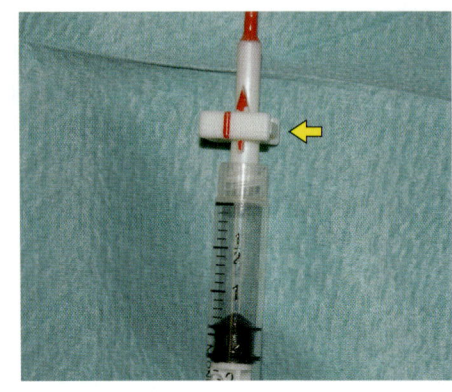

Abb. 222.9 entblocken + sichern

Krawatte binden 33

Indikationen
Hier nun ein kleines Intermezzo nach all diesen zahlreichen technischen Fertigkeiten: Sie wundern sich vielleicht, warum an dieser Stelle die praktische Fertigkeit des Krawatte-Bindens beschrieben wird: Wenn Männer als Famulanten oder im Rahmen eines PJ-Tertials im angloamerikanischen Ausland in Krankenhäusern arbeiten, wird dort im Allgemeinen erwartet, dass sie dort in Hemd und Krawatte erscheinen. Insofern sind diejenigen Männer, die das Binden einer Krawatte noch nicht beherrschen, vor einem Auslandsaufenthalt gut beraten, sich diese Technik vorher anzueignen. Dargestellt wird hier zweckmäßiger Weise die Ansicht im Spiegel: Ihre rechte Hand sehen Sie daher auch rechts im Bild und nicht seitenverkehrt wie bei einer Gegenüberstellung.

Komplikationen
Zahlreiche Variationen zu langer und zu kurzer Enden treten besonders unter Zeitdruck in Verbindung mit Wutanfällen auf.

Vorbereitung
Je nachdem, welchen Knoten Sie binden möchten, wird der Unterschied zwischen dem langen und kurzen Ende der Krawatte auch unterschiedlich ausfallen: Ein einfacher Knoten benötigt nur eine kurze Längendifferenz, während der hier beschriebene Windsorknoten eine größere Längendifferenz (↕) benötigt (Abb. 223.1). Lassen Sie den Kragenknopf nicht geöffnet wie in Abb. 223.2, sondern schließen Sie den Kragenknopf vor dem Binden (Abb. 223.3), weil dies nachträglich eher umständlich und zeitraubend wäre. Dann schlagen Sie auf beiden Seiten den Hemdkragen nach oben (↑ in Abb. 223.4).

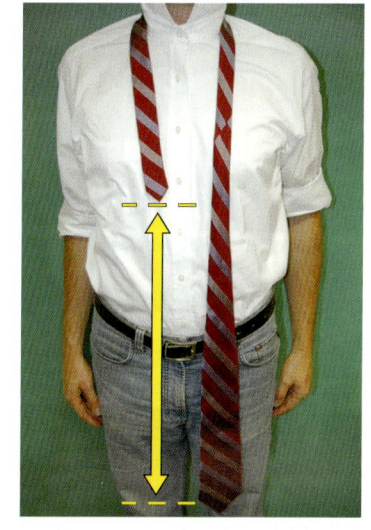

Abb. 223.1 Längendifferenz

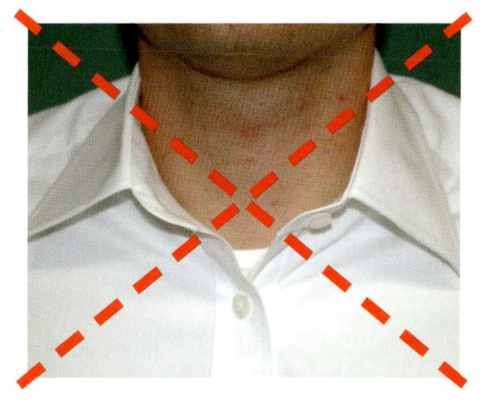

Abb. 223.2 nicht offen lassen

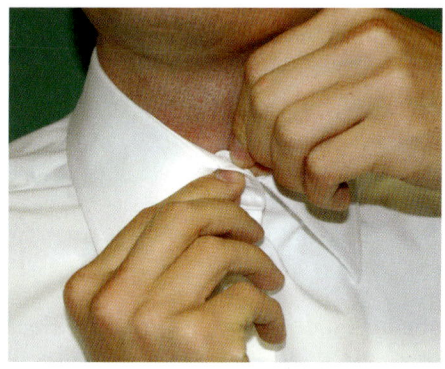

Abb. 223.3 Knopf schließen

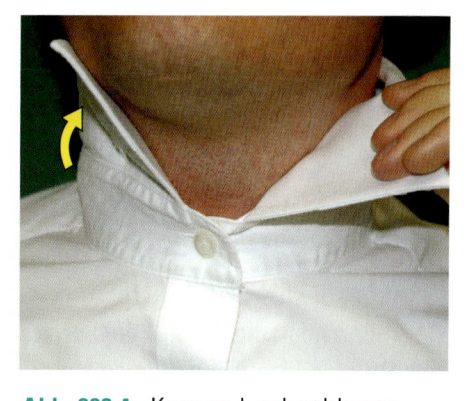

Abb. 223.4 Kragen hochschlagen

Als Rechtshänder fassen Sie das längere Ende der Krawatte mit der rechten Hand in Höhe des kürzeren Endes (Abb. 223.5) und führen (↶) das längere Ende vor dem kürzeren Ende auf die linke Gegenseite (Abb. 223.6). Nun fixiert Ihr rechter Daumen von hinten die Kreuzungsstelle (hier nicht sichtbar) und die linke Hand (↗) übernimmt das längere Ende (Abb. 223.7).

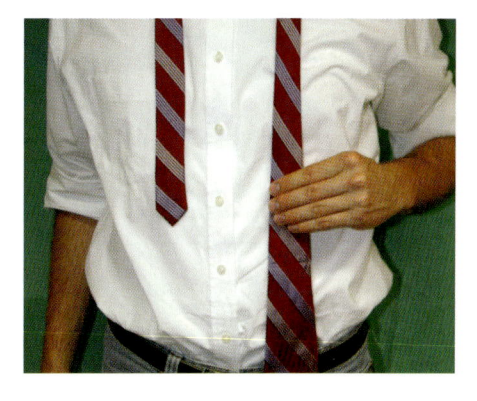

Abb. 223.5 Ansicht im Spiegel

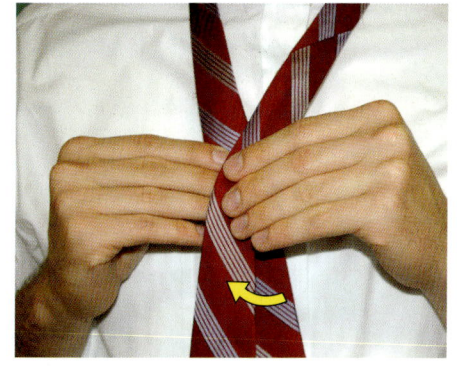

Abb. 223.6 nach links führen

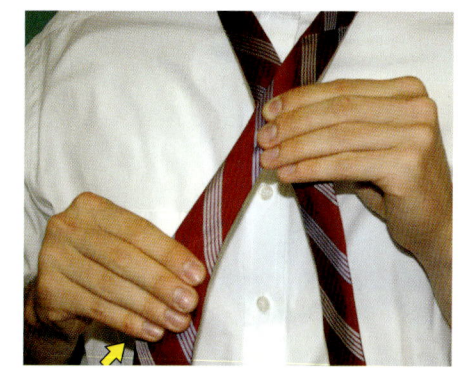

Abb. 223.7 mit links übernehmen

33 Krawatte binden

Dann führen Sie mit Ihrer linken Hand (⬆) das längere Ende hinter der Kreuzungsstelle nach oben **(Abb. 224.1)** und schieben es mit Zeige- und Mittelfinger Ihrer linken Hand hinter der Überkreuzung hindurch (↷) nach vorne **(Abb. 224.2)**, fassen es dort erneut von vorne und ziehen (⬅) am langen Ende **(Abb. 224.3)**, bis Sie es vollständig herausgezogen haben **(Abb. 224. 4)**. Jetzt fassen Sie dasselbe lange Ende mit der linken Hand wieder näher am Knoten **(Abb. 224.5)** und schieben (➡) es hinter dem Knoten auf die rechte Gegenseite **(Abb. 224.6)**.

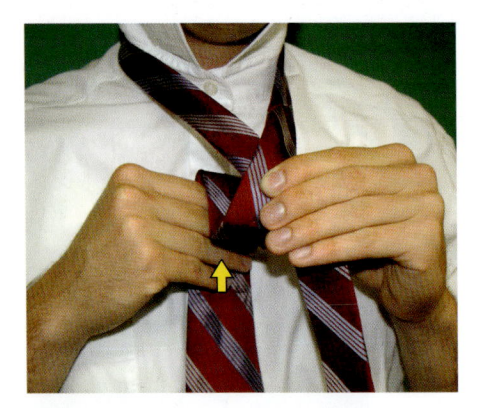

Abb. 224.1   langes Ende hoch

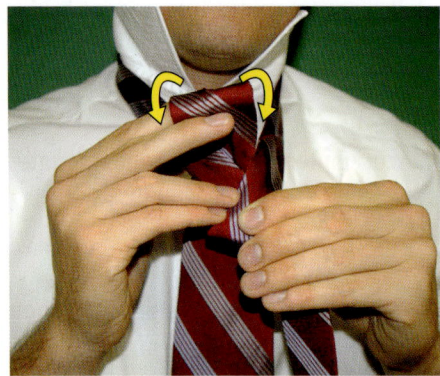

Abb. 224.2   hinter dem Knoten …

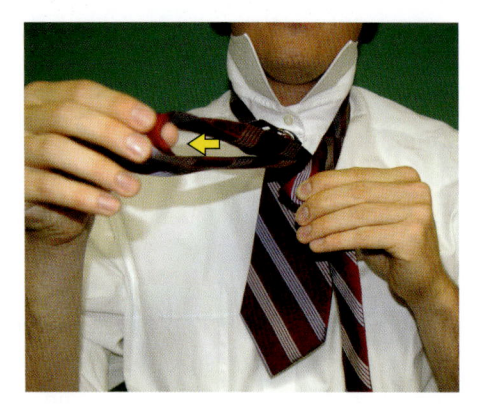

Abb. 224.3   … hindurch ziehen

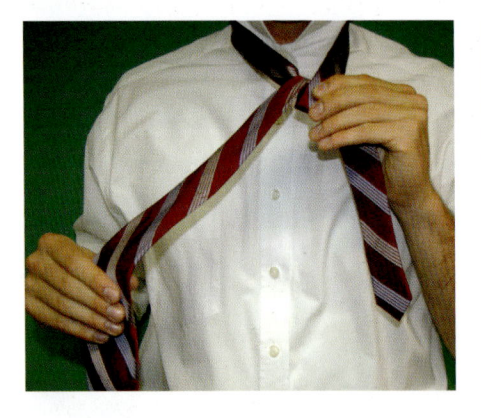

Abb. 224.4   ganz herausziehen

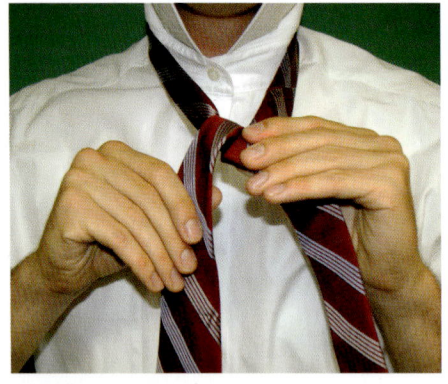

Abb. 224.5   kürzer fassen

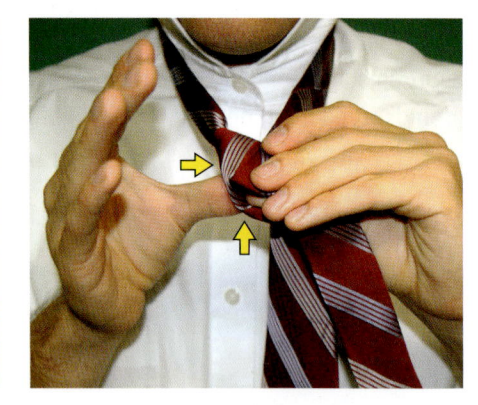

Abb. 224.6   nach rechts übergeben

Dort übernimmt die rechte Hand das lange Ende und der Daumen der linken Hand (⬆) fixiert von hinten den Knoten gegen den Druck übrigen Finger der linken Hand **(Abb. 224.7)**. Jetzt kann die rechte Hand loslassen **(Abb. 224.8)** und das lange Ende in ca. 10 cm Abstand vom Knoten erneut anfassen **(Abb. 224.9)**, um es nach oben umzuschlagen (↷).

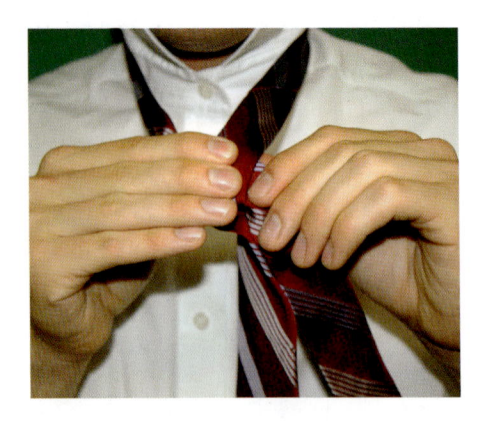

Abb. 224.7   Knoten mit linker Hand fixieren

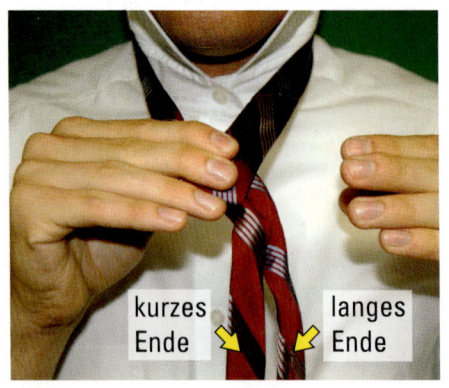

Abb. 224.8   rechte Hand lässt los …

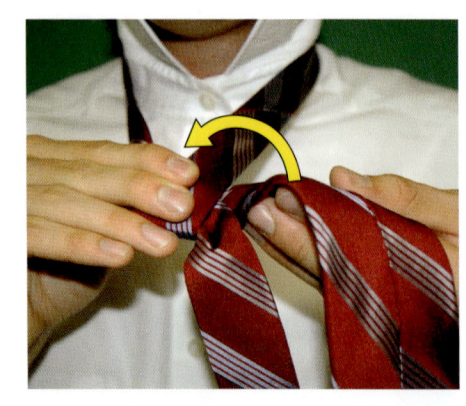

Abb. 224.9   … schlägt langes Ende nach oben

Krawatte binden 33

Dafür schieben Sie das lange Ende mit der rechten Hand von oben hinter dem Knoten nach unten hindurch (⤵ in **Abb. 225.1**), greifen dann mit der rechten Hand um und ziehen (⬇) am langen Ende **(Abb. 225.2)**, bis Sie es ganz umgeschlagen haben **(Abb. 225.3)**. Nun zeigt die Rückseite des langen Endes mit der Naht nach vorne. Während dessen fixiert (⬇) die linke Hand den Knoten.

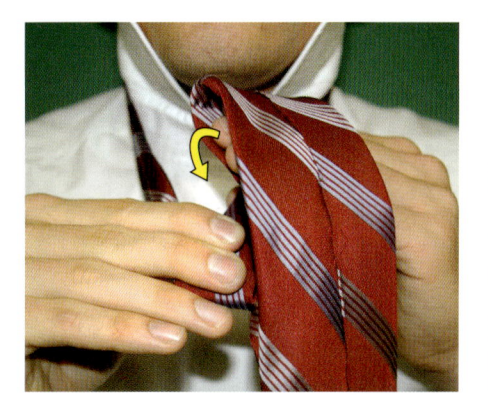

Abb. 225.1 langes Ende von oben hindurch und …

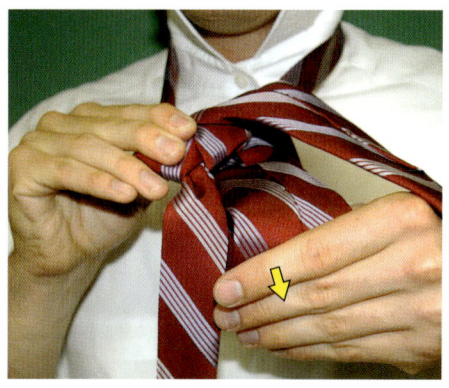

Abb. 225.2 … von unten …

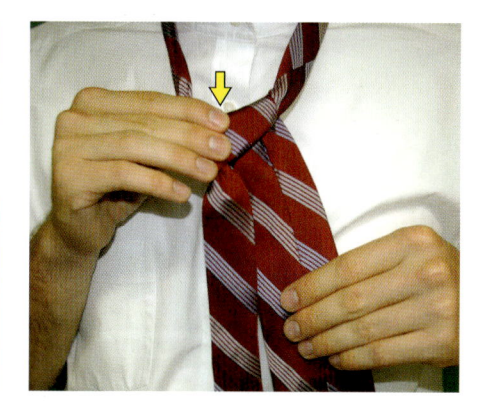

Abb. 225.3 … hindurch ziehen

Nun führt die rechte Hand das lange Ende der Krawatte auf der Vorderseite zur linken Gegenseite (⬅) und übernimmt von der linken Hand die Fixierung des Knotens **(Abb. 225.4)**, damit die linke Hand diesen loslassen kann **(Abb. 225.5)**. Die frei gewordene linke Hand greift das lange Ende **(Abb. 225.6)** und führt es wie zu Beginn ein zweites Mal hinter dem Knoten von unten nach oben hindurch **(Abb. 225.7)**. Dabei kann der Daumen der linken Hand die entstehende Schlaufe etwas nach vorne (⌒) drücken **(Abb. 225.8)**. Jetzt greift die linke Hand um und fasst das lange Ende von vorne, um es heraus zu ziehen (⬆), während die rechte Hand den Knoten fixiert **(Abb. 225.9)**.

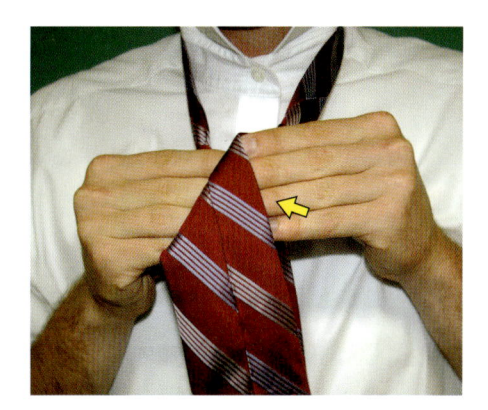

Abb. 225.4 rechte Hand übernimmt den Knoten

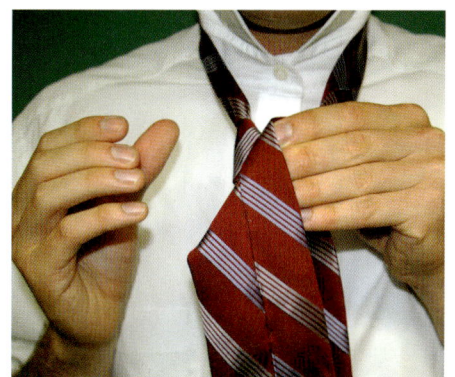

Abb. 225.5 linke Hand lässt los …

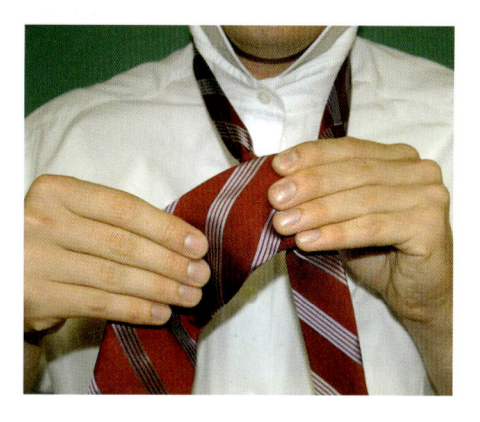

Abb. 225.6 … und fasst langes Ende

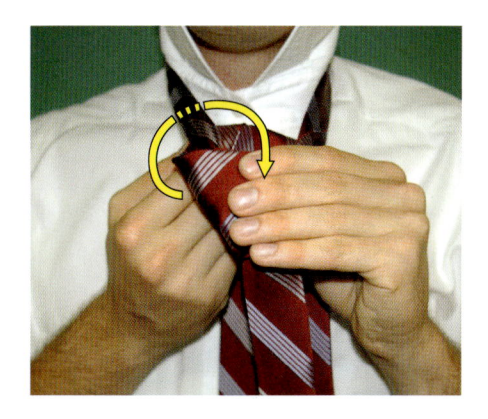

Abb. 225.7 langes Ende von hinten

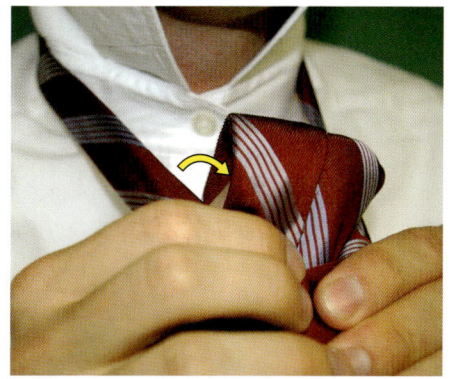

Abb. 225.8 … hindurch schieben

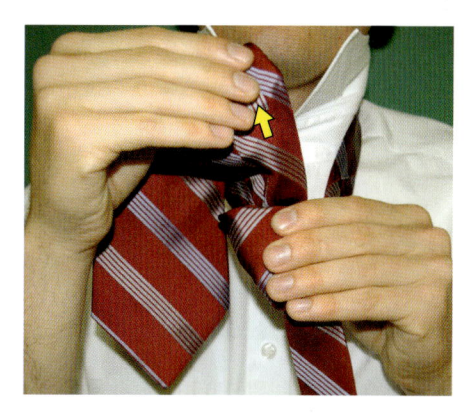

Abb. 225.9 … und heraus ziehen

225

33   Krawatte binden

Nun zeigt das ehemals lange Ende mit seiner „richtigen Seite" nach vorne und ist durch die bisherigen Windungen schon deutlich kürzer geworden **(Abb. 226.1)**. Die linke Hand fixiert (⇨) im Hintergrund den Knoten und die rechte Hand lässt los **(Abb. 226.2)**.

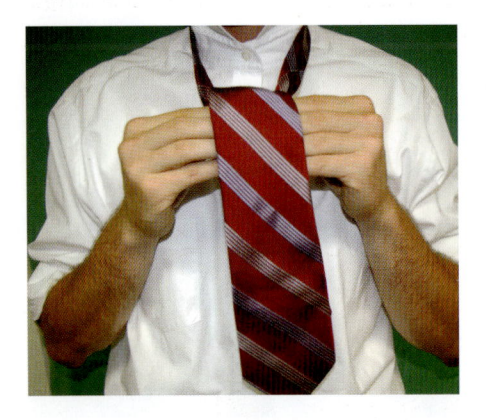

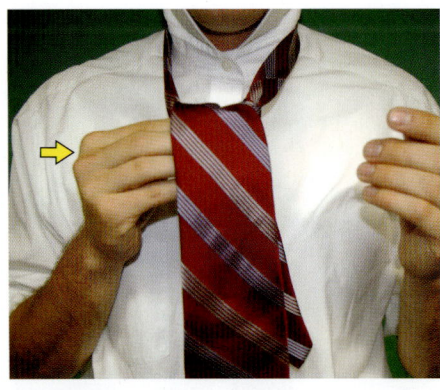

Abb. 226.1   Zwischenresultat

Abb. 226.2   linke Hand fixiert Knoten

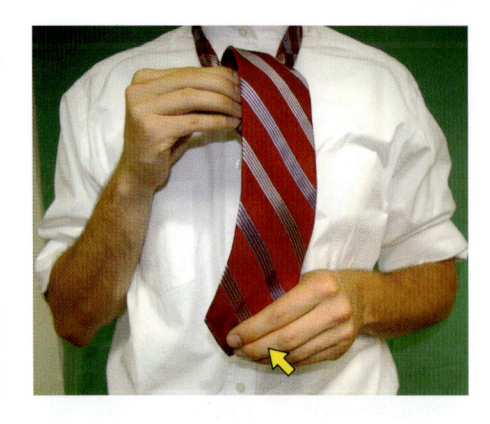

Abb. 226.3   rechte Hand fasst das breitere Ende

Nun fasst die rechte Hand das breitere Ende (↖ in **Abb. 226.3**), um es an seiner Spitze durch die vorderste Schlaufe des Knotens hindurchzuschieben (↶). Dafür zieht die linke Hand diese vordere Schlaufe etwas nach vorne (⇩), um die Durchtrittsstelle zu erweitern **(Abb. 226.4)**. Dabei kann der gestreckte Zeigefinger der rechten Hand etwas helfen und nachschieben **(Abb. 226.5)**. Während nun die rechte Hand den Knoten fixiert (⇦), zieht die linke Hand das breite Ende (⇩) nach unten **(Abb. 226.6)**. Nun muss der Abstand des Knotens zum Kragen (↕) noch reduziert werden, indem die rechte Hand den Knoten nach oben (⇧) zieht gegen den Widerstand der fixierenden linken Hand **(Abb. 226.7)**.

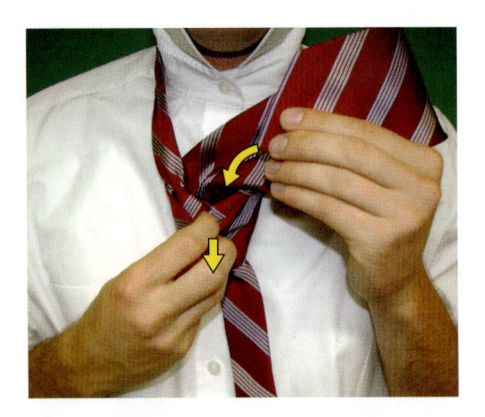

Abb. 226.4   durch die Schlaufe

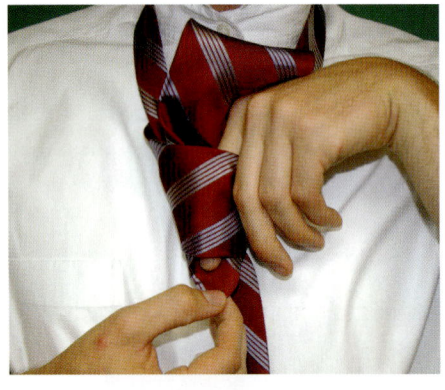

Abb. 226.5   nachschieben und …

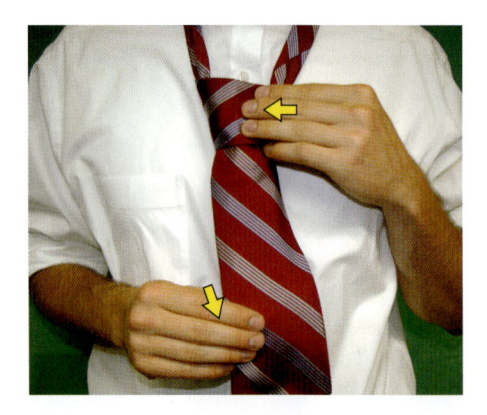

Abb. 226.6   … straff ziehen

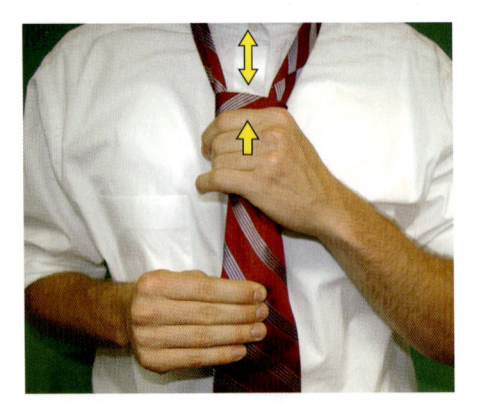

Abb. 226.7   Knoten nach oben

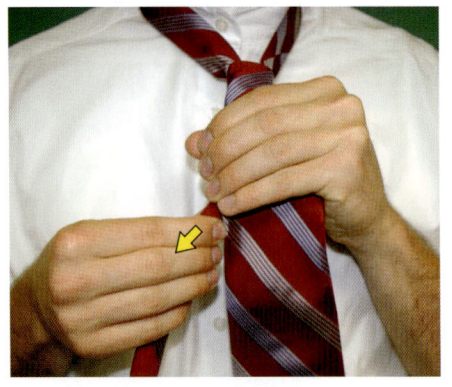

Abb. 226.8   am schmalen Ende ziehen

Oft muss man dafür isoliert nur am schmaleren Ende etwas ziehen (↙), damit sich der Knoten leichter nach oben verlagern lässt **(Abb. 226.8)**.

Krawatte binden 33

In der Regel müssen Sie dann noch den vorne sichtbaren Anteil der Krawatte etwas glätten (⟷) und in die Breite ziehen (**Abb. 227.1**) und das Gesamtbild noch feinjustieren (**Abb. 227.2**). Zum Abschluss schlagen Sie den Kragen wieder herunter (↶ in **Abb. 227.3**) und stecken das schmalere Ende in die Führungsschlaufe an der Rückseite des breiteren Endes (**Abb. 227.4**), damit es nicht seitlich heraus schaut. Nun sollte das Endresultat (**Abb. 227.5**) erzielt sein. Seien Sie unbesorgt: Mit zunehmender Übung wird der benötigte Zeitaufwand deutlich geringer.

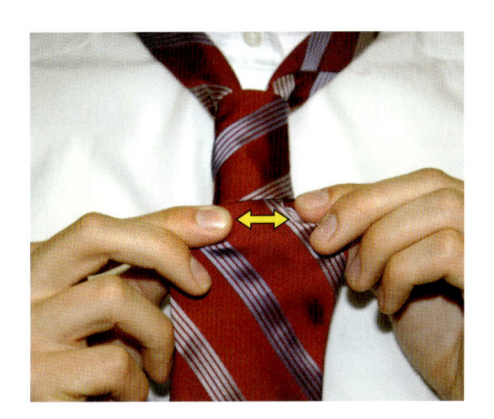

Abb. 227.1 Falten glätten

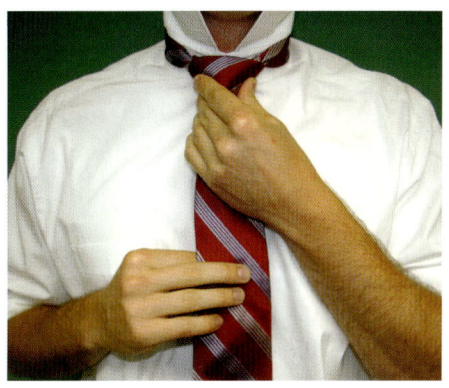

Abb. 227.2 Feinjustierung

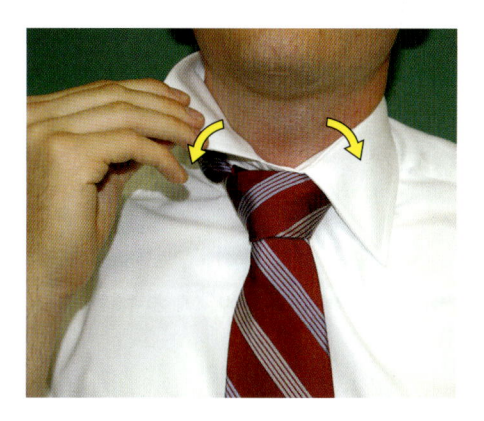

Abb. 227.3 Kragen zurück schlagen

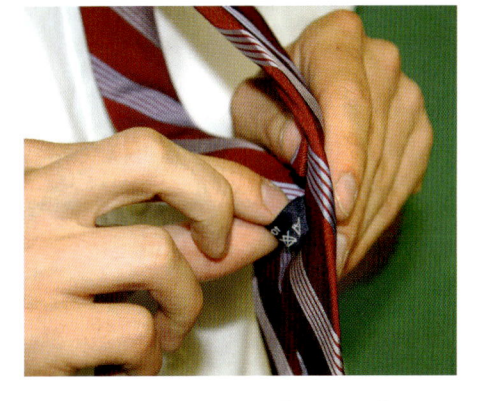

Abb. 227.4 schmales Ende in die Schlaufe stecken

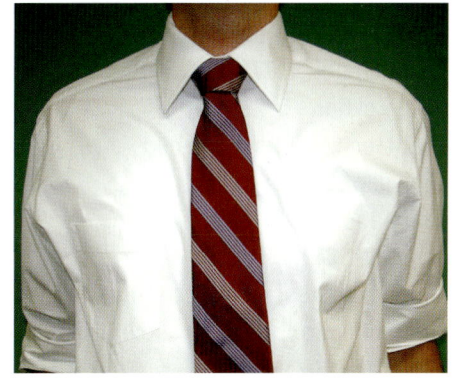

Abb. 227.5 Voilà!

Zum Abschluss finden Sie hier noch einmal die einzelnen Schritte des Windsorknotens schematisch zusammengefasst:

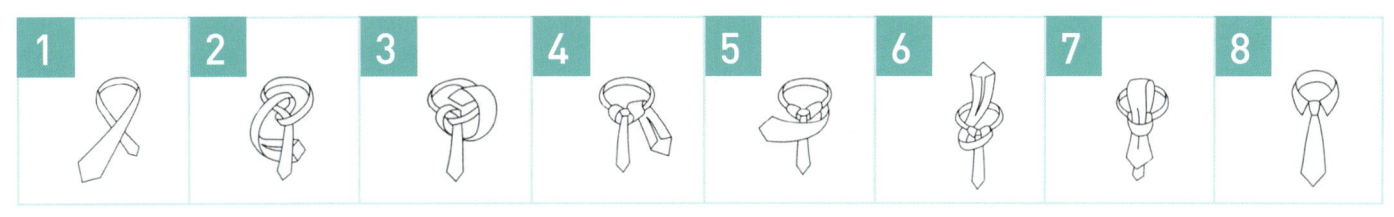

Abb. 227.6

Als Alternative können Sie auch einen einfacheren Knoten versuchen:

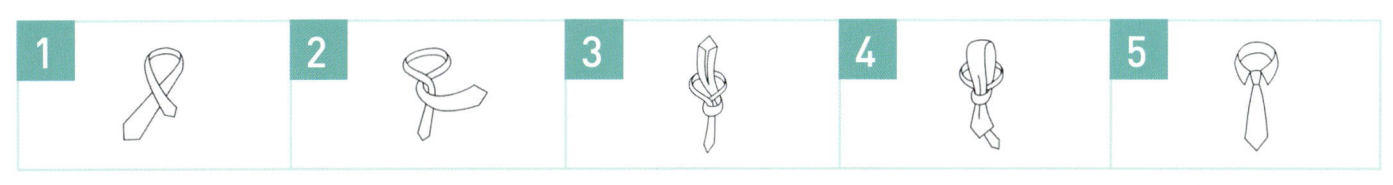

Abb. 227.7

Stichwortverzeichnis

A

ABO-System 39-41
A. radialis 57, 116
A. ulnaris 57, 116
Abwurfbehälter 16, 51, 65, 80, 175
Adaptation (Wundrand) 103
Adrenalin 185
AED 181, 182
Agglutination 41
Alkalose 120
Allen-Test 53, 116
ALS 177, 183-187
Amiodaron 185
Ampelregel (EKG) 20, 21, 36
Ampullen 80
Anästhesiepflaster 125
Analgetika 151
Anschlüsse 23
Antikörper 40-41
Arachnoidea 94
Aspiration 78, 82, 87, 172
Asystolie 177, 185
Atraumatische Nadeln 90
Atropin 185
Auffangbeutel 131, 146
Auskultation 131, 156
Ausstrichtechniken 174, 175
Azidose 57, 120, 186

B

Ballontestung 145, 222
Basenüberschuss 53, 57, 120, 186
Beatmung 180, 184
Beckenkammbiopsie 169-175
Bedside Test 39-42
Benzodiazepine 169, 175
BGA 53-57, 120
Bilanzierung 146
Bikarbonat 53, 120
Blasenspritze 130
BLS 177-182
Blutdruckabfall 149
Blutdruckmessung 28-31
Blutgasanalayse 53-57, 120
Blutgruppen 40-42
Blutkonserve 41
Bluttransfusion 41-42
Blutzuckermessung 47-51
Bradykardie 149, 185
Brechampullen 80
Bronchoskop 160
Broviac-Katheter 121-123
Butterfly-Kanülen 63
Bülaudrainage 133-142
BZ-Wert 47-51

C

Carotispuls 179
Artilago thyroidea 165
Cerumen 44
C-Griff 153
Charrière 143, 150
Chemotherapie 105, 121
Coloskopie 192-210
Conus medullaris 90
CPR 177-187
Cuff 150, 156, 160, 164, 167

D

Dauerkatheter (HB) 143-148
Defibrillation 177, 181, 184
Desinfektion 5, 23, 121, 144
Diabetes Mellitus 47, 51
Dialysepatienten 28, 31
Diaphanoskopie 161
Diastole 30
Dichtigkeitstest (bei Endoskopen) 210
Dilatationstracheotomie 159-164
Dilatator 107, 113, 163
Divertikulitis 203
Donati-Rückstichnaht 98-100
Dosiskalkulation 77
Drainage 138
Dreiwegehähne 11, 20-21, 30, 54, 106, 111, 114,
Drucknekrosen 150, 167
Druckverband 14, 57, 66, 71, 88, 100, 174
Druckwandler 34, 54, 119
Dura mater 94

E

Eichen (Nulllinie) 32, 38
Einthoven-Ableitungen (EKG) 36, 37
Einzelknopfnaht 97-98
EKG-Ableitung 33-35
EKG-Kontrolle 110
Elektroden 36-38, 181, 183
Elektrolyte 53, 187
Endoskopaufbereitung 204-210
Entfaltungstrauma 88
Entlüftung 13, 15, 21, 25, 54, 106, 113
Epiglottis 155
Erguss (Pleura) 86
Erythrozytenkonzentrat 39, 41-42
Esmarch-Handgriff 153
Etomidate 152, 158
Exspiration 158
Extubation 157, 158
Exzision 96

F

Fadenstärken 103
Fentanyl 151, 158, 161
Fingerkuppe 48
Fixation (ZVK) 109, 114; 131 (MS); 157, 167 (Tubus)
Flumazenil 169, 175
Flussrate 14
Formaldehydlösung 169, 173
Formalingefäß 96, 173
Frühgeborene 72-75
Führungsdraht 107, 112, 163
Führungsstab 151

G

Gastroskopie 211-220
Geldrollenbildung 41
Gerinnungsstörungen 89
Gewebszylinder 173
Glaskapillare 56
Gleitgel 129, 146, 147
Glutealmuskel 81
Goldberger (EKG) 3
Guedeltubus 154, 184

H

Hämatom 58, 105, 175
Hämatothorax 139
Händedesinfektion 4-5
Handschuhe 7-8, 144
Harnblase 143-148
Hautdesinfektion 48, 62, 68, 72, 78, 82, 84, 86, 91, 96, 106, 111, 125, 161, 170,
Hautfalte 78
Hautinzision 135, 162, 166, 171
Hautnaht 95-103, 109, 114, 164
HBA1c 51
Heparinlösung 14
Herzbeuteltamponade 187
Herzdruckmassage 180, 181
Herzinsuffizienz 152

228

Stichwortverzeichnis

Herzrhythmusstörungen 184
Hickman-Katheter 121-123
Hirndruck 89
Histologie 169
Hypnotika 152

I

ICR Intercostalräume (EKG) 36, 37
Infusionen 12-14
Injektomaten 15-16
Inkubator 72
INR (Quick) 89
Insulin 77
Intoxikation 21
Intrakutannaht 101-103
Intramuskuläre Injektion 79-84
Intubation 149-158, 184
Inzision 135, 162, 166, 171

J

Jamshidi-Nadel 170, 173
Jamshidi-Punktion 169-175

K

Kältespray 92
Kammertachykardie 177, 183
Kapnometrie 156
Katheterfehllagen 105, 110
Katheterpflege 123
Katheterspülungen 16, 55, 109, 111, 114, 122, 127
Katheter-ZVK
    V. jug. int. 105-110
Kittel anziehen 6-9
Klemmen 21, 22, 122, 126
Knochenmarkspunktion 169-175
Knoten 109, 136, 141
Knotentechnik 188-191
Kompressionsverband 16, 57, 66, 71, 88, 100, 142, 174
Koniotomie 165-167
Kontrastmittelinjektoren 22-27
Kopfreklination 153, 160
Kopfschmerzen 94
Kopftieflage 106
Krawatte binden 192-196
Kreislaufstillstand 177, 178, 187
Kreuzgriff 154
Kürette (Otoskopie) 44
Kurznarkose (Propofol) 196, 215

L

Labien 145
Lagerung 106, 153
Lanzette (BZ) 47-51
Laryngoskop 150, 155
Larynxödem 165
Lichtschranke 18
Lidocain 185
Lig. conicum 165
Linearschallkopf 106
Liquorprobe 92, 93
Lobus pyramidalis 165
Lokalanästhesie 86, 96, 106, 117, 137, 170
Luftembolie 32, 106
Luftknoten 114
Lumbalpunktion 89-94

M

Magensonde 129-131
Magillzange 150
Mallampati-Klassifikation 158
Manschettengröße (RR) 28
Markfibrose 172
Maskenbeatmung 153, 154
Materialvorbereitung:
    A. radialis-Punktion 57, 115
    Bedside Test 39
    Blutabnahme 67
    Blutdruckmessung 28
    Blutgasanalyse 53
    Blutzuckermessung 47
    Broviac-Katheter 121
    Dilatationstracheotomie 159
    EKG-Ableitung 33
    Harnblasen-Katheter 143
    Hautnaht 95
    Hickman-Katheter 121
    Infusionen anhängen 14
    Intramuskuläre Injektion 79
    Intubation 149
    Knochenmarkspunktion 169
    Koniotomie 165
    Magensonde 129
    Nävusexstirpation 95
    Otoskopie 43
    Perfusoranschluss 19
    Pleurapunktion 85
    Port-Katheter 125
    Subcutane Injektion 77
    Thoraxdrainage 137
    Venenpunktion 67
    Verweilkanülen 67, 72
    ZVD-Messung 32
    ZVK-Anlage 105, 111
MCL (EKG) 37
Mediastinitis 163, 165
mehrlumig 106,
Mercier-Katheter (HB) 143
Messfehler (RR) 28, 30, 31
Minutenvolumen 160
Mundschutz 4
M. cricothyroideus 165
M. deltoideus 83
M. gluteus 81
M. vastus lateralis 84

N

Nadelarten 60, 90
Nahttechniken 95-103
Nasenlöcher 129
Natriumbicarbonat 186
Natriumcitrat 169, 174
Nélaton-Katheter (HB) 143
N. ischiadicus 81

O

Objektträger 174
Ohrläppchen-BGA 56
Oropharynx 157
Otitis media 43, 45
Otoskopie 43-45

P

Paddels 183
pAVK 25, 47
Palpation 62,
Paravasat 70, 74
Partialdrücke 53, 120
PEEP 32, 159
Penis 147-148
Perfusoren 17-21
Periost 170, 175
Petrischale 172, 175
pH 53, 120
Pharynx 153-154
Pleuraempyem 85
Pleurapunktion 85-88

Stichwortverzeichnis

Polypektomie 200-202
Port-Katheter 124-127
Präoxygenierung 151
Probenversand 202
Propofol 52, 158, 161, 196, 215
Prostata 148
Pulmonalarterie 37-38
Punctio sicca 172
Punktionswinkel 57, 61, 69, 112, 117
p-Welle 110

Q

Q-Tip 43, 44
Quaddel (LA) 86, 96
Quickwert 89

R

Rapid Sequence Induction 152
Rasur (EKG) 36
Reanimation 177-187
Recapping 50, 65
Regurgitation 180
Reklination 153, 160
Relaxation 152, 158
Remissionsüberwachung 169
Rhesusfaktor 40
Ringknorpel 165
Riva-Rocci (RR) Messung 28-31
Rocuronium 152, 158, 161
Rückenmark 90
Rückstichnaht (Donati) 98-100

S

Säuresekretion 130
Safety-Kanülen 67, 71
Sarstedt-Monovetten 63
Sauerstoffsättigung 159
Schamlippen 145
Schilddrüse 165
Schildknorpel 165
Schliffarten 124
Schlips binden 192-196
Schlitzkompresse 142, 164
Schluckakt 130
Schmerzreiz 178
Schnappatmung 178
Schrittmacher 181
Schublehre (ZVD) 32, 33

Schutzkleidung (OP) 6-9
Sedativa 111, 159, 169,
Seldingertechnik 108, 113, 117-118
Shuntarm 31
Sichtachsen (Intubation) 153
Silikonmembran 124
Sinusrhythmus 184
Sonografiekontrolle 86, 88, 106, 107,
Spannungspneumothorax 187
Spritzenwechsel (Perfusoren) 18
Sprotte-Nadel 90
Spülung (Katheter) 16, 55, 109, 111, 114, 122, 127
Staubinde 62, 68
Sterilität 4-10, 81, 93
Steristrips 103
Stichinzision 87, 113, 171
Stimmritze 155
Subcutis 77
Succinylcholin 152, 158
Swan-Ganz-Katheter 37-38
Systole 28

T

Testbolus 14, 26
Tetanusprophylaxe 95,
Thiopental (Trapanal) 152
Thoraxdrainage 133-142
Thoraxschublehre 32, 33
Thromboseprophylaxe (Katheter) 123
Thrombozytenzahlen 89,
Tiemann-Katheter (HB) 143
TIVA 161
Trachea 161-162, 165
Trachealkanüle 159, 164
Tracheotomie 159-164, 167
Transfusion 42
trizyklische Antidepressiva 186
Trokar 173
Trommelfell 44, 45
Tubusarten 150-151
Tubusfixation 157

U

Urethra 146-148

V

Vakuumröhrchen 60, 64,
Vasopressin 185
Venenpunktion 59-66, 69,
Venenverweilkanülen 67-75
Ventil (Wegdedruck) 221
Verbandstechniken 66, 70, 74-75, 84, 88, 98, 100, 114, 142
Verfallsdatum 77
Verweilkanülen 67-75
V. basilica 62
V. mediana cubiti 62
V. jugularis interna 106-108
Videoendoskopie 212
Vulva 145

W

Wassersäule (ZVD) 32,33
Wedgedruck 221-222
Weißabgleich 214
Wilson-Ableitungen (EKG) 36, 37
Winkel (Einstich) 57, 61, 69, 112
Woodbridge-Tubus 151
Würgereiz 130
Wundrandadaptation 103
Wundversorgung 95-103

Z

Zahnprothesen 149, 155
ZVD 32-35
ZVK
    Röntgenkontrolle 110
    V. jug. int. 105-110
    V. subclavia 111-114
Zytologie 169

Literatur

[1.1] **Hofer M, Jansen M, Soboll S.** Verbesserungspotenzial des Medizinstudiums aus retrospektiver Sicht von Facharztprüflingen. Dtsch Med Wochenschr 2006; 131:373-378

[1.2] **Arbeitsgemeinschaft der Wissenschaftlichen Medizinischen Fachgesellschaften (AWMF)**: Leitlinie Händedesinfektion und Händehygiene. Hyg Med 2003; 4: 129-133

[4.1] **Ritter MA, Nabavi DG, Ringelstein EB**: Messung des arteriellen Blutdrucks. Bestehende Standards und mögliche Fehler. Dtsch Arztebl 2007; 104 (20): A 1406-1410

[4.2] **PROGRESS Collaborative Group.** Randomised trial of a perindoprill-based blood-pressure-lowering regimen among 6105 individuals with previous stroke or transient ischemic attack. Lancet 2001; 358: 1033-1041

[4.3] **Amarenco P, Bogousslavsky J, Callahan A et al.**: Stroke prevention by aggressive reduction in cholesterol levels (SPARCL) investigators. High-dose adorvastatin after stroke or transient ischemic attack. N Engl J Med 2006; 355: 549-559

[4.4] **Pickering T, Hall J, Appel L et al.**: Recommendations for blood pressure Measurements in humans and experimental animals: part1: blood pressure measurement in humans: a statement for professionals from the subcommittee of professional and public education of the American Heart Association Council of High Blood Pressure Research. Circulation 2005; 111: 697-716

[4.5] **Deutsche Hochdruckliga e.V. – Deutsche Hypertonie Gesellschaft**: Leitlinie zur Diagnostik und Behandlung der arteriellen Hypertonie. Update 2005. www.paritaet.org/hochdruckliga

[4.6] **Cifkova R, Erdine S, Fangard R et al.**: ESH/ESC Hypertension Guidelines Committee. Practice Guidelines for primary care physicians: 2003 ESH/ESC hypertension guidelines. J Hypertens 2003; 21: 1779-1786

[4.7] **Manning DM, Huchirka C, Kaminski J**: Miscuffing: inappropriate blood pressure cuff application. Circulation 1983: 68: 763-766

[4.8] **McKay DW, Campbell NR, Parab LS et al.**: Clinical assessment of blood pressure. J Hum Hypertens 1990; 4: 639-645

[7.1] **Gesetz zur Regelung des Transfusionswesens** (Transfusionsgesetz) BGBl. I, S. 1-5

[7.2] **Löwer J.** Richtlinien von der Bundesärztekammer und dem Paul-Ehrlich-Institut zur Gewinnung von Blut und Blutbestandteilen und zur Anwendung von Blutprodukten (Hämotherapie) gemäß §§ 12 und 18 des Transfusions-Gesetzes. Bundesanzeiger 19.5.2005 (57)

[7.3] **Bundesärztekammer.** Leitlinien zur Therapie mit Blutkomponenten und Plasmaderivaten. Deutscher Ärzteverlag, Köln 2003

[7.4] **Mourant AE, Kopec AC, Domaniewskasobczak K.** The distribution of the human blood groups and other polymorphisms. Oxford University Press, Oxford 2nd ed. 1976

[9.1] **AWMF Arbeitsgemeinschaft der Wissenschaftlichen Medizinischen Fachgesellschaften**: Leitlinien der Deutschen Diabetes-Gesellschaft. www.uni-duesseldorf.de/awmf/ll/ Dtsch Arztebl 2007; 104 (20): A 1406-1410

[10.1] **Harrison`s Principles of Internal Medicine**, 16th edition 2005. Mc Graw Hill, Appendices: A 4-5

[14.1] **Davies RJO, Gleeson FV**. BTS Guidelines. Introduction to the methods used in the generation of the Bristish Thoracic Society guidelines for the management of pleural diseases. Thorax 2003; 58 (Suppl II): ii1-7

[14.2] **Dellweg D, Barchfeld T, Haidl P et al.** Einfluss einer Pleurapunktion auf die resistive Atemarbeit. Pneumologie 2006; 60 DOI:10.1055/s-2006-933850

[15.1] **Arbeitsgemeinschaft der Wissenschaftlichen Medizinischen Fachgesellschaften (AWMF)**, Leitlinien für Diagnostik und Therapie in der Neurologie; 3. überarbeitete Auflage 2005, ISBN3-13-132413-9; Georg Thieme Verlag Stuttgart
http://www.uni-duesseldorf.de/WWW/AWMF/ll/030-107.htm (zuletzt besucht am 9.9.2008)

[15.2] **Ruff RL, Dougherty JH Jr.**, Complications of lumbar puncture followed by anticoagulation. Stroke (1981). 12: 879-81

[19.1] **Roewer N, Thiel H.** Taschenatlas der Anästhesie. Arterieller Zugang. Thieme, Stuttgart 2. Auflage 2004: 150

[22.1] **Waydhas C, Sauerland S.** Pre-hospital pleural decompression and chest tube placement after blunt trauma. A systematic review. Resuscitation 2007; 72: 11-25

[24.1] **Böhrer H.** Komplikationen der Atemwegssicherung. In: Kochs E, Krier C, Buzello W, Adams HA (Hrsg.). Anaesthesiologie. Thieme, Stuttgart (2001): 1433-1441

[24.2] **Georgi R, Pothmann W, Krier C.** Sicherung der Atemwege. In: Kochs E, Krier C, Buzello W, Adams HA (Hrsg.). Anaesthesiologie. Thieme, Stuttgart (2001): 330-369

[24.3] **Genzwürker H.** Maßnahmen der Atemwegssicherung. In: Madler C, Jauch KW, Werdan K et al. Das NAW-Buch. Akutmedizin in den ersten 24 Stunden. Elsevier, München 3. Auflage (2005): 254-273

[28.1] **International Liaison Committee on Resuscitation.** International Consensus on Cardiopulmonary Resuscitation and Emergency Cardiovascular Care Science with Treatment Recommendations. Circulation (2005) 112: III 1-136

[28.2] **European Resuscitation Council.** Guidelines for Resuscitation 2005. Resuscitation (2005) 67 Suppl: S1-189

[28.3] **Bundesärztekammer.** Reanimation – Empfehlungen für die Wiederbelebung. Deutscher Ärzte Verlag, Köln. 4. Auflage (2007)

[28.4] **Larsen MP, Eisenberg MS, Cummins RO et al.** PRedicting survival from out-of-hospital cardiac arrest: a graphic model. Ann Emerg Med (1993) 22: 1652-8

[28.5] **Valenzuela TD, Roe DJ, Cretin S et al.** Estimating effectiveness of cardia arres interventions: a logistic regression survival model. Circulation (1997) 96: 3308-13

[28.6] **Waalewijn RA, De Vos R, Tijssen JGP et al.** Survival Models for out-of-hospital cardiopulmonary resuscitation from the prospectives of the bystander, the first responder and the paramedic. Resuscitation (2001) 51: 113-22

[30.1] **Levin B, Lieberman DA, McFarland B et al.** Screening and surveillance for the early detection of colorectal cancer and adenomatous polyps. A joint guideline from the American Cancer society, the US Multi-Society Task Force on Colorectal Cancer and the American College of Radiology. CA Cancer J Clin, May 2008; 58: 130-160

[30.2] **Riphaus A, Wehrmann T, Weber B et al.** S3-Leitlinie „Sedierung in der gastrointestinalen Endoskopie". Z Gastroenterol 2008; 46: 1298-1330

Danksagung / Abkürzungsverzeichnis

Ohne die Mithilfe und Unterstützung zahlreicher Kollegen aus unserer Arbeitsgruppe und verschiedenen Kliniken hätte diese Praxisanleitung nicht erstellt werden können:

Den Kollegen aus unserer Klinik für Anästhesiologie (Prof. Dr. Benedikt Pannen) Dr. Sarah Brett, Sven Lindner, und die OÄ PD Dr. Dirk Ebel, Dr. Christine Lorenz, Dr. Rainer Kram und Dr. Peter Noetges möchte ich besonders danken für ihre fachliche Beratung und Unterstützung bei allen anästhesiologischen Fragestellungen. Frau Kerstin Schneider, Claudia Friedland und OA PD Dr. Hans-Jürgen Laws aus der Klinik für Kinder-Onkologie, -Hämatologie und klinische Immunologie sowie OA Dr. Hans Stannigel aus der Neonatologie & Pädiatrischen Intensivmedizin haben mich bei allen pädiatrischen Fragen und Anwendungen intensiv beraten.

Die Oberarztkollegen Dr. Andreas Schwalen aus der Pneumonologie und Herr Dr. Groß aus der Innere Med., St. Josef KH Haan, haben wertvolle Hinweise zur Pleurapunktion und Pleuradrainage geliefert. Herrn PD Dr. Oliver Neuhaus verdanken wir die fachliche Beratung in Hinsicht auf die Lumbalpunktion in der Neurologie. Die Kollegen PD Dr. Michael Schädel-Höpfner und OA Dr. Michael Wild aus unserer Klinik für Hand- und Unfallchirurgie (Prof. Dr. Joachim Windolf) sowie Frau Dr. von Schmiedeberg (Dermatologin) haben uns stark bei der Erstellung der Bildserien für chirurgische Techniken unterstützt. Die Bildserie aus dem Alltag einer HNO-Ambulanz geht auf die Mithilfe von Dr. Katrin Scheckenbach (UKD), Dr. Andreas Knopf (HNO-Klinik rechts der Isar, München) und Dr. Alexander Blödow (HNO-Klinik am UK der RWTH Aachen) zurück.

Prof. Dr. Ulrich Germing und Frau Dr. Nona Shayegi von der Klinik für Hämatologie, Onkologie und Immunologie (UKD) danke ich für Ihre Beratung und Unterstützung bei der Bildserie für eine Knochenmarkspunktion. Herrn Dr. Burkhard Rieke (Düsseldorf) danke ich für zahlreiche Verbesserungsvorschläge. Die Bildserien zur Gastro-/Coloskopie entstanden unter der Beratung der Gastroenterologen Dr. Stefan Mauss, Dr. Rolf Hanrath (Hof) und mit Hilfe von Frau C. Hennemann, Fr. Logé und der Fa. Olympus.

Den Medizinstudierenden Susen Hönisch, Martina Lubna vom Trainingszentrum für Ärztliche Fertigkeiten TÄF der Charité Berlin sowie Jonathan Brück, Stefanie Burk, Anna Falkowski, Ira Gabor, Benedikt Jacobs, Maike Sadlo, Katja Sievers, Richard Truse und Esther Zipperer von der AG Medizindidaktik danke ich herzlich für ihre Hilfe beim Erstellen einiger Fotoserien. Für die kritische Durchsicht des Manuskripts danke ich Anna Falkowski, Ira Gabor, meiner Frau Stefanie Hofer und Richard Truse. Frau Inger Wollziefer aus Bonn hat die gesamte graphische Gestaltung erneut kreativ und professionell umgesetzt, dafür gilt ihr mein herzlicher Dank.

Abkürzungsverzeichnis

Abk.	Bedeutung	Abk.	Bedeutung	Abk.	Bedeutung
3WH	Drei-Wege-Hahn	HZV	Herzzeitvolumen	pCO_2	Kohlendioxid-Partialdruck
AED	automatisierter, externer Defibrillator	ICR	Intercostalraum	PCR	Polymerase-Kettenreaktion
		ID	Innendurchmesser, Identität(-sdaten)	PEA	pulslose elektrische Aktivität (EKG)
ALS	Advanced Life Support				
ARDS	adult respiratory distress syndrome	Ig...	Immunglobuline: Klasse G, M, A...	PEEP	positive endexspiratory pressure
		INR	International Normalized Ratio (Quick)	PTT	partielle Thromboplastinzeit
BGA	Blutgasanalyse			PCWP	pulmonary capillary wedge pressure
BLS	Basic Life Support	i.m.	intramuskulär		
BSG	Blutsenkung (-sgeschwindigkeit)	i.v.	intravenös	pO_2	Sauerstoff-Partialdruck
BZ	Blutzucker	J	Joule	RA	rechter Vorhof (Atrium)
Ch	Charrière (Größenangabe)	KG	Körpergewicht	RR	Blutdruck(-messung) nach Riva-Rocci
CPR	Cardiopulmonale Reanimation	LA	linker Vorhof (Atrium); Lokalanästhetikum		
DIP	distales Interphalangealgelenk			RV	rechter Ventrikel
DK	Dauerkatheter (Harnblase)	LV	linker Ventrikel	s.c.	subcutan
EDTA	Äthylendiamintetraessigsäure	LWK	Lendenwirbelkörper	sO_2	Sättigung mit Sauerstoff
EKG	Elektrokardiogramm	LWS	Lendenwirbelsäule	SWK	Sakralwirbelkörper
Fi O_2	Sauerstoffkonzentration in %	MAL	mittlere Axillarlinie	TIVA	Totale intravenöse Anästhesie
FSME	Frühsommer-Meningokokken-Enzephalitis	MCL	Mediaclavicularlinie	VAL	vordere Axillarlinie
		mm HG	Millimeter Quecksilbersäule	VCI	Vena cava inferior
G	Gauge (Größeneinheit)	NaCl	Natriumchlorid (Kochsalz)	VCS	Vena cava superior
HAL	hintere Axillarlinie	OP	Operation (-ssaal)	VF	ventrikuläres Flimmern
HB	Harnblase	PA	Pulmonalarterie	VT	ventrikuläre Tachykardie
HRST	Herzrhythmusstörungen	pAVK	periphere, arterielle Verschlusskrankheit	ZVD	zentralvenöser Druck
HWS	Halswirbelsäule			ZVK	zentralvenöser Katheter